科学出版社"十四五"普通高等教育研究生规划教材

特色针灸疗法临床运用

主 编 吴焕淦 吴璐一

科学出版社

北 京

内 容 简 介

本书为科学出版社"十四五"普通高等教育研究生规划教材之一。本书注重总结和思考特色针灸疗法的起源与传承。总论部分详细介绍了古今特色针具、特色针刺部位以及特色灸法，追溯起源、概括其临床应用现状及相关应用基础研究进展。各论部分较为全面地介绍了全国各地针灸名医名家的特色疗法，供读者深刻了解针灸名医学术思想，丰富理论知识储备，衷中参西，博采众长。

本书可供普通高等院校针灸学及相关专业的研究生学习使用。

图书在版编目（CIP）数据

特色针灸疗法临床运用 / 吴焕淦，吴璐一主编. -- 北京：科学出版社，2024. 6. --（科学出版社"十四五"普通高等教育研究生规划教材）. -- ISBN 978-7-03-078878-8

Ⅰ. R245

中国国家版本馆 CIP 数据核字第 2024WF2490 号

责任编辑：鲍　燕 / 责任校对：刘　芳
责任印制：徐晓晨 / 封面设计：陈　敬

科学出版社 出版
北京东黄城根北街 16 号
邮政编码：100717
http://www.sciencep.com

固安县铭成印刷有限公司印刷
科学出版社发行　各地新华书店经销

*

2024 年 6 月第 一 版　开本：787×1092　1/16
2024 年 6 月第一次印刷　印张：15 1/4
字数：363 000
定价：88.00 元
（如有印装质量问题，我社负责调换）

编 委 会

编 写 说 明

远古时期，华夏大地的先民利用当时的敲、磨、钻技术制作"砭石"减轻躯体疼痛、缓解疲劳，这种独特的治疗方式在战国时期的《山海经》中有明确记载："有石如玉，可以为针。"同一时期的《黄帝内经》重点阐述了经络腧穴，针具、刺法及治疗原则等，是中医针灸理论的渊薮、临床运用的规范，对后世针灸理论及技法创新产生了极为深刻的影响。

中医针灸历经千年，不断发展和延伸，衍生出了艾灸、针刺、拔罐、梅花针、火针、针刀等多种手段和技法，现如今针灸流派林立，如陆氏针灸疗法、澄江针灸学派、岭南飞针、焦氏头针、海派灸法等，呈现出较强的多元性和多样性，不断惠及民众。近年来，在党和政府的关怀和领导下，针灸疗法的传承工作不断推进。2006 年，中国中医科学院和中国针灸学会共同申报的针灸项目，经国务院批准列入第一批国家非物质文化遗产名录。

2010 年 11 月，我国申报的"中医针灸"成功入选联合国教科文组织《人类非物质文化遗产代表作名录》，标志着关于"生命与自然界认知智慧结晶"的中医针灸得到了国际社会的普遍认同，加强了中医针灸与国际社会的对话与交流。

党的二十大报告提出，要促进中医药传承创新发展，充分体现了党中央对中医药事业的高度重视，对中医药发展提出了新的要求和更高期望。中医药从来就不是故步自封的医学，守正创新是中医药保持旺盛生命力的源泉，然而当今特色针灸疗法的创新发展工作依然面临很多问题，如传统文化和理论的淡化、基层卫生机构针灸医疗资源紧缺等因素限制针灸发展，传统宗亲传教和师徒授受传承模式过于保守，许多特色疗法的传承者数量较少，院校教育成为当今特色针灸疗法传承的主要模式之一。2022 年 2 月 5 日，《中国针灸学会推进针灸高质量发展"十四五"规划纲要》提出要加强针灸人才队伍建设，建立符合针灸学科育人特色的传承创新教育体系，这对中医院校人才培养模式提出了更高的要求。

本书面向普通高等院校的研究生，更加注重总结和思考特色针灸疗法的起源与传承。总论部分包括第一、二章，除详细介绍了古今特色针具、特色针刺部位以及特色灸法外，还梳理了各种特色针灸疗法的起源、传承与发展，补充了相关疗法的应用基础研究进展及社会影响。各论分为三章：第三章"针灸代表性流派临床应用特色"以区域划分，对全国十八个地区的针灸流派及其代表人物进行铺陈，内容包括：①流派代表医家简介：记录医家成才的历程，主要学习工作经历，其他非医学领域的造诣，性情秉性，对针灸事业的贡献、获奖及代表著作等；②流派的学术思想和经典案例。医案包含【基本信息】【病史】【中医诊断】【治法】【治疗处方】【疗效】【按语】，其他可根据不同疗法的具体情况增设。本书将特色针灸疗法验案融入教学，能极大提高中医专业学生的学习兴趣，增加临证的信心。第四章"国医大师学术精粹"记载了卫生部、国家中医药管理局联合评定的六位针灸国医大师，他们身体力行，苦心钻研，总结经验，培育后人，用一生践行为国家和人民服务的目标，为中国针灸事业做出了卓越贡献。第五章"针灸特色疗法代表人物"介绍了十六位医家的针灸技术。

编委会

2024 年 1 月

目 录

总 论

各 论

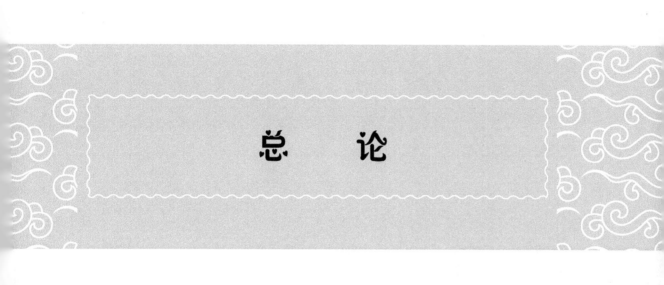

总　论

第一章　特色针灸疗法传承与发展概况

针灸起源于华夏先民与病痛斗争的实践，在漫长的医疗经验的积累中逐渐形成了完整的学术体系，既是中华民族的文化瑰宝，也是华夏儿女对世界文明做出的杰出贡献。针灸学以天人合一的整体观为基础，经络腧穴理论为指导，注重疗法的特色，《灵枢》《针灸甲乙经》等典籍记载了丰富的中医针灸理论和治疗技术，为针灸学的发展奠定了基础。后世承袭前贤经验，通过独创的理论、特制的工具、高超的技法治疗疾病，形成了数百种效果卓著的特色针灸疗法。如管氏特殊针法流派、彭氏眼针学术流派、澄江针灸学派等，部分针灸疗法具有形成流派的潜质，在获得广泛认同和推广应用之后，这些疗法也将逐渐发展为学派或流派。

一、特色针灸疗法的传承

学科的创新发展离不开传承，否则便会沦为无源之水，中医针灸也莫能例外，现存特色针灸疗法多以宗亲传教、师徒授受、院校教育、非遗文化保护模式传承。

宗亲传教是最直接的传承途径，跟师祖辈、父辈或是旁系亲属，亲身教授独家医学，以此形式将针灸技术代代相传。师徒授受则是指通过跟师的形式参与诊疗实践，传承老师的学术思想和诊疗技术。以姓氏或地域命名的特色针灸疗法在发展过程中，将上述两种传承模式融于一体，例如山东管家岱在清朝末年开创的管氏针灸流派，传至其孙管正斋时形成核心学术思想。第四代传承人管遵信、管遵惠先后被遴选为全国老中医药专家学术经验继承工作指导老师，培养了一批学术传承人，促进了管氏针灸疗法的不断发展。新中国成立后，国家高度重视中医药事业的发展，在各省市建立中医院校，使院校教育成为了特色针灸法的主要传承模式之一。澄江针灸学派代表人物承淡安先生最早响应国家号召，担任江苏省中医进修学校校长，他以弘扬针灸学术特色为毕生追求，在针灸理论、临床、教学上倾注了毕生心血，培养了一批又一批优秀学员，程莘农、杨甲三、邵经明、高镇五、魏稼等弟子毕业后陆续加入到全国各地中医学院的教学工作，成为推动院校教育特色针灸疗法的中坚力量。

新世纪以来，全国各项"申遗"工作迅速推进，2010 年 11 月，联合国教科文组织非物质文化遗产的保护部门第五次工作会议上通过了"中医针灸"的申遗请求，将其列入了《人类非物质文化遗产代表作名录》。中医针灸的成功申遗为针灸可持续发展提供了重要保障，国家落实各项"非遗"保护和管理政策，加强政府财政支持，大规模开展代表性传承人的资料收集与经验整理工作，有效避免依靠口传心授的特色疗法濒临消亡。同时相关机构联合特色疗法传承人举办理论学术研讨会、特色疗法现场交流会，提高了国内外针灸的知名度，为特色针灸疗法走向国际舞台提供了有利的条件。

二、特色针灸疗法的发展

在科学技术极大发展的当代，针灸医学研究由单一的临床观察扩展为临床研究和实验研究并举的局面，针灸治疗方法与操作亦随着科学技术的发展而不断丰富，促进了新观点、新学说的产生，新流派或新学派也伴随着学术发展而兴盛。中医针灸在参与国际化医疗产业的循环中，对于标准化和规范化的需求日益强烈。我国先后完成了多项针灸国家标准，包括《针灸技术操作规范 第1部分：艾灸》《针灸技术操作规范 第2部分：头针》《耳穴名称与定位》和《针灸针》等，并在2013年由世界针灸学会联合会首次发布，还制定了三棱针、揿针等多项针灸行业标准。针灸标准化工作的推进，为针灸疗法的质量和安全性提供重要保证，特色针灸疗法的优势和疗效也逐渐得到国际社会的认同。在"传承精华，守正创新"的时代呼唤中，特色针灸疗法的传承发展工作需要我们去解决一个又一个问题：

1. 传统文化和理论的淡化

随着中医针灸走向世界的步伐加快，国际交流日益繁荣，采用国际代码代替传统穴位名称进行学术分享成为普遍现象。然而，传统穴位命名不仅包含阴阳五行等中医文化，也涉及天文、地理、音律、建筑等多种学科，如任脉之璇玑穴，《史记·天官书》记载："北斗七星，所谓璇玑玉衡，以齐七政。"璇玑乃北斗七星天璇、天玑之合称。《针灸穴名解》释："本穴位于天突之下，胸腔之上，如斗运于天，机运于身，犹璇玑持衡，故名之。"倘若忽视传统文化内涵，欠缺一定的中医文化素养，则会无法真正了解每个穴位的诊疗奥义。此外，现代生物技术的飞速发展，国内外众多学者注重于针灸基础研究，这本无可厚非，但部分针灸医师主张从西医角度挖掘针灸治病的原理，而忽视天人合一的整体观，疏忽了从五行、阴阳、脏腑经络学说中寻找治病依据。在临床教学中，部分深受现代医学影响的授业者也未能引导学子正确对待传统医学与现代医学。

2. 盲目追求医院效益

特色针灸疗法相对普通针灸，所需空间大，耗时长，资源配置要求高，例如铺灸疗法从人员的培训、原材料的制备、艾烟的排放处理都给现代化管理下的医院带来挑战。虽然医院本质上属于非营利机构，但经济效益的驱使导致医院管理层忽略科室的平衡发展，对传统科室的资源投入不足，很多中医院逐渐西医化，严重制约针灸科门诊顺利开展特色疗法。而西医院的针灸科室则逐渐边缘化，甚至许多医院不设立单独的针灸科，而是招聘针灸医师服务于其他相关科室，承担辅助医疗的角色。

3. 针灸"江湖化"现象泛滥

易学难精是针灸学一大特色，《灵枢·九针十二原》载："小针之要，易陈而难入。粗守形，上守神……刺之微，在速迟，粗守关，上守机。"古往今来，特色针灸疗法的传承人高度领悟中医医理，对疾病本质有深刻的认识，形成了成熟的诊疗思路，加之精湛的针灸技术往往能取得良效。而社会上也存在众多滥竽充数者模仿传承人的特色针灸疗法，而不了解其中真谛，一旦"手法"熟练就开拓营利性针灸服务。除了私人针灸馆，甚至许多非医疗场所如街边足疗店、美容院、洗浴中心也推出了"特色针灸"服务，对针灸学科的科学发展产生极其恶劣的影响，若是操作不当，还会导致传承数代的特色针灸疗法陷入信任危机。

三、如何推动中医院校传承特色针灸疗法

尽管有诸多因素限制针灸发展，但就学科几十年的发展速度而言，针灸学科还是呈整体上升态势。中国共产党的第十八次全国代表大会召开以来，以习近平同志为核心的党中央把中医药工作摆在更加重要的位置，并且作出一系列重大决策部署，提升了中医药传承创新能力，推进了新时代中医药人才队伍建设。2022年10月16日，党的二十大报告中再次明确指出要"促进中医药传承创新发展""推进健康中国建设"，然而宗亲传教和师徒授受传承模式过于保守，许多针灸特色疗法的传承者数量单薄，已经无法承担新时代中医针灸传承使命，而院校教育可以培养出一支态度严谨的人才队伍，从而推动整个针灸学科的繁荣发展。2022年，《研究生教育学科专业目录管理办法》公布，针灸正式列为一级专业学位类别，标志着针灸学科地位的提升，这也为建设更符合中医药自身特点与规律的人才培养模式奠定了基础。当下，院校学生特色针灸疗法的继承与培养需要解决以下几个

方面的问题。

1. 强化经典理论学习

《黄帝内经》奠定了几千年来的中医理论基础，《素问》《灵枢》对针灸治则、针具、手法、经络腧穴皆有重点阐述。晋代医家皇甫谧以《黄帝内经》为据，总结验证，论其精要，编撰了我国第一部针灸学专著《针灸甲乙经》。明代杨继洲参考众多针灸古籍，结合自身临床经验，撰写《针灸大成》，对明以前针灸成就进行了全面总结。此外，《针灸资生经》《针灸大全》《针灸聚英》等经典著作也对后世针灸学发展影响深远。因此，针灸不仅仅是单纯的经验医学，它有坚实的理论基础，诸多特色针灸疗法也都可从上述古代医学经典著作中追根溯源。《温病条辨》曰："学人必不可不尊经，不尊经则学无根柢，或流于异端。"院校学子应当熟读经典，只有了解特色针灸疗法的历史沿革，理解前人针灸治病的学术精髓，才能在此基础上提升自我。

2. 促进中西医协同发展

近现代新出现的针灸疗法将中医脏腑、经络理论与西医神经、解剖知识相结合，对传统针灸理论进行了有益的补充。例如张心曙受经络学说中的皮部理论启发，参考现代医学神经学说发明腕踝针法；符仲华所创浮针技术也是以经筋-皮部理论为基础，将传统进针法改成仅刺皮下结缔组织和浅筋膜的平行刺法；朱汉章将古代九针与现代医学外科用手术刀相结合创制新式针具，并形成了新的针刀医学理论体系。因此，引导学子丰富理论储备，衷中参西，博采众长，是培养人才的重要环节。

3. 改进教学模式

特色针灸疗法是各地医家在长期临床实践中形成的诊疗经验总结，其深厚的学术功底和临床经验具有现实指导性，在了解针灸名医学术思想的基础上，将针灸验案融入教学会极大提高中医专业学生的学习兴趣，增加他们对从事中医针灸专业的信心。除了改进同质化的授课内容，还可结合现代信息技术开展特色针灸疗法的多媒体教学。目前，针灸多媒体教学资源库资源不断更新，包含文档、图片、视频等多个部分，同步播放代表性传承人的针灸影像资料，可加深学生对特色疗法的直观感受，也能让学生建立针灸技术操作的三维印象，使课堂教学更富感染力，起到事半功倍的效果。

4. 鼓励临床实践

针灸学习的落脚点在于临床运用，因此在夯实基础后，临床技能的培训是掌握特色疗法的关键。鼓励学生利用课余时间深入病房、门诊学习，可以巩固上课期间的教学内容，拓展课外教学内容，实现医教协同。更重要的是，直接接触临床，可以使学生以实际临床问题为导向，慎思笃辨，回顾课堂学习的特色针灸疗法的适宜范围，从而选用合适的方法解决实际临床问题。此外，还要积极融入现代教育的理念，引导学生参与特色针灸疗法的科研项目，针灸"申遗"成功只是意味着文化属性的认同，只有通过科学的方法验证特色疗法的临床功效，才能获得国际社会对中医针灸科学属性的认同。

第二章 古今特色针灸疗法简介

第一节 特色针法

一、特色针具

（一）火针

概述：火针疗法是用火烧红针体后，快速灼刺人体特定腧穴或部位，从而达到防病治病目的的一种治疗方法（图2-1）。具有祛寒除湿、消瘀散结、清热解毒、温通经络的功效，是治疗多种疑难病症的有效方法之一。

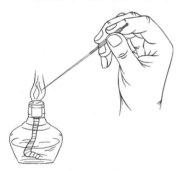

图2-1 火针

起源及发展：火针疗法起源于先秦时期，《灵枢·九针十二原》描述了九针的形态和用途，后世医家经反复考证认为"燔针""焠针"皆代指火针。火针名称首载于《小品方·治附骨疽与贼风相似诸方》，文中记载："初得附骨疽……若失时不消成脓者，用火针、膏、散，如治痈法也。"后世医家沿用火针之名，并在《黄帝内经》基础上将火针使用范围扩大至内科、外科、五官科等病种，金元明时期火针疗法逐渐成熟，不仅记载了火针疗法临床验案，还对火针操作、适应证、禁忌证作了详细论述。

新中国成立后针灸医师改进了针具，给火针疗法增添了新的活力。如贺普仁创制"贺氏火针"，以钨锰合金为制作材料，按火针直径大小分为粗火针（直径≥1.1mm）、中粗火针（直径=0.8mm）和细火针（直径=0.5mm），突破了热证、虚证不用火针的禁忌，并提出面部、外阴部位可施以火针疗法；师怀堂在传统火针基础上，增加单头火针、多头火针、勾火针、平头火针、火镍针及火铍针6种类型的火针，使火针更能适应临床需要，还开创火针美容、火针治疗肛肠疾病等领域；刘恩明创制兼具毫针之纤细、火针之火力的"毫火针"，穴位刺激效能较传统火针提高，但疼痛轻微，具有安全、无痛、奇效、微创等特点。

（二）三棱针

概述：三棱针疗法，又称放血治疗或刺血络，是将三棱针作为主要工具以刺入人体特定部位放出少量血液，达到防治疾病目的的一种方法（图2-2）。

起源及发展：旧石器时期，人们已经懂得使用锋利的石器切开脓肿、放出瘀血，缓解疼痛。新石器时期砭石开始出现，这也是传统针刺工具的萌芽。在河南新郑市故城遗址中，出土了春秋战国时期的一种针具，长约6cm，直径约0.7cm，一端为三棱锥形，另一端为卵圆形，史学家认为《黄帝内经》中记载的九针即是由此仿制形成。九针中锋针即如今三棱针的雏形，《灵枢·九针十二原》曰："锋针长一寸六分""锋针者，刃三隅以发痼

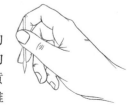

图2-2 三棱针

疾"。同时三棱针常见的刺络法、点刺法和散刺法在《灵枢·官针》中亦有记载。北宋时期三棱针之名正式出现，王惟一所著的《铜人腧穴针灸图经》记载："上星一穴以细三棱针刺之，即宣泄诸阳热气，无令上冲头目。"《太平圣惠方》亦指出："若有肿处，先以三棱针刺破，除去上血。"金元时期，三棱针疗法临床应用从局部放血慢慢向穴位放血过渡，如《儒门事亲》中记载："目暴赤肿，隐涩难开者，以三棱针刺前顶、百会穴，出血大妙。"明清时期是三棱针疗法发展的鼎盛阶段，三棱针针刺深度、手法、放血量的多少逐步规范化，对于当今三棱针的使用标准具有重要借鉴意义。

2008 年实施的《国家标准·针灸技术规范》三棱针部分详细记载了点刺法、刺络法、散刺法和挑刺法四种常见针刺操作技术，进一步解决和完善了三棱针疗法临床应用中的不足。点刺法一般在四肢末端穴位点刺放血，如十宣、十二井穴等，或在头面部的太阳、攒竹、印堂等进行点刺治疗头痛、眩晕等疾病；刺络法适用于中暑、胸痛、休克、头痛等急性病症，是将三棱针刺入浅静脉，使之少量出血，出血量以 2～3ml 为佳。若血量超过 3ml，则需用消毒棉球压迫止血，若出血量过少，可在针刺后于穴上拔罐增加放血量；散刺法多用于局部瘀血、肿痛、顽癣等，是在病变局部周围进行点刺放血，针刺强度随病变部位大小而变化，一般可刺 10～20 次以上；挑刺法是将三棱针横向刺入穴位皮肤，挑破皮肤约 0.2～0.3cm，然后再刺入皮下，挑断皮下白色纤维组织，临床常见的粉刺、丘疹、小儿消化不良等疾病均可采用挑刺法治疗。

总体而言，三棱针疗法治疗机理与传统针灸基本一致，均是以人体的经脉及气血运行为基础，以"通则不痛，痛则不通"为治病根基，起到调理气血，调治脏腑的作用，故适用于临床各科病症。但需要强调的是，三棱针疗法刺激量大、对出血量有一定要求，因而孕妇和凝血功能障碍、传染病、贫血或虚弱体质者，不宜采用三棱针刺络疗法。若是病因不明或怀疑有血管瘤等疾病的患者，亦不可贸然采用本法。

（三）芒针

概述：芒针由古代九针中的"长针"发展而来，是采用较细且有弹性的不锈钢丝制成的长针，因形状细如麦芒，故称"芒针"（图 2-3）。

起源及发展：《灵枢·九针论》记载："八曰长针，取法于綦针，长七寸，主取深邪远痹者也。"随着时代发展，针具也在不断革新，目前国标将针身长度在 100mm 以上的针具称为芒针。

芒针因针身较长、刺激较普通针刺强，故取穴以"少而精"为基本原则。常用的取穴方法有三：①以痛为腧，直达病所；②高位取穴，促进感传，即根据神经分布或经络走行取远隔部位的腧穴，如下肢疼痛可取腰部腧穴；③打通枢纽，三焦协调，任脉之上脘、中脘、水分三穴是为调节气机的重要枢纽，若气血不调，常规针刺效果不理想，可加用三穴或其中两穴助调和气血。因芒针针具特殊性，医者操作前首先要安抚患者情绪，减少其恐

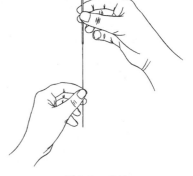

图 2-3　芒针

惧心理，其次要做好消毒准备工作，防止针具污染。进针时，要求双手协调进针，重视押手的作用，徐徐进针，根据病情需要采用直刺法、斜刺法、横刺法、弯刺法、多向刺法、透刺法、多针刺法等。芒针行针手法与普通针刺基本一致，因一拉一送行针操作形似拉锯，有学者亦将其称为"拉锯针法"，但勿过分用力，避免大幅度提插捻转，以防针断于体内。出针时亦需要双手配合，左右夹持消毒棉球于针刺部位，右手速度宜慢，尽量分段出针，减少疼痛，出针后以干棉球按压防止瘀血。

芒针疗法针感强，得气及经气传导迅速，不仅可治疗普通针刺所适宜的多个系统疾病，对于需要强刺激的病症疗效更加显著。但芒针操作难度较高，影响因素较多，临床医师需熟练掌握理论知识、芒针针刺手法，注意针刺角度和深度才能充分发挥芒针的治疗作用。

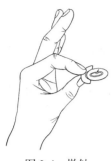

图 2-4　揿针

（四）揿针

概述：揿针属于皮内针的一种，是将特制的小型针具固定于腧穴部位的皮内或皮下做较长时间留针的一种方法，又称"埋针治疗"（图 2-4）。

起源及发展：揿针疗法属于传统针灸中浮刺或浅刺的范畴。《素问·痹论》言："卫者，水谷之悍气也……不能入于脉。故循皮肤之中，分肉之间，熏于肓膜，散于胸腹。"卫气布达于肌表，有防御温煦的功能，皮下浅刺于四末分肉之间有利于卫气通行。《素问·离合真邪论》曰："静以久留，无令邪布。"通过长时间留针可以阻遏邪气布散，促进真气汇聚。此外，皮部理论和经络理论亦能阐释揿针疗法其中机理。皮部位于人体的最外层，是十二经脉的功能活动反映于体表的部位，也是络脉之气散布于皮肤之处，有保护机体，抵御外邪侵袭的作用，因而揿针作用于皮部，可通过皮部、络脉以调节经络气血，祛除轻浅之邪气。体表腧穴是脏腑经络之气的输注部位，留针于此可增加针灸治疗刺激量促进机体康复。

20 世纪 30 年代，著名针灸学家承淡安先生最早推广揿针疗法，经几十年的临床实践，形成两大揿针类型，包括针尾端如麦粒的麦粒形和针尾部绕成圆形，状如图钉的揿钉型揿针。揿针操作时首先需进行严格的无菌消毒，若是采用麦粒型揿针，医者需用无菌镊子尖端夹持揿针圆环中之针体，揣穴后，与皮肤呈 15°角横刺入皮内，若是采用揿钉型揿针，医者需用无菌镊子夹住带有揿针的胶布，揣穴后，揿针针尖对准穴位，而后垂直于皮肤轻按入皮下。留针 3～4 天后，用镊子夹住胶布一角直接剥离拉出针体即可。揿针疗法弥补了常规针刺时间短，疗效不持久的缺点，同时刺激量小，患者不易晕针，安全系数高。

现代研究也证实，揿针可以通过以下三个方面发挥疗效。其一，揿针刺入皮肤后，针体的刺激和表面胶布产生的压力可以兴奋局部的神经细胞，提高痛阈，同时局部组织还可释放 5-羟色胺、白介素-2、干扰素、自然杀伤细胞等发挥免疫调节的作用。其二，揿针刺激神经末梢，神经兴奋后可以沿神经传导通路上传到中枢系统，促进吗啡肽等物质的释放，有效抑制中枢痛觉的产生。其三，局部或中枢系统释放的物质也可通过血液循环输送到远隔部位产生治疗作用。目前，揿针疗法还是缺乏深层次的科学研究，虽然临床试验证实揿针疗法对于脏腑病证、头面部疾病、经络病等有显著改善作用，但缺乏单病种的研究，对不同疾病产生的电生理效应也未进行分析，揿针的使用范围及治疗疑难杂症的可靠性仍需进一步探究。

（五）杵针

概述：杵针疗法是以特制针具结合一定的手法，刺激人体体表腧穴，但不刺入皮肤，兼备针刺与按摩之长的特色疗法（图 2-5）。

起源及发展：杵针疗法距今已有 300 余年历史，是全国名老中医李仲愚主任医师的先祖李尔绯从武当山岩居道士如幻真人处习得，历经 14 代秘传，形成了当今的四川李氏杵针流派。杵针疗法原先仅口传心授，无任何文字记载，李仲愚先生自幼研究医术，勤奋不懈，经过 60 多年潜心研究，于 20 世纪 80 年代编撰《杵针治疗学》一书，而将此独门绝学公诸世人，开启了振兴杵针疗法的新征程。杵针疗法第 15 代传人钟枢才主编的《杵针学》全面总结了杵针的学术特色，促进了这项特色疗法的临床应用。后历经钟枢才、李淑仁等传人的共同努力，李氏杵针于 2007 年成功申报四川省第一批非物质文化遗产。

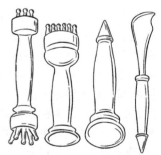

图 2-5　杵针

杵针所用针具及特色穴与中医学理论互为补充，相映生辉，并且兼蓄象数易学、道学术数之精妙。《灵枢》详细记载了九种特色针具，其中员针、锓针的形状、作用与杵针针具类似。依《灵枢·九针论》所载，员针身圆端钝，用于按摩体表治疗筋肉痹痛，锓针针头钝圆如黍粟，不致刺入皮肤，用于按压经络穴位，疏通气血。上述针具外观虽有差异，但针尖均非火针、毫针之锋锐，与现代杵针形质相似，兼具针刺按摩的功效，患者无疼痛之苦，无感染之虑，特别适合于易晕针、畏针的患者。然而古代针具制作工艺普遍不够精良，针具材料比较单一，而杵针原材料更为丰富，包括铜、玉石、硬木、牛角，根据使用部位、功能、病情虚实的差异又制作出七曜混元杵、五星三台杵、金刚杵、奎星笔四种不同的针具，依据针具特点探索出点叩、升降、运转、开阖等操作手法，弥补了九针针具临床应用的不足。此外，李氏杵针特色穴（八阵穴、河车路、八廓穴等）意蕴深邃，如命门八阵与关元八阵相配伍，包含大肠俞、天枢之俞募相配之意，又融合中医"八阵本一"的治病理念。

杵针疗法虽然内涵丰富，操作简单，易于掌握，但因其传播、发展时间仅 30 余载，临床应用远不如浮针、腕踝针、针刀等新式针灸疗法广泛。目前杵针疗法在治疗颈椎病、腰腿痛、动脉粥样硬化症、偏头痛和失眠症中的疗效与普通针刺相当，而在改善亚健康状态方面，效果明显优于推拿疗法。杵针治疗亚健康主要在督脉及膀胱经循行选穴，通过行点叩、升降、运转等特色手法，可疏通气血经络，激发阳气，使其推动、温煦、卫外等功能得到有效发挥，并且可以调理背俞穴所对应的脏腑，从整体恢复健康状态。西医认为通过杵针刺激皮肤、肌肉，可以增加局部血流量，加强全身各组织养料的运送，以及促进废物的排出。也可激活超氧化物歧化酶，调控炎症细胞，提高机体免疫力。目前杵针的临床和机制研究尚未深入开展，设计以杵针为研究对象的高质量试验可以为特色疗法的拓展应用提供可靠依据。

（六）浮针

概述：浮针疗法是用一次性针具在病痛周围皮下浅筋膜进行扫散的新型针刺疗法，因针刺部位不像传统针刺深入肌层，只作用于皮下如浮于皮肤表面一般，故称作"浮针"（图 2-6），现主要用于治疗软组织伤痛和慢性内科杂病。

起源及发展：浮针疗法首创于 1996 年，为符仲华教授在临床实践中淬炼、探索，将传统针灸理论与现代疼痛医学相结合的新式针法。中医理论认为十二经筋行于体表，不入内脏，结聚于关节、骨骼部，而十二皮部是十二经脉功能活动反映于体表的部位，亦是络脉之气布散之处，因此，关节、骨骼、内脏出现病理改变，经筋和皮部即有阳性反应点，通过浮针在皮下浅刺，也符合中医针至病所的原理。《灵枢·本脏》曰："卫气者，所以温分肉，充皮肤，肥腠理，司开阖者也。"

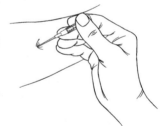

图 2-6　浮针

卫气扩散、运行于皮部、经筋，通过调整进针部位、针刺方向可以引气直达病所，利用经络自然调节特性，为浮针疗法提供原动力。此外，传统针法刺激肌肉、骨骼会引起酸麻胀痛等"得气感"，而浮针疗法作用部位浅，且卫气运行具有"隐感性"，因此不会产生"得气"感。

现代医学肌筋膜触发点（MTrP）、"再灌注活动"等概念的提出进一步补充了浮针疗法可能作用机制。MTrP 由美国学者珍妮特·特拉维尔（Janet Travell）提出，是指位于肌肉组织内高度容易激发的、极端敏感的触痛点。MTrP 会引起多种复杂症状，疼痛及功能障碍为其主要表现，研究者发现采用浮针对准 MTrP 进针进行扫散操作可松解皮下疏松结缔组织，引起生物电反应，调动人体抗病机制从而达到治病效果。"再灌注活动"是浮针发明人符仲华对 MTrP 治疗理论的延伸。符教授发现医师在右手行浮针操作的同时，用左手活动患者局部肢体，可以提高治病疗效，原因在于借用和缓的外力持续地刺激局部肌肉、关节，可以改善局部肌肉、关节血液循环，加强病变部位血液供应。此外，浮针疗法对神经结构、炎症因子、免疫指标等的影响也是目前研究重点，这些工作的开展将为浮针技术的推广做出重要贡献。

（七）针刀

概述：针刀疗法是在中医理论、西医解剖学等知识的指导下，应用小针刀、刃针、毫刃针、弧

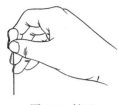

图 2-7　针刀

刃针、火刃针等针具刺入深部至病变处进行轻松的切割，剥离有害组织以治疗疾病的方法（图 2-7），适用于软组织损伤性病变和骨关节病变。

起源及发展：1976 年，朱汉章教授在治疗顽固性软组织损伤的实践中偶然发现，注射器针头的机械作用切开了某些组织，松解了局部粘连和瘢痕，后经过不断探索，朱教授发明了中西医结合的"小针刀疗法"，1984 年，小针刀疗法通过江苏省卫生厅鉴定，通过培训方式在全国推广。经过 30 年的艰辛历程，针刀治疗从局部单一的软组织损伤向多部位的软组织损伤性疾病进展，著名骨科专家尚天裕教授给予针刀医学高度评价："针刀医学是熔中西医学于一炉的新学科，既有中医的长处，又有西医的优点。"

针刀由针刃、针体和针柄三部分组成，虽是一种新型医疗器械，但有学者认为针刀疗法的历史渊源可追溯到《黄帝内经》传统针灸技术——九针。毫针具有补虚和泻实的作用，对于急性痛痹可通过提插捻转等行针手法以泻实气，针刀刀口较粗，刺激量大，进入人体后通过松解、切割、剥离等方式治疗病变，以泻实为主。员利针针尖锋锐，针身粗大，针刀刀刃扁平锋利，两者治疗原理类似，均可发挥疏筋散结的作用。锋针、铍针、大针皆可祛有形之邪，锋针刀口分三面，可刺血泻热，针刀刀口分两面，呈扁平状，可直接刺向病变部位，使病邪同废血一并排出，针刀的针刃形状和铍针相似，临床采用大号针刀亦可同铍针一样切开排脓，释放积液。针刀疗法兼具毫针、员利针、锋针、铍针的针具特色和部分功效，是古代九针技术的延续和发展。针刀进针点的选择也与传统针灸治疗经筋病症有共通之处。穴位与西医解剖学肌群关系密切，如在梨状肌下孔坐骨神经的出口位置进针治疗坐骨神经痛，或以环跳为进针点可接近甚至触碰到坐骨神经，促进局部功能的恢复，减轻神经病理性疼痛。慢性软组织损伤局部会形成粘连或瘢痕，以痛处为进针点松解组织符合针灸"以痛为腧"的治疗原则，对于疏通局部气血，缓解疼痛麻木有直接作用。

针刀疗法形成和发展过程中不断吸取西医学的理论精髓，创始人朱汉章教授将慢性软组织损伤病因病理理论、骨质增生病因病理理论、经络学说现代化理论、闭合性手术理论四个部分融汇到针刀疗法的基本理论中，实现疾病认识、病因病理研究及新技术诊疗方法的重大飞跃。在此基础上，朱汉章教授的关门弟子湖北中医药大学张天民提出慢性软组织损伤病理构架的网眼理论，以及该理论的解剖学基础——人体弓弦力学解剖系统，张教授认为针刀疗法具有恢复人体弓弦力学解剖系统力平衡的作用，进一步补充和完善了针刀医学基础理论。在上述理论指导下，针刀技术不断突破，形成针刀松解法、肢体畸形矫正法、关节骨折复位固定法、颈腰椎椎管狭窄恢复法、骨痂和关节骨性融合凿开法、脊柱区带治疗法等十余种操作技术，并确定"针刀为主、手法为辅、药物配合、器械辅助"的治疗准则，既提高了临床疗效，也确保了针刀操作的安全性。

大量的临床实践证明了针刀疗效的使用价值，目前针刀医学进入高速发展阶段，我国成立了"中华中医药学会针刀医学分会""世界中医药学会联合会针刀专业委员会"，多个省、自治区、直辖市成立地方针刀医学分会，全球 50 多个国家和地区也相继掀起学习针刀疗法的浪潮。随着针刀疗法国际影响力的日益攀升，国家更加重视针刀疗法科学的可持续发展，卫生部、国家中医药管理局将其列为临床适宜推广科技项目，并开展国家"973 计划"重点课题，针刀医学也进入了大学的教育体系，针刀医学创新教材相继出版，促进了针刀医学的传承及科学研究的广泛开展，使我国针刀事业一直处于国际领先水平。

二、特色针刺部位疗法

（一）头针

概述：头针疗法简称头针，又称头皮针，是利用针具刺激大脑皮质在头皮相应投射区的腧穴或治疗区以防治疾病的一种现代针灸疗法，常用于中风、头痛、痴呆、癫痫、失眠、抑郁等脑源性疾病的治疗。

起源及发展：头为诸阳之会，六阴经也通过经别与头面部相联系，头又有精明之府之称，人体五脏六腑之精气均上注于头面部，因此头部是全身气血精气的交汇之处，可调控人体的生命活动。利用头部腧穴治病历史悠久，《素问·骨空论》早有记载："风从外入，令人振寒……治在风府。"唐代《千金方》言："半身不遂，失音不语者，灸百会，次灸本神……风府；治久风、卒风……灸神庭一穴七壮。"宋代《铜人腧穴针灸图经》载："百会，治小儿脱肛久不瘥，风痫，中风角弓反张……"古代医家重视通过头部腧穴诊治头面五官、神志、外邪侵袭等相关病症，并且取得了良好的治疗效果。

20 世纪 50 年代，西医学理论为传统针灸疗法注入了新鲜血液，受现代神经解剖学大脑皮质功能定位理论、生物全息理论等启发，许多针灸学者开始钻研头皮与全身各部的对应关系，现代头针疗法也逐渐发展。几十年来头针理论和实践经验不断积累，形成了焦氏头针、于氏头针、方氏头针、汤氏头针等各具特色的头针流派。焦氏头针由山西的焦顺发教授创立，根据大脑皮质功能定位在头皮上的投影划分 16 个穴区，按每个穴区主治来命名，通过针刺病变肢体或内脏器官的对应头部穴区进行诊治，并提倡"三快进针术"。1971 年，焦教授出版的《头针疗法》标志头针独立于传统针灸，初步构建了头针理论新体系；黑龙江中医药大学于致顺教授发现头针刺激一个区域可以治疗多种疾病，因此提出了"针场"假说，他认为针具刺入头皮组织后会产生"针场"，从而作用于大脑皮质改善神经细胞的兴奋性，通过神经传导系统调节肢体功能。根据"针场"理论和脑功能分区，于致顺教授将头部划分七个区域，并主张在穴区进行透刺、丛刺、长留针和捻转行针；方氏头针由陕西名老中医方云鹏所创，因进针部位有头皮覆盖，1976 年方氏将自己创立的头针更名为"头皮针"。方氏头皮针是对中医脏腑辨证以及藏象理论的深入发展，同时参考了西医生物全息论、大脑皮质定位论，提出伏脏、伏象、倒脏、倒象四大刺激区以及 21 个以功能中枢命名的刺激穴区。方氏主张以直刺或斜刺加捻转进针，并施以循按、提插、震颤、重压等行针手法加强刺激；汤氏头针由上海市针灸经络研究所汤延颂教授所创，汤教授根据中医藏象学说，认为人体的额部和头部存在全身缩影，设计出意象头针模式，以阴阳点（眉间与枕外粗隆下缘连线的中点与耳屏的连线）将头部分为前后两部分，前半部分属阳，意象人体仰卧于头部，后半部分属阴，意象人体俯卧于头部，前后二人四肢均向左右两侧下垂，治疗时提倡多针、短针、沿皮刺、提插不捻转、久留针。

各家头针疗法主治病症相似，以神经系统及脑源性疾病应用居多，针刺角度多采用斜刺，针刺深度均在帽状腱膜以下。各流派均汲取了中医基础理论及经络学说之精髓，但各自学术见解不同，因而对于头针穴区的定位各不相同，也导致同穴区主治病症存在差异。此外，各头针流派行针手法、刺法、留针时间也有所区别。头针疗法的临床应用中，操作者概念混淆，定位模糊，操作手法及留针时间随意性较大，临床上头针疗效不稳定，一定程度上限制了头针疗法的发展。各头针流派对于同种病症的治疗效果也未曾开展有效性研究，因而无法确定特定疗法的最佳适应证。

1984 年 5 月世界卫生组织西太平洋区针灸穴名标准化会议上制定并通过了《头针穴名国际标准化方案》（见附录 1）。学者分析比较后发现，国际头针沿袭了焦氏头针的大部分内容，采用传统经络腧穴定位的方法确定穴位分区，同时还杂合了其他头针的学术思想，但其内在科学性仍然存在争议。探索头针疗法的诊病规律，优化治疗方案，确定最佳穴位、针刺手法、留针时间等是促进头针疗法发展的重要环节，同时也需要借助分子生物学、神经影像学等多学科技术阐明头针疗法的作用机制，确定治疗靶点以提高临床疗效。

（二）眼针

概述：眼针疗法是从整体观念出发，以眼与脏腑经络的密切关系为依据，以华佗"观眼可验内之何脏腑受病"为指导，通过对眼眶内外特定腧穴进行针刺等刺激，治疗全身疾病的一种方法。

起源及发展：眼睛是一个局部器官，但它通过纵横交错网络全身的经络，与脏腑及其他器官保持着密切的联系，使全身构成一个有机的统一整体，维持着人体的正常生命活动和视觉功能，若脏腑经络功能失调，则可影响到眼睛，使眼睛发生各种变化。同样，眼睛的变化，也能反映出脏腑功能状态，因而通过对眼睛的观察，可以掌握疾病的发生、发展及预后，以指导临床治疗。

《灵枢·大惑》云："五脏六腑之精气，皆上注于目而为之精。精之窠为眼，骨之精为瞳子，筋之精为黑眼，血之精为络，其窠气之精为白眼，肌肉之精为约束，裹撷筋、骨、血、气之精，而与脉并为系，上属于脑，后出于项中。"五脏六腑滋养双目，维持眼部生理功能，同时十二经脉、经筋也直接或间接与眼相关联，《灵枢·邪气脏腑病形》曰："十二经脉，三百六十五络，其血气皆上于面而走空窍，其精阳气上走于目而为睛。"足太阳膀胱经起于目内眦，与足阳明胃经交会于晴明穴，足少阳胆经起于目锐眦，手少阴心经支脉系目系，足厥阴肝经连目系，手阳明大肠经支脉上行头面，手少阳三焦经支脉循行至目眶下和目锐眦，手太阳小肠经支脉循行至目内眦和目锐眦，任脉循面入目，督脉终于眼周经脉。足太阳之经筋，其支者为目上纲。足少阳之经筋，其支者聚于目外眦。足阳明之经筋为目下纲。手太阳之经筋，上属目外眦。手少阳之经筋，属目外眦。总之经络与眼的关系，缭绕纠缠，表里互通，至为密切。正如《灵枢·经别篇》："夫十二经脉者，人之所以生，病之所以成，人之所以治，病之所以起，学之所始，工之所止也；粗之所易，上之所难也。"

五轮八廓学说是眼针疗法的另一理论基础，五轮学说萌芽于《黄帝内经》，直至宋代·王怀隐所著之《太平圣惠方》首次将五脏与目之五轮相联系，"眼有五轮，风轮、水轮、血轮、气轮、肉轮，五轮应于五脏，随气之主也。"五轮学说，明确了眼局部与整体的协调功用，通过轮脏之间的隶属关系，在临证中通过观察眼的不同部位的外在变化而推断相应内脏的生理、病理改变，极大地丰富了望诊内容，指导了临床的治疗。而八廓学说最早记载于眼科专书《银海精微》，书中记载："目为五脏之精华，一身之要系。故五脏分五轮，八卦名八廓。"八廓学说建立在脏腑学说的基础上，它将白睛（气轮）划分为八个方位，分属于不同脏腑，以此查视白睛血脉丝络的状况，为辨证论治提供依据。

辽宁中医药大学彭静山教授根据《黄帝内经》"观眼察病"和《证治准绳》对眼的脏腑划分理论，于1970年代创眼针疗法。眼针疗法自1982年公布于世后，不少学者分别对眼针进行临床研究和实验研究，其临床和解剖学结果均肯定彭氏的眼针穴区划分和眼针疗法的临床价值，使眼针疗法得到推广应用，并在海内外针灸界产生较大影响。田维柱教授是彭静山教授的高徒，在彭老的指导下，改进、发扬了眼针技术，创新性地提出了眼针"八区八穴"理论。首先在八廓理论指导下将双目分区，先划垂直的两条线，再画四个角分线，就出现西北、正北、东北、正东、东南、正南、西南、正西八条方向线，再划各角的角分线，以方向线为中心分八个区（图2-8）。眼针八区对应八廓，肺大肠区穴对应传导廓，肾膀胱区穴对应津液廓，上焦区穴对应会阴廓，肝胆区穴对应清净廓，中焦区穴对应养化廓，心小肠区穴对应抱阳廓，脾胃区穴对应水谷廓，下焦区穴对应关泉廓。

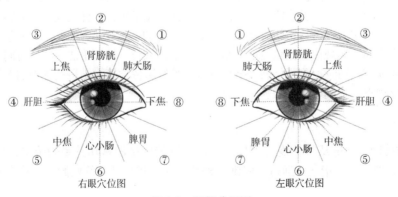

图2-8 眼部分区图

在此基础上，田维柱教授牵头制定《眼针技术操作规范国家标准》，该标准在 2019 年 8 月 19 日举行的中国针灸标准化工作会议上，正式通过技术审查，被中华人民共和国标准化管理委员会批准为新的国标。目前眼针疗法已经编入了《中华医学百科全书》的针灸卷。2023 年 10 月 9 日，《以八区八穴为主要内容的眼针技术操作规范》通过世界针灸学会联合会标准工作委员会审议，晋升为国际标准并已发布，用以规范全世界的眼针技术。眼针国际标准的通过，是一个重要的里程碑，代表了世界针灸界对眼针技术的肯定。

（三）耳针

概述：耳针疗法是在中医脏腑学说，经络学说、西医"胚胎倒置"理论、全息学说、神经学说等基础上逐渐发展而形成的微针疗法，通过毫针针刺或其他方法刺激耳部特定位置（耳穴，图 2-9）治疗疾病，具有操作简便、安全有效、应用范围广等优势。

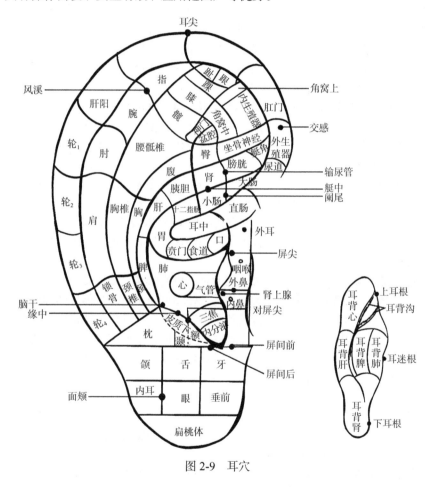

图 2-9　耳穴

起源及发展：古代医家认为全身经脉汇聚于耳，而经脉与脏腑相应，因此耳也是脏腑功能的反应部位，《黄帝内经》中有 95 条原文与耳相关，为耳与脏腑经络的联系奠定了理论基础，历代医家在此基础上对耳针的应用及发展不断补充。唐代孙思邈所著《备急千金要方》中载有耳中穴和阳维穴的定位、主治功效，"耳中穴，在耳门孔上横梁是，针灸之，治马黄黄疸，寒暑疫毒等病""耳风聋雷鸣，灸耳后阳维五十壮"。宋代《太平圣惠方》言："耳，宗脉之所聚也，若精气调和，则肾脏强盛，耳闻五音，若劳伤气血……则耳聋。"明清时期，耳穴应用日益广泛，对当今耳针疗法影响深远，明代《针灸大成》记载："耳尖二穴，在耳尖上，卷耳取尖上是穴，治眼生翳膜，用小艾炷五壮。"书中耳尖穴的临床应用方法一直沿用至今。清代张振鋆著有《厘正按摩要术》，提出耳背分属五脏的观点，并详细论述了耳廓诊病思路，同时书中还印载了世界上第一幅耳穴图。

耳针疗法在古代虽未取得巨大发展，但随着国际学术交流的深入开展，耳针疗法逐渐打开了新局面。1950 年，法国保罗·诺吉耶（Paul Nogier）博士治疗顽固性坐骨神经痛时无意中发现了刺激耳廓可以缓解疼痛，此后 Nogier 博士潜心研究耳穴并绘制图谱，1957 年他在《德国针术杂志》发表的文章中提出形如倒置胎儿的耳针穴位图，这张图谱最初标注了 42 个穴位，后经过不断补充最终确定了 200 余穴。除了公布人体系统在耳郭相应位置的反应点，Nogier 博士还提出了耳脉反射（诺吉耶反射）和三相位学说，国外耳穴研究的新发现也极大地推动了国内耳穴发展，并掀起了耳穴研究热潮。1973 年，我国学者张颖清教授参考物理学全息照相理论首次提出生物全息律，为耳针、头针等特殊穴位系统的发展提供了新的视角。至 70 年代末，我国记载的耳穴名称已增加到 300 多个，耳针代表流派的出现扩大了耳针疗法的影响力，耳穴相关的国际学术交流也日益频繁。1982 年 12 月，全国针法灸法学术研讨会在哈尔滨召开，会上成立了"中国针灸学会全国耳针协作组"，并拟定《耳穴国际标准化方案》草案。1992 年 10 月 16 日，中华人民共和国国家标准（GB/T 13734-92）《耳穴名称与部位》正式颁布，1993 年 5 月 1 日该标准正式实施，标志我国耳针疗法迈上了新台阶。此后，国内研究者对 1993 年耳穴标准进一步完善，中华人民共和国国家标准（GB/T 13734-2008）《耳穴名称与定位》于 2008 年 7 月 1 日正式实施（见附录 2）。

耳针疗法在临床应用中多发挥辅助作用，单纯应用耳针治疗疾病的比例不高。综合各项研究，耳针适用于治疗神经系统、消化系统、妇科、皮肤科及代谢性疾病，在改善失眠、肥胖、便秘这三方面具有显著优势，其次对于痛经、近视、过敏性鼻炎、术后疼痛和痤疮等也可发挥良好的功效。国外耳针疗法临床研究还涉及心身医学、新生儿诊治、戒断症等方面，同时对耳针镇痛、促进神经康复、缓解焦虑等机制作出了科学的解释。此外，耳针相关技术手段也不断创新，耳穴电探测法寻找反应点已经成为临床工作者的常用方法，既方便准确又快速经济。耳穴振动按摩保健笔、耳针器、耳穴浮络割治专用刀夹、负压式耳穴放血针刀等新型治疗工具的出现也为改进耳针操作、提高治疗效率起到了积极作用。

耳针疗法迅速发展且风靡全球，但不可忽视的是，相关标准的颁布仅在一定程度上推动了耳针疗法的规范化，部分耳针流派的学术理论及自创的穴位图谱与主流医学倡导的理念相悖，也无法从西医解剖学的角度去解释其作用机制，直接导致很多初学者对耳针疗法认识模糊，临床实践中不能很好地对症选穴、灵活运用，在一定程度上影响耳针疗法的科学推广与发展。因此，寻找耳针诊治疾病的内在规律，确定最佳穴位定位、针刺手法及量化标准，深入探讨耳针治疗各种疾病机制，对于完善耳针疗法理论体系、指导临床实践具有重要价值。

（四）鼻针

概述：鼻针疗法以中医学鼻部"色诊"为理论基础，鼻部皮肤色泽变化为治病依据，通过针刺鼻部范围内的特定穴位以治疗疾病，适用范围广泛。

起源及发展：殷商时期留存的甲骨文中已有占卜鼻病的记载，春秋战国以后，古人对鼻的形态、结构、功能了解逐渐深入，并提出鼻部望诊也可预测疾病凶险、协助诊疗。《黄帝内经》是最早记载以鼻治病的医籍，《灵枢·杂病》曰："哕，以草刺鼻，嚏，嚏而已。"此外，《黄帝内经》详细阐述了鼻与经络、脏腑的关系，为历代针刺鼻部穴位治疗疾病奠定了基础。《灵枢·邪气脏腑病形》言："十二经脉，三百六十五络，其血气皆上于面而走空窍……其宗气上出于鼻而为臭。"十二经脉中足阳明胃经、手太阳小肠经、足太阳膀胱经、手少阳三焦经的经脉循行均经过鼻部，而阴经经别因遵循"离、入、出、合"的循行规律与头面相联系，因此鼻为全身气血灌注之处，可反映机体气血盛衰。《灵枢·五阅五使》述："五色之见于明堂，以观五脏之气""脉出于气口，色见于明堂"。明堂即为鼻部，若内脏发生病变，可通过鼻部色诊的变化推测功能失调的脏腑，故而鼻诊与脉诊的具有同样重要的地位。《针灸甲乙经》《肘后备急方》《千金翼方》等医学巨著中详细记载了鼻部腧穴定位及针刺鼻部穴位疏通经络、通调脏腑气血治疗疾病的临床实践，并一直沿用至今。

20世纪50年代末现代鼻针疗法逐渐发展。1960年徐州市中医院针灸科利用经络测定仪探索鼻部周围反应点，当探测皮肤局部出现针刺感或烧灼感，则将古籍中此处区域对应的脏腑肢节部位与患者病变部位相比对，若一致则确定此处为某脏腑或局部肢体病变的反应点，该院以鼻部反应点为进针部位，治疗了26种疾病，总有效率达到98%，痊愈率达到58.8%。1987年《鼻部十四经感传的观察》一文记载，针刺鼻部能与其他部位一样产生经络感传现象，头、四肢、躯干前后均出现经络感传线，上下前后气血相通。为了方便取穴以促进鼻针疗法临床推广，针灸前辈将鼻针脏腑肢体分配部位分成三线，1989年长春中医药大学第一附属医院纪青山教授撰写的《鼻针》一文对鼻针三线作了介绍（图2-10）：第一条线，鼻正中线，起于前额止于人中上端，共有9点（头面点、咽喉点、肺点、心点、肝点、脾点、肾点、前阴、生殖器点及卵巢点）；第二条线，目内眦紧靠鼻梁骨两侧至鼻翼下端尽处，共有5点（胆点、胃点、小肠点、大肠点、膀胱点）；第三条线，眉内侧至第二条线外方至鼻翼近外侧，共有9点（耳点、胸点、乳点、项背点、腰脊点、上肢点、胯股点、膝胫点、趾点）。鼻针疗法各点主治对应相应器官的疾患，因此适用范围广，高血压、支气管炎、偏头痛、肩周炎、胆囊炎、睾丸炎、牙痛，胃痛，手术麻醉等多种病症皆属适用范围。

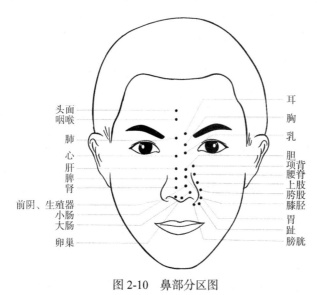

图2-10 鼻部分区图

鼻针疗法历史悠久，新中国成立后无论是鼻穴分布探索或是临床应用研究都取得了可喜的成绩，但是目前鼻针疗法多应用于民间医疗机构或者基层医院，缺少了解鼻针理论及熟练掌握鼻针操作的专业人员，鼻针的认可度和影响力与其他针灸疗法不可相提并论，未来仍需要进一步填补鼻针疗法的研究空白，加强人员培训，以满足现代临床及针灸学科发展的需要。

（五）舌针

概述：舌针疗法将中医理论、现代生物全息论、经络学说紧密结合，通过针刺舌体上的穴位以治疗疾病，特别适用于治疗神经、精神系统疾病。

起源及发展：舌针疗法最早可追溯到秦汉时期，《素问·刺疟》曰："十二疟者……一刺则衰，二刺则知，三刺则已，不已刺舌下两脉出血。"中医理论认为，心主舌，其气通于舌，其窍开于舌，因此舌为心之苗，而心又为五脏六腑之大主，脏腑无不系根于心，其所属经脉无不通于舌。

《灵枢·邪气脏腑病形》记载："十二经脉，三百六十五络，其血气皆上于面而走空窍……其浊气出于胃，走唇舌而为味。"十二经脉中足太阴脾经、足少阴肾经经络循行与舌相连，手少阴心经、手太阳小肠经、足厥阴肝经经脉之气与舌相通，其余经脉循行虽与舌无联系，但主治病候、病症表现皆与舌相关。此外，奇经八脉、十二经别、十五络脉、十二经筋也与舌紧密联系。因此，从整体观念来看，脏腑经脉之气荣于舌，脏腑经脉病变亦能从舌反映。

《伤寒论》问世以来，舌在中医诊断及治疗中一直发挥着重要作用。金元时期，《敖氏伤寒金镜录》归纳整理了 36 种舌象的临床意义，标志着舌诊正式融入中医辨证体系。明清医家将舌象变化与症状、脉象相结合以探索病因病机，进一步发展了"心开窍于舌"的理论及临床实践。民国时期，管正斋先生精研中医舌与脏腑经络关系的理论，总结历代医家舌诊经验，整理舌穴治病的文献，并结合《易经》理论探索舌针诊疗。1936 年管正斋先生在中国针灸学研究社创办的《针灸杂志》上首次发表了相关学术论文，开创现代舌针疗法之先河，1943 年其在著作《杏轩针灸经》中对舌针疗法系统阐释，详细介绍了管氏 24 个基础舌穴的穴名、部位、主治分述、操作方法以及舌针治疗中风的临床经验。继管氏舌针之后，孙介光首次发现脑病患者舌下襞肿这一特征，并与其继承人运用中医现代化思路深入挖掘舌针临床价值，总结出孙氏针法的穴位及取穴方法方案。随着舌针疗法的迅速发展，任氏、盛氏等舌针针法以及刺咽、舌下、口针等舌针刺法也成为当今舌针疗法的重要组成部分。

如今舌针疗法理论相对成熟，舌针疗法的诊疗方案如穴位选择、操作方法多依据管氏舌针，孙氏、盛氏等众多医家的舌针临床特色亦有所发挥。总体而言舌针取穴分四种：①传统体穴常用金津、玉液、天容、廉泉；②舌穴，舌尖到舌根依次对应于人从上到下的内脏器，心穴位于舌尖，肺穴、肝穴、胰穴、胆穴、胃穴等位于舌两侧，肾穴、膀胱穴、大肠穴、卵巢穴、子宫穴和前列腺穴分布于舌中至舌根的区域；③自创舌穴，舌下面的舌穴对应于人体肢体躯干，舌尖到舌根看作倒置的人形，沿纵轴两侧依次分布有相应的下肢穴、上肢穴，舌蒂部穴区与脑部相应；④对症配穴，如中风后失语常配以双侧风池，三叉神经痛配大肠穴和小肠穴，运动能力下降配心穴、肺穴。舌针疗法操作前先予 1∶5000 高锰酸钾液漱口清洁口腔，嘱患者将舌伸出口外，常规消毒后选用 1～1.5 寸毫针快速进针，捻转行针后不留针，以出现舌体抽动为佳。此外，部分医家会在舌区穴位点舌给药或针刺穴位以轻微出血为度。

目前，舌针疗法广泛应用于脑神经受损和脑功能障碍等相关病症，对于改善中风患者吞咽和言语功能、提高运动能力，恢复心肺功能效果尤其突出。因舌体上穴位分布多种感受器，接受传递各种感觉冲动至高级中枢，针刺舌体可以使针感向舌根部传导，反射性兴奋低级与高级中枢，使损伤的神经功能恢复，从而改善吞咽功能，也可逆转大脑皮质语言功能的抑制状态，引起语言中枢变性的细胞调节，从而改善语言功能。此外，研究者通过核医学成像技术观察治疗前后患者脑葡萄糖代谢率变化情况，利用功能磁共振成像技术测量患者脑区血流含氧量的差异，证明了舌针疗法对脑功能良好的调节作用。

舌针疗法有着丰富的理论内涵和科学价值，是集诊断与治疗于一体，安全有效、操作便捷的特色针灸疗法，在治疗某类难治性疾病中有着传统针刺无法取代的优越性，发展潜力巨大，但舌针疗法的临床机制研究相较其他针灸疗法稍显滞后，研究机构主要集中于国内，国际报道相对缺乏。此外，舌针疗法适用病种的研究广度和深度还需要进一步提升，这对扩大舌针临床应用范围，提高特色针灸疗法的国际影响力具有重要意义。

（六）脐针

概述：脐针疗法是以《易经》、中医基础理论、全息理论以及时间医学等为指导，通过在脐部神阙穴施以特定针法，调动先天经气，达到平衡阴阳、祛除疾病的新式针灸疗法。

起源及发展：脐位于腹部中央，神阙穴所在之处，既是先天之结缔，也是后天之气舍，清代张振鉴编撰的《厘正按摩要术·按胸腹》所言："诊腹之要，以脐为先。人身之有脐……又曰神阙，是神气之穴，为保生之根。"人体左右经脉以脐所在垂直线为分离线，分离线前后位置为任脉、督脉循行之处，而脐水平线又与带脉重叠、冲脉交会，此外足阳明经脉、足太阳经筋、手太阴经筋皆与脐相联系。因此，脐与诸经关系密切，可调控脏腑功能，影响全身气血输布。古代医家重视脐部治疗，《五十二病方》《黄帝内经》《外台秘要》等医籍皆有通过脐部外治法解决急性重症或肠腑疾患的记载。由于脐部位置特殊容易藏污纳垢，不易清理，且屏障功能弱，若针刺不慎刺入腹腔则会损伤脏器，情况严重或致人死亡，受古代医疗条件限制，长久以来脐部一直归属禁针之列，因此脐部施针也被古代医家认为是操作禁忌。

随着中医学与现代医学思想的不断碰撞，生物全息律被引入到中医疗法的理论体系中。全息律认为生物体局部是整体的缩影，任何与周围有明确边界，且结构和功能上相对完整的部分都属于全息元的范畴。《河图洛书》记载："其数戴九履一、左三右七、二四为肩、六八为足、五居于中。"洛书全息把人体投影纳入脐部，与现代生物全息律内涵高度一致。温州市第二人民医院齐永教授深受启发，历经十数年潜心研究，发现脐保留了人体先后天的许多关键信息，与循环系统、消化系统、呼吸系统、神经系统等功能密切联系，是人体最大的全息元。而经络系统为全身信息流，从单个穴位可以窥获整体，神阙穴则是具有最高信息元的穴位。易学对中医学的形成与发展极具影响力，所谓"医易同源"，齐教授根据易学后天八卦理论建立脐八卦全息理论体系。

脐部八卦图（图 2-11）中，神阙穴位于中心位置，离卦居上，在脏为心，在腑属小肠；坎卦居下，在脏为肾，在腑属膀胱；震卦居左，在脏为肝，兑卦居右，在脏为肺；巽卦居左上角，在腑属胆；坤卦居右上角，在脏属脾；艮卦居左下角，在腑属胃；乾卦居右下角，在腑属大肠。此外，人体生物节律与四季、节气、时辰节律的变化息息相关，而人体的经络循行呈圆周循环，十二经分值十二时辰，所在穴位还会呈现周期性的开阖规律，对气血运行有重要影响。因此脐针疗法融入了时间医学概念，经络、脏腑的时间规律也是选穴施针的重要依据。

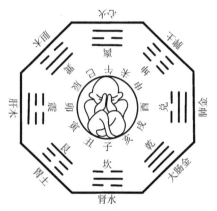

图 2-11　脐部八卦图

从解剖结构来看，脐蕊位于脐中央，为向外突出的瘢痕状组织，脐壁为脐孔周缘壁，脐壁与脐蕊相连处的皮肤凹陷处为脐谷，在脐针疗法中脐蕊、脐壁、脐谷均可进针。脐针疗法进针方式多样，以"八卦定位进针法"最为常见。首先按症状、系统、疾病的先后顺序选穴针刺，针刺时以脐蕊为中心，在八卦定位基础上根据八纲辨证及五行生克制化原则，采用虚则补其母，实则泻其子法，选择合适的方位及角度刺入。若疾病发作有明显时间规律则优先考虑"脐地支进针法"，该法将脐部看作地支图，按照疾病发作或加剧的时间，在脐壁地支图上进行定位，如五更泻发作时间约凌晨 3 点，而丑时又应胃土，因此在脐壁丑时相应部位（即时钟上 7 点位置）进行针刺，以平补平泻效果最佳。急性病症可按照洛书定位寻找脐壁敏感点，消毒后采用一次性无菌针灸针以脐蕊为中心向外呈放射状刺入脐壁敏感点，进针 0.5~1 寸，留针数分钟，可采用间断性强刺激。慢性病病人脐壁会形成皮下结节，颜色虽与皮肤相同，但质地硬，活动度差，按压结节以病人有疼痛感为度，每日按压数次，数周后结节随着疾病好转而消失。

近年来，脐针疗法不断传承与创新，越来越多的医家将脐针疗法运用于临床实践，为失眠、过敏性鼻炎、神经性耳鸣、急性腹痛、原发性痛经等常见病症提供了新的诊疗方案，此外基础研究还证实脐针疗法具有增强机体免疫力、抗氧化、抗衰老的多重生物作用。2015 年，齐永教授编写的《脐针入门》一书对脐部针刺疗疾方法进行了系统的总结，标志着脐针疗法迈向正规化、规模化、体系化的发展阶段。2016 年 10 月 22~23 日首届国际易医脐针学术年会在北京召开，国内外学者围绕脐针疗法进行了深入的学术交流。大会肯定了脐针疗法的有效性和创新性，并就"脐针在精准诊断与治疗中的意义""子母经法则在脐针应用中的初步探讨"等专题进行了热烈讨论。大会总结分享了脐针疗法的突出成就，提升了脐针疗法的学术影响力，加强了国际交流与合作，同时大会集合各地专家意见开展脐针相关研究工作，为推动中医针灸适应现代医学发展需要做出了重要贡献。

（七）腕踝针

概述：腕踝针是腕踝针疗法的简称，是指在腕踝部选取特定的进针点，采用毫针循肢体纵轴沿真皮下刺入一定长度以治疗疾病的方法，适用于治疗急性痛症、经筋病。

起源及发展：腕踝针是由中国人民解放军海军军医大学第一附属医院张心曙教授始创的新型针刺疗法。20世纪70年代，张心曙教授采用电刺激疗法治疗神经症为主的疾病时发现，电极移动时患者腕踝部一定的点与身体某一部位的反应有特定的联系，通过不断地实践和探索，张教授发明出以"查区""选点""皮下进针"为三大基本要素的腕踝针法。张教授将人体划分为两侧两段六个区（图2-12），两侧即以正中线为界分左右两侧，两段以横膈为界分上下两段，六区即在两侧的腕踝部位各定6个进针点：腕部穴区：约在腕横纹上二横指环绕腕部一圈处。从掌面尺侧至桡侧再从背面桡侧至尺侧，依次为上₁、上₂、上₃、上₄、上₅、上₆。踝部穴区：约在内外踝最高点上三横指一圈处。从跟腱内侧起向前转到外侧跟腱：依次为下₁、下₂、下₃、下₄、下₅、下₆。

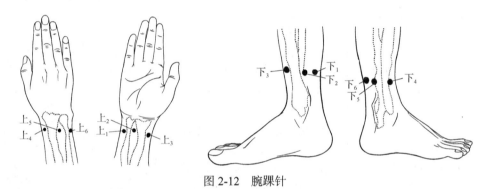

图 2-12　腕踝针

腕踝针的作用部位与经络理论中十二皮部相对应，且适应证与十二经脉的主治疾病有相同之处。《灵枢·根结》中记载了手足三阳经根、溜、注、入部位，其中经气"溜""注"部位与腕踝部接近，也是"经穴""原穴"所在区域。《灵枢·卫气》则论述了经脉标本理论，经气扩散之处为"标"，集中之处为"本"，前者指头面躯干，后者指四肢，四肢与头面躯干之经气相通，提示经气上下相应的内在联系，因此针刺腕踝6区对于治疗各经脉所主病症有重要作用。此外，简帛书《脉法》也为腕踝针疗法提供了理论依据，书中记载："治病者取有余而益不足，故气上而不下，则视有过之脉，当环而久（灸）之。病甚而上于环二寸益为一久（灸）。""环"字古义为玉圈，其佩戴之处即为腕踝处，"环二寸"即腕踝上2寸，也是古人进行灸疗的部位，现代腕踝针的分区与之不谋而合。

"皮下进针"也是腕踝针法与传统针刺法的区别所在，传统针刺医师手下沉紧，如鱼吞钩，患者也会有"酸麻重胀"之得气感，腕踝针法操作时，医师手下感觉应为松软感，如刺空隙，患者也不要求有得气感。《难经》"针阳者，卧针而刺之"，《灵枢·官针》"卧针之法"皆是皮下进针手法的可靠参照。除了传统经络学说、脉口理论可解释腕踝针独特的针刺效应，现代研究也证实十二皮部循行路线上存在交感神经敏感点，浅刺也会导致皮下血管的应力改变、组织液压波的形成，引起病变处的离子通道变化。皮下针刺也比传统垂直刺入接触神经末梢的范围更大，对刺激的反应也会更灵敏，因而对于急性痛症效果明显。因浮针进针方式与腕踝针相似，有学者提出将其概括为"皮下针疗法"，但这也引起了广泛的争议。腕踝针采用普通针具皮下进针，进针后可调节针刺角度和方向以不产生痛感为度，可留针1小时，浮针疗法采用特制工具进针后需进行扫散操作，进针点与腕踝针有较大差异，虽然两者均能刺激皮下疏松组织，作用机制或许有共通之处，但若一概而论则会忽视两者的优势。

第二节 特色灸法

一、特色艾灸疗法

（一）直接灸

直接灸又称着肤灸，是将艾炷直接放在穴位皮肤上施灸的方法。根据灸后有无烧伤化脓，又分为化脓灸和非化脓灸。

1. 化脓灸

概述：化脓灸是我国古代较早采用的艾灸方法，是将艾炷直接置于皮肤表面进行施灸，灸治后局部多贴敷膏药，促使皮肤发疱、结痂形成瘢痕的灸法，故又称瘢痕灸（图2-13）。

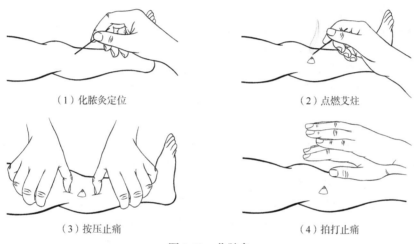

（1）化脓灸定位　　　　　　　　　　（2）点燃艾炷

（3）按压止痛　　　　　　　　　　（4）拍打止痛

图2-13　化脓灸

起源及发展：化脓灸最早出现于西晋皇甫谧编撰的《针灸甲乙经》："欲令灸发者，灸履熨之，三日即发。"本法正式形成于东晋时期，陈延之所著《小品方》记载："灸得脓坏，风寒乃出，不坏，则病不除也。"隋唐时期重灸轻针之风盛行，化脓灸法因而得到了空前发展，主流医家认为灸法化脓与针刺得气意义等同，灸后水疱是否形成是决定艾灸疗效的关键因素，也是通经活血、疏散邪气的重要途径。众多医家受前人思想的影响，强调灸疮的重要性，《针灸资生经·治灸疮》云："若任其自然，则终不发矣。"《黄帝明堂灸经》也系统阐述了"发灸疮法""淋洗灸疮法""贴灸疮法"等促使灸疮形成的方法。

随着化脓灸法临床应用日益增多，许多弊端也逐渐暴露：其一，古代消毒意识欠缺，灸疮化脓极易造成感染，《诸病源候论》卷35"伤疮病诸候"对此亦有详细阐述。其二，早在《黄帝内经》就记载了施灸过度或致骨枯血竭，化脓灸灸感强烈，刺激量大，若操作者水平欠佳，误判患者病情虚实，施灸壮数过多则会导致火邪内郁，灼伤阴津。其三，化脓灸发疱后形成的灸疮影响美观，患者对化脓灸的接受程度也越来越低。由于上述诸多因素，南宋以后灸法不再以化脓灸占主导，灸法形式日趋多样化，医患双方的选择范围更广。据统计，温针灸、温和灸、隔物灸累计应用频率达76.14%，而化脓灸仅占9.32%，如今创伤小的灸法临床地位远远高于化脓灸。化脓灸经历了从鼎盛到衰落的历史阶段，但是研究发现，灸疮增加了毛细血管的通透性，促进了局部血液循环，同时上调了相关免疫蛋白，在脓液吸收过程中，可反复、较长时间地刺激皮肤局部免疫系统，持续诱导及增强局部免疫反应，其具备的即刻效应和持久的后续效应仍能在很多顽固性疾病中发挥其他灸法不可替代的作用。

　　浙江严氏化脓灸遥承唐代灸法特色,严氏先祖曾告诫后人:"灸治一穴,难免焦灼皮肉,一经灸治不可复灸,故取穴须审酌,切不可草率从事。"严氏化脓灸以取穴精准为第一要义,一般先定基准穴(头部百会,背部大椎,胸部膻中,腹部神阙)再推及周围他穴。第五代传承人严华认为艾灸壮数、大小和艾炷紧密度是决定艾灸刺激量的重要因素,因此严氏施灸以九壮为度,并设计了能碾压三种艾炷规格的制艾器,为化脓灸的开展提供了便利的条件,临床上严氏化脓灸对哮喘缓解期的疗效优于发作期,同时还适用于早期肺结核、支气管扩张伴热证等其他肺系病症。

　　澄江针灸学派传承人王玲玲教授兼顾临床疗效和患者接受度,形成了化脓灸的关键创新技术,对控制灼痛,灸疮促发,灸后护理等提出了改进措施。在控制灼痛方面,王玲玲教授采用小艾炷麦粒灸代替普通艾炷,对初灸患者适时移除艾火,施灸时用报灸之法分次施灸。此外王教授在施灸前对患者还进行精神疏导,解释灼痛的利弊,消除患者恐惧心理,施灸过程中也会分散患者注意力以减少患者对疼痛的关注度。加快灸疮透发的途径繁多,王教授临床主要采取两种方式:外敷温热药物或内服药食。对于灸后护理,王教授认为灸疮是生理炎症反应,使痂皮保持完整可以发挥脓性分泌物对穴位的持续刺激作用,因此她习惯灸后对患者局部进行皮肤消毒,并覆盖透气性较好的敷料,嘱患者1～2日更换一次并做好防护。广州符文彬教授以传统化脓灸理论为指导,对艾炷进行了改良,他将艾绒捏成绿豆大小,每穴仅灸3壮,灸后局部皮肤稍破损但不至于化脓感染,不仅保证了疗效,而且患者更易于接受。此外,符教授认为艾火属阳,从阳治阴理论认为艾火可化痰湿,且化脓灸火力较其他灸法更胜一筹,因此临床上符教授善用化脓灸化痰湿肿块。

　　医者们从诸多方面对传统化脓灸进行了传承和创新,但尚未形成化脓灸法的操作规范及实践指南,普通民众对化脓灸仍持有怀疑态度和排斥心理。目前,化脓灸主要用于哮喘、骨关节疾病、恶性肿瘤等疾病的辅助治疗,相关临床研究及经典案例皆有报道,但总体而言如今化脓灸应用范围较古代明显缩减,且机制研究停留在量效层面,化脓灸对疾病的作用机制研究尚未深入开展,对于"灸疮化脓"是否具有科学性、条件性,化脓灸的适用范围等问题有待研究者提供更多证据支持。

2. 非化脓灸

　　概述:非化脓灸以达到温烫为目的,不必透发成灸疮。因其灸后皮肤不溃烂化脓,不遗留瘢痕,故又称"无瘢痕灸"。

　　起源及发展:非化脓灸为近代对灸法的应用,适用于虚寒轻证。其操作过程如下:①选择体位和定穴:根据所需施灸的部位选择舒适平正的体位,体位放妥后在上面正确点穴(可用圆棒蘸龙胆紫或墨笔在穴位上点作标记);②安放艾炷:艾炷安放时先在穴位上涂些大蒜液或凡士林,以增加黏附作用和刺激作用。然后在其未干期间将艾炷放在穴位上;③燃艾施灸:用线香点燃艾炷。虽然艾炷在皮肤上直接灸治,但不可灼伤皮肤,待艾炷烧至一半,病者感觉皮肤发烫时即用镊子将艾炷夹去,另换艾炷再灸,直至灸满一定壮数为止。灸后局部皮肤发生红晕。

附: 麦 粒 灸

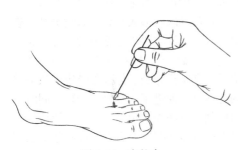

图 2-14 麦粒灸

　　概述:麦粒灸属于艾灸疗法小型艾炷直接灸的范畴,是使用麦粒大小的艾炷直接放在穴位上施灸,借助灸火及药物刺激穴位以治疗疾病的一种疗法(图 2-14),具有温经散寒、消炎镇痛、消瘀散结之功,可预防保健及控制哮喘、中风、肿瘤、肝炎等慢性疾病的进展。

　　起源及发展:中医古籍虽未曾出现"麦粒灸"一词,但宋代《黄帝明堂灸经》中已有"炷如小麦大"的记载,另有十余本古籍也有类似的描述,如《扁鹊心书》云:"灸头面，艾炷如麦粒大。"《世医得效方·保产》曰："治横生逆产，诸药不效，灸右脚小指尖头三壮，艾炷如小麦大，下火立产。"麦粒灸使用的艾粒上尖、中粗、下尖，施灸过程中患者会产生明显的灼痛感，治疗后施灸局部会产生持续数周的无菌性炎症，部分患者还会出现灸疮化脓。《针灸资生经》言："凡着艾得疮发，所患即瘥，不得疮发，其疾不愈。"古人认为灸疮化脓是通经活血，祛邪扶正的重要途径，现代研究发现麦粒灸化脓可激发人体有限的免疫功能，在医疗条件受限或者面临不明疾病的威胁时可发挥一定的防御作用。另有研究表明，针刺可以刺激直径粗、兴奋阈低的 A 类纤维，而艾灸主要刺激直径细、兴奋阈很高的 C 类纤维，C 类纤维传导速度慢，灸疗结束后灼痛感仍然会持续一段时间，缓慢的痛觉感传过程还伴有自主神经、内脏活动和情绪反应，因此对于病因复杂、病变广泛的疑难病症，麦粒灸化脓的非特异性免疫功能更具优势。而普通温和灸只刺激皮肤温觉感受器，患者施灸局部仅有温热感，治疗结束后亦不会产生持续的刺激效应，麦粒灸可同时兴奋皮肤温觉感受器和痛觉感受器，对于改善局部血液循环、刺激神经反射等有更好的治疗效果。

山西名医谢锡亮善用麦粒灸治疗各种疑难杂症，谢老的医案集中记载了几则采用麦粒灸治疗乙型肝炎（简称乙肝）的验案，因乙肝患者肝脏内病毒持续复制，机体免疫功能失调，西药短时间内难以抑制体内病毒、恢复免疫稳态，而在背部肝俞、肾俞施以麦粒灸，可通过经络作用于相应脏腑，肯定了麦粒灸改善肝脏功能、调整机体免疫力的作用。广东名医杨文辉长于运用麦粒灸治疗颤证，他认为肝肾亏虚是帕金森发病的根源，气血失于通畅是致病之机，因此温补肝肾、行气通络是帕金森的重要治则。杨老采用麦粒灸疗法，选用止颤穴、十二井穴、四花穴以及辨证配穴治疗帕金森，因麦粒灸瞬时刺激作用之大、穿透性之强，不仅具有温补脏腑的功效，还可激发经气以活血，尤其适用于缓解帕金森的临床症状。广东庄礼兴教授临床常用麦粒灸治疗中风后遗症，他一般会在 2 个井穴或小关节涂抹万花油，然后放置麦粒灸烧灼，直到温热感由表透里，患者灼痛感强烈时移去艾粒，每个穴位灸治 2～3 壮。庄教授认为中风后遗症患者元气亏虚，血行不畅，经脉失于濡养，麦粒灸刺激范围虽小但灸感强烈，对于改善中风后肌张力增高、四肢麻木等症状具有良好的治疗效果。

（二）隔物灸

概述：隔物灸，又称间接灸，是在艾炷与皮肤之间衬垫某些药物施灸的一种方法（图 2-15），具有艾灸与药物的双重作用，火力温和，患者易于接受，广泛应用于内、外、妇、儿、五官等各科疾病。

起源及发展：隔物灸最早出现于东晋葛洪所著《肘后备急方》，包括隔盐、隔蒜、隔面饼灸等多种方法。葛氏隔物灸是灸法史上的一大创举，不仅增加了灸法的种类，扩大了灸法治疗外科疾病的范围，也对不同隔物灸法的制作方法、施灸步骤、艾灸壮数、适应病症、注意事项等作了具体论述。《肘后备急方》记载最为详细的当属隔蒜灸、隔盐灸法，对后世隔物灸的临床实践具有重要参考价值。

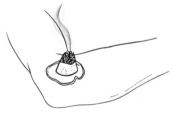

图 2-15　隔物灸

《肘后备急方》卷五言："灸肿令消法，取独颗蒜，横截，厚一分，按肿头上。炷如梧桐子大，灸蒜上百壮。不觉消，数数灸，唯多为善。勿大热，但觉痛即擎起蒜，蒜焦更换用新者，不用灸损皮肉。"葛氏将大蒜切成厚一分的薄片敷于患处，艾炷大小为梧桐子大，灸量为"百壮"，肿处未消可继续灸，艾灸的过程中患者若感觉疼痛就提起蒜片，蒜烤焦后更换新蒜片，适用于缓解痈疮肿毒等外感邪毒之证。隔盐灸是将盐置于艾炷与皮肤之间进行艾灸，从而发挥温中散寒、回阳救逆的功效，如《肘后备急方·治卒霍乱诸急方》记载："若烦闷凑满者……又方，以盐纳脐中上，灸二七壮。"

唐代孙思邈认为单用艾绒未免形单效弱，故提出将药物作隔物灸之用以适宜病情之需，提高疗效，进而发展出诸多类别的隔物灸法，孙思邈所著《备急千金要方》《千金翼方》详细记载了隔豆豉饼灸、隔薤灸、隔附子灸、隔葶苈子灸、隔商陆灸、隔苇管灸等多种隔物灸的临床应用。孙思邈应用豆豉作间隔物，意在加强艾灸平和发汗与解表化湿之效，兼有和中消暑作用，其首创隔豆豉饼治疗痈疽发背，"取香豉三升，少与水和，熟捣成强泥，可作饼子，厚三分，已有孔，勿覆孔，可肿上布豉饼，以艾列其上"。薤白性味辛苦温，可助阳气升发，有通阳散结、行气导滞之功，因此孙思邈将薤叶用于隔物灸以治金疮疮败，经脉虚寒等阳气郁遏不行之病症。葶苈子具备破滞开结、下气行水、消肿散结的功效，隔葶苈子灸主要用于治疗躯干部、下肢部等肿疮、痔漏。此外唐代王焘编撰的《外台秘要》首次记载了采用隔杏仁饼灸治疗狂犬咬伤："凡被狂犬咬，即急嘬去血，急吐之，勿错咽之，然后捣杏仁和大虫牙捻作饼子，贴疮上，顿灸二七壮，从此以后，每日灸一两壮，贴杏仁饼子，灸之，须要满百日乃止。"

宋代医家开创了不少新型隔物灸法，如隔葱灸、隔莨菪根灸、隔柏皮灸等，王执中所著《针灸资生经·第三》提出将隔物灸应用于急救，如"起死人，又盐纳脐中，灸二七壮"。金元时期，灸法的地位逐渐下降，隔物灸滥用的弊端也开始显现，但隔物灸法在理论和临床实践上还是得到了一定的发展。明代杨继洲的《针灸大成》首次记载通过隔姜灸治疗哮喘咳嗽及久咳不愈，"灸法用生姜切片如钱厚，搭于舌上穴中，然后灸之"，总体而言明代隔物灸法的发展从繁盛阶段进入到总结阶段。由于国家形势动荡，从偏重针刺轻视艾灸到清朝道光帝下令废除针灸，隔物灸的官方研究几乎趋于停滞，民间医家成为发展灸法的主力军，隔物灸法也因此流传、沿用至今。

隔物灸法操作简便、疗效确切、安全性高，受到了众多临床医师的青睐，目前被积极推广于各科疾病的治疗和保健中，同时引起了许多科研工作者的关注，相关基础研究工作也取得了突破性进展。研究证实穴位具有声、光、热、电、磁等的生物物理特性，穴位在接受各种外来刺激时也会产生的特异性的治疗作用。隔物灸燃烧时既会产生远红外辐射（热辐射），也会产生近红外辐射（光辐射）。艾灸远红外辐射产生的热效应会引起穴位能量变化，局部组织动能增加，加强了机体代谢。近红外辐射光子被组织吸收后，会促进机体分泌组胺、5-羟色胺等活性物质，通过血液循环释放到靶器官产生生物效应。根据匹配吸收的原理，只有当人体穴位受到与机体状态接近的近红外辐射时才会产生穴位辐射共振吸收，形成最佳生物效应。光谱测试分析发现，人体红外辐射的光谱峰值均值为 7.5μm，与传统艾条红外辐射光谱差异很大，但与隔附子饼、隔姜片、隔蒜片 3 种隔物灸燃烧过程中间隔物底部产生的红外辐射光谱峰值非常相近，隔物灸和穴位的红外共振辐射可能是比热效应更重要的起效机制。此外，采用药饼作为间隔物进行艾灸，可同时发挥药物在穴位的透皮吸收作用，通过艾灸的热力增强其穿透性，使得穴、药、灸产生作用机体的联合效应。

数千年的医疗实践和近现代的科学研究已经证实隔物灸疗法的特殊性及有效性，但不同隔物灸法的适应病种尚不明确，隔物灸的最佳灸量、灸疗时间、频率、疗程缺乏统一的标准和规范，临床应用中无论材料制备、技术操作仍然存在良莠不齐的问题。隔物灸的穴位特异性、艾灸的热辐射性、药物的透皮性研究为我们提供了宝贵的实验依据，值得进一步深入探索，从而明确该疗法的治疗范围和疗效影响因素，使其更具科学性。对常见病、多发病，应采用多中心大样本、随机对照需进行反复科学验证，制定操作规范，充分发挥隔物灸简便效廉的优势，为预防、治疗疾病，促进人民健康发挥重要作用。

附：铺　　灸

概述：铺灸是指沿脊柱铺敷姜、蒜或药物，在此基础上铺摊艾绒，最后将艾绒引燃的灸疗方法，又称"长蛇灸""督灸"。铺灸施灸面积大，温通力强，适应范围广，适用于虚劳顽痹等疾病的治疗。

起源及发展：铺灸疗法源于督脉灸，《素问·骨空论》曰："灸寒热之法，先灸项大椎，以年为壮数；次灸橛骨，以年为壮数。"大椎、橛骨（长强穴）皆为督脉经穴，此处可认为是督脉施灸最早的文字记载。晋代医家葛洪首创隔物灸，即在皮肤与艾炷之间衬垫药物间接施灸，隔物灸综合了腧穴、药物、艾灸等多重功效，避免因直接施灸造成患者皮肤烫伤，减少了患者的心理恐惧，临床适用度更高。在隔物灸基础上，古代医家探索出在督脉及其附近区域广泛施灸的疗法，即铺灸疗法。

铺灸施治部位为督脉和膀胱经循行之处，督脉为"阳脉之海"，有调节阳经气血的作用，膀胱经与督脉密切相关，且与肾经相表里，通命门之气。在督脉和膀胱经施灸可振奋机体阳气，通调脏腑气血，从而治疗疾病、预防保健，特别适用于痹症、慢性虚损、妇科及男科杂病。痹证多由于人体卫气虚弱，风寒湿邪侵袭，伤及阳气所致，临床实践发现，铺灸可明显改善强直性脊柱炎、类风湿关节炎患者的腰腿、关节疼痛症状；慢性虚损性疾病由多种原因引起，以脏腑功能衰退、气血阴阳亏损为主要病机，《素问·至真要大论》云："劳者温之。"阴阳平衡是恢复人体正气的关键，铺灸疗法温通力强，调和阴阳的功效非一般艾灸方法所能及，现代研究证实铺灸能够刺激网状内皮系统活性，提高机体免疫功能，治疗慢性虚损性疾病；妇科、男科杂病多发于中年时期，瘀血为主要致病因素。《素问·阴阳应象大论》提出人过半百阳气自衰，血行迟缓易留滞于下焦，男性可因前列腺增生引发淋证、癃闭，女性则易出现体内瘀血、痰、湿胶结，形成癥瘕积聚，铺灸在温阳散寒基础上亦可发挥活血化瘀的功效，故而善治此类杂病。

铺灸疗法发展至今，理论体系和操作技术不断完善、创新，临床实践中，各地医家融入各自的学术特色和治疗经验，铺灸疗法的内涵也日益丰富。甘肃何天有将中医辨证论治思想贯穿诊疗始终，尤其擅长药物铺灸。制作铺灸药粉前，何教授会通过中医辨证选择方药，如寒湿腰痛选用细辛、羌活、桑寄生、威灵仙，虚寒哮证则选用橘红、青黛、苏子、贝母、天花粉等药物。他也会根据患者病症选定施灸部位，在传统督脉膀胱经施灸基础上，增加腹部、胸部等多个穴区，扩大了治疗疾病的范围。此外，何教授提出"留灸"的概念，即药物燃尽后，利用药物余温延续刺激效果，增补体内阳气。浙江罗诗荣重视督肾同治，推荐三伏天开展铺灸疗法，他在传统铺灸粉中加入等比例的斑蝥粉、丁香粉、肉桂粉，加强了施灸过程中药物的渗透性，并且对经气传导有更强烈的激发作用，在天气最炎热之时，大补人体正气，逼邪外出。山东崇桂琴在罗氏铺灸基础上加以改进，崇教授观察到既往铺灸疗法采用大蒜衬于药粉和艾炷之间，而大蒜辛辣刺激，患者治疗结束后皮肤灼热感明显，容易出现多处水疱，因此她改用生姜作为铺垫减轻患者痛苦，同时研究出新的督灸粉，加用桑皮纸进行施灸，这种改良的铺灸疗法尤其适用于治疗强直性脊柱炎。

（三）艾条灸

概述：艾条灸，即艾条悬起灸，是指手持艾条进行施灸操作，分为温和灸、雀啄灸和回旋灸三种不同操作形式，艾条灸治疗范围广泛，对皮肤没有直接损伤，是临床最常用的灸疗方法。

起源及发展：早期医家认为灸疮与疾病治疗效果紧密相关，故多采用直接灸，将艾炷直接燃烧于患者肌表以产生强烈的热刺激。后世医家发现灸疮并非是治愈疾病的必要条件，且患者难以忍受直接灸所带来痛楚，于是开始对施灸方式进行改良，艾条灸等刺激量小的灸疗方法才得以发展。

明清时期的"太乙针""雷火针"是艾条灸最早的雏形，二者最初以实按灸（图2-16）的形式出现，但实按灸需将艾条置于纸上，火易灭，若将艾条悬起可以有效避免此现象，陈修园医学丛书《太乙神针》中也附载了将艾条悬起施灸的操作方法。然而直至民国时期，悬起灸仍未受到重视，大部分的灸疗专著鲜有记载，至新中国成立后艾条灸才发展成为独立的施灸方法。正式独立论述艾条悬起灸的专著，可以追溯到1954年原中度中医研究院副院长朱琏编写的《新针灸学》，朱琏在书中记载了自己出差

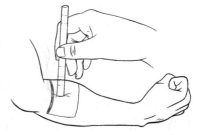

图2-16　实按灸

时突发肠胃炎使用烟卷灸疗的经历，并提出了艾卷灸法，根据操作方式和作用特点的不同又将其分为温和灸与雀啄灸两种形式。温和灸操作时艾条点燃的一端与施灸部位的皮肤保持半寸以上的距离，灸温控制在43～45℃，有温热而无灼痛感。雀啄灸即将点燃的艾条忽高、忽低上下移动，使患者产生温热感。1955年承淡安在《中国针灸学》中指出，避免烫伤皮肤可均匀地向左右方向移动或反复旋转施灸，这也是最早的回旋灸雏形。1957年山西名中医田占元先生在《实用针灸学》中描述了采用回旋往复的艾条悬起灸方法，与此同时，在其他的文献中也出现了回旋灸的名词。自此，临床最常见的3种艾条悬起灸操作方式正式出现于针灸学界（图2-17）。

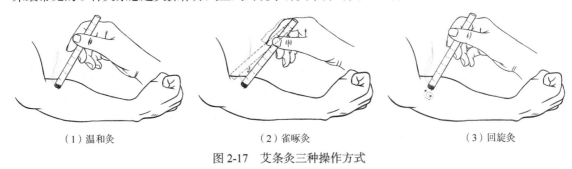

（1）温和灸　　　　　　　　　　（2）雀啄灸　　　　　　　　　　（3）回旋灸

图 2-17　艾条灸三种操作方式

温和灸、雀啄灸、回旋灸都借助了艾条的温热效应，通过不同的操作方法达到不同程度的热刺激，从而发挥不同的临床作用。温和灸具有温热而又不致皮肤灼痛的热效应，属于抑制法、补法，临床可发挥补虚培元、温通经脉、益气补血的作用，适应证较为广泛，对于调理慢性病以及养生保健效果突出。与温和灸温热感不同的是，雀啄灸会让患者出现较强灼热感，因而被认为主要发挥兴奋作用，属于泻法。灸法温度场的研究也证实，温和灸形成的温度场沿着纵向的温度梯度分布均匀，而雀啄灸温度场纵向温差大，产生的最高温度和平均温度比温和灸的相应温度数值高，因此雀啄灸对施灸中心的影响更大、受热区域更集中。雀啄灸的临床适应证主要包括两类：其一是小儿疾病和晕厥急救，起到回阳固脱的作用；其二是关节痛、腹痛、腹泻、胎位不正。回旋灸是雀啄灸的补充和调节，同样归属于艾灸泻法，该法灸治面积广，可发挥温通经络、清热宣泄的作用，临床常应用于浅表寒湿以及皮损疾病，如神经性皮炎、带状疱疹、压疮等。如今，这三种艾条悬起灸法的临床适应证已经明显扩大，几乎适用于内外妇儿各科病症，不同艾条悬起灸法操作的适应证界限明显模糊化。

除了疾病本身性质，还有很多影响艾条悬起灸临床疗效的可控因素，近年来相关研究已取得了突破性进展。既往灸法专著对于艾条悬起灸操作时间的记载，多为单次艾灸10分钟左右，研究者通过系统科学的方式探究发现，10～60分钟内的艾条悬起灸可能易取得较好的治疗效果，20分钟可以诱导出更好的腧穴热敏化状态。灸温控制方面，朱琏等早期针灸研究人员认为施灸时刺激体表的温度控制在42～43℃为宜，现代医学发现＞43℃可激活体表瞬时电位感受器亚型1（TRPV1）通道，45℃灸温不仅对皮肤结构的影响较为明显，同时TRPV1的表达含量也显著增高。施灸疗程与疾病本身联系紧密，因而也是影响疗效的主要因素之一。一般而言，急性病症一个疗程约为10天，慢性病症以及较难痊愈的病症疗程较长。准确把握不同疾病中悬起灸可控参数的优化，选择合适的灸式、灸时、灸温、灸程才能发挥悬起灸的最佳临床疗效，现有研究表明艾条悬起灸的单次施灸不少于10分钟，且温度控制在45℃左右可能有较好的临床治疗效果，对于其他相关因素的影响仍需要进一步地深入研究。

艾条悬起灸可以补针药之不足，使病理状态恢复至生理水平，作用不可估量。随着科学技术的发展，艾条悬起灸的自动化操作已初步实现，极大地提高了临床医生的医疗效率。未来仍需要站在更广阔的视角上看待艾条悬起灸，采用先进技术探究艾条悬起灸的科学使用方式，总结内在联系，提炼出一套科学有效的治疗方案，合理地指导艾条悬起灸临床实践，将更有利于艾条悬起灸技术在国内外推广应用。

（四）温针灸

概述：温针灸是将针刺与艾灸结合使用的一种方法，在针刺得气后，毫针留在适当深度，将艾绒捏在针柄上点燃，使其热力通过针身传至体内以温通经脉、宣畅气血防治疾病（图2-18）。

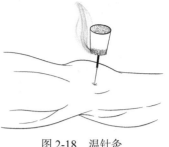

图2-18　温针灸

起源及发展：温针灸由《黄帝内经》"燔针劫刺"演变而来，"温针"之名首见于《伤寒论》，书中详细记载了温针的适应证以及误用后引起的一系列变证，如第16条"太阳病三日，已发汗，若吐、若下、若温针，仍不解者，此为坏病"，第267条"若已吐下、发汗、温针，谵语，柴胡汤证罢，此为坏病"。然而后世医家对温针褒贬不一，温针利弊之争也持续数千年之久。唐代孙思邈《千金翼方》强调"凡病皆由气血壅滞，不得宣通"，若"针以开导之，灸以温暖之"，则可发挥温通经脉、宣畅气血的功效，《针灸大成》也提及"近见衰弱之人，针灸并用，亦无妨"。部分医家却以"针而不灸，灸而不针"为据，认为温针灸乃山野贫贱之人经受风寒所用的民间俗法，对于温针灸治病持反对意见，如元代窦汉卿《针经指南》言："针则针，灸则灸，若针而弗灸，若灸而弗针。"

尽管温针灸的临床价值饱受争议，但自民国以来温针疗法越来越得到医家的青睐，他们对温针灸技术加以改良，扬长避短，使之更符合临床需求。传统温针灸以香白芷作圆饼套于针上，以艾灸之，后来去除白芷饼以艾炷安于针尾，近现代针灸学家承淡安先生强调艾炷距离皮肤一分方能起到艾火的温通作用，而艾炷不宜过大过多，约枣核大即可，灸量的多少以燃至内部觉热为止。此外，承淡安先生在《中国针灸学讲义》中称温针灸法"为今日苏省之最盛行者，俗称热针""亦有大效"。《陆瘦燕针灸论著医案选》中比较了温针和灸法的区别，温针是取其温暖以助针力不足，而灸法是借艾火之力发挥驱散阴寒的效能，同时陆教授指出"补泻手法是针灸治病的基础，针尾加温，可调其荣卫之气"。山东针家焦勉斋也重视温针灸，对其进行了高度评价："温针法用之得当，则收效如桴鼓。"焦老特撰文对温针疗法的适应证和禁忌证进行介绍，并以艾条烘烤针柄改进温针操作。浙江高氏针灸第五代传人高镇五秉承"一针、二灸"的理念，临床上善用温针灸，对影响温针疗效的各种因素进行了仔细研究，他认为毫针有质料、粗细、长短的区别，艾炷有大小、松紧的不同，针刺之深浅、艾炷壮数等都会直接影响温针的作用。

1976年国内出版了首部温针灸专著，温针疗法的相关理论及技术运用也被收入医学院校的教材。几十年来，温针灸的认可度和影响力不断攀升，现已应用于临床各科疾病，其中内科和骨科疾病占主要地位，其次较多运用于妇产科和外科疾病，通过温针灸辅助西医肿瘤治疗也有文献报道。随着临床实践的广泛开展，温针疗法的缺点也逐渐显现：艾火脱落容易烫伤皮肤，烧坏床单；细、较短的毫针不能承受艾炷质量；穴区皮肉浅薄和毫针平刺、斜刺无法使用温针灸。考虑到以上诸多不利因素，科研工作者发明出温针灸架、帽式温针灸器等新型器具解决了传统温针操作的弊端，满足了不同针刺条件下的操作要求。温针灸的干预方式也从单一到多元化发展，2008年以前多以单纯温针灸为主导干预手法报道居多，近十余年来越来越多地结合药物、手法、康复、刮痧等其他干预手法的临床研究开展。今后应开展大样本、多中心、随机对照临床试验研究，明确单纯温针灸适宜病症，阐明多元化干预方法的必要性。此外，温针灸的作用机制、辨证选穴与疗效之间的关系、施灸量化等研究仍存在一些问题亟待解决，医学工作者仍需充分挖掘经典文献资源，促进温针理论和临床实践的发展，进一步为针灸临床服务。

（五）温灸器灸

概述：温灸器灸是指将艾绒制成的艾灸材料放置于特制灸具中进行点燃，进而对穴位局部施灸的方法。

起源及发展：温灸器最早出现于魏晋南北朝时期，东晋葛洪所著的《肘后备急方》中记载了

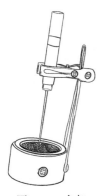

图 2-19　灸架

以瓦甑为灸器治疗疼痛麻木等病症，书中"治中风诸急方"言："取干艾叶一斜许，丸之，内瓦甑下，塞余孔，唯留一目，以痛处着甑目下，烧艾以熏之，一时间愈矣。"隋唐时期，开始出现以苇管或竹为原材料的温灸器，《千金翼方》中记载："以苇筒长五寸，以一头刺耳孔中。四畔以面密塞，勿令泄气，一头内大豆一颗，并艾烧之令燃，灸七壮差。患右灸左，患左灸右。耳病亦灸之。"古代温灸器的发明主要针对特定疾病进行治疗，现代温灸器在此基础上，更侧重于调节温度、控制艾条燃烧速度、解放医者双手等方面，自 20 世纪 80 年代初期，灸架、灸筒、灸盒、灸管等各种温灸器灸开始在临床推广应用，极大地提高了治疗效果。

（1）灸架（图 2-19）：施灸时将艾条点燃后插入孔中，以可上下自由移动为度，再将灸架固定在某一穴位上，用橡皮带套在灸架两边的底袢上，即可固定而不脱落；升降艾条调节距离，以微烫而不疼痛为适中。灸治完毕后，将剩余艾条插入灭火管中。

（2）灸筒（图 2-20）：施灸前，先将艾绒及药末放入温灸器的小筒内燃烧，然后，用手持柄将温灸器悬置于拟灸的穴位上方，或患病部位上方来回温熨，直到局部皮肤发热出现红晕，患者感觉舒适为度。一般灸 20～30 分钟。

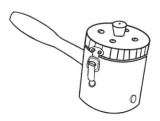

图 2-20　灸筒

（3）灸盒：在所选区域放置灸盒。点燃 3～5cm 长的艾条段 2～3 段或艾团（须预先捏紧）3～5 团，对准穴位放在铁窗纱上，盖好封盖，要留有缝隙，以利空气流通，艾段燃烧充分。封盖用于调节火力温度大小。一般而言，移开封盖可使火力增大，温度升高；闭紧封盖，使火力变小，温度降低。待艾条燃尽后将盒取走即可。每次约灸 20～30 分钟。每日 1～2 次，一般 7～10 日为 1 个疗程。

（4）灸管：一种用于治疗耳道疾病、周围性面瘫、颞下颌关节炎等疾病的管状灸器。操作时，用胶布封闭灸管一端，于另一端放置艾绒点燃，将封闭一段插入耳道内施灸；两节形管状灸器，把插入耳道内一段插入放艾绒段口内，连成灸器，将艾绒放入较粗的放艾绒段内，点燃，再将较细的另一端插入耳道内灸。

温灸器市场需求量大，相关产品的研制是最有希望实现针灸产业化的领域。然而目前温灸器的推广应用存在如下问题：首先，目前市场上可以购买的温灸器多由小型企业生产，质量参差不齐，产品的结构、材质、稳定性得不到保证；临床使用时存在安全隐患；温灸器产品的推广在一定程度上节省了灸法操作的人工成本，但临床疗效未有显著优势，对于不同个体、不同病种、不同部位的施灸需求还无法满足，技术层面还有很大的提升空间。因而，在今后的工作中，要加强温灸器标准化体系建设，对产品的规格、材质、使用方式、包装等制定严格要求，提高温灸器的产品质量；将人工智能、环保材料、通信技术等与温灸器产品研发相融合，优化灸疗体验，同时开展温灸器随机对照试验，从而优化温灸器临床应用方案。

二、特色非艾灸疗法

（一）药泥灸

概述：药泥灸，是利用药泥的热灼和熨烫刺激在人体患病部位及穴位上施治，以防治疾病的中医特色疗法。

起源及发展：药泥灸疗法历史悠久，唐代孙思邈在《备急千金要方》中已记述灶心土与香油调和后涂敷治疗疮疡肿痛。明代李时珍所著《本草纲目》中亦有泥灸的记载，书中指出"诸土皆能胜湿补脾"，根据同气相召之理，将自然界的泥土外敷于人体可与人体脾脏之气相通，凡脾脏失调引起的疾病，采用泥灸效果明显。

经历数千年的医疗实践和科学研究，药泥灸疗法已日趋成熟，作用机制及适应证也逐渐明确。目前，药泥灸法多以火山泥、海泥为原材料，配以中草药调制成药泥。火山泥、海泥富含矿物质，具有高渗透性，可使药泥灸持久发热、增加中药的渗透性，以保证治疗效果。临床许多医家还会在辨证论治基础上，结合治病经验自拟中草药配方制成特定的药泥。操作时，医师会将上述药泥通过微波加热成糊状，静置至40~55℃（以不烫伤皮肤为度）。待药泥形成膏状后涂抹于患者病变部位或者相关穴位上（药泥厚度约2cm），而后取保鲜膜裹住药泥，留置0.5~3小时，其间可用红外线灯照射维持药泥温度，若患者感觉有灼烧感则关闭红外线灯。最后揭去保鲜膜，用刮板刮去药泥，并用无菌毛巾擦拭灸治部位，治疗结束后，嘱患者饮温水补充水分。

研究表明，药泥中的水分可在皮肤、药物、体液中建立离子交换通道，促进药物的吸收。而穴位也是沟通人体脏腑及体表的直接通道，药泥敷于穴位上，可产生局部及远端的治疗效应。药泥灸集合了热疗、中药疗法、穴位刺激等多重优势，临床应用广泛，适用于骨关节、呼吸、消化、妇科等多系统疾病的治疗，除颜面部、皮肤破溃处、血管处、药物过敏者、妊娠期女性腰腹部或危重症患者禁用外，皆可使用该法。

（二）灯火灸

概述：灯火灸是用灯心草蘸油点燃，在病变部位或穴位上灸灼的方法（图 2-21），又名灯草灸、油捻灸、灯芯灸、焠法、十三元宵火、发爆疗法等。

起源及发展：湖南长沙马王堆三号汉墓出土的《五十二病方》中记载："疣：取敝蒲席若藉之弱，绳之，即燔其末，以灸疣末，热即拔疣去之。"古代治疗疣病，会将破旧的草席搓成绳状，点燃绳的一端，然后灸治疣部，这与灯火灸法如出一辙，被认为是灯火灸法的雏形。元代危亦林所著《世医得效方》较早地记载了灯火灸法的临床应用：

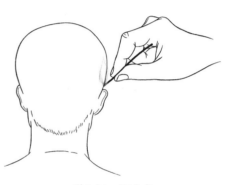

图 2-21　灯火灸

"近时多有头额上及胸前两边有小红点于皮肤者……或大灯草微蘸香油于香油灯上点烧，于红点上焠爆者。"明清时期为灸法发展的鼎盛阶段，李时珍所著《本草纲目》设有灯火灸专篇，卷六记载："灯火，主治儿惊风、昏迷、搐搦、窜视诸病，又治头风胀痛。"清代陈正复所著《幼幼集成》对灯火灸法评价甚高，认为是"幼科第一捷法"。

目前临床采用灯火灸多用于治疗实证和急性病症，操作时一般取10~15cm长的灯芯（灯草）或纸绳1~2根，蘸麻油少许，约浸3~4cm点燃后，用快速的动作对准穴位点灸，听到"叭"的爆炸声时，迅速移开即可，如无此声，当即重复一次。灸后皮肤有一点发黄，可能会起小疱，为恰到好处。灯火灸对腧穴的刺激深度和强度虽比常规针刺浅，但对机体腧穴的刺激时间要更长，因而灯火灸对局部的烧灼刺激作用更为持久，可以使皮肤上的神经末梢进入活动状态，从而调节人体神经和体液，发挥消炎、抗病毒及镇痛等作用。

（三）药线点灸

概述：药线点灸疗法是以中医理论为指导，将经过药物溶液浸泡的苎麻线点燃后，直接施灸于患者体表一定穴位或部位，以治疗疾病的一种方法。

起源及发展：广西壮族自治区聚居的壮族同胞在与疾病作斗争的过程中，积累了丰富的治病经验，也是我国中医药文化的重要组成部分。药线点灸疗法便是壮族同胞智慧的结晶，在广西壮族民间广为流传，近年来也被列入为国家级非物质文化遗产。壮医认为，药线灸对局部进行刺激后，可以通过三道两路的传导平衡气血，使人体气机与天地之气同步，从而将天地人三部功能恢复正常以防治疾病，凡临床各科属于畏寒、发热、肿块、疼痛、痿痹等，均可应用本法治疗。

经过不断地总结临床实践经验，药线点灸疗法已形成了其特有且独立的理论体系和临床体系，技术操作已逐渐完善。药线点灸疗法的材料是用苎麻搓成并经过贵重药物溶液浸泡加工制成的。药线每条长 30cm，每 10 条扎成一束。大小分为 3 种：一号药线直径为 1mm，适用于灼灸皮肉较厚处的穴位与治疗癣类疾病，以及在冬季使用；二号药线直径为 0.7mm，是最常用的一种，适用于各种病症；三号药线直径为 0.25mm，适用于灼灸皮肉浅薄处的穴位及小儿灸治。凡备用的药线宜用瓶装，并严密加盖，放置阴暗干燥处，不能放在高温或靠近火炉的地方，也不宜暴晒或强光照射，同时应防止受潮发霉，以免影响疗效。

操作时，医者用拇、示指持线的一端，并露出线头 1～2cm。将露出的线端点燃，如有火焰必须扑灭，只需线头有火星即可。施灸时，将火星线端对准选定的穴位，顺应腕和拇指屈曲动作，拇指稳重而敏捷地将火星线头直接点按于穴位上，一按火灭即起为 1 壮，一般每穴灸 1 壮（图 2-22）。灸处可有轻微灼热感。至于疗程，需要根据不同疾病，灵活掌握。一般急性病疗程宜短，慢性病疗程宜长；顽固性慢性疾患疗程间隔时间宜短一些，一般为 2～3 日，间隔期间病情继续好转，称为有后效应，间隔时间可适当延长。对于一些慢性病，如乳腺小叶增生症，肿块消失后，还需继续治疗 1 个疗程，以利于巩固疗效。

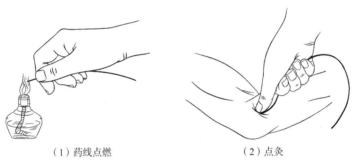

（1）药线点燃　　　　　　　　（2）点灸

图 2-22　药线点灸过程

（四）铺棉灸

概述：铺棉灸，是一种将优质棉花制成"薄如蝉翼"的棉片，平铺于身体表面，用燃煤点燃使薄棉片一燃而尽的特色方法，又称为贴棉灸、棉片灸、薄棉灸。

起源及发展：铺棉灸起源于民间，最早见于清朝邹存淦所著的《外治寿世方》，该书第二卷记载："用新棉花扯如纸薄一层，量癣宽大，将棉花铺贴，用火向棉花上一点，顷刻燃尽，当即止痒，且并不焦痛，不须用药，极简，极效，棉花须用弹过者，倘再发，照治一回，断根。"后世医家如杨介宾、缪希寿等根据临床经验将此疗法进一步发展，在带状疱疹、神经性皮炎、银屑病、湿疹等皮肤病的治疗中取得良效。

中医学认为，皮肤病的发生多与外邪侵袭或正气不足有关，风、热、湿等邪气蕴于肌肤，久而成瘀。铺棉灸治疗皮肤病依据有二：其一，根据《黄帝内经》"从治"理论，以热引热，顺气而调，即《理瀹骈文》所述："热证可以用热法治疗，一则得热血液加速运行，根据同气相求，热可引热出于体表，使热外出也。"其二，依据《医宗金鉴》记载："七日以前，形势未成，不论阴阳，俱先当灸之，轻者使毒气随火而散，重者拔引郁毒，通彻内外，实良法也。"灸法的火热刺激可以引郁热之气外发，驱邪外出，从而解除郁于皮肤之毒。

目前，杨介宾先生独创的"杨氏铺棉灸法"文献记载最多，其学术传承人杨运宽教授在此基础上进一步补充了铺棉灸法的操作，发扬了铺棉灸法治疗皮肤病的临床应用。"杨氏铺棉灸法"操作流程大体可分为灸前准备、铺放施灸、灸后护理 3 个步骤。①灸前准备：医师清洁并干燥双手，从蓬松的脱脂棉团上撕取一块规格约为 1cm×1cm×0.2cm 的棉片，右手拿起棉花片，左手与之配合将棉片稍微扯松、变扁，然后从棉片边缘选取一角，用手指轻轻将棉花纤维向外拉伸，使纤维分布均匀，逐渐展开成薄片，以薄如蝉翼为度。最后可形成规格为 3cm×3cm×0.1cm，重量约 20mg 的棉片。②铺放施灸：待准备就绪，嘱患者取合适体位后闭目，医师将上述棉片铺放于皮损部位，并将棉片边缘稍向上翻起，然后用火柴点燃棉片卷起的一角，棉片迅速燃尽，每个皮损部位重复施灸3次，施灸结束后用消毒干棉签将灰烬擦去。③灸后护理：施灸皮肤表面多余的灰烬无须立即冲洗，可在施灸结束6小时后进行擦洗。此外，治疗期间患者应饮食清淡，避免辛辣刺激及海鲜、牛羊肉等发物。

尽管临床工作者开始接受采用铺棉灸治疗皮肤病，但相较其他针灸方法而言，铺棉灸的操作技术没有严格规范，且操作不当有一定的危险性，在推广应用方面受到诸多限制。在今后的研究中，应着重规范铺棉灸的操作流程。完善补泻操作细节，这将有利于铺棉灸的临床使用，提高疗效，推进铺棉灸法的传承发展。

（五）黄蜡灸

概述：黄蜡灸，是将黄蜡烤热用于施灸的方法，主治诸般疮毒，适用于疮疡未溃或已溃难敛者。

起源及发展：蜡灸最早见于东晋葛洪所著《肘后备急方》，卷七记载了治疗狂犬咬伤可用"火炙蜡，以灌疮中"。《医宗金鉴》正式将此法命名为"黄蜡灸"，其具体方法是先以湿面粉沿着肿根围成一圈，高约3cm，圈外围布数层。圈内铺蜡屑10~13mm厚，随后以铜杓盛炭火在蜡上烘烤，使受热熔化。随化随添，以添到圈满为度（图2-23）。并认为"皮不痛者毒浅，灸至知痛为止；皮痛者毒深，灸至不知痛为度"。灸完洒冷水少许于蜡上，待冷却后揭去面团、黄蜡。

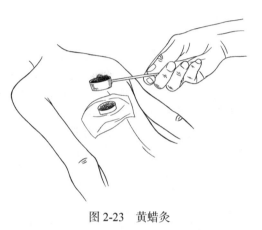

图 2-23　黄蜡灸

（六）天灸

概述：天灸属于灸疗中的非火热灸法，又名冷灸、自灸或发疱灸，天灸以中医理论为指导，经络腧穴学说为核心，主要采用刺激性药物贴敷于穴位或患处，使其局部充血、发疱以防治疾病（图2-24）。

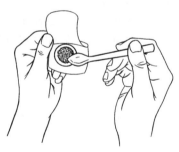

图 2-24　天灸

起源和发展：天灸疗法历史悠久，秦汉时期已经发现特殊的药物贴敷于皮肤会产生治病效果，《五十二病方》言："蚖……以蓟印其中颠。"即用白芥子外敷于百会治疗蛇虫咬伤。然而这一时期，天灸疗法尚处于萌芽阶段，未曾独立于传统贴敷疗法。晋唐时期，《肘后备急方》《备急千金要方》《外台秘要》等医籍推动了天灸疗法的发展，以药物贴敷穴位治病的验方明显增多，许多医家对施灸体位、顺序、剂量展开了详细描述，为天灸疗法的正式形成奠定了坚实的理论基础。

宋代王执中所著《针灸资生经》标志天灸疗法正式形成，书中明确记载："乡居人用旱莲草椎碎，置在手掌上一夫，当两筋中，以古文钱压之，系之以故帛，未久即起小泡，谓之天灸。"这一时期的医家更加注重发疱过程，并强调"作泡如火燎"是天灸疗法区别于普通穴位贴敷的关键特征，此外天灸治疗部位逐渐接近穴位。明清时期天灸疗法逐渐完善，清代吴师机认为天灸选穴与针灸互通，《理瀹骈文》云："若脏腑，则视病所在，上贴心口，中贴脐眼，下贴丹田，或兼贴心俞与心口对，命门与脐眼对，足心与丹田应。"经络腧穴理论的指导丰富了天灸的选穴范围，对后世天灸疗法的应用产生重大影响。清代《张氏医通》详细介绍了三伏天采用天灸疗法治疗哮喘，因三伏天日照时间长，自然界阳气最为旺盛，气血外行于体表，体内正气相对偏弱，此时利用刺激性药物贴敷于穴位，通过自然阳气祛除体内邪气从而改善机体状态。天灸与冬病夏治的中医理论的有机结合，择时而施，对进一步优化天灸疗法的临床应用有重要参考意义。

天灸疗法经历了漫长的演变过程，医家通过临床实践不断完善天灸疗法的施灸程度、选穴、治疗时机，用药由单味药逐渐形成复方，采用的药物剂型也在不断革新。现如今，天灸疗法的临床适应病种拓展到各科慢性疾病，呼吸系统包括支气管哮喘、过敏性鼻炎、小儿支气管哮喘、慢性阻塞性肺疾病等；消化系统包括肠易激综合征、慢性结肠炎、慢性腹泻；神经系统包括面神经麻痹、三叉神经痛、带状疱疹、失眠等；筋骨系统包括膝骨性关节炎、腰椎间盘突出症、肌筋膜炎、纤维肌痛等。亚健康、衰老等体质调理也属于天灸疗法的应用范畴。天灸疗法的传承和发展过程中，还形成了具有鲜明地域特色的天灸流派。岭南天灸流派最具代表性，医家在继承岭南学术思想的基础上，还吸收全国各地流传的诊治经验，兼容并蓄，经世致用。由于地理位置特殊，岭南地区与东南亚的文化交流密切，天灸疗法在海外还得到了传播与推广应用。岭南地区传承"三伏"天灸的同时，还开创出"三九"天灸新体系，即借助自然界阴气极盛的时机，刺激局部穴位驱散寒邪，体现了岭南人民在发展天灸疗法过程中的开拓创新精神。

现代学者通过科学手段进一步挖掘天灸起效机制，初步探索出三条关键途径：皮肤应激反应、药物-经穴效应、神经-内分泌-免疫系统相互作用。天灸疗法贴敷药物中包含白芥子、细辛、附子、甘遂等对皮肤有强烈刺激性的药物，这些药物可改变皮肤细胞膜蛋白质的可逆性结构，形成有利于药物渗入的疏松组织，使有效成分直达病所，从而更好地发挥药物的调节作用。同时，经穴系统是低电阻的运行通路，对药物有放大效应，同时又可发挥穴位功效。在药物及穴位的双重作用下，机体神经-内分泌-免疫系统被激活，有研究表明，天灸疗法可以通过下丘脑-垂体-肾上腺轴反射性调整神经系统，从而提高机体免疫力，达到治疗疾病的目的。天灸疗法机制的研究成果为其临床应用提供了一定的科学根据，但目前天灸疗法的疾病谱仍不明确，机制研究对象仅涉及十余种动物模型，尚未形成由点（单个病种）及面（多个系统）的研究框架，未来仍需要通过严谨的科学实验多层次地揭示天灸疗法在不同系统中发挥的调节作用，从而更好地指导临床决策。

（七）药蒸气灸

概述：药蒸气灸，古代亦属熏灸法，即以水煮艾或其他药物以其热气熏灸穴位或患处的一种灸法。

起源及发展：《本草纲目》十五卷载："鹅掌风病：蕲艾真者四五两，水四五碗，煮五六滚，入大口瓶内盛之，用麻布二层缚之，将手心放瓶上熏之，如冷再热。"现代，继承了本法，并在此基础上有一定发展。如浸泡液多以酒或醋代替，治疗病症也有所扩大，该法根据病症的不同配以不同的药物配方，具体如下：

（1）葱白蒸气灸：取葱白500g切碎，蒲公英60g，牙皂15g共研末，水煎沸倒入大茶缸中，对准患处用蒸气熏灸。用于急性乳腺炎早期未化脓者。

（2）甘草增液蒸气灸：取生甘草500g，生地黄50g，玄参、麦冬各30g，水煎后倒入盆中，熏蒸双手，每次10分钟，每日2次。用于治疗鹅掌风。

（3）枸杞根蒸气灸：取枸杞根适量水煎，倒入便盆中，患者坐盆上取蒸气灸之。用于治疗痔疮。

（4）止痒蒸气灸：取苦参、百部、蛇床子、川椒、白鲜皮各30g，明矾、鹤虱各10g，水煎取汁倒入便盆中，熏蒸阴部。用于治疗妇女阴痒及男子阴部湿疹瘙痒等证。

（5）棉籽蒸气灸：取棉籽适量，水煎后用蒸气熏灸患部。用于治疗冻疮。

（6）茄椒根蒸气灸：取茄根、辣椒根各适量，同煎后熏蒸患处。用于治疗冻疮。

（7）五倍子蒸气灸：取五倍子250g，白矾10g，同煎后倒入马桶内，患者坐桶上取蒸气熏灸。用于治疗直肠脱垂。

（8）野菊蒸气灸：取野菊花、龙胆草各30g，水煎后倒入杯中，取蒸气熏蒸双眼。用于治疗急性结膜炎。

（9）荆防蒸气灸：取荆芥、防风、紫皮大蒜、艾叶各等份，水煎后倒入桶中，对准患部用蒸气熏灸。用于治疗风湿性关节炎、坐骨神经痛等症。

（10）乌梅蒸气灸：取乌梅 60g，五味子、石榴皮各 10g，水煎后倒入盆或大桶中，对准患部用蒸气熏灸。用于治疗子宫脱垂等证。

（11）地肤子蒸气灸：取地肤子、蛇床子各 30g，苦参、白鲜皮各 15g，花椒 9g，白矾 3g，水煎后倒入盆中对准患部用蒸气熏灸。用于治疗湿疹。

（12）桂归辛芍蒸气灸：取桂枝、当归各 10g，细辛 6g，赤芍 15g，木通 6g，水煎后倒入盆中，取蒸气熏灸患部。用于治疗肢体麻木。

（13）八仙逍遥蒸气灸：取荆芥、防风、当归、黄柏、苍术各 18g，丹皮、川芎各 12g，花椒 30g，苦参 60g，水煎后对准患部用蒸气熏灸。用于治疗骨结核。

（14）巴豆酒蒸气灸：取去壳巴豆 5～10 粒放入 50%～60%Vol 白酒中（约 250ml），置火上加热煮沸后，倒入瓶中或小杯中，取蒸气熏灸劳宫穴。用于治疗面神经麻痹。

（15）侧柏蒸气灸：取鲜侧柏叶 200～300g，加水煮沸后，对准患部用蒸气熏灸。用于治疗鹅掌风。

（16）苏茶蒸气灸：取紫苏、川芎、花椒、葱白、细茶各 15g，煎汤置盆中，熏灸头面。用于治疗寒湿头痛等。

（17）黄芪防风蒸气灸：取黄芪、防风各 30g，水煎熏蒸全身。用于治疗气虚感冒。

（18）艽防蒸气灸：取秦艽、防风、苍术各 60g，煎汤熏蒸局部关节。用于治疗风湿性关节炎。

（19）松木蒸气灸：取松木锯末 500g，陈醋 500ml，加水 400ml 放入搪瓷盆中，煮沸离火。将受伤的手或脚放在盆上，离水面 10cm，上覆毛巾，不使热气外散，进行熏蒸。用于治疗手足挫伤等。

（20）喷熏蒸气灸：是将药物置于药液蒸气发生器中，使蒸气通过药熏器喷熏穴位或患部的一种灸治方法。药液蒸气发生器由煮液罐、滤过瓶、熏灸器组成，并有导管连接，使用时加热煮液罐，煮沸药液，产生蒸气通过导管、过滤瓶及熏灸器于穴位或患处熏灸。因所用药液不同，施灸部位不同，其适应证也各异。

（八）激光灸

概述：激光灸将激光技术与传统经络理论、艾灸技术相结合，具有刺激、消炎、止痛、舒张血管的作用。

起源及发展：20 世纪 60 年代，第一台激光器问世，匈牙利迈什泰尔（Mester）博士首先提出低强度激光具有生物刺激作用，并尝试采用氦氖激光治疗皮肤溃疡取得了明显疗效。氦氖激光的临床应用价值逐渐受到关注，德国学者在学习中医针灸的基础上，深入探究压电、热效应和电磁场等效应的协调作用，研制出世界上第一台氦氖激光针灸仪。

1973 年，我国开始将激光灸应用于内、外、妇、儿等多种疾病的治疗中，并取得了很好的疗效。激光灸具有消肿、解痉、镇痛、抗炎等多方面的生物效应，其作用于局部，可使小动脉和毛细血管重新开放，改善血液循环，增加细胞膜的通透性，促进组织代谢，从而发挥消肿、解痉的作用；促进纤维细胞和胶原形成，加快血管的新生和细胞繁殖，对于伤口、溃疡、烧伤创面、骨折断面有良好的愈合作用。激光穴位照射作用于线粒体、核因子-κB、环磷腺苷效应元件结合蛋白，介导多种生物分子活性，从而发挥镇痛作用，同时激光灸也可调控中枢系统，促进致痛物质的清除及镇痛物质产生。此外，激光灸穿透力强，可扩张深部组织的血管，加快血流，从而激发网状内皮细胞的吞噬作用，促进病理产物及代谢产物的吸收，发挥消炎作用。

激光灸的理论及临床应用仍处于摸索阶段，仍有许多问题亟待解决，比如激光的相关性和窄带宽对生物体的影响、激光的哪种特性起到主要作用、激光灸的参数选择标准（波长、照射时间、深度、照射面积）、激光灸对于哪些疾病具有显著治疗优势、激光灸对于哪些疾病可以起到辅助治疗作用、激光灸对于哪些疾病的治疗具有局限性等问题均是日后必须攻克的研究方向。激光灸属于现代科学与传统医学相融合的典型范例，还需要医学、物理学、生物学、化学、病理学等多学科专家的共同努力，不断完善激光灸的短板，才能推动这一现代针灸疗法向前发展。

各　论

第三章 针灸代表性流派临床应用特色

第一节 海 派 针 灸

上海与江苏、浙江、安徽共同构成了长三角地区，江南文化是长三角的文化根脉，是长三角城市的共同纽带和渊源，在此基础上，各城市在长期发展历程中形成其特色。红色文化、海派文化、江南文化是上海文化魅力所在。海派针灸正是在江南文化和海派文化滋养下形成发展，具有开放性、多元性、包容性、创新性的特点，也使上海广聚江浙等全国各地针灸才俊，与本地医家共襄海派针灸发展。目前，海派针灸以陆氏针灸、杨氏针灸、黄氏针灸、奚氏针灸、秦氏针灸以及吴焕淦教授传承的海派灸法最负盛名，民众知晓度高，临床应用广泛，赋予海派针灸无限的活力与生机。

一、陆氏针灸疗法

（一）流派代表医家

陆瘦燕（1909—1969 年），江苏昆山人，晚号"燕曳"，有斋室曰"燕庐"，国家级及上海市非物质文化遗产项目"陆氏针灸疗法"创始人。陆瘦燕少年时随其父李培卿学医，于 1927 年通过上海医学会考试，取得行医资格即悬壶开业。1948 年春，与夫人朱汝功一道在上海创办了"新中国针灸学研究社"和针灸函授班，为新中国针灸医学发展的起步打下了基础。1958 年，陆瘦燕接受上海中医学院的聘请，着手创办针灸系。1960 年，现代中医教育史上第一个针灸系在上海中医学院成立，陆瘦燕担任首届系主任，致力于针灸理论和针灸教育的研究工作，而后又担任上海中医学院附属龙华医院针灸科主任。1959 年，陆瘦燕受卫生部委派，作为中国医学代表团成员到苏联讲学、会诊，回国后被任命为国家科委委员。1964 年调任上海市针灸研究所所长。曾任第三届全国政协特邀代表，上海市第一、二、三届政协委员，上海市南市区第一、二、三届人民代表大会代表，中国农工民主党上海市委委员，上海市中医学会副主任委员，上海市针灸学会主任委员等职。

陆瘦燕先生潜心针灸教育，精研经络腧穴理论，深究针刺手法，为继承、研究和发扬中国针灸做出了巨大贡献：对历代文献进行了系统的研究，将针刺手法从其存在形式到作用机制和组合形式进行了科学分类。推广温针、伏针、伏灸疗法，注重异位取穴、五输相配、和胃补泻兼施，以提高临床疗效。陆瘦燕先生曾与上海第一医学院合作，采用多方位经穴肌电测绘的方法研究了针灸行（导）气手法，对针感的产生、循行方向与相应经穴电变化情况进行了实验性观察，开展了国内首次有关针感客观性的针灸实验研究。与上海中医学院生化教研室协作，采用双盲法观察了"烧山火""透天凉"手法的生理学效应，开创了"实验针灸"的先河。陆瘦燕先后发表学术论文 22 篇，撰写专著多部，包括《经络学图说》《腧穴学概论》《刺灸法汇论》《针灸腧穴图谱》等，这些著作广泛流传于全国，影响深远，其中部分著作被译成外文，在国外发行。

陆瘦燕先生心生仁术，对待患者一视同仁，对待学术实事求是、谦虚谨慎，知名学者周谷城誉之为"针坛之光"。陆瘦燕先生曾在《金针心传》按语中写道："余不辞辛苦，埋头苦干，于中国针灸界或稍有贡献也。"陆瘦燕先生作为现代针灸名家，填补了针灸理论及针灸临床的空白，对针灸学术与事业有着深远的影响，他将自己的学术思想和临证经验毫无保留地进行传授，培育了子女陆炎垚、陆李还，入室弟子及上海中医药大学医学生如陈汉平等，为针灸医学储备了后备人才，更为新中国针灸医学的蓬勃发展打下了坚实的基础。作为陆氏针灸第三代传人陈汉平的再传弟子，吴焕淦在博士学习期间，就开始精研陆氏针灸学术思想和治疗特色，21 世纪初撰写了《针灸学家陆瘦燕》《陆氏针灸流派的形成与传承研究》等学术论文，并在《中国针灸》《上海针灸杂志》上发表。吴焕淦教授以上海市针灸经络研究所为核心，承担起"陆氏针灸疗法"申报上海市和国家级非物质文化遗产的工作，2009 年"陆氏针灸疗法"被正式列入上海市第二批非物质文化遗产名录，2011 年"陆氏针灸疗法"入选国家级非物质文化遗产名录。

（二）学术特色与临证医案

陆瘦燕生父李培卿医术高超，素有"神针"之誉，他 22 岁拜浙江针灸名医陈慕兰为师，钻研《黄帝内经》及金元四大家之说，针灸术尊崇窦汉卿、杨继洲等医家，诊病重脉，兼顾脾胃；又好用长针，中年重用温针，并提出于夏季伏天施用针灸。陆瘦燕出嗣陆门，但幼随父侧，耳濡目染针灸治病之神效，数年后得其真传，在实践中逐渐形成了"陆氏针灸疗法"独特的学术思想和医疗风格。

1. 全面切诊，整体治疗

《灵枢·九针十二原》言："凡将用针，必先诊脉。"切诊在针灸临床上不仅是诊断疾病的重要手段，而且是选穴位、论补泻、别深浅、辨宜忌的主要依据，运用正确与否，对提高针灸疗效有直接关系。陆瘦燕尤其重视切诊，汲取古今医家学术精髓，总结出切诊的四则要点：

（1）求本源，查"肾间动气"以察元气的盛衰，切"虚里之脉"以诊胃、宗二气 《难经·八难》言："十二经脉者，皆系于生气之原；所谓生气之原者，谓之十二经脉之根本，谓肾间动气也。"肾间动气位于脐下三寸，临诊时不可不候，健康人阴阳协调，一息四五至，与寸口脉相应。若元阴不足，阳气偏亢，而致躁越，动必应手而弦，则取太溪、复溜、肾俞、关元等穴以补元阴之气。若动而结代，说明元阳之气已衰，此时应灸关元、气海等穴温固元阳。虚里之脉位于左乳之中，在临床上对于诊断"宗气"虚实有重要参考价值。健康人虚里位置按之应手，动而不紧，缓而不急。宗气内虚之人则动微，而不应于手，宗气泄越，则望见其动，外应于衣。阴虚气怯者多见此类情况，若宗气内虚可取肺俞、脾俞、肾俞等穴行补法，以培补脾胃、兼理肺气；若宗气太过，可泻列缺清肺热或泻行间降肝火之炽逆，以调一身气机助疾病恢复。

（2）重"太溪""冲阳"之脉，辨疾病的转归和预后 太溪、冲阳两脉分属肾、胃两经，与寸口两尺及右关相应。陆瘦燕先生在临床诊疗中发现，太溪脉濡细者，寸口尺部亦常现微弱；冲阳脉细弱者，寸口右关亦相应细小；若寸口常大于太溪、冲阳多见于上盛下虚者，若寸口常小于太溪、冲阳多见于下实上虚者；若相火、胃火偏亢，太溪、冲阳也会有相应变化。而对于危重患者，诊其太溪、冲阳两脉亦可判断预后，冲阳脉气不衰，说明胃气犹存，则生机未绝；若冲阳脉绝而太溪脉盛者，则是肾气未绝，亦还有转机的希望；倘若太溪脉绝，则回天无力。

（3）察上下，即"额厌脉"候清空，"太冲脉"候肝气 "额厌"属足少阳胆经，以候清空，"太冲"为足厥阴所注为输，以候肝气。对此两脉，陆瘦燕先生体会到：若患者额厌脉搏动较甚，寸口及太冲脉常较弦细则见于肝阳上亢之证，应补涌泉以引气血下行，泻行间以平肝息风，补太溪以滋水涵木。若额厌脉搏动微弱甚或触及不到，寸口三部及太冲脉也细小微弱，则说明脾肾两亏、中气下陷，则应灸治百会以升清阳，取足三里、脾俞、肾俞等穴补益脾肾。

（4）辨左右，即诊寸口详察左右偏胜 《灵枢·官能》言："左右不调，把而行之，明于逆顺，乃知可治。"陆瘦燕受此启发，在针灸治病时必切诊左右脉搏，视患者有无偏胜的情况，然后选择适当的治疗方法。我国古代多认为男子主气，左大为顺，女子主血，右大为顺，但陆瘦燕先生根据自身切诊体会，提出脉象无论左右偏胜均非善象。临床上凡左右气血偏盛的患者，其脉象就会出现左右不能平衡的情况，如中风发作前后多可切得此脉象，若医者能及时发现迅速采取治疗措施，则可防止疾病进一步发展。

*案例分析——小便频数

【基本信息】　刘某，男，51岁，司机。

【主诉】　小便频数10余年。

【现病史】　患者10年前曾外伤致腰椎骨折，10年间小便频数，尿质浑浊，大便不坚，诊脉弦细而数，两尺有虚浮之象，右足太溪沉微甚于左足，冲阳独盛，太冲弦大，舌胖苔垢腻，按脐下有悸动应指，小腹弛软，虚里无跳动，背俞无明显压痛，唯命门、阳关重按有酸胀感。

【中医诊断】　癃证（肾气亏虚，兼夹湿热）。

【治则】　填元阳，补督肾，清湿热，利水道。

【治法】　取委阳_双、膀胱俞_双、三阴交_双、三焦俞_双、水道_双行提插泻法，阴谷_双、气海、中极、肓俞_双、腰阳关、太溪_双行提插补法，留针15分钟，隔日针灸1次，12次为1个疗程。

【疗效】　针灸2个疗程后患者小便频次明显减少，4个疗程后诸症消失。

【按语】　膀胱者，州都之官，津液藏焉，气化则能出矣，故膀胱不利为癃，《素问·骨空论》云："督脉者……男子循茎下至纂，……此生病……癃痔遗溺。"本例患者病起于腰椎骨折，是督脉损伤，脉气空虚，而致下元不足，膀胱气化因而失司，复为湿热之邪乘袭，而成癃证，两尺虚浮、太溪沉微，为肾虚下元不足之证，脉弦数是有热象，尿液混浊是湿热下注之象。患者虚中夹实，图治非易，陆瘦燕先生泻三焦下合穴委阳，配三焦俞、膀胱俞以清膀胱湿热之邪；泻三阴交、水道以通淋利水；取阴谷、太溪、肓俞（足少阴从此入属肾脏，下络膀胱）、气海以补肾元；取腰阳关以填补督阳，针中极以助膀胱气化。而又因患者膀胱虚中有实，故泻其背俞穴以泄邪热，补腹募以扶真元，属补中有泻，阳中隐阴之法。

2. 重视爪切，善施行气、补泻手法

陆瘦燕先生熟谙古代医籍，早年即受《标幽赋》"左手重而多按，欲令气散，右手轻而徐入，不痛之因"及《流注指微赋》中"针入贵速，既入徐进"等经验启示，经过长期临床实践，深刻体会到双手协作进针的作用所在。以左手（押手）大拇指甲用力按穴，右手（刺手）持针，中指须抵住针身，环指抵在患者皮肤，然后将针沿左大拇指甲边缘，一捻一插迅速刺入皮肤，可以使患者减轻疼痛或不觉疼痛；正确取穴，不致偏离；宣散血气，避开血管或器官；便于施行各种针刺手法。

《灵枢·胀论》所云："当泻则泻，当补则补，如鼓应桴。"陆瘦燕先生亦对此高度赞同，认为补泻手法疗效确比不用补泻手法为佳。针刺补泻手法以经络学为基础，经络本身有内外、阴阳、顺逆、终始的不同，补泻手法随之而有种种不同。针刺就是通过不同手法作用于经脉之气而起到疏通营卫气血、沟通内外表里、调和阴阳脏腑的作用。陆瘦燕先生将针刺补泻分为调和阴阳、疏调营卫两类手法。悉经脉之气和补泻手法作用之间的关系，针刺补泻手法也可分为"调和阴阳之气"和"疏通营卫之气"两种，前者是针对脏腑经络阴阳之气的"有余"与"不足"而设，后者是针对营卫之气运行的"太过"与"不及"而设；前者有徐疾补泻和提插补泻，后者有迎随补泻和捻转补泻；而开阖补泻法、呼吸补泻法、纳支补泻法也常与调和手法同用，留针法和九六法既可与调和手法同用，也可与疏通手法同用，以增强疗效。这种分类方法，是用不同质的方法来解决不同质的矛盾，在临床上具有很强的实用性，也是针刺手法分类史上的独创。

*案例分析——外伤性耳鸣

【基本信息】　王某，男，21岁，学生。

【主诉】　耳鸣伴眩晕半年余。

【现病史】　3年前患者因跌仆伤及头部，当时昏迷2～3分钟，醒后头昏间歇发作，但不影响日常生活和

学习。2 年前患者踢球时又意外撞伤头部，此后头昏作胀更甚，记忆力轻度减退。半年前患者剃头时不慎受冷风吹袭，自后经常耳内风鸣，兼有眩晕，听力未减，曾于西医五官科检查，耳道结构正常。现患者终日耳鸣伴眩晕，舌质淡红，脉弦，太冲、太溪脉大小相仿。

【中医诊断】 耳鸣（肾气不足）。

【治则】 疏经通络，滋补肝肾。

【治法】 取双侧听宫、听会、翳风、中渚、侠溪穴行捻转泻法，留针 15 分钟，隔日治疗 1 次，12 次为 1 个疗程。

【疗效】 患者二诊时自诉感觉轻快，唯劳累后仍觉耳鸣，切脉弦滑，舌苔薄润，加用肝俞、肾俞行捻转补法，治疗 4 次后，症状明显改善，鸣声转细，再加用合谷、太溪、曲泉行捻转补法。后连续治疗 17 次后鸣止痊愈。

【按语】 耳鸣之疾复杂多样，有"痰火而鸣者其鸣盛，肾虚而鸣者其鸣微"之论。本例患者先伤头部，后又意外导致头昏作胀，记忆减退，是髓海不足之象。半年前患者受风邪侵袭以致宗脉空虚，邪与正搏，鼓击耳窍，发为耳鸣。陆瘦燕先生取听宫、听会、翳风，以疏经络之气，取手少阳之荥穴中渚，足少阳之荥穴侠溪，此"荥输治外经"之意，而手足少阳同用，收"同气相求"之功。故一诊耳鸣症状减轻，二诊患者劳累后耳鸣仍作，辨为肝肾两亏，故加肝俞、肾俞。四诊以前均同此法，症情逐渐改善，鸣声转细，是气火渐降，风邪已清而邪去正虚，精气不能上济之象，故陆瘦燕先生改翳风为先泻后补，加合谷补之以引阳明经气上注宗脉，补太溪肾原，曲泉肝合以加强培补肝肾之力，最后经治 17 次后鸣声消失病症痊愈。

3. 提倡温针疗法

"温针"之法最早见诸《伤寒杂病论》，然"温针"利弊之争延续了上千年。《针经指南》明确摒弃"温针"疗法："针则针，灸则灸，若针而弗灸，若灸而弗针"，然《针灸大成》中又言："近见衰弱之人，针灸并用，亦无妨"。时至民国，陆瘦燕父亲李培卿发现采用针尾加艾炷燃烧之法治疗沪上发病率较高的风湿病症疗效确切，深受患者欢迎。陆瘦燕先生继承父亲从医经验，进一步推广、完善了温针疗法。

陆瘦燕先生指出在施行补泻手法后采用温针疗法，可将艾火的热量通过针体的传导，透达肌肤深部，不但可温通经络，调节荣卫之气，还可帮助针力的不足，加强补泻手法的作用，不论在补法还是在泻法均可应用。在临床实践中，陆瘦燕进一步补充了温针疗法的适应证和禁忌证。先生认为温针适用于六淫之邪（风、寒、暑、湿、燥、火）侵袭机体而导致的疾病，以及久病经络空虚，荣卫之气不调等病，特别是对慢性疾病及阴寒之邪所侵袭而致的疾病，如冷麻不仁、走注酸痛、关节不利、经络壅滞、肿胀腹满，以及瘫、痪、痿、痹四大奇症，久病经络空虚，荣卫之气不调等病，效果尤著。除高热、肝阳上亢、心悸、惊恐、抽筋、震颤、癫痫、喘息以及不能留针的病人外，都可适用。

陆氏针灸强调温针与灸法有本质区别，温针只要取其温暖就足够，并不需烧之灼热，故使用时艾炷不宜过大，一般 1 壮（如枣核大）即可。如果烧之过多，引起皮肤灼伤，非但达不到治病目的，反而增加患者痛苦。此外，陆瘦燕指出温针的灸壮多少和艾炷大小应视金属针质的热传导系数大小和针体的长短粗细而灵活掌握：粗针、短针、银针等传热较快，艾炷宜小；长针、细针、钢针等传热较慢，艾炷应稍大。

*案例分析——胃痛

【基本信息】 程某，男，40 岁，保安。

【主诉】 胃脘部隐痛间断发作 20 余年，加重 6 年。

【现病史】 患者 20 余年前出现胃脘部隐痛，多年来间歇发作，6 年前病情逐渐严重，无法消化干饭或是硬质谷物，只能喝米糊或稀粥，每月胃痛剧烈发作至少 1～2 次，剧痛时饮食不受。现患者因胃痛难忍病倒在床，不能参加劳动，面容黑瘦，胃脘部拒按，诊脉微细，舌苔白腻。

【中医诊断】　胃痛（脾胃虚弱证）。

【治则】　温补脾胃，和中消导。

【治法】　取内关_双、足三里_双行捻转泻法，上脘、中脘及公孙_双行捻转补法，留针15分钟。上脘、中脘加用温针。

【疗效】　连续治疗3次，胃痛止，饮食如常，可参加劳作。

【按语】　本例患者卧病在床，胃脘剧痛拒按，舌苔白腻，证属邪实；面色黧黑消瘦，脉象微细，证属虚象。因患者久病伤中，胃气虚弱，运化不健，得食难消，故胃痛发作无常，陆瘦燕先生攻补兼施，补公孙脾络以佐健运，泻足三里兼内关以祛胃滞，上脘、中脘加用温针以增强其温通经气之功，仅治疗3次即见成效。若只看到病程长久，虚象已起而单用温补之法，或单用泻法以祛其实邪而不顾虚体，都难能收效。

4. 善用伏针、伏灸

人的生命活动和世间万物一样，是阴阳二气互相作用的结果，人体阳气可促进机体生长发育，推动血液循环，抵抗有害因子侵袭等，自然界四时阴阳的消长变化对人体的生理功能及病理状态都有影响。陆瘦燕先生指出三伏天是农历一年中最热的时期，也是自然界中阳气最旺盛的时候，约阳历七月中旬至八月中旬，分初、中、末三伏。此时人体腠理开疏，阳气旺盛，血液循环加速，此时或针或灸，可以最大限度地利用自然界与机体阴阳消长盛衰的规律，能使伏留筋骨深处的外邪随汗外泄，无论补虚泻实，均可收到事半功倍的效果。

结合《黄帝内经》中"春夏养阳"的养生之道，陆氏针灸认为伏针、伏灸，仅宜于产后风湿以及风寒湿壅滞经络而产生的瘫、痪、痿、痹等疾病以及阳虚患者。至于阴虚阳亢或气火有余的患者，伏针是没有必要的，而伏灸更有犯火逆之戒，必须加以注意。对于伏针留针时间的长短，陆老认为不宜太长。一般而论，伏针时的留针，仅为了适应于温针的需要，待燃艾完毕，即可起针，不必过分久留。不用温针的病人，甚至可以考虑不留针。但是，由于伏令天气炎热，燃艾不宜过度，一般以枣核大为适当，同时，可以采取重点温针法，即于某些重点穴，选择性地施加温针，不必每针必温。

*案例分析——腰背痛

【基本信息】　杨某，女，41岁，书院公社社员。

【主诉】　腰背痛7年，加重2年。

【现病史】　患者自诉7年来因工作时久坐不动，腰背牵掣，酸痛频作，近2年来两侧髀枢相继作痛，睡觉翻身转侧不便，劳累后、阴雨天疼痛更甚，冬季疼痛感明显加重，脉浮缓，舌苔薄腻。

【中医诊断】　众痹（寒凝血瘀证）。

【治则】　祛邪宣络，和营化瘀。

【治法】　取双侧大杼、曲垣、天宗、膈俞、肾俞、秩边、环跳行捻转泻法，留针15分钟，两侧膈俞、肾俞、秩边、环跳加用温针，每周针灸1次，8次为1个疗程。

【疗效】　2个月后登门随访，患者诉自初夏开始坚持针灸治疗后，腰背及两侧髀枢酸痛明显缓解，次年夏天继续针灸，现酸痛感已消失，阴雨天、冬季均不发作。

【按语】　本病例患者两侧髀枢相继作痛，左右相应，故诊为众痹，乃风寒湿三气袭入太阳、少阳之分而致。陆瘦燕先生取病所在腧穴，施以捻转泻法，因病者无明显热象，故加用温针，以助宣通。患者连续两年三伏天针灸，机体阳气旺盛，温煦宣通之力最强，故伏留筋肉骨骼之邪气以得消散，症状不再发作。

二、杨氏针灸疗法

（一）流派代表医家

杨永璇（1901—1981年），上海人。海派中医"杨氏针灸疗法"创始人。曾任上海市中医门诊部义务特约医师，上海市第十一人民医院针灸科主任，上海市针灸研究所副所长，上海中医学院针灸系副主任，上海中医学院附属曙光医院针灸科主任等职；并任上海市中医学会常务理事，上海市针灸科学会主任委员，《上海中医药杂志》编委、顾问，上海市中医药人员学术鉴定委员会委员。曾被选聘为上海市卢湾区第四、五、六届人民代表，上海市第三、四、五届政协委员，上海市先进卫生工作者。

杨永璇先生毕生致力于中医针灸事业，医德高尚，经验丰富。17 岁时跟随于浦东唐家花园针灸名医王诵愚先生学习，20 岁便以"针灸风科方脉"悬壶应诊，业务广泛。所谓风科，包括中风、疠风、瘫风、癞风、头风痛、风湿等症，针灸风科方脉就是将针、灸、药有机结合起来，杨老擅长用针，却不拘泥于针，依照辨证论治及患者病情轻重缓急对症施治。杨老行医，针药并用，刺罐结合，温针艾灸，刺络泻血，必要时还可兼用耳针、七星针、腕踝针、磁穴贴敷等多种方法综合治疗，择善而施，疗效显著。杨老发表包括《针灸治疗小儿遗尿症 17 例临床报告》在内的多篇论文；主要著有《针灸治验录》《杨永璇中医针灸经验选》，获上海市 1984 年中医、中西医结合科研成果奖三等奖。"杨氏针灸疗法"经杨永璇、杨依方、杨容三代传承至今已有百年，2011年，"杨氏针灸疗法"被列入上海市第三批非物质文化遗产名录，2012 年被列入海派中医流派传承研究基地建设项目。

（二）学术特色与临证医案

1. 四诊合参，切脉望舌，重视经络

杨永璇先生针灸治病过程中注重四诊合参，尤其重视脉诊与舌诊，他认为"识得神之有无，可辨病之虚实"，诊脉首先要识别正常人的脉象，"神"是指脉来柔和有力，平人脉象以不浮不沉，不疾不徐，从容和缓，节律一致为有胃气，在此基础上才能进一步识别病脉，分清楚浮、沉、迟、数、虚、实六脉，以统率二十八脉。杨老也注重舌诊，有"辨舌质可辨五脏之虚实，视舌苔可察六淫之浅深"之说，此外，还要仔细辨别舌体的位置和动作，也可以了解患者的心理和病况。

杨老在临证时常说："脱离了经络，开口动手便错。"针灸治病必先明辨病在何脏腑何经络，然后按照脏腑经络和腧穴的相应关系，采取循经取穴、邻近取穴、局部取穴或随症取穴等方法。诊治疾病时，杨老对经络理论的重视主要体现在四个方面：①重视体表穴位的压痛检查，借以分析内部脏器的病变情况，例如咳呛病在肺俞处有反映，按之舒服；脏躁病（癔症）在心俞，溃疡病在胃俞，胆囊病在胆俞，都有压痛。②重视针感传导，气至病所。杨老认为针刺感应的放散程度是由经络循行及穴位性能来决定的。扎针时如改变针尖的迎随方向，可使放散路线有所不同。如内关、少海清热安神，针感向下，但当宽胸理气时，于内关行催气手法，酸胀感可放散至肘臂。掌握穴位正确的手法，往往"得气"的感应较强，运用催气手法使针感"气至病所"，往往能收获良好的疗效。③重视循经取穴，提高疗效。杨老在临床上重视循经远道取穴的治法，收效较快。例如急性扁桃体炎，针合谷、少商较有效。④经筋之病，以痛为输。如网球肘，杨老在检查患者肘部时，可发现一局限的压痛拒按处，就在该点（即天应穴）施以较强的恢刺或合谷刺手法，以泻其邪，然后配以温针灸。

此外，杨老还重视针刺手法的实际应用，以及善用补泻手法。对进针手法，杨老认为应该轻缓。指爪紧切穴位，令气血宣散，用右手拇、示指持针，缓缓刺入，进针速度要慢，捻转角度要小，既可减轻破皮的痛感，又不致损伤血管。至于出针手法，杨老同样认为必须轻缓，切不可一抽而出。杨老还用不同的针刺方法治疗不同的疾病，如用合谷刺法治疗肌痹；用关刺法治疗鹤膝风等关节疼痛拘挛；用阴刺法（取双侧太溪穴）治疗咽喉干痛发音嘶哑；用直针刺法，取地仓透颊车治疗面瘫；用输刺法，治疗日久病深的顽痹痼疾；杨老还经常应用"左病刺右、右病刺左"的巨刺，运用于陈旧性面瘫和中风后遗症。这些都是杨氏在临床上常用的经验刺法。杨老临床上还擅长运用补泻手法治疗疾病，例如用捻转补泻法治疗头痛、眩晕、半身不遂；用提插补泻法治疗胃脘痛、子宫脱垂；用呼吸补泻法治疗咳嗽、哮喘、胁肋疼痛；用开阖补泻法治疗丹毒红肿、胫踝肿胀；用迎随补泻法治疗风寒湿痹、疼痛痒麻；对类中风半身不遂早期用补健侧、泻患侧等方法，均有良好的疗效。杨老将针灸疗法总结成十二句口诀"针灸疗法，重在得气，得气方法，提插捻转，提插结合，捻转相联，指头变化，大同小异，虚实分清，补泻适宜，纯熟之后，精神合一"。

2. 针药并用，自创经验效穴

杨老在临诊时，按脉察舌，辨证论治，根据病情需要，以针、灸、拔罐为主要治疗手段，兼用中药煎服、丸散膏滋、药熨熏洗、外敷搽擦等多种治疗方法。凡属全身性疾病和急重病症，大多以针灸和中药并用，例如感冒发热，治当疏解，药用麻桂、荆防、桑菊、银翘等方参治，选穴印堂、大椎、风门、曲池、合谷诸穴；再比如对类中风之症，前期以针药并用为多，后遗半身不遂则以针刺为主，如遇阴阳俱虚，气血皆少，形气不足者，则不予针刺而用中药。对于病灶局限，病因单纯的疾病，以针刺和拔罐为主；其病在末梢而又日久不愈者，针灸以外，再加用中药煎汤熏洗，如双手指节顽硬、麻痛交作之症，针刺曲池、外关（或内关）、八邪（或合谷透后溪），加温针，并用生香附、桑叶、天仙藤、原蚕沙（包）、功劳叶、生姜，每日2次，煎汤熏洗。

杨老临床常用的自创经验效穴包括利咽穴、颐中穴以及肩内陵。利咽穴位于颈侧手阳明大肠经天鼎穴外旁8分处。该穴主治急慢性咽炎、急慢性扁桃体炎、咽痛、发音嘶哑，亦可治疗吞咽困难，此穴通利咽喉，故名"利咽"。杨老曾为著名京剧艺术大师周信芳诊治发音嘶哑，保证其能连续登台演出。颐中穴位于足阳明胃经地仓穴外旁4分处，当酒窝中央，可向地仓横刺，也可向颊车透刺，可疏风通络，主治面瘫、流涎、面肌痉挛及三叉神经痛。肩内陵位于肩关节内侧喙突处，其功效为祛风散寒、温通经络。主治上肢痹痛、漏肩风、肩胛部酸楚，杨老运用肩内陵治疗肩关节前压痛的漏肩风，屡获良效。

3. 刺罐结合，创造"絮刺火罐疗法"

杨老在学医时，继承了其老师王诵愚的学术经验，采用针刺与拔罐相结合的治疗方法，创造了多针浅刺、活血化瘀的絮刺火罐疗法。杨老学医时，其时所用火罐，种类较多，有瓷质鸟食罐、竹罐、陶罐、雪花膏瓶、乳腐瓮等。这些火罐易破碎，出诊不便携带，杨老便大胆提出改革，设计成每套6只，大小高低依次递减，出诊可套叠成筒，方便携带，大小任择，提高使用率。杨老还自制针具，使用七枚絮针绑在竹筷上，由此以针得名"絮刺"，可以看作是早期的七星针。以之重叩穴位，微微出血之后拔以火罐，吸出瘀血凝块，故称为絮刺火罐，运用此法治疗疾病，可以达到祛瘀生新、舒筋活络的目的。如颈椎、胸椎、腰椎退行性病变以颈、肩、臂、胸背、腰腿酸痛为主伴有脊神经受压者，在该神经的分布区域出现麻木刺痛，昼轻夜重，辨证属"痹症"范畴，杨氏认为此多因风寒之邪侵入督脉和足太阳膀胱经之背俞，迁延日久，瘀血凝于络脉，气血受遏，不通则痛，治宜絮刺火罐祛风散寒、活血通络，取穴以督脉穴位和膀胱经穴位为主。用此法治疗颈、胸、腰椎肥大可获良效。又如慢性荨麻疹，根据"风善行而数变""心主血、肝藏血、脾统血"等机理，采用絮刺火罐疗法，取双侧风门、心俞、肝俞、脾俞；若局部瘙痒剧烈者，加取局部穴位，用七星针叩打60～80次，呈少许出血状，拔上火罐，吸去瘀血少许，经过10余次治疗即可痊愈。

*案例分析——颈椎病

【基本信息】　朱某，男，61岁。

【主诉】　颈项强痛伴左手臂麻木3月余。

【现病史】　3月余前患者因伏案工作出现颈项强痛，偶有头晕，左手臂麻木，拇指、示指尤甚，活动不利，影响工作，无头痛，无恶心呕吐，无眼前一过性黑蒙。曾于外院就诊，查X线片显示：C_4～C_7有肥大性改变，C5/C6椎间隙狭窄。经中西医治疗无显效。刻下：神清，精神可，颈项强痛，左手臂麻木，偶有头晕，胃纳尚可，二便调，夜寐一般，舌暗苔薄，脉弦。

【中医诊断】　项痹（气滞血瘀证）。

【治则】　活血化瘀。

【治法】　取脊突、大椎、身柱、附分、魄户。操作时，以皮肤针叩击，叩击后拔火罐。再配合针刺左侧风池、列缺。

【疗效】 共治疗 53 次，病情逐渐好转而至症状消失，重返工作岗位。

【按语】 此案患者因长期伏案导致颈椎劳损过度，伤及筋脉，项部气血瘀滞，经络痹阻，气血不通，不通则痛。杨老使用刺络拔罐法，采用皮肤针叩刺，然后再拔火罐，能畅达经络、流通气血，有通经镇痛的作用。本法优点是，善于轻摘其邪气，不伤其正气。取穴以督脉及膀胱二经为主，夹脊之脉为辅。脊突穴即阿是穴，指颈、胸、腰椎棘突按痛处，可局部重叩打后拔火罐，每次拔罐要吸出水液或瘀血，方有效果。配合针刺风池、列缺，属远道取穴，起祛风邪、疏经络的作用。

三、黄 氏 针 灸

（一）流派代表医家

黄羡明（1920—2011 年），单名皞，字香圣，祖籍江苏无锡，黄氏针灸第二代传人，上海中医药大学教授，历任上海市第一人民医院针灸科主任、上海中医学院针灸教研组副主任、上海市中医研究所副所长、上海市针灸经络研究所所长、中国上海国际针灸培训中心主任、卫生部医学科学委员会委员、国家科委计划生育组组员、上海中医学院和上海市中医药研究院专家委员会委员、上海市针灸学会主任委员、中国针灸学会副会长、世界针灸学会联合会中方筹备委员、世界针灸学会联合会顾问、《中医杂志》编委（中英文），《美洲中国医学》杂志编委、美国中医学研究院学术顾问、加拿大中医药针灸学会、香港中国针灸协会、日本大阪医科大学麻醉科中日医学交流会顾问等学术职务。历任上海市第二、三、四、五、七、八、九届人民代表大会代表。

黄羡明先生 20 世纪 30 年代初求学于丁甘仁创办的上海中医专门，师从包识生深造内科。针灸尽得其父黄鸿舫之真传，未满弱冠即侍父应诊，1937 年起悬壶沪上，求诊者日以百计，既精医术，又重医德，名噪大江南北，20 世纪被誉为上海四大针灸名医之一。黄羡明先生针灸技术精湛，善治杂病，在治疗胃、十二指肠溃疡，糖尿病性膀胱病变方面有独到的经验。他与西医合作首创了术前运针诱导的方法代替药物麻醉做扁桃体摘除术，受法国 Nogier 博士文章启发，率先在国内开展了耳针的临床研究，对耳针定位诊断和治疗进行了科学的验证。主编《中国针灸大全》，参加编审《中国针灸学概要》《中医针灸学》《十四经穴位解剖挂图》等，发表论文 40 余篇。20 世纪 90 年代，年逾七旬的黄老又应邀远渡重洋，在纽约皇后区行医。在美近 20 年间，他热心于中医针灸专业社团工作，为促进美国中医针灸业的健康发展奉献心力，为保护美国中医针灸业者的专业地位和权益奔走呐喊。在半个多世纪中，黄羡明曾出访过五大洲 20 多个国家和地区，参加许多国际性学术交流活动和工作会议，受到不少国家领导人的接见和褒奖，为发展中医事业做了大量的推动工作。2020年，"黄氏针灸"被列入虹口区第七批非物质文化遗产代表性项目。

（二）学术特色与临证医案

黄氏针灸流派在学术上遵古而不泥古，强调精研《素问》《灵枢》《难经》《伤寒杂病论》等经典著作，认识到针灸不是单纯的操作技术，而是具有独特理论体系的医学专科。在内伤杂病的治疗中，尤其重视金元时期李东垣 "脾胃为后天之本""内伤脾胃，百病由生"的学术思想，主张治病必先审察脾胃功能之盛衰。通过不断的临床实践，将脾胃学说用于针灸方面，并归纳成应用纲要：病在太阴，当用灸治；病在阳明，当用针治。胃有燥火，宜针而泻之，以清阳明之燥热。胃有虚寒，宜温而灸之，以祛阳明之虚寒。胃阴不足，禁用灸治，以保胃阴之耗损。这是黄羡明先生继承脾胃学说的心得。既可用于脾胃疾病，也可应用于其他病症的康复治疗。

在针灸治疗中，黄氏针灸强调取穴精当，主张病单纯者，如急性腰扭伤、急性扁桃体炎等，宜选单穴针刺或选用经外验穴，往往一针即可见效。病情复杂者，选穴也不宜过多，需通过辨证求因，审因立法，选用有关经脉的腧穴组成处方，不可妄图射百矢而中其一，反而有伤机体气血增加患者痛苦；提出穴性和药性不可等同，药性有甘温、甘寒、辛温、辛凉之别，而腧穴是人体经气会聚之处，它的治疗效果因针刺手法和个人体质不同而间接产生；重视针刺得气，关注针灸治疗的各个阶段，提炼出行针十二法、三才补泻针法、透针法、三气运针法、导气针法等多种针刺手法。

1. 行针十二法

黄氏针灸行针手法结合李东垣、高武、杨继洲等诸家学说，经几代传人临床实践而有所化裁：以徐疾为基本大法，并结合营卫气血，因病而施以切、卧、循、压、疾、徐、提、插、扪、搓、留、候等行针十二法（表 3-1）。《灵枢·刺节真邪》曰："用针之类，在于调气。"可见调气在针刺过程的重要性，黄鸿舫先生常谓："调气之道，全赖补泻；补泻之用，要知迟速，徐疾之分，当分左右。"黄氏针灸根据病性虚实、病位深浅进一步明确针刺补泻要义：若为实证，针刺宜急，当疾入疾出而徐按，则郁滞得通，邪气易出；若为虚证，针刺宜缓，当徐入徐出而疾按，则经脉无伤，真气不泄；若病在卫者，宜采用卧法；病在营者，宜采用切法。此外，黄氏针灸对传统提插补泻理论进行了补充，强调插提二法各宜补泻，若插则针深，故补泻于营；提则针浅，故补泻于卫。

表 3-1　黄氏针灸行针十二法

手法名称	操作特点
切法	进针先用左手示指或拇指指甲重切穴，既可使定穴准确而不移，又可乘反复爪切之机进针而无痛
卧法	进针卧倒针体，呈 15°角横刺，一针可透两穴，针在卫分，不伤营血
循法	进针前或进针后，用左手示指或拇指沿穴位上下，循经按摩，以催经气来潮
压法	进针得气后，用左手示指重压穴之上下，欲使经气上传压穴之下方，欲使经气下传则压穴之上方。此乃运气通经之法，有助于针感敏捷者之针感循经传导
疾法	进针得气后，将针做疾入疾出之提插，使邪气外出。此法常用于泻实之时
徐法	进针得气后，将针做徐入徐出之提插，使经气不泄。此法常用于补虚之时
提法	进针后动而伸之，宜轻宜浅，调气于卫，从卫取气。此法常用于病在浅表
插法	进针后推而内之，宜重宜深，调气于营，从营置气。此法常用于病在深里
扪法	出针时左手用棉球扪闭针孔，固卫和营，经气不泄
搓法	进针后久不得气，搓针以催经气，缓急轻重，指下权衡，经气来临，搓针归原
留法	进针后久不得气，体虚气衰者，静以久留针以催气至；实热之证，留之反复运针，以泻其邪
候法	进针后，针下经气来迟，息针以候，如待贵人来临，经气来潮，慎守勿失

2. 三才补泻针法

三才是指进针分三个层次。以针而言，如针刺深度定为 0.9 寸，可用 0.25mm×40mm 的毫针留 0.6 寸针体于体表，进针 0.9 寸，分天（上）人（中）地（下）三层，每层距离约 0.3 寸。

补泻的具体操作如下：

（1）补法　本法适用于虚证，进针穿透皮肤后缓缓运针，得气后至皮下 0.3 寸的天部，用重插轻提手法运针后即针从天部缓缓进入皮下 0.6 寸的人部，重复以上手法运针后再将针从人部缓缓进入皮下 0.9 寸的地部，再做以上手法运针后在地部留针。经三次手法运针为一度，一般做 1～2 度。第二度应将针缓缓提到天部按以上规定分三层运针。速度宜慢，捻转幅度 90°。

（2）泻法　本法适用于实证，进针穿透皮肤后快速进针至皮下 0.9 寸的地部，然后用重提轻插手法运针后，快速上提至皮下 0.6 寸的人部，再用以上手法运针后，将针上提到皮下 0.3 寸的天部，再做重提轻插手法运针后快速出针。如需要增加一度，可将针从天部缓缓转进针至地部，留针 10～15 分钟，再做第二度。速度宜慢，捻转幅度 270°。

此外，对于不盛不虚之证，采用平针操作法，即进针得气后，提插速度中等，捻转幅度 180°，适用于不虚不实之证。

3. 透针法

一针透两穴的针刺法称为透针法，《灵枢》记载的九刺、五刺法、十二刺法已有透针法的雏形，如《灵枢·官针》曰："直针刺者，引皮乃刺之，以治寒气之浅者也。"透刺之名始见于元代王国瑞所著的《扁鹊神应针灸玉龙经》："偏正头风痛难医……沿皮向后透率谷。"黄氏针灸第二代传人黄羡明先生强调，针刺深浅因病而异，病在营分，刺之深，病在卫分，刺之浅，且擅长用玉龙透针法治疗顽疾，根据透刺法具体应用可分为异经直透法、同经横透法、同名经横透法（表3-2）。

表3-2　黄氏针灸透针法

名称	操作特点
异经直透法	选取位置相对的两条经脉之间的穴位进行透刺，如透刺阳陵泉→阴陵泉，主治关节肿痛；透刺间使→支沟，主治狂躁型精神病
同经横透法	选取同一条经脉向邻近的穴位进行透刺。如透刺颔厌→悬厘，主治偏头痛、面瘫；透刺地仓→颊车，主治三叉神经痛
同名经横透法	选取手足同名阳经头面部穴位进行透刺，如透刺丝竹空→率谷，主治偏头痛

4. 三气运针法

黄氏"三气运针法"是指进针后必须注意的得气、候气、催气三个基本要求。

得气是针灸取效的关键因素之一，即"气至而有效"，然早期"得气"与疗效的相关性研究仍处于抽象阶段。黄氏针灸传人开展了针刺麻下肺切除术的临床试验，研究发现，术前针刺诱导下有140例患者诉酸重感针麻效果属于优，而针麻效果属于良的739例患者针感仅为单一的酸、胀感觉，针麻效果属于尚可的146例患者针感均为微弱的胀痛觉，无效的42例患者均为痛感。这项研究初步证明了针刺得气的不同"针感"与疗效密切相关。

在临床中，一旦遇到体质差或形成气虚的病例就采用候气、催气法促进得气。候气是指进针到一定深度，在尚未采用补泻手法前，针下未有得气感，暂不运针等候5～10分钟，再按三才法运针，如再不得气，可采用催气法。催气法指针在地部将针向左或向右做360°捻针，一般能使针下得气，待得气感出现后将针做360°捻针退出，然后根据病情采用相应的补泻手法。

5. 导气针法

导气针法常用于治疗各种痛症，其具体操作是进针到一定深度，在取得"得气"的基础上持续做重提轻插的运针手法，每次运针5分钟为一度，可留针10～15分钟，再做第二度，一般以三度为佳。运针同时必须随时询问患者针感强弱，凡是针感持续者其镇痛效果就较好。

*案例分析

1. 高血压

【病史】　1940年夏，时值三伏，酷暑蒸人，患者身穿薄棉衣，毫无夏意，其家属反映患者饮酒30余年。因患高血压，遵医嘱戒酒1年，血压仍未下降，畏寒症状日益严重。患者形体丰腴，四肢不温，精神倦怠，喜暖畏冷，脉濡细，无力，舌胖质淡边有齿痕，纳谷不馨，大便常不成形，小便清长，夜间频多。

【诊疗思路】　伏暑身穿棉衣实属罕见，病已1年，针灸未必能奏立竿见影之效。饮酒30余年突然停饮，必然影响气血运行。盖黄酒有和血养气，暖胃辟寒之功，戒酒1年，而患此病，何不开戒一试，遂劝其每日中午微饮黄酒100g，助气血之运行。患者从之，当晚棉衣已脱，试饮3天，再施温灸气海、关元、足三里等穴，1月告愈，血压基本正常。

2. 创伤修复

【病史】　1961年3月，司炉工被钢水严重烧伤，患者消耗很大，西医十分重视营养，每天必须补充足够的热量，但患者频频泛恶、呕吐，不能进食，情况非常棘手。

【诊疗思路】　烧伤确非针灸适应证，但对泛恶、呕吐还是有术可施的。由于患者烧伤面积达 90% 以上，体无完肤，遂取内关两穴，针用泻法，留针期间多次运针，顷刻间泛恶顿止，稍饮不吐，为服用中药创造了条件。但饮食不能馨进，因此规定的热量无法通过口服补足，长此以往，体力不能恢复，必然影响疮面修补愈合。缘患者喜食大饼、油条、泡饭，中医有"胃喜为补"之说，当暂不先求口服热量多少而设法诱发患者食欲。故让患者吃大饼、油条，3 天食欲渐渐旺盛，调胃之法，试之固验。

四、奚 氏 针 灸

（一）流派代表医家

奚永江（1925—2020 年），上海人，自幼随父奚桂祥习医，1943 年毕业于上海新中国医学院，后随父襄诊，1945 年独立开业悬壶海上。1951 年参加第二批上海市抗美援朝志愿医疗队赴鸭绿江边前线医院 10 个月，用针灸疗法救治伤员。1953 年分配至上海市公费医疗第五门诊部（上海中医药大学附属岳阳中西医结合医院前身）工作，创建针灸科并任科主任。1954 年被上海市卫生局指定为华东高干疗养院特约针灸医师。1955 年上海市卫生局建立"中医师带徒"制度，奚永江被聘为第一届中医带徒老师，收徒 3 名。奚永江教授历任上海中医学院针灸系刺灸教研组副主任，针灸教研组副主任，卫生部上海国际针灸培训中心副主任，上海中医药大学针灸推拿系主任、博士生导师，上海高级科学技术职称评定委员和高等中医药院校针灸专业教材编审委员。主编第五版全国高等医药院校教材《针法灸法学》；参编了《针灸学辞典》《新编中国针灸学》《奚永江针灸临证验案》等书目；参与设计了"十四经脉玻璃人模型"与《十四经穴彩色解剖图》等。1987 年移居加拿大多伦多后，仍然积极投身于针灸临床与教学工作，被聘为加拿大中医针灸学会名誉顾问、加拿大怀雅逊大学特邀中医针灸专业顾问和导师。被誉为"妙手神针"、中国传统针灸的泰斗、当代的针灸大师，为中医针灸在当地及全世界的弘扬做出了卓越的贡献。

奚老致力于中医针灸事业 70 年余，精于医理，勤于临床，医术精湛，尤其在针法、灸法方面更有深入研究和高深造诣。擅用针灸治疗内外妇儿等多学科疾患及疑难杂症，对类风湿性关节炎、排卵障碍性不孕症、慢性肾炎等的治疗卓有见解。20 世纪 80 年代牵头卫生部针刺治疗类风湿性关节炎攻关项目。他在学术上融汇古今医学知识，保持家传技术特色，吸收海派中医学术思想精华，经长期临床验证及理论总结，形成奚氏针灸流派特色学术思想和诊疗经验。近 10 年来，上海市先后设立"奚氏针法特色技术传承研究""中医流派传承规律和模式研究——奚氏针灸"项目加以传承，奚永江教授虽身居国外却毫无保留，倾囊相授，为中医针灸事业奉献了毕生精力。2020 年，"奚氏针灸"被列入虹口区第七批非物质文化遗产代表性项目。

（二）学术特色与临证医案

奚氏针灸强调医道贵在彻悟医理，为医须知常达变，不可拘于前人某病、某证、某穴、某法之说，而应准确辨证，灵活施治，当因人、因病、因证、因效而立法。其将中医整体观念灵活运用到针灸治疗的过程中，认为任何治疗方法均非万能，不可一成不变地偏取一种疗法治疗所有疾病。对于以局部症状表现为特点的病证，在治疗局部症状的同时，需究其根本，标本同治。而对于针灸方法的选择，此病证何时宜针、何时宜灸、何时宜针灸并用、何时不宜针灸等，需根据疾病特点及病情变化而定。病证不同，治疗各异。辨明病证阶段特点、病变经络特性、机体功能状态，方可制定治疗法则，整体与部分结合。奚氏擅用古针法，以《黄帝内经》中传统刺法为基础，结合临证经验对其传承并创新，根据不同的疾病特点灵活运用，形成了独具特色的针刺手法及技术。

1. 擅取任督二脉及背俞穴浅刺卧针以培元正本

奚氏认为：奇经对整个经络系统具有组合和统率的作用，而任督二脉是奇经八脉的主体。任脉起于胞中，行于胸腹正中，总任一身之阴经，调节阴经气血，为"阴脉之海"。督脉行于背部正中，总督一身之阳，为"阳脉之海"或称"阳脉之总督"。其与全身各阳经都有联系，而其经脉之气的外延部分，首贯于足太阳膀胱经，与背俞穴相配，不仅能调整脏腑功能，还能治疗与脏腑有关的周身和五官疾患，临床收效甚显。正如《黄帝内经灵枢集注·背俞》言："五脏之俞，本于太阳，而应于督脉。"中医常态及病态情况下"气"的多少、运行的通畅与否，直接与任督脉和膀胱经背俞穴相关。虽然脏腑背俞穴归经隶属于足太阳膀胱经脉，但通过人体经络系统与五脏六腑密切相关，秉承了五脏六腑之精气。膀胱经在人体具有广泛的联络作用，而背俞穴则是这些联络的中心枢纽。背俞穴不但与经络系统相贯通，还与贯穿人体上、下、左、右、前、后的气血循行相沟通。现代解剖学研究发现，背俞穴的位置及其主治规律，与内脏神经所属节段相一致。背俞穴与相应的神经节段发生了直接、间接联系，形成以神经反射为主体的自我调节过程，从而调整并保持了机体内外环境的协调平衡，使机体保持正常状态。背俞穴从生理上而言是五脏六腑之气输注或汇聚的地方；从病理上而论则是五脏六腑和体表之间病气出入的场所；从解剖角度看其位置对应于相应的内脏；从经络学的角度看则是五脏六腑经气横向流注的具体表现。脏腑患病时可通过其经络气血流注反映至背俞穴，因此背俞穴常作为治疗相应脏腑及相表里脏腑疾病的要穴。故对于脏腑病和疑难杂症，奚氏常取督脉穴配合相应背俞穴，或任脉上的募穴施治。如上焦病取大椎、身柱、神道、至阳、肺俞、厥阴俞、心俞、膻中、鸠尾等穴，中焦病取至阳、筋缩、脊中、膈俞、肝俞、脾俞、中脘、下脘等穴，下焦病取命门、阳关、肾俞、大肠俞、小肠俞、膀胱俞、气海、关元、中极等穴。

浅刺卧针法是奚氏结合《黄帝内经》针法中半刺、毛刺、直针刺等浅刺法演变而来，刺手拇指、示指持针柄，中指扶持针身，中指指尖与针尖相平；针刺时刺手中指与辅手大拇指配合紧压穴位皮肤，快速进针后，紧压穴位不放松，同时刺手拇示指于针柄上行小幅度捻转补法，留针时卧倒针身以守其气。此针法刺激量轻，损伤小，不伤正气，可扶正固本，正如《灵枢·终始》所论："脉虚者，浅刺之，使精气无得出，以养其脉，独出其邪气。"《素问·皮部论》中记载："皮部以经脉为纪者，诸经皆然。"在中医理论中皮部能抵挡外邪入侵、温养全身皮肉，有卫外的功能，经脉的功能活动会反馈在皮部表面，经络运行及气血会濡养皮肤。而针灸浅刺部位属于卫气及孙络，卫气应先行皮肤，先充脉络，皮部刺激会经过孙络、经脉影响对应的脏腑而使机体产生调节气血、平衡阴阳的作用。"百病之始生也，必先于皮毛……传入于经"，皮部是十二经脉的分区，与经络气血相通，浅刺针法通过刺激浅表的络脉，激发机体的营卫之气，通过将刺激从皮肤传于脏腑，使经络通畅，达到止痛的效果。而有研究表明，针刺皮部可将刺激沿轴突神经传导至中枢神经，激发各类神经递质的活性功能，使针刺周围的神经与脊神经一起参与调节大脑皮质及自主神经功能，且浅刺部位涉及皮下脂肪及微血管，能通过神经调节及改善微循环达到治疗疾病的目的。同时浅刺针法具有进针快、疼痛小、刺激小、在皮下浅刺、手法简便等优点，故更有利于提高治疗效果。奚氏对素体虚弱、久病体虚等有本虚之人，多应用浅刺卧针法施治于任督二脉及背俞穴，以扶助正气，固本培元，并认为这是针刺治疗时取得远期疗效的关键所在。

2. 善用刺络之法以活血化瘀

奚氏推崇刺络的方法来治疗瘀血阻滞的疾病。认为：凡络脉瘀阻，色呈青紫，或局部红肿热痛者，应循"盛则泻之""宛陈则除之"的治疗原则，灵活运用《黄帝内经》络刺、豹纹刺、经刺、赞刺，在病变局部用三棱针针刺出血，以活血祛瘀，并配以拔罐法治疗以通络止痛。例如治疗急性皮肤病如丹毒或带状疱疹时，用三棱针点刺出血，并加拔罐，清热消肿止痛，收效甚显。又如类风湿性关节炎，在肿胀关节处刺络出血拔罐，局部肿痛可迅速消退，而对于屈伸不利的手指关节，用三棱针在四缝穴刺出黏液，能使手指关节活动稍利，起到活血化瘀、治疗局部炎症的作用。

3. 擅刺"气穴""肉节"以调气

奚氏认为，针刺可分为刺"气穴"与刺"肉节"。穴位自身有双向调节作用，针刺最大作用是调气。《灵枢·官能》："是故工之用针也，知气之所在，而守其门户，明于调气，补泻所在，徐疾之意，所取之处。"《素问·八正神明论》："知其所在者，知诊三部九候之病脉处而治之，故曰守其门户焉。"奚氏认为,调气手法应分为刺"气穴"与刺"肉节"。气穴得气分深浅,在浅部候气,得气后逐步加深,推向深部,轻轻捻转,行九阳数为补;在深部候气,得气后逐步提至中部,再由中部提至浅部,行六阴数为泻。在上述补泻基本要求上可行紧按慢提和紧提慢按补泻手法,而在行紧按慢提和紧提慢按手法时,其关键都是紧,针尖要有粘、牢、紧的感觉不可放松,放松则气跟不上;紧可理解为重,慢可理解为轻;补泻刺激量的轻重标准又因人而异,具体则需根据得气感应程度决定,若认为刺激量轻和弱为补法,则相对偏颇,因为如果是麻痹患者,轻手法不起作用,要用重补法,泻法亦是同理。刺肉节有别于刺气穴,奚老将气穴之外结节、皮下肿块、囊肿、筋膜等皆归于肉节,扩大了《黄帝内经》"肉节"之范围,刺时不强调得气,中之即可调气。

*案例分析——类风湿性关节炎

【基本信息】 吴某,女,61岁,退休职工。

【主诉】 全身小关节疼痛伴肿胀7年余,加重2周。

【现病史】 患者自7年余前起无明显诱因下出现全身小关节疼痛,伴肿胀,断续中西医治疗,未见明显好转。近2周来自觉症状加重,以右手指间关节及右膝为主,右手示指、中指及环指红肿胀痛,右膝关节胀痛,畏寒,活动时明显,大便黏滞,舌淡,苔白腻,脉弦滑。查体:双手指间关节、双侧膝关节变形,右手三指红肿,右膝肿胀明显,肤温升高,行走受限,双侧浮髌试验(-)。辅助检查:类风湿因子459.0IU/ml。右膝关节MRI 示:右膝股骨髁后方偏内侧结节影、右膝外侧半月板前角、右膝内侧半月板后角变性,右股骨外髁软骨磨损伴软骨下骨变性,右膝关节腔内少量积液。

【中医诊断】 痹证(血瘀寒湿证)。

【治则】 活血化瘀,驱寒除湿。

【治法】 (1)取穴:以大椎、身柱、神道、至阳、筋缩、脾俞、肾俞、足三里、委中、太溪为主穴,秩边、天宗、八邪、阳池、三间、合谷、膝阳关、曲泉、合阳、梁门、鹤顶、膝眼、阴陵泉为辅穴。

(2)整体刺法:大椎、身柱、神道、至阳、筋缩、脾俞、肾俞、太溪均采用浅刺法。其中脾俞、肾俞、太溪穴采用轻浅补法,以补益先后天之本,调补气血。余穴采用徐疾泻法,以在扶正作用的基础上达到祛邪外出的目的。天宗穴采用合谷刺,三向透刺,针感向肩部放射为佳。合谷刺乃重刺激手法,于天宗穴处三向透刺可疏通上肢气血,通络止痛。秩边穴采用输刺,直入直出慢退针,使感应向下肢放射为佳。输刺的采用可通利下肢经脉,以通络止痛。二穴的运用可从整体角度疏通上下肢经脉,并寓通于补之中。

(3)局部刺法:左膝关节疼痛但肿胀不明显处,局部用"关刺"法,即针深刺至附着关节的筋肉上。右膝疼痛伴肿胀明显处,于膝阳关、鹤顶等处局部采用"齐刺"法,即局部多针刺法。右膝关节活动障碍处,于膝眼、曲泉等处用"恢刺"法,即针刺关节部位的肌腱或肌腱旁的肌肉,刺入施行捻转、提插手法,后退针至皮下,让患者活动关节,根据关节活动情况,变换针刺方向再针,可多向透刺。右手指关节红肿热痛明显处,局部用"络刺"法,三棱针点刺出血或皮肤针叩刺出血,大椎三针同刺,出针时摇大针孔再拔罐令邪出,余督脉经穴与背俞穴均采用浅刺轻捻补法。每周治疗3次,每次留针30分钟,9次为1个疗程,治疗3个疗程。

【疗效】 二诊时患者即感疼痛好转,肤温较前降低,右手指间关节红肿已退,右膝关节肿胀缓解,活动较前灵活。3个疗程后无明显疼痛,活动尚可,症情平稳。

【按语】 类风湿性关节炎是一种病因未明的慢性、以炎性滑膜炎为主的系统性疾病。其特征是手、足小关节的多关节、对称性、侵袭性关节炎症,可导致关节畸形及功能丧失。奚老在治疗本病时,重视整体与局部相结合,选取督脉和膀胱经以及与肝、脾、肾三脏密切相关的背俞穴、原穴、合穴及"筋会"等特定穴为主,局部以痛为腧,配合传统针法,以调整全身气血,平衡阴阳,达到扶正祛邪的作用。

整体取穴:①取督脉之大椎、身柱、神道、至阳、筋缩均为奇数穴,可谓阳中之阳,取疏导督脉经气,助阳祛邪之功。其中大椎为督脉与诸阳经之交会,具有振奋阳气祛邪外出之功;身柱蕴含全身支柱之含义,为督脉出入之门户;神道近心能调整心阳;至阳位膈肌之上,为阳中之阳,有温阳宣阳之功;筋缩"因其脉气与肝俞相通,肝主筋,肝病则筋肉挛缩,穴主挛缩,故名"(《经穴释义汇解》),故可缓解类风湿性关节炎患者筋脉拘急疼痛之感。②膀胱经及特定穴：足太阳膀胱经，主一身之表，而本病的发作与"风寒湿三气杂至"之外邪侵袭密切相关，取膀胱经有振奋卫阳，祛邪外出之意，与督脉经穴共同达到扶正祛邪的目的。取其肾俞、脾俞，意为调整先后天之本，补先后天以化生气血、扶助正气，取其小肠俞乃针对邪偏盛者，蕴补中有泻之意。委中、阳陵泉、足三里三"合穴"的运用可有效调理三阳经之气血，振奋阳气，疏通经络。同时，阳陵泉乃"筋会"，可缓解类风湿性关节炎患者筋脉拘急疼痛之感，足三里可调理胃经气血，有助气血生化。太溪、丘墟乃肾经与胆经之"原穴"，乃脏腑之原气留止的部位。据《难经》所论，原气导源于肾间动气，是人体生命活动的原动力，是十二经之根本。故二穴的运用可进一步扶助正气。③特效穴：对于上肢受累的患者取天宗穴，本穴归属手太阳小肠经，《铜人腧穴针灸图经》中载述，该穴有治疗"肘臂外后廉痛"之用；对于下肢受累者取秩边穴，本穴归足太阳膀胱经，膀胱经"其支者，从髆内左右别下贯胛，挟脊内，过髀枢，循髀外后廉下合腘中，以下贯腨内，出外踝……至小指外侧"。故取此穴可通下肢经气。④局部取穴：以关节肿痛局部经穴及阿是穴为主。局部经穴的运用可进一步疏导受累关节处的经气，进一步祛邪外出。此处需要强调的是，奚氏认为在刺法运用前当明辨"肉节"。对于类风湿性关节炎患者关节局部的肿胀应视为"肉节"予以针刺，不做大幅度提插捻转等手法，不追求得气，静留针，如上述关节肿痛明显者，刺法的运用当注意此点。

五、秦 氏 针 灸

（一）流派代表医家

秦亮甫（1924—2019 年），江苏武进人，秦氏医家第六代传人，受家学熏陶，自幼随父学医，熟读四书五经，推崇经典，对《黄帝内经》《针灸甲乙经》《伤寒论》等经典著作反复研读。1945年开始独立行医，1946 年参加国民政府考试院举办的首届全国高等中医师考试，并获得中医师考试及格证书及中医师证书。1958 年调入上海第二医科大学附属仁济医院，从事中医的医、教、研工作。历任上海第二医科大学附属仁济医院中医科主任、中医教研室主任、教授，上海第二医科大学高级专业技术职务任职资格评审委员会委员，上海市高教局专业技术职务任职资格评审委员会中医学科组长，中国针灸学会理事，上海针灸学会常务理事，上海中医药学会理事，上海黄浦区医药卫生学会理事，《上海针灸杂志》常务编委，享受国务院政府特殊津贴，是全国 500 名被继承学术经验的名老中医之一。

秦亮甫教授博古通今，勤勉致知，在针灸治疗方面形成独特的思想和学术特色，推崇督脉理论、辨证论治、针药结合，自创无痛进针法，擅长运用综合疗法治疗各种疑难杂症，验著颇丰，著有《中国医学食物应用（法文版）》《妇人诀》等著作，发表《肺的脏象学说》《经络学说与辨证论治》等学术论文百余篇。1972 年，秦亮甫教授设计并顺利施行了全世界首例针刺麻醉下体外循环心内直视手术。1978 年，秦亮甫团队获全国科学大会集体奖。1989 年获国家中医药管理局中医药科学进步奖一等奖。针麻研究成果被世界卫生组织确认为中国医学科学研究 5 项重大成果之一。1995 年经人事部、卫生部、国家中医药管理局确认为全国老中医药专家学术经验继承工作指导老师，同年 12 月获"上海市名老中医"称号。2006 年 12 月获"中华中医药学会首届中医药传承特别贡献奖"。

秦亮甫教授也为提高针灸国际地位做出突出贡献：曾参加中国赴摩洛哥医疗队，通过改良发明套管式无痛进针法治愈摩洛哥亲王多年病痛；自学法语赴法国斯特拉斯堡-路易斯巴斯德大学医学院讲课，成为该校建校四百年以来第一位被邀请讲课的中国医生，后又被聘为客座教授，因其对教育事业的卓著贡献被授予"依堡卡特"奖章；此外，秦亮甫教授还应邀赴澳大利亚讲学，被聘为澳洲全国中医药针灸联合会高级顾问、澳大利亚墨尔本理工大学中医学高级学术顾问。秦亮甫教授一生勤勉致知，衷中参西，认为中西医应该相互促进，消除隔阂。2014 年，年近 90 的秦老在接受"海派中医"采访时曾感慨："我们的中医，不能一直在《黄帝内经》上徘徊，历史的精华要学，现代科技也要学，任何一门技术，包括中医，都应该与时俱进，要有创新意识，也要有包容心态，只有这样，才能共同发展。"

（二）学术特色与临证医案

1. 针药结合，力倡综合治疗

秦亮甫教授认为针、灸、药医者缺一不可，故针药并施为其治病主要特色之一。《素问·移精变气论》云："毒药治其内，针石治其外。"中药与针灸虽有外治与内服之别，各有所长，但均具有调和阴阳、补益气血、扶正祛邪之功效。《标幽赋（杨氏注解）》曰："拯救之法，妙用者针，劫病之功，莫捷于针灸。"故秦亮甫教授治疗急性病症或在疾病初期首先采用针刺疗法以去其标，如顽固性呃逆或神经性呕吐发病之际，病邪多亢盛，先针内关、足三里可削弱病势之猛烈，取得速效，待患者病情缓解予中药汤剂旋覆代赭汤调理脏腑功能，针药结合，祛实邪与补虚兼顾，从而控制病情预防急性发作。若针刺不效，可用灸法助其气，再以汤药涤其后。此外，也需厘清脏腑经络致病先后，决定针、灸、药治疗方案。

2. 自创无痛进针法

进针产生的刺痛感常常会令部分初寻中医治病的患者感到害怕，产生退缩心理，即使接受了针灸治疗，但持续的恐惧也会影响治疗效果。古代医籍载有指切压手法、舒张压手法、扶持压手法等，但这些手法仍无法达到"无痛进针"的目的。秦亮甫教授在前人基础上对进针法的细节进行了改良，阐明了"单手无痛进针法"和"双手无痛进针法"的操作要领。

右利手医师行"单手无痛进针法"需右手持针，环指超过针尖 1cm，而后对准穴位，快速进针。秦亮甫教授发现，若预先让环指接触刺激穴位周围皮肤能分散患者对进针时疼痛的注意力，此时快速进针方可达到针刺时无痛感。本法适用于四肢、背部、腰部等肌肉较丰富的部位。医师行"双手无痛进针法"前需与患者沟通，嘱其配合，然后先用左手拍击穴位四周的部位，右手持针，针尖露出约 1cm 对准穴位，令患者咳嗽一声，与此同时快速进针。拍击穴位皮肤以及让患者咳嗽一声主要起到"移神"的作用以消除痛感。本法适用于躯干、四肢等表面比较平坦部位。此外，秦亮甫教授还改良了"套管"进针法，其用塑料吸管改制传统套管，且比毫针短 0.5cm。医师需用右手拇指、示指共同夹持套管，按压于针刺部位，左手捏起穴位周围的皮肤后即用右手示指叩击针柄进针，进针后抽出套管，而后根据疾病需要将毫针继续插入所需深度。秦氏无痛进针法既保持毫针不受污染，亦符合现代医学的无菌操作需要，深受国内外医生和患者青睐。

3. 善用灸法，发明"衬垫灸"

20 世纪 70 年代末，秦亮甫教授作为中国援摩医生随队去了摩洛哥，在塞达特省哈桑二世医院工作期间，仿"太乙针灸""雷火针灸"和隔姜灸，创造了"艾火针衬垫灸"，通过艾条按压在特制的药物衬垫上以治疗疾病的新式艾灸疗法，且操作灵活、安全方便，广泛适用于虚寒性病症，如慢性哮喘、慢性胃肠疾病、筋骨疼痛、风湿性疾病、阳痿、遗尿等。

秦亮甫教授制定的"艾火针衬垫灸"操作方案如下：医师需事先准备干净的白布，厚度约 5～6 层，取 15g 干姜加水煎煮至 300ml，并加入适量面粉调成糊状，而后将浆糊涂抹在白布上，晒干后剪成 10cm×10cm 的方块布备用。操作时，医师右手持点燃的艾条，左手将事先制备的衬垫置于患病部位，然后将艾条燃端按压在衬垫上，若患者诉施灸部位有灼热感即提起艾条。转动衬垫，反复以上步骤 5 次，以施灸部位泛红为度。一般隔日施灸 1 次，1 个疗程 7～10 次。此外，亦可根据患者病症对症用药，替换干姜片，制成中药汤剂与面粉和用。灸法具有补虚泻实的双重调节作用，能使气血流畅，经脉疏通，扶正祛邪，祛病止痛，研究证实，秦氏衬垫灸能扩张血管，使血流加速，有利于修复病变组织，增加器官的血供，促进炎症吸收，从而调整机体各组织、系统的失衡状态以达到治病目的，且灸药同用功效显著优于传统艾灸。

4. 推崇督脉理论，创立秦氏"头八针"

督脉具有统帅、主导全身各条经脉的作用，在临床各科多种疾病的治疗中发挥着重要的作用，秦老在临床上首推督脉之功为调理阴阳。因督脉别走太阳，故秦老取督脉亦加用膀胱经。此外，因经络腧穴"一源三歧"理论，亦同用任脉。

20世纪60年代初秦老率先提出"主取督脉，以治四肢病"的观点，提高了颈腰椎病变、中风后遗症、风湿性关节炎、进行性肌萎缩等疾病的疗效。20世纪80年代，秦老又提出"主取督脉，以治杂病"的学术观点，把针刺督脉用于治疗外感、高血压、支气管哮喘、慢性胃肠病，以及过敏性皮肤疾病。因督脉别走太阳，而体内脏腑之气通过足太阳膀胱经之背俞穴与督脉相通，故督脉对于脏腑功能失常导致的病症亦能发挥整体调节作用。

新世纪以来，秦老根据自身几十年的临床经验总结，进一步深化督脉临床应用研究，以中医整体观为基本原则，依据经络辨证与督脉的紧密联系，对头部诸要穴的组合反复筛选、验证，借鉴现代医学脑电图测试的十极放置法的电极位置，从而创立秦氏"头八针"包括百会、印堂、双侧风池、双侧率谷、双侧头临泣八穴：百会为督脉穴，位于头顶，又称"三阳五会"，具有升阳举陷、醒脑开窍之功；印堂为经外奇穴在额部，可清利头目。百会、印堂合用贯通头部督脉，秉承秦氏"贯通督脉，以治杂病"的治疗特色。风池、率谷、头临泣皆属于胆经，《素问·六节藏象论》言"凡十一脏取决于胆"，足少阳胆经能通达全身阴阳之气，胆气升则十一脏腑之气皆升。风池穴为足少阳、阳维之会，可祛风解表、清利头目；率谷为足太阳、少阳交会穴，具有平肝息风、通经活络之效；头临泣亦可加强通窍醒神、清热止痛的作用。现代医学研究也表明，这些头部穴位经过丘脑或在丘脑附近，穴位投射区域对应的神经参与中枢系统的调控。针刺这八个穴位可更好地沟通头部各经脉气血之流通，营养神经，改善躯体功能障碍，解决疑难杂症。

*案例分析——吉兰-巴雷综合征

【基本信息】　杨某，女，18岁，学生。

【主诉】　双足背下垂1年余。

【现病史】　患者1年前不慎坠入水塘，获救后情况尚可，但四肢逐渐痿软无力，行走困难，遂于当地医院就诊，经神经传导速度和肌电图检查，诊断为吉兰-巴雷综合征。当地医院予其大剂量激素冲击治疗，患者双手肌力基本恢复正常，但遗留双足背下垂，右足功能明显下降，无法正常行走，时常摔跤。舌苔薄黄，质稍红，脉软滑数。

【中医诊断】　痿证（肝肾亏虚证）。

【治则】　通督益髓，补益肝肾。

【治法】　①针灸：穴取百会、印堂、风池（双）、率谷（双）、头临泣（双）、大椎、陶道、身柱、中枢、脊中、命门、腰阳关，内外膝眼、足三里（双）、三阴交（双）、丘墟（双）、解溪（双）、太冲（双）、公孙（双），针上加灸，每次留针20分钟。针后督脉和膀胱经加拔火罐。

②中药汤剂：炒杜仲30g，川断9g，炒狗脊15g，当归9g，熟地黄18g，制何首乌15g，羌活9g，独活9g，枸杞子15g，黄精15g，怀牛膝15g，鸡血藤15g，桑寄生9g，生甘草9g，炙黄芪30g，党参30g，焦谷芽9g，焦麦芽9g，仙鹤草27g，五加皮9g，红枣30g。

水煎服，每日2次，每次250ml，共14剂。

③甲钴胺片，0.5mg/次，每日3次。呋喃硫胺片（补充维生素B_1），25mg/次，每日3次。

【复诊】　患者每周针灸2次，双下肢乏力逐渐减轻，能独立行走，三诊时诉近期摔跤减少，随后半年每周针灸1次，配合服用药物，能独立学习和行走。

【按语】　吉兰-巴雷综合征是以周围神经和神经根的脱髓鞘病变及小血管炎性细胞浸润为病理特点的自身免疫性周围神经病，临床表现为突发下肢神经根剧烈疼痛、急性对称性弛缓性肢体瘫痪。《素问玄机原病式·五运主病》载："痿，谓手足痿弱，无力运行也。"结合吉兰-巴雷综合征临床表现，应归属于中医"痿证"范畴。现代医学尚无明确有效的方法治疗本病，大剂量激素冲击治疗为常用方法，但副作用多。秦亮甫教授认为本病多由暑湿、湿热浸淫经脉导致，日久累及肝肾脾三脏，致使精血不足以濡养筋骨肌肉，依据"主取督脉，以治四肢"的理论，配合运用秦氏"头八针"，针药并用协同奏效。

六、海 派 灸 法

（一）流派代表医家

吴焕淦（1956 年生），浙江仙居人，上海市文史研究馆馆员，民进上海市委会医疗卫生专委会顾问，博士生导师，上海中医药大学首席教授，上海市针灸经络研究所所长，第十三届全国政协委员，第十四届全国人大代表。享受国务院政府特殊津贴专家，国家中医药管理局首届岐黄学者，2项国家"973 计划"灸法项目首席科学家，卫生部有突出贡献中青年专家，第七批全国老中医药专家学术经验继承指导教师，上海市非遗协会理事，上海市非物质文化遗产保护工作先进个人，上海市科协委员，上海市名中医，上海市领军人才，国家重点（培育）学科针灸推拿学科组织者和学术带头人，上海市针灸推拿学重点学科带头人，国家中医药管理局针灸免疫效应重点研究室主任。兼任中国针灸学会副会长、中国针灸学会灸疗分会会长，上海市针灸学会会长。获上海市中医药杰出贡献奖、上海市先进工作者、第一届上海市健康科普杰出人物、全国优秀科技工作者、上海工匠等荣誉。

吴焕淦年幼时耳濡目染，对中医渐渐产生了浓厚的兴趣，青年时期开始踏上学习中医之路。1987年考入浙江中医学院攻读中医针灸专业硕士研究生，师从高镇五教授，在导师引领下读经典，做临床，重灸法，成为"海派灸法"的第三代传承人。后赴上海跟随陈汉平教授攻读博士学位，1990年博士毕业后，吴焕淦任职于上海市针灸经络研究所，在导师陈汉平教授、前辈居贤水主任医师的指导下进一步丰富"海派灸法"的科学内涵，并开展针灸作用的基本原理与应用规律研究。作为第一负责人，获国家"973 计划"灸法项目、国家自然科学基金项目、国家中医药管理局课题，以及上海市科委、教委、卫健委资助科研项目 50 余项，其中国家自然科学基金课题 10 余项。获 1998年国家中医药管理局科技进步三等奖和上海市科技进步二等奖，2004 年教育部提名国家科技进步奖二等奖，2013 年度国家科技进步奖二等奖，2012 年度和 2017 年度上海市科技进步奖一等奖各 1 项，2012 年度和 2019 年度教育部科技进步奖一等奖各 1 项，2019 年度中医药国际贡献奖科技进步奖二等奖。主编"十三五"规划教材《刺法灸法学》，上海中医药大学研究生教材《灸法学》；主编《中国针灸流派》《中国灸法学现代研究》《古今医家论灸法》《溃疡性结肠炎的中医诊断与治疗》《中国灸法学》《针灸治疗疑难病症的现代研究》《针灸治疗学——案例导引》等专著。在柳叶刀子刊 *eClinicalMedicine*，JAMA 子刊 *JAMA Network Open*、*Journal of Traditional Chinese Medicine* 等杂志上发表 SCI 收录论文 130 余篇，2021 年，2023 年入选爱思唯尔中国高被引学者榜单，2022 年入选全球 2%顶尖科学家榜单。中医药治疗克罗恩病等慢性难治性疾病获得新证据入选 2022 年度中医药十大学术进展。2023 年当选第十四届全国人大代表，中国针灸学会副会长，上海市针灸学会会长。培育了一大批中医针灸人才，在国内外中医针灸领域具有广泛的影响力。2024 年，吴焕淦教授申报的"海派灸法"被列入上海市第七批非物质文化遗产代表性项目名录。

（二）学术特色与临证医案

"海派灸法"在上海本土灸疗基础上，汲取浙江高氏灸法之精华，兼收西方科学研究理念，兼容并蓄，独树一帜。"海派灸法"以"温通温补"的学术观点和脾胃学说为理论核心，采用"脏腑灸""太乙灸"等特色技法治疗胃肠病症、退行性病变等多种疾病，防治肿瘤、延缓衰老等，是集预防与治疗为一体的特色灸疗体系。吴焕淦教授立足临床需求、汇通中西学术，传承发展艾灸温养脾胃理论，优化灸法治疗胃肠病症、退行性疾病的技术操作规范，在上海市针灸经络研究所陈汉平教授、居贤水主任医师等指导下深入挖掘灸法的临床价值，致力于推广隔物灸、悬起灸、温针灸、天灸等灸法技术，形成"脏腑灸""太乙灸"等特色灸法，赓续弘扬中医文化精粹。海派灸法项目传承工作由第三代传承人吴焕淦牵头，带领第四、第五代传承人在海派灸法理论研究、临床应用、教育及创新等方面作出了突出贡献，使海派灸法在国内灸法临床与科研领域居重要地位。

1. 理论特色

（1）强调五因制宜，辨证施灸　"海派灸法"提倡"因病、因人、因时、因地、因穴"五因制宜之学术观点，以全面系统的思维进行辨证，令诊断有理可循，治疗有的放矢。首先，诊断时运用经络辨证、脏腑辨证等，明确病因、病机、病位，分清主次经络，选经择穴，组方施治。其次，遵循"天人相应"理念，厘清人体自身的个性化、人与人之间的个体化差异及人与自然、社会环境关系等的多样性，如隔物灸法可根据上海地理环境、气候特征、居民体质灵活调整药粉配方和剂量。吴焕淦传承高镇五教授的治病经验，在传统"因时、因地、因人"三因制宜外，引入"因病、因穴"制宜的临证理念。吴焕淦教授临床注重辨病，认为病、证的辨别缺一不可，如对于膝骨关节炎、炎症性肠病、慢性萎缩性胃炎等疾病的灵活施治均是基于疾病自身特点，结合现代医学诊疗进展而施行。"因穴"制宜则是强调腧穴这一针灸治疗的具体操作部位在疾病诊治中的重要作用，腧穴穴性有相对补泻偏性，如俞募穴穴性偏补而井穴偏泻，欲补则取补益之穴，行补之手法，反之亦然。腧穴补泻偏性还体现在处方配伍方面，参考上海流行病学数据，消化系统疾病、肿瘤的发生率位居前列，患者以虚为主，或本虚标实，吴焕淦教授根据"虚则补其母，实则泻其子"之五行生克、子母补泻理论，辨证取穴，补虚泻实多获良效。

（2）重视治神，使神气相随　"治神"是针灸治疗的重要原则和方法，贯穿审病、选穴、刺灸、养护的全过程，也是针灸医师需要追求的境界。正如《黄帝内经》所载"凡刺之真，必先治神。""用针之要，勿忘其神""粗守形，上守神"等。在具体针灸治疗过程中，"海派灸法"提倡首先医者务必"治神"，即精神内守、专心致志，通过四诊察患者"神"之盛衰、"神气游行出入之处"，通过补泻手法调紊乱之神气，如灸法补泻手法需根据病人体内邪正盛衰的程度进行定性（虚或实）和定量（大或小），然后选用"大补""大泻""小补""小泻"等不同刺激量的补泻手法。其次，"海派灸法"还提倡患者务必"守神"，在接受治疗的过程中凝神聚气，仔细体会灸感，与医者紧密配合，在治疗后注重养神，避免因情绪波动等因素耗伤神气。

（3）针灸调和气血，平衡阴阳　吴焕淦教授提出，中医"气"兼具物质与能量双重属性，其转化过程影响机体新陈代谢，"血"由中焦水谷之精所化生，凡形质所在皆依赖于血的营养作用。在临床诊疗当中，吴焕淦教授通过观察患者主症和伴随症状判断机体气血盛衰，脏腑虚实，从而选择合适的针灸干预方式、穴位配伍、补泻手法等，用以治疗失眠等病症可达到平衡机体阴阳之目的。

（4）肠病，从脾论灸　"海派灸法"团队一贯遵从东垣学说，强调后天脾胃功能失常，则百病由生，采用针灸治疗脏腑病时，必先审查脾胃虚实，而后辨证取穴，兼调脾土。现代医学之炎症性肠病，根据临床表现当归属于中医学"腹痛""久泄""便血"等范畴，总体病机为脏腑、气血、阴阳失调，表现为整体正虚与肠腑局部邪实并见的本虚标实复杂证候，但以脾胃虚弱为本，湿热邪毒留滞为标，血瘀肠络、内疡形成为其局部病理变化。吴焕淦教授遵《内经》"大肠、小肠皆属于胃"之观点，以艾灸温养脾胃，调和阴阳为主要治则，使脾胃升降相因，燥湿相济，气血生化有源，四肢百骸得养，则诸证可除。

2. 灸疗特色

（1）隔物施灸，协同增效　隔物灸法是采用药饼等作为间隔物进行艾灸，可同时发挥药物在穴位的透皮吸收作用，通过艾灸的热力增强其穿透性，使得穴、药、灸产生作用机体的联合效应。海派灸法创始人高老先生手稿中曾记载："腹痛阵作、脘痞不舒、便血、纳呆、背寒肢冷……足三里、关元隔药灸各三壮""胸满腹痛、便溏溺少……中脘、梁门、气海隔物灸之"，手稿中患者临床表现与肠道肿瘤、肠炎症状相似，也是"肠病，从脾论灸"灸疗理论的重要依据。海派灸法传承人治疗脾胃阳虚兼见者，每见面萎、肢冷、溏泄，亦会以四神丸末填神阙穴而隔物灸之，意谓"阳气如天日，寒湿乃阴霾，必得离照当空，然后阴霾自散"。

（2）温灸助阳，以疗诸疾　江南地区一般疾病，以寒湿证居多，真正热病，并不多见。景岳言："但无热证可据而为病者，便当兼温，以培命门脾胃之气。"因此，在降浊、和中、利湿的基础上，海派灸法必在中脘、气海等穴施以温针灸法，借艾火之力鼓动脾胃阳气，以助化湿散寒之力。

温针灸即在针刺得气后，将艾绒搓成团置于针柄上点燃，通过针体的传导，将艾火温热刺激透达肌肤筋肉深处，起到温通经脉、驱散寒邪、行气散结、预防保健的作用，适用于阳气虚衰、阴寒凝滞等慢性病。然而毫针的粗细、长短、材料，艾炷的壮数、大小、松紧、周围环境等都会对温针灸灸温产生影响，以半导体"点"温度计测量温针灸时灸温，通过对比针体各点的温度差异，对影响灸温的每一个变量进行逐一探究，经过严密的思考和实验分析论证，总结出以下几点：①银针较不锈钢针针体温度上升速度更快，灸温持续时间更长，粗针、短针较细针、长针传热效果也更加显著；②艾炷搓揉较为松散者对灸温的影响程度高于搓揉紧实的艾炷，施灸时将艾炷完全套入针柄，距离皮肤 3cm 左右，既安全又能保证艾火最大范围接触针柄达到最佳灸效；③针体温度与室温成正比，因此施灸时需维持合适的环境温度，避免寒气侵袭。

通过调节针具材料、针刺深度、艾炷松紧等多方面因素令温针灸行之有效，对于缓解神经根型或椎动脉型颈椎病、膝骨关节炎的临床症状疗效尤为显著。此外，使用银针、粗针等进行温针灸时，由于针体温度高，操作时须注意避让血管、神经干等重要组织，审慎行之，安全为要。

（3）悬灸固本，贵在补泻　艾条悬起灸是当代较为普遍运用的施灸操作技术，包括温和灸、雀啄灸和回旋灸三种基本操作方式，因施灸方式的区别而发挥不同的补泻作用。在早期医家基础上，吴焕淦教授围绕三种不同悬起灸技术的作用特点，对悬起灸补泻及适应病症作了全面概括。并综合分析了影响悬起灸补泻作用的因素，除了疾病本身性质外，还与单次施灸时间、施灸温度、间隔时间、总的施灸时间有关，证实艾条悬起灸的单次施灸不少于 10 分钟，且温度控制在 45℃左右可能有较好的临床治疗效果。吴焕淦教授带领海派灸法团队起草了世界中医药学会联合会专业委员会标准《悬起灸技术操作规范》，并与全国各地专家召开线上会议，就指南中各项细节进行深入讨论，保证了指南的严谨性，操作的可重复性，可广泛应用于慢性病的治疗及预防保健领域，为更好地满足人民健康需求助力。

（4）天灸扶正，注重积累　天灸疗法，是通过敷贴药物对穴位或患处皮肤的刺激，使其自然充血、潮红甚则发疱而发挥疗效。天灸起效往往需时间积累，以每年夏季贴敷，持续 3 年以上最佳，这是天灸疗法在"冬病夏治"中的广泛应用。高镇五教授致力探索天灸"扶正"功效在防治肿瘤中的应用，创立协定方三张，分别为扶正 1 号方（丁香、冰片、麦冬、熟地黄、红花）、扶正 2 号方（黄芪、党参、白术、川芎、冰片、斑蝥）、扶正 3 号方（肉桂、黄芪、半夏、土茯苓、水蛭、斑蝥）。临床根据不同患者情况的差异辨证选用，穴位皮肤常规消毒、剃毛，取药粉 10mg 于穴上，用胶布固定。首次使用时，一般选择 1 号药方，不使起疱。第 2、3 次可改用 2 号或 3 号药方使起疱，以达到治疗的目的。起疱后就可将药揭去。如果水疱破裂，可用龙胆紫药水外涂，以防感染。一般 5～7 天换药 1 次（续贴），5～8 次为 1 个疗程。休息约 10 日，可继续下一个疗程。因肿瘤患者多为慢性起病、慢性发展，故天灸治疗时间宜较长，徐徐图之，不可操之过急。

3. 创立脏腑灸特色疗法

吴焕淦教授对元代罗天益所著《卫生宝鉴》"灸补脾胃之主方"推崇备至，他效法前贤，以脏腑为根基，率先开展"灸法作用的免疫机制与临床特色技术应用"研究。聚焦慢病，在"三因制宜"基础上，结合临床检验诊断学、影像学、组织病理学等技术，确诊难治性肠腑病症。以"温通温补"为前提，根据病因病机及局部病变特征细化针灸治法及穴位处方，形成隔药灸治疗溃疡性结肠炎、针刺结合艾灸治疗克罗恩病、艾灸治疗腹泻型肠易激综合征等多项特色脏腑灸疗技术，提升了针灸治疗难治性肠腑病症的理论和诊治水平。

（1）艾灸"温养脾胃，调和阴阳"治疗溃疡性结肠炎　溃疡性结肠炎是一种慢性非特异性炎症性肠病，临床主要表现为腹泻、腹痛、黏液脓血便、里急后重等，可伴有不同程度的全身症状，常反复发作，迁延难愈。该病归属于中医学"腹痛""久泄""便血""肠澼"等范畴，病因多为六淫外邪、饮食所伤、七情内伤、先天禀赋不足等，病机总体表现为脏腑气血阴阳失调，整体正虚与肠腑局部邪实并见的本虚标实证候，但以脾胃虚弱为本，湿热邪毒留滞为标，血瘀肠络、内疡形成为其局部病理变化。临床上以湿热内蕴、肝郁脾虚、脾胃虚弱、脾肾阳虚、阴血亏虚和血瘀肠络六个证型多见。

针对溃疡性结肠炎这一肠腑病症的中医病因病机特点，吴焕淦教授强调治疗该病应以温补脾胃治其本为主，兼以疏肝解郁、清热利湿、活血祛瘀以治其标，临床选用通十二经之陈艾作为施灸材料，并基于温阳、行气、活血之药饼，在中脘、气海、足三里（罗氏灸补脾胃之主穴）等穴进行隔药灸治疗，灸、穴、药三者共奏温补脾胃、调和阴阳之功。临床研究表明，该方法对临床类型属于慢性复发型、慢性持续型和初发型，严重程度为轻、中度，病变范围累及直肠、直乙状结肠或区域性结肠，病情分期为活动期和缓解期的溃疡性结肠炎患者均有较好的临床疗效。在具体症状方面，不仅对溃疡性结肠炎患者腹痛、腹泻、黏液脓血便等主症有效，且对里急后重、肠鸣、神疲乏力等兼症亦有明显的改善作用。海派灸法团队现已建立"隔药灸治疗溃疡性结肠炎技术操作规范"，该成果在 2005 年由国家中医药管理局作为全国百项中医诊疗技术推广项目，已制作教学课件在全国推广。

*案例分析——溃疡性结肠炎

【基本信息】　乐某，男，56 岁，退休。

【主诉】　大便次数增多 10 年余。

【现病史】　患者 10 年余前无明显诱因下出现便血，大便次数增多，于当地医院行肠镜检查，诊断为溃疡性结肠炎（具体报告未见），予药物灌肠及口服柳氮磺吡啶治疗后，情况控制尚可。十余年来时有发作，1 个月前患者再次于外院行肠镜检查，病理结果示：直肠浅表黏膜内大量炎性肉芽组织。刻下：患者大便每日 3～4 次，质稀，偶有脓血、腹胀腹痛，胃纳尚可，平素怕冷，夜寐欠安，易惊醒，舌暗，少苔，脉沉。肠镜示：直肠及升结肠可见黏膜充血糜烂，并见 0.2cm 大小多发溃疡，表面有脓苔，余大肠未见异常。

【中医诊断】　泄泻（脾肾阳虚证）。

【治则】　温补脾肾，升阳止泻。

【治法】　隔药灸药饼组成：附子 10g，肉桂 2g，木香 2g，丹参 3g，红花 3g。每支药饼含药粉 2.5g，加黄酒 3g 拌成厚糊状，用模具制成直径 2.3cm，厚 0.5cm 药饼。置中脘、气海、关元、足三里双再加 1.5cm 长艾炷行隔药灸，每次每穴灸 2 壮，每日 1 次，12 次为 1 个疗程，疗程间休息 3 日。

【疗效】　艾灸 2 个疗程显效。

【按语】　本例患者反复发作泄泻，阳气虚损，现正处在缓解期，未见明显脓血便，而是以大便质地清稀为主要表现，究其原因，乃久病脾肾阳气俱损，清阳不升，水液不得蒸化散布四肢百骸，反流注大肠所致，治疗上应以温补脾肾，升阳止泻为主，于邪气藏伏之时培补正气，正气充沛，则邪气相对势弱，根基松动，稍以驱邪之力，便可将之连根拔起。罗氏"灸补脾胃之主方"中脘、气海、足三里三穴共伍可奏温养脾胃、升提中气、调和阴阳之功。药饼中附子、肉桂、木香三药共伍可温阳补肾，健脾理气；丹参、红花等药可活血祛瘀，通经止痛。这种灸法与药物的结合，大大提高了治疗的有效率，在临床上效应如神。

（2）艾灸结合针刺"温养脾胃、补肾通络"治疗克罗恩病　克罗恩病的特点是从口腔至肛门的任何一段消化道均可受累，病变呈节段性或跳跃式分布，但临床上以末段回肠和邻近结肠多见，患者以腹痛、腹泻、体重下降、腹部包块、瘘管形成和肠梗阻为主要特征。本病的主要病机为脾肾亏虚、肠络气血瘀滞，海派灸法团队由此提出"温养脾胃，补肾通络"治疗原则以指导针灸辨治不同证型克罗恩病疗效卓著。

若患者以腹痛腹泻为主症，传承人吴焕淦教授认为其属于本虚（脾胃虚弱）、标实（湿热内蕴肠腑）的虚实夹杂之证，治疗上主张标本兼治、补泻兼施。欲止痛止泻，必先健运脾胃，祛除湿浊，故吴教授主取脾胃两经的足三里、三阴交、公孙及胃之募穴中脘，复脾胃之升降以治本，同时取大肠之募穴天枢和下合穴上巨虚，可清肠泄热以治标。通过对上述诸穴进行太乙温灸条结合针刺治疗可收健脾和胃，通腑泄热，利湿止泻之功。

若患者以腹胀、泄泻为主症，其根本原因乃气机升降失常所致，主要责之于肝脾两脏，唯有恢复肝之疏泄和脾之运化，才能使清升浊降，痛泻得缓。此类患者肾阴不足，邪盛而正虚，故症状反复发作，吴教授拟定疏肝理气，健脾助运，补肾通络大法，选取太乙温灸条施灸关元、命门、天枢、大肠俞穴，同时配合针刺足三里、上巨虚、太冲、太溪以及 T_6～L_1 夹脊穴。吴焕淦教授治疗中发现，克罗恩病患者在背部 T_6～L_1 棘突旁约当华佗夹脊穴位置按压时会出现阳性反应点，甚至有一些长期反复发作的患者此处可触及条索状物。因"病之于内，形之于外"，体内脏腑的病变可通过对应的经络腧穴反映于体表，通过针刺这些相应的穴位可以调整脏腑之气血阴阳，而达到补虚泻实之效。

克罗恩病病程缓慢，复发率高，症状繁多，难以根治。由于其病因至今未明，故目前西医只能采用对症治疗，如在急性期应用抗生素、激素、生物制剂以及外科手术切除病变肠段等，但这些治疗方法不仅不能长久地缓解临床症状，反而因为其明显的副作用或昂贵的医疗费用，而严重影响了患者的生活质量。海派灸法团队通过长期的临床实践，总结出以"温养脾胃、补肾通络"为核心的治疗法则，证实对传统西药不响应/响应不佳、西药依赖或拒绝药物的轻中度活动期克罗恩病患者，针灸不仅可以改善克罗恩病患者临床症状，降低肠黏膜病理学评分，降低血浆 DAO、LPS、Th1/Th17 相关促炎细胞因子水平，增加肠道抗炎菌丰度，增强肠黏膜屏障功能，研究成果发表于《柳叶刀》子刊 *eClinical Medicine* 等杂志。

*案例分析——克罗恩病

【基本信息】　程某，女，24 岁，护士。

【主诉】　腹痛、腹泻 1 年余，加重 2 个月。

【现病史】　患者 1 年前因情志不遂出现腹痛、泄泻，未引起重视，在当地医院以肠易激综合征治疗，症状有所缓解。2 个月前患者腹痛腹泻时有发作，并出现反复口腔溃疡，皮疹，于上海市中医院就诊，结合肠镜结果诊断为：炎症性肠病（克罗恩病？），予激素、硫唑嘌呤、美沙拉嗪等药物治疗后症状缓解。后由于出现肝功能异常，逐渐撤用部分西药，仅以美沙拉嗪缓释颗粒维持。刻下：患者诉脐周疼痛，大便每日 1～2 次，不成形，时有低热、夜间尤甚，纳差，寐可，神疲乏力，面部、项部皮疹，口腔溃疡。腹平软，无压痛及反跳痛，未及包块。舌暗胖，边有齿痕，脉细弱。腹部 CT 示：小肠肠腔充盈扩张一般，末端回肠局段肠壁及降结肠肠壁增厚，炎症性肠病需考虑。

【中医诊断】　泄泻（肝脾不调证）。

【治则】　理气止痛，健脾止泻，滋阴补肾。

【治法】　针刺取穴：足三里$_双$、阴陵泉$_双$、阴郄$_双$、太溪、照海$_双$、太冲$_双$；隔药灸取穴：中脘、天枢、气海。针刺时依据病情酌取 3～5 对穴，局部常规消毒后，采用 0.30mm×50mm 一次性针灸针直刺 1～1.5 寸，平补平泻，得气后留针 20 分钟，每隔 5 分钟行针 1 次。隔药灸配方：附子 10g、肉桂 2g、木香 2g、丹参 3g、红花 3g 碾粉，每只药饼含药粉 2.5g，加黄酒 3g 调成厚糊状，用模具按压成直径 2.3cm、厚度 0.5cm 大小，置上穴再加 1.5cm 长艾炷行隔药灸，每次每穴灸 2 壮，每周治疗 3 次，12 周为 1 个疗程。

【疗效】　针灸 1 个疗程腹痛明显减轻，腹泻次数减少，3 个疗程后腹痛症状消失，大便成形。

【按语】　本例患者平日思虑太过，暗耗脾气，脾虚失于健运，水谷不分，混杂而下，结合舌脉，考虑脾虚湿盛；土虚则肝木易相对偏旺，情志稍有不遂，必致胃肠气机壅滞，则见脐周疼痛。加之患者肝肾本有不足，又因久泻伤及肾阴而致真阴不足，故时有低热、夜间尤甚；虚火上扰心神，故见面部、项部皮疹，口腔溃疡。吴焕淦教授根据多年的临床经验，选取中脘、天枢、气海、足三里、太溪、阴郄穴作为治疗选穴，诸穴配伍，共奏温养脾胃、益气止泻、调和阴阳之功。

（3）艾灸"温养脾胃、疏调肠腑气血"治疗腹泻型肠易激综合征　肠易激综合征是一种持续或间歇发作，以腹痛、腹胀、排便习惯和（或）大便性状改变为临床表现，而缺乏胃肠道结构和生化异常的肠道功能紊乱性疾病。临床表现以腹泻或腹泻与便秘交替、腹痛为主要特征。本病属中医学"腹痛""泄泻""便秘"等范畴，常因情志不调、饮食不节、劳倦过度等因素而诱发或加重，病情缠绵，久治不愈。

脾胃虚弱是肠易激综合征发病之本，脾虚肝乘，肝木抑郁，失其疏泄，均可致湿滞中阻，大肠传导失职，发为腹泻。因此，临床上虽分为脾胃虚弱或肝脾不和等不同证型，但各证型在治疗上并非截然分开。补"脾气"乃治愈该病的治本之法，应温养脾胃治其本，疏肝解郁、清利湿热、缓急止痛以治其标。海派灸法常取天枢与上巨虚，以补益脾气，通降肠腑气机，因艾条燃烧时所释放出的热量能使局部温度增高，扩张血管，促进局部血液循环，减轻炎症水肿，无论隔药灸或是温和灸都能通过腧穴内治脏腑，外通孔窍，从而起到整体调节、治疗疾病的作用。

吴焕淦教授带领海派灸法团队率先开展相关临床研究表明，隔药灸能显著改善患者临床症状，同时还能影响患者脑岛-感觉运动网络和脑岛-默认模式网络静息态功能连接度；借助随机安慰对照试验，证实了温和灸治疗腹泻型肠易激综合征的临床有效性，成果刊登于 *Journal of Ethnopharmacology* 等杂志，凸显了针灸治疗腹泻型肠易激综合征的疗效优势。海派灸法相关动物实验研究提示，温和灸能增加脊髓相应节段内源性阿片肽含量，提高慢性内脏痛大鼠的痛阈，具有镇痛效应。

*案例分析——肠易激综合征

【基本信息】 黎某，女，29岁，审计员。

【主诉】 排便困难半年余，加重1周。

【现病史】 患者工作繁忙，饮食不规律，常食辛辣生冷等食物，半年前工作量增加，情绪不佳开始出现大便困难，曾服用黄连上清片未有明显改善。近1周症状加重，大便约4～6日一次，成形，量少，质硬，排便艰涩，影响生活质量。刻下：患者腹胀时作，餐后尤甚，持续1～2小时不能好转，腹痛偶发但可自行缓解，纳可，寐安，小便调，大便秘结，舌质紫暗，脉弦细。全大肠镜检未见明显异常。

【中医诊断】 便秘（肝郁脾虚证）。

【治则】 疏肝健脾，调气行血，祛瘀通便。

【治法】 处方①隔药灸：天枢双、关元、中脘；针刺：足三里双、阴陵泉双、太冲双。处方②隔药灸：脾俞双、大肠俞双；针刺：足三里双、下巨虚双、内关。两组针灸处方隔次轮取，每次治疗先施以隔药灸，药饼配方及制作同上，艾灸前嘱患者闭目，置上穴再加1.5cm长艾炷行隔药灸，每次每穴灸2～3壮，以皮肤出现红晕为度。而后参照针灸处方行针刺治疗，局部常规消毒后，直刺1～2寸，平补平泻，得气后留针20分钟，每隔5分钟行针1次。治疗隔日1次，每周3次，12周为1个疗程。

【疗效】 针灸8周疗效显著，至12周时诸症消失。

【按语】 此例患者为肝郁脾虚之症，因其病程长，其根本在于脾胃虚弱，容易受到外邪侵扰，故慢性期的治疗应以温补脾胃为主，脾胃功能得以恢复，则正气存内，邪不可干。故取中脘、足三里、内关、关元健脾和胃益气。同时由于本病虚实夹杂的特点，同时还要重视对壅滞邪气的疏导通利，要理气疏肝，清肠调血。故取天枢、下巨虚清肠利湿，阴陵泉、太冲疏肝理脾，行气健脾，使气血调和，腑气自通。

第二节 澄江针灸学派

澄江针灸学派，是以针灸巨擘、中国科学院首批学部委员承淡安先生为创始人，首批国医大师程莘农院士及邱茂良、杨甲三等众多代表性传承人为支撑，以针灸学术为主要研究对象的现代针灸学术流派，是国家中医药管理局公布的全国64家中医学术流派之一，也是江苏五大中医流派之一。学派肇始于针灸日渐凋敝的20世纪30年代，以1930年成立的中国针灸学研究社为标志，"澄江"之名源于承淡安先生原籍江阴市之古称。学派发展已历近百年，突显了以临床疗效为起点的学术范式、以学术提高为导向的学术目标、以承古纳新为视野的学术方法等主要特点，创办了我国教育史上最早的针灸函授机构、最早的针灸专业杂志、最早的针灸专门医院，培养了海内外大批针灸学人才，薪火相传，延绵不断。

一、承 淡 安

（一）医家简介

承淡安（1899—1957 年），江苏江阴人，原名启桐，又名澹盒、澹庵、淡庵。曾任江苏省中医进修学校（南京中医药大学前身）首任校长、中国科学院生物地学部委员、中华医学会副会长、全国政协第二届委员会委员。是近现代杰出的针灸巨擘和中医教育家，现代针灸学科的奠基人，中国中医现代高等教育的创建者和开拓者，开创了现代针灸学术的代表性流派——澄江针灸学派。承淡安先生一生著述颇丰，有《中国针灸治疗学》《中国针灸学讲义》《中国针灸学》《伤寒论新注（附针灸治疗法）》《针灸薪传集》《校注十四经发挥》等专著、译著 30 余部。

承淡安先生出生中医世家，幼承庭训，祖父凤岗擅长儿科，父乃盈精于儿科、外科亦擅针灸。1917 年起师从同乡内外科名医瞿简庄先生，苦学 3 年，学有所成。此后又多次参加在上海举办的西医学习班，1923 年 12 月毕业于上海广德医学专门学校，1 年后在上海大中医院完成实习工作，至此承淡安先生完成了扎实的中西医知识构建。1925 年春，承淡安先生开始独立设诊。1929 年民国政府"废止中医案"事件发生，针灸发展陷入绝境，针灸人才绝少，但承淡安先生信服针灸，有感于针灸医术独特的价值，依然把研究针灸、复兴针灸作为自己毕生的奋斗目标。是年秋，他将诊所迁至苏州望亭，与望亭医界八位同道共同成立中国针灸学研究社，研讨针术、编撰《中国针灸治疗学》。1932 年，社址迁往无锡，研究社联络海内外广大志同道合之士，设立针灸函授班，研究、推广针灸，成为当时世界针灸的中心，并在境外多地设有分社。1933 年创办针灸专业杂志《针灸杂志》。1934 年 10 月至 1935 年 6 月，承淡安先生东渡考察日本针灸发展状况，带回一些图书资料和针灸器具，产生新的学术思考并更新办学观念，创办附设于中国针灸学研究社的中国针灸讲习所，调整课程设置，开始了正规的学校教育模式。1937 年 1 月，将针灸讲习所更名为"中国针灸医学专门学校"，设立了针灸医院，使中国针灸学研究社成为当时最具影响力的中国针灸人才培养基地。战争爆发后，承淡安先生克服重重困难设诊办学、著书立说，先后出版了《中国针灸学讲义》《伤寒针方浅注》等著作。1947 年冬，承淡安先生返回故里，1950 年初秋在苏州恢复中国针灸学研究社，次年复刊《针灸杂志》。1954 年 9 月，承淡安先生毅然决定停止针灸学研究社各项社务，欣然受命赴南京参加江苏省中医院和江苏省中医进修学校的筹建工作，并出任学校首任校长。彼时正是新中国高等中医药教育开局之时，承淡安先生引领构建新的中医教育模式、为现代针灸学科体系奠基。1955 年，被聘为中国科学院生物地学部委员、中华医学会副会长。1957 年 7 月10 日于苏州病逝。

承淡安先生一生以复兴针灸绝学为己任，全面整理、研究和弘扬针灸学术，融会贯通中西医学，结合现代解剖学考订腧穴定位；提倡用科学方法研究经络；主张辨病辨证相结合的临床实践；并致力于针灸器械及用具的研制改造。创办了中国教育史上最早的针灸函授机构、最早的针灸专业杂志、最早的针灸专门医院，培养了海内外大批针灸学人才，开创了现代针灸学术发展史上著名的"澄江针灸学派"，薪火相传，延绵不断。

（二）学术特色与临证医案

承淡安先生自 1925 年开诊至 1957 年去世前，从未舍弃针灸临床，对腧穴、经络、刺法、灸法、治疗等有全面的思考和独到的认识，形成了特色针灸思想和经验。

1. 临床视角的经络、腧穴观

承淡安先生对经络、腧穴概念的理解及应用均基于临床视角。他在反思"经络理论"时提到："受了新医解剖生理知识，和日本新派针灸理论的影响，一度转变为采用新的一套理论方法。采用之初，未尝不感到轻便时新，可是较诸以往用老法施治的效果，总觉不如。碰到一些比较曲折为难的疾病，往往无计可施，仍要借重古法以谋求解决。于是方悟古法之可贵，而复走回经络学说的老路。"承淡安先生行医之初以《针灸大成》等传统理论为指导，临床中不自觉地运用经络理论；待他接触到西方医学神经、解剖等内容，尤其是东渡日本发现日本针灸界摒弃传统经络理论，转而采用神经学理论解释针灸作用原理后，对经络理论产生了怀疑；可是最终还是从经络理论的实际价值中重返古法针灸的道路，回归临床。

腧穴较之经络而言较为具体可循。先生对腧穴的认识与解读也务求真实可证，将腧穴解释为治疗的刺激点，扬弃前人繁复而语焉不详的腧穴理论，直指要害，切合实用，易于理解。同时，先生认为腧穴是有具体内容的，谓："盖人身寸寸是穴。试观之解剖，实属神经干支。虽亦有动脉，然动脉之外，仍属神经缠绕。前人按穴，虽就动脉处针刺，仍是针刺该部之神经，并不刺破动脉。"对每个腧穴的部位（定位）、局部解剖、主治病症、操作手法等逐一论述，均是从临床治疗角度出发。

2. 创新视角的针灸器具革新

承淡安先生在长期的针灸临床、科研、教育过程中，有感针灸器具对于提高临床疗效、便于针灸推广的重要意义，曾对针灸器具进行多项重要革新，涉及探索毫针材质、厘定毫针规格、发明角针、创造揿针、创制念盈药条、推广电针机等多个方面。

其中，对于毫针材质及规格的革新影响最为深远。承淡安先生早年即已关注并思考针灸针材质与疗效的关系，在《中国针灸治疗学》及《增订中国针灸治疗学》中均论述针之制造及材料的选择。承淡安先生访日归来时首次带回不锈钢丝，用于新针具的制作，克服以往金、银、铁等金属的各自缺点，很快就试用于临床，并以《针灸杂志》为平台，向针灸从业人员提供。不锈钢做针灸针材料，是针灸针的制作工艺上的重大突破，为针灸器械向微细化发展和针灸针大量生产、使用，特别是一次性针灸针的使用奠定了良好的基础。同一时期，承淡安先生还厘定了毫针规格，对毫针的针尖设计、针体形态、针柄长度做严格规定，规格上按粗细分 26 号、28 号、30 号三种，按针体长度分七分、一寸、一寸五、二寸、二寸五、三寸、三寸五数种，为针灸行业统一毫针针具的生产和制作标准奠定了基础，也为我国制定针灸针质量控制标准、制定毫针国际标准提供重要参考依据。

3. 针灸并重，相得益彰

在临床实践中，承淡安先生注重针灸并重，在他的著作中，论及治疗处方，腧穴后往往既有针法亦有灸法。先生提出无痛进针，精简手法，重视艾炷灸法。

承淡安先生在苏州望亭创办中国针灸学研究社时，提出"运针不痛心法"，并于 1931 年托名紫云上人编撰出版《运针不痛心法》一书。从此，关于无痛进针和行针，一直是承淡安先生钻研的课题之一，多次与学生探讨无痛进针法，并在教学和实践中广泛应用。承淡安先生提出达到运针不痛，需要从 4 方面入手：养气、练指、理针、手法，即练气、练指力、选择适宜的针具、掌握必需的针刺手法。

承淡安先生认为刺法理论历来名目繁多，明代刺法的繁复达到极致。丰富的刺法固然是针灸临床的重要发展，但也增加了掌握的难度，令学习者望而生畏。他结合自身的经验，借鉴日本针术技法，将进针手法总结为 4 种：兴奋作用之针法，抑制作用之针法，反射作用之针法，诱导作用之针法；将一般应用之针法总结为 8 种——单刺术、旋捻术、雀啄术、屋漏术、置针术、间歇术、震颤术、乱针术，颇有执简驭繁之妙。

先生重视灸法的应用，尤其是艾炷直接灸法，称之为"中国最古之灸法，亦为灸术之滥觞"。他对那些火力太轻的灸法操作作了这样评价："近年日人后藤道雄发明温灸，灸不着肉，隔器温蒸，以无灸痕为标榜，但费时费药，既不经济而效力极微，较之雷火针、太乙神针，相去不可以道里计矣。"承淡安先生认为灸术属于温热的治疗方法，灸壮太多难免用火太过，导致邪火内郁，或直接灼伤阴津。在施灸时固宜遵循古人遗规，但气候有变迁，人体有偏胜，体格有大小强弱，疾病有轻重久新，所以施灸时也应针对不同情况，给予强弱不同的刺激。为此他制定了一个易于为近现代人接受的标准，将灸治刺激量分为强、中、弱3种：强刺激标准：艾炷如绿豆大，捻为硬丸，灸数12~15壮；中刺激标准：艾炷如鼠粪大，捻成等硬丸，灸数7~10壮；弱刺激标准：艾炷如麦粒大，宜松软而不宜紧结。承淡安先生通过对自身丰富的医疗实践经验的总结，认为灸治的效力比针效更为持久且强，并发出"伟哉！艾灸之力，诚非其他药石所能及"的惊叹。对于灸治效力强于针刺的原因，可从以下三个方面理解：刺激感受器范围大，而且皆是神经末梢，所以感传力大。破坏力大而广，起泡之变性蛋白与血清，必含有相当大之补体抗生等作用，古书有不起泡者不治之说，有至理。火伤毒素有强心及兴奋作用，或另有某种刺激作用、破坏作用等。

4. 针药结合，各用其长

承淡安先生初入医门即从伤寒、金匮等中医经典医籍着手，打下了扎实的中医理论基础。在苦心孤诣推广针灸医术之余，他也一直孜孜不倦以研习中药处方为乐事。在收录承淡安针灸处方较为全面的《承淡安针灸经验集》一书中，共收载承淡安按照传统辨证施治列出的针灸处方136病，其中的113病提出了中药助治处方，用药心得与处方特点不乏独特之处在临床实践中，承淡安先生十分注意通过针药结合来提高临床疗效，并根据自己的实践经验，对每病的针、药疗效作出实事求是的比较，对其中中药治疗有明显优势的病证，能如实说明针灸只可助治而不能尽收全功，而对针灸疗效相对较优的病症，也从实际出发，提出中药助治处方。如治疗妇女经水先期，他不仅分别给出了血热内壅肝气扩逆、气不摄血三种症型的针灸处方，还根据先期经水量的多少，同时给出了中药助治处方。

承淡安先生针药结合理念最具代表性的成果，是他从医理及针灸学的角度补注《伤寒论》，著有《伤寒论新注（附针灸治疗学）》。全书释证397条，共计采用腧穴108个，增补针灸处方达192条，其中包括太阳篇114条（包括上篇25条、中篇54条、下篇35条），阳明篇38条，少阳篇1条，太阴篇2条，少阴篇19条，厥阴篇18条。这不仅填补了历代诸家注解伤寒之未备，还极大地丰富了《伤寒论》临证治疗方法。

5. 针灸并重治中风

承淡安先生长于针灸并重治疗中风病，尤其重视艾灸的使用，认为"中风瘫痪半身不遂之症，总以艾灸为愈，以大艾为良。盖艾能温通经络，艾灸有主要穴，即曲池、肩髃、环跳、阳陵泉四穴，频频灸之，自能恢复其原状。伟哉！艾灸之力，诚非其他药石所能及"。

承淡安先生对于中风病的认识，一方面基于中医学术，认识到"阴虚阳旺，或形丰质弱之人"易患中风，"气机逆乱，大厥于巅"而发病，并有经络、脏腑之别；另一方面借鉴西学，聚焦大脑供血，按照贫血、充血和溢血进一步分类。承淡安先生梳理历代医家的观点，尤其推崇张仲景的学术思想，按照疾病的轻重程度，由轻到重分为中经络、中血脉、中脏腑。其中，中经络，主要是由于膝理不固，风邪从皮毛入经络，刺激神经，神经受重大刺激，直趋脑系，故卒然昏厥；中血脉的病因病理同中经络，主要是一侧肢体为患，出现半身不遂之症；中脏腑是中风之重症，多因外风乘虚直入脏腑经络，夹固有之痰湿，上冲于脑所致。进一步吸收西学，承淡安先生还以脑供血为视野来认识中风病，将中风病分为"脑贫血""脑充血""脑出血"三类，并与中医证型相联系：如脑贫血相当于中医"血亏"，可以进一步分为急性和慢性；脑充血，相当于中医"肝阳上亢"，进一步分虚实，实者为动脉性充血，虚者为静脉性瘀血；脑出血，相当于中医"中脏腑"，发病症状和预后与出血部位、出血量有关，轻症则知觉渐渐苏复，留有言语障碍、半身不遂、行动不能等，重症数小时至一二日而死。

（1）辨证治疗

1）中经络

病因：为阳邪，每从表入，由皮肤而入经络。《灵枢·邪气脏腑病形》云："中于面，则下阳明，中于项，则下太阳，中于颊，则下少阳。"故风之中人，三阳经络首当其冲。

证象：形寒发热，身重疼痛，肌肤不仁，筋骨不用，头痛项强，角弓反张，病皆起于猝暴，两脉弦浮，舌苔薄白。

治疗：合谷针入 3~4 分，留捻 2 分钟。曲池针入 5 分，留捻 2 分钟。阳辅针入 3 分，留捻 2 分钟。阳陵泉针入 5 分，留捻 3 分钟。内庭针入 2~3 分，留捻 2 分钟。风府针入 3 分，留捻 2 分钟。肝俞针入 3 分，留捻 2 分钟。

助治：圣济大活络丹，用陈酒送服 1 丸。预后良好。

2）中血脉

病因：风邪入中络脉。血脉为之痹阻而不通，热则筋弛，寒则筋急，因是喝斜不遂之症见矣。

证象：口眼喝斜，或半身不遂，或手足拘挛，或左瘫右痪，脉弦或滑，舌白或红。

治疗：口眼喝斜：地仓斜向左者，针灸右面，他穴皆同。针入 3 分，留捻 2 分钟，或灸 3~5 壮。颊车针入 3~5 分，留捻 2 分钟，或灸 3~5 壮。水沟，灸 3 壮。合谷针入 4~5 分，留捻 3 分钟。间使，灸 20 壮。

半身不遂：百会灸 3 壮。合谷先针无病一边，后灸有病一边，他穴亦然。针入 4~5 分，留捻 2 分钟，灸 3 壮。曲池针入 5 分，留捻 2 分钟，灸 3 壮。肩髃针入 3 分，留捻 2 分钟，灸 5 壮。手三里针入 3~5 分，留捻 2 分钟。昆仑针入 3 分，留捻 2 分钟，灸 3 壮。绝骨针入 3 分，留捻 2 分钟，灸 3~5 壮。阳陵泉针入 3~5 分，留捻 3 分钟，灸 5~15 壮。足三里针入 5~8 分，留捻 2 分钟，灸 5~7 壮。肝俞灸 5~7 壮。

手拘挛或麻木：手三里针入 3~4 分，留捻 2 分钟，再灸 3 壮。肩髃针入 3 分，留捻 2 分钟，再灸 5 壮。曲池针入 5 分，留捻 2 分钟，再灸 3 壮。曲泽针入 3 分，留捻 2 分钟。间使针入 3 分，留捻 1 分钟，再灸 3 壮。后溪针入 3 分，留捻 2 分钟，再灸 5 壮。合谷针入 5 分，留捻 2 分钟，再灸 2 壮。足拘挛或麻木：行间针入 2 分，留捻 1 分钟，灸 3 壮。丘墟针入 3 分，留捻 2 分钟，灸 3~5 壮。昆仑针入 3~5 分，留捻 2 分钟，灸 5 壮。阳辅针入 3 分，留捻 2 分钟，灸 3~5 壮。阳陵泉针入 5 分，留捻 2 分钟，灸 7 壮。足三里针入 5~8 分，留捻 2 分钟，灸 7 壮。

助治：黄芪 9g、桂枝 3g、白术 3g、当归 6g，煎汤服。

预后：多针灸良。

3）中脏腑

病因：素多痰湿，体气不充，或有烟酒嗜好，或多恼怒，外邪乘虚直入脏腑经络，即今之所谓脑梗死。

证象：口噤不开，痰涎上壅，喉中雷鸣，不省人事，四肢瘫痪，不知疼痛，言语謇涩，便溺不觉，脉或有或无。

治疗：口噤不开：颊车、百会、水沟各灸 3~5 壮。痰涎上壅：关元灸 15 至数十壮。气海灸 10 至数十壮。百会，灸 3~5 壮。不语，不知疼痛：神道灸 100~300 壮。言语謇涩：照中经络条半身不遂各穴针灸之。

助治：真吉林人参 9g，煎汤服，并与黑锡丹 3g，参汤下。

预后：多不良。

4）类中风

病因：肾虚多饮之人，阴气不固，虚阳易动，每挟风痰上壅，骤然跌仆类似中风。

证象：舌喑神昏，痰壅气逆，口开目合，发直头摇，脉沉。

治疗：按照中脏腑条施治。

助治：老吉林人参 9g，煎汤灌服。

预后：不良。

（2）辨病治疗

1）脑贫血

病因：本病多为营养不良，或由恶液性疾患、久痢久泻、慢性胃肠病、产后、大出血等而致。亦有由外科手术后，或大热病而起者。

症状：本病之急性脑贫血症，突然眩晕，耳鸣，心悸，颜面苍白，四肢厥冷，冷汗直流，恶心呕吐，心窝苦闷，瞳孔散大，视力减退，甚至猝倒，人事不省。慢性脑贫血症：发作较缓，常因起立，而有眩晕，耳鸣，眼花缭乱。急剧起立时，亦有猝倒失神之事。

疗法：取穴：百会、风池、脾俞、关元、足三里。每日用轻刺激后，再用药艾灸条灸治之，持续数月，必能健壮。

护理：发作时，使之仰卧，头略低，足稍高，饮以葡萄酒或热姜汤。

预后：大多数几分钟至数十分钟即醒而复常。

2）脑充血

病因：本病有实虚之分：实者名动脉性充血，系饮酒过多、精神过劳、便秘、腹水、脑膜炎、心肝疾患、月经闭止、脉管运动神经麻痹等而来。虚者名静脉性淤血，系脑静脉之压迫，慢性支气管炎、肺气肿、咳嗽喘息等而来。

症状：本病之主症为头面灼热潮红，结膜充血，耳鸣，眩晕或头痛，眼花闪发，心悸亢进，以致手足厥冷，瞳孔缩小，颈动脉、颞颥动脉搏动强盛，甚至人事不省。

疗法：以诱导法降其脑部充血。取穴：风池、天柱、人中、合谷、商阳、昆仑、至阴。用强刺激法。

护理：坐而倚靠床栏，绝对安静，手足指端，予以剧痛刺激。

预后：如发生脑出血，则有危险。

3）脑出血

病因：本病患者多在 50 岁以上之人，由于平素嗜酒，或萎缩肾、心瓣膜病、痛风、肥胖症等致血压过高，脑动脉内形成粟粒性动脉瘤，因作剧烈运动、热浴、咳嗽等之动作，促使动脉瘤破裂出血外流于脑髓内而致。

症状：猝倒，人事不省，脉搏不整，呼吸缓慢，而发鼾声，头倾斜一侧，颜面口眼㖞斜，瞳孔散大或缩小，口角流涎，大便失禁，小便自流，反射功能消失。本病以出血之部位与出血之多少，而预后不同，重症数小时至一二日中而死。轻症知觉渐渐苏复，成为言语障碍，半身不遂，行动不能。

疗法：本病初发之始，作紧急降低血压，收缩脑血管之急救，同时应与专医配合药物之治疗。取穴：关元用大炷灸 7～21 壮，甚至百余壮，视其脉搏调整为止，作强心与导血下行之企图。商阳、中冲、三阴交、涌泉，做强刺激，以图反射脑部，发生血管收缩作用，每日 1 次，经二三日知觉渐复后，视其症状已定，作促进溢出脑外血液之吸收为治疗目的。

取穴：风池、天柱、大杼、肩井、肩髃、曲池、合谷、环跳、阳陵泉、三阴交、昆仑。先针能活动的一侧用强刺激；次针不活动的一侧用弱刺激。每间一日或二三日针 1 次，至症状消失能行动为止。有复常者，有不能完全复常者。

护理：本病有再发生之可能，必须时时注意摄养，烟酒刺激品一概戒除，忧郁伤脑，尤宜避免。

预后：视摄养如何而定。

注意：本病无速效之理，全视其脑部溢血之吸收迟速为症状好转之迟速，亦有因动脉瘤破裂之后成为瘢痕与脑髓结合，而导致其所管制之神经始终麻痹，所以有一部分症状，始终不能消失。

*案例分析

（1）中经络　1925 年秋，有徐家几人，急促邀余父去针其弟，谓自田间归，猝然寒战发热，顷刻全身不能动，疼痛甚。余父为针少商尺泽委中出血，紫血出渐可转动。又针合谷、曲池、肩髃、阳陵泉、绝骨、昆仑、环跳、人中，病即减轻。

（2）中血脉　淡安治锡城北门汤和之君口眼㖞斜症，为之灸地仓、颊车 2 次而愈。当灸时，患者觉肌肉收引，歪者因此遂正。

（3）中脏腑　中风瘫痪半身不遂之症，总以艾灸为愈，以大艾为良。盖艾能温通经络，艾灸有主要穴，即曲池、肩髃、环跳、阳陵泉四穴，频频灸之，自能恢复其原状。余治锡邑薛瑞初之太夫人，年逾耳顺，瘫痪已二年余，就上述之4穴，频频灸之，连续有百五十壮，而竟痊愈，步履如恒。伟哉艾灸之力，诚非其他药石所能及。

【按语】 承淡安先生针灸治疗中风的3则病案均获良效，其中"中经络"案以刺血泄热、针刺疏通经络气机为主；"中血脉"案患者病机为风邪入中络脉，血脉不通，面部筋急而㖞斜不遂，治疗选穴极少，妙在采用灸法；"中脏腑"案患者病情更甚，瘫痪已2年余，承淡安先生治疗时选穴精简，但贵在频频灸之且壮数量大，通过大灸量取得奇效。

6. 针药结合治伤寒

伤寒病，是对外感诸症的概括。张仲景依据伤寒病的症状，分属于太阳、阳明、少阳、太阴、少阴、厥阴六经论治。承淡安先生从针灸临床的角度诠释伤寒病诊治，相关经验载于《增订中国治疗学》伤寒门及《伤寒论新注（附针灸治疗学）》一书。

（1）太阳病

病因：体气衰弱，风寒从皮毛侵入，毛孔闭塞，风寒郁于内而为病。此为风寒袭入化病之第一步也。

证象：头项强痛，或头身疼痛，恶寒发热，有汗或无汗，脉浮缓或浮紧，舌苔白，不甚口渴，发热时仍恶寒、渴喜热饮。

治疗：风府针2～3分半深，留捻3分钟。合谷针入3～5分深，留捻3分钟。头维针入1分深，留捻2分钟。注意捻时宜缓。

助治：豆豉9g，香葱头5枚，煎汤服。覆被卧，取汗。

预后：良。或转入少阳，或阳明部分。

（2）阳明病

病因：风寒之邪，自外袭入。内以体气衰弱，无力抗御，外邪长驱直入。或病在太阳，未及表散而深入也。

证象：前额眼眶胀紧疼痛，发热不恶寒或微恶寒，壮热，烦渴，渴喜冷饮；有汗或无汗，脉洪数，舌淡黄或深黄，口臭，气粗。

治疗：三间针入2分深，留捻2分钟。合谷针入3～5分深，留捻3分钟。曲池针入5分～1寸深，留捻3分钟。内庭针入3分深，留捻3分钟。解溪针入3～4分深，留捻2分钟。

助治：生石膏末15g，薄荷头1.5g，生甘草1.5g，知母3g，煎汤服。

预后：良。若热邪深入厥阴则危。

（3）少阳病

病因：风邪袭于人体腠理之间，留于胸膈之中，即居于半表半里之地位。

证象：头痛在侧，目眩，耳聋或不聋，喜呕多吐，胸胁满，往来寒热，口苦咽干，或少腹痛；或利或不利，脉弦数或细弦，舌薄白或薄黄，舌质红。

治疗：中渚针入3～5分深，留捻3分钟，足临泣针入3分深，留捻3分钟。期门针入3分，留捻2分钟。间使针入3～5分，留捻3分钟。头窍阴针入1分，留捻1分钟后再灸麦粒大之艾炷3壮。

助治：柴胡2.4g，制半夏6g，黄芩4.5g，甘草1.5g，煎汤服。

预后：良。若失治邪入厥阴经则危。

（4）太阴病

病因：冷气内侵，或饮食生冷，或腹受寒湿之邪，或邪由阳明传入（惟为热化），或与太阳同病。

证象：腹满而吐，食不下，时腹自痛，自利不渴，手足微温；或兼恶寒，发热骨痛，脉濡迟或濡细或细弦，舌苔白或淡黄。

治疗：隐白灸 3 壮。公孙针入 3 分，留捻 3 分钟。三阴交灸 3 壮。中脘针入 5 分～1 寸，留捻 3 分钟，灸 5 壮。章门灸 5 壮。如由阳明传入热化者，针入少商 1 分，留捻 1 分钟。隐白针入 1 分，留捻 1 分钟。三阴交针入 3 分，留捻 3 分钟。大都针入 2 分，留捻 2 分钟。

助治：无热证者：淡附子片 1.2g，淡干姜 2.4g，炙甘草 1.5g，大白术 9g，大红枣 5 枚，煎汤服。有热证者：壮热烦渴，舌焦黄，脉洪数。用大黄 9g，元明粉 9g，生甘草 3g，煎汤服。

预后：良。热甚而动肝风者危。

（5）少阴病

病因：肾虚之体，外邪最易侵袭肾经。阴虚者，每挟火而动；阳虚者，则多挟水而动；挟火动者，则为热化；挟水动者，则为寒化。

证象：挟火而动者，心烦不寐，肌肤灼燥，小便短数，咽中干，脉虚数，舌光红，少津液。挟水而动者，目瞑倦卧，声低息微，不欲言，身重恶寒，四肢厥逆，腹痛，泄泻或不泄泻，脉细缓，舌淡白，不渴。

治疗：挟火而动者：涌泉针入 3 分，留捻 2 分钟。照海针入 3 分，留捻 3 分钟。复溜针入 3 分，留捻 2 分钟。至阴针入 1 分，留捻 1 分钟。足通谷针入 3 分，留捻 2 分钟。神门针入 2 分，留捻 1 分钟。太溪针入 2～3 分，留捻 2 分钟。挟水而动者：肾俞灸 5～7 壮。肓俞灸 5 壮。关元灸 5～10 壮。太溪灸 5 壮。复溜灸 3～5 壮。

助治：挟火而动者：生白芍 6g，阿胶 9g，黄连 1.5g，黄芩 2.4g，煎汤冲入鸡子黄 2 枚，服之。挟水而动者：白术 6g，白芍 6g，茯苓 9g，附子 2.4g，生姜 3g，煎汤服之。

预后：热化者，舌红焦干，下利清水，不良。寒化者，足冷过膝，头汗如珠，不良。然灸关元至 100 壮，或能挽回。

（6）厥阴病

病因：厥阴为六经之里，为阴之尽，阳之生，故邪之入也，有纯阴证，纯阳证，阴阳错杂证。大概外邪直入，为纯阴证；热邪由传变而入，为纯阳证；直中之寒邪，与传变之热邪交杂，为阴阳错杂证。

证象：纯阳证：张目直视，烦躁不眠，热甚不恶寒，口臭气粗，四肢厥冷，心胸灼热，热深厥深，或下利脓血，或喉烂舌腐，两脉弦数而洪，或郁数而燥，舌红而紫，或舌黄舌绛。纯阴证：四肢厥冷，爪甲青黑，腹中拘急，下利清谷，呕吐酸苦，脉细弦而迟或沉弦，舌紫而冷。阴阳错杂证：腹中疼挛，四肢厥冷，吐利交作，心中烦热，渴喜冷饮，饮下即吐，烦渴躁扰，两脉或细弦或伏或细数不静，舌或黄或白，舌质红，似润而齿干。

治疗：纯阳证：大敦针入 1 分，留捻 1 分钟。中封，针入 2～3 分，留捻 2 分钟。期门针入 4 分，留捻 2～3 分钟。灵道针入 3 分，留捻 2 分钟。肝俞针入 3 分，留捻 2 分钟。纯阴证：肝俞灸 5～7 壮。行间灸 3 壮。关元灸 7～15 壮。中脘灸 5～7 壮。期门灸 5 壮。阴阳错杂证：中封针入 3 分，留捻 2 分钟。灵道针入 3 分，留捻 2 分钟。关元针入 5 分，留捻 1 分钟，再灸 5 壮。间使针入 3～4 分，留捻 2 分钟，再灸 2 壮。肝俞针入 3～4 分，留捻 2 分钟。纯阳证，便脓血者：黄柏 6g、黄连 3g、秦皮 3g、白头翁 4.5g，煎汤服。四肢厥冷者：用当归 6g、桂枝 1.5g、白芍 6g、通草 3g、细辛 0.6g，煎汤服之。纯阴证：附子 3g、甘草 6g、干姜 6g、白芍 9g，煎汤服。阴阳错杂证：乌梅 24g，布包煎汤服之。

预后：纯阳者，多不良；阴阳错杂者次之；纯阴者多良。

*案例分析

（1）伤寒太阳病　1919 年，淡安寓苏州皮市街。同宅孔氏，19 岁，生活艰苦，于 4 月 14 日，外出归。头痛甚，恶寒发热。余与内子往诊之。脉浮而舌白。为针风池 2 穴，头痛立愈。又针风门 2 穴并灸之。逾 2 时许，遍身汗出而愈。并未服药。仅饮生姜红糖汤，由内子煮赠之。

（2）伤寒少阳病　先父梦琴公治邻居徐氏，少阳证呕吐甚剧，汤药不入，为针期门、中脘而呕吐即平，仍与汤剂而愈。

（3）伤寒太阴病　锡城李佩秋君，腹满时痛，自利不渴。为刺中脘、天枢、足三里并灸之，即日而愈。

（4）伤寒厥阴病　友孙晏如，曾为南通东乡许某治病。许身体素健，得伤寒证，项强身热恶寒，服重剂表药，仍复无汗；乃为泻风门两穴，又刺通里、复溜，然后泻合谷，历十分钟之久，而大汗出矣。

（5）伤寒厥阴病　南通城北柏某之太夫人，年近六十，忽然六脉不见，四肢厥冷，呼吸不停，目眼如死。延孙晏如诊之，乃为针人中、内关、印堂、厉兑等穴，神志渐苏，然后两补复溜，脉乃大见。附志于此，借以证补复溜能回六脉之说也。

【按语】　此处所列 5 则病案，2 则为承淡安先生亲诊，1 则为其父经验，另有 2 则为其友南通孙晏如之验案，均以针灸为主要方法治疗伤寒，是承淡安先生所述思路及理论的具体实践。

二、王　玲　玲

（一）医家简介

王玲玲（1949 年生），江苏南通人，南京中医药大学教授，博士研究生导师。曾任南京中医药大学第二临床医学院院长、国际教育学院院长，针药结合省部共建教育部重点实验室主任，中国针灸学会常务理事、临床分会主任委员，江苏省针灸学会常务副会长、会长，南京市针灸学会会长。

王玲玲教授从事针灸的教学、医疗及科学研究工作 40 余年，长期以针灸临床效应规律及作用机制为研究方向，多次被意大利、葡萄牙、新加坡、日本等国家学术团体邀请进行学术交流和讲座，2005 年 1~4 月受世界卫生组织委派，以特邀专家身份赴缅甸传统医学大学执行中医针灸培训任务。王玲玲教授主持"973 计划"项目课题 1 项（"艾灸的温通效应规律及其原理研究"，2009CB522905）、科技部国际合作项目 2 项、"十一五"支撑项目课题 2 项，主持其他国家级、省级研究课题 7 项，获科技成果奖 2 项，公开发表学术论文 200 余篇，主编、副主编针灸专著 11 部。主编的《中华针灸学》2004 年获华东科技图书二等奖，2005 年获中华中医药学会科技（著作）三等奖，2007 年获国家新闻出版总署中国出版政府奖（图书类）提名奖；2009年主编出版第一本全国高等中医药院校研究生规划教材《针灸学临床研究》；主持的课题"不同针灸方案治疗原发性骨质疏松症的研究"，2006 年获中国针灸学会科技进步奖三等奖；完成的"艾灸对血液净化作用"课题获江苏省中医药管理局科学进步奖一等奖；主持的省科技厅课题"针药合用治疗抑郁症疗效观察及神经内分泌机理研究"，2009 年获江苏省科技进步奖三等奖；主要参与的"十一五"支撑项目"天枢深刺治疗功能性便秘"获中国中医科学院 2012 年科技进步奖三等奖，排名第二；主要参与的"针灸治疗功能性便秘规范方案研究"，2012 年获中国针灸学会科技进步奖二等奖，排名第二。

（二）学术特色与临证医案

王玲玲教授致力于针灸事业的发展，学术上精益求精、研古创新，认为针刺和灸法各有所长，灸法具有"温通"效应特征和特殊的适应证范围，有效地运用灸法，可弥补针药之不足。临床上精研杂症，疗效显著，尤其擅长治疗抑郁症、帕金森病、类风湿性关节炎、干眼症、功能性便秘病、带状疱疹等多种疑难杂症。

王玲玲教授认为针、灸均能用于治疗临床各科的众多疾病，但二者疗法不同、操作方法不同、刺激方法不同，启动方式因而各异，这就注定其效应相对不同，治疗范围也就有所区别。如灸法在体表产生的温热刺激、灼痛感、透热感及局部灼伤皮肤所产生的继发效应是针刺所没有的，而针机械刺激在刺过程中所产生的酸麻重胀感及针能到达深部病所也是艾灸做不到的。二者效应相比，灸法的整体调节效应要比针刺更加明显，而针刺的局部调整作用更优于灸法，这决定了针和灸的治疗范围相对不同。因此，王玲玲教授对靶器官明确、病变部位局限、疼痛明显、功能性失调的疾病，如急性扭伤、颈肩腰腿痛等，多用针法而少用灸法；对病变部位广泛、免疫功能异常、慢性难治性疾病、代谢紊乱需长期治疗的疾病，如类风湿关节炎、强直性脊柱炎、结缔组织病、结核病、慢性肝炎、高血脂、高血压、高血糖等，则常用麦粒灸；对发病和病变类型、病理变化、临床症状复杂多样，如代谢紊乱性疾病、肿瘤、自身免疫性疾病等，则常"杂合以治"，根据针、灸二法各自特长及不同病情需要，将两者结合起来，使不同疗法的优势互补、叠加，提高临床疗效及患者的生活质量。

王玲玲教授推崇艾灸疗法，认为"火艾相合，力如拔山，利大于害"。王教授认为"温通"是对灸法效应的高度概括，"温"是条件，"通"是疗效，灸法散寒通络、透热泄毒、扶助正气、防病保健等作用都离不开艾火疏通气血的效应特征，灸法治病，以"通"为要。王玲玲对古人善用的麦粒灸法进行传承与创新，认为麦粒灸效应的取得与短暂的灼痛及局部无菌性的炎症密切相关，称麦粒灸是"小刺激，大反应"，虽是一种微不足道的伤害性刺激，但调动了机体神经-内分泌-免疫系统，疗效可谓具有"拔山之力"。

1. 麦粒灸疗法

麦粒灸属于艾灸疗法中直接灸的范畴，指将精制艾绒搓捻成松紧适中，两头尖中间宽，大小、形状类似麦粒的艾炷，直接放在穴位上施灸以防治疾病的一种疗法。王玲玲教授认为这是一种中国原创的外治方法，具有巨大的临床潜力，对此进行了系统地梳理并反复应用于临床。麦粒灸有利于造成特殊而适宜的燃烧温度。艾粒上尖，易于点燃；中粗，可让穴位皮肤逐渐适应升高的温度；下尖带平，有利于艾粒站立平稳，使温度集中下传。麦粒灸一方面使患者出现强烈的穿透性灼痛感，另一方面使局部组织不同程度的损伤，产生异体蛋白，由此进一步激活机体的防御机制。这种短暂灼痛与施灸后持续的瘢痕刺激恰到好处地结合为其他针灸手段所不具有，可广泛适用于呼吸、循环、消化、血液、泌尿生殖、肌肉骨骼等多系统疾病的防治，尤其适宜用于病理复杂、病位广泛、免疫功能失调的顽症痼疾。

王玲玲教授临床使用麦粒灸时要求使用精制细软的陈艾绒，所制作的艾炷一般高 4～5mm，中间最粗部分直径约 2～3mm，重量约 6～8mg，也需结合患者疾病状况、耐受度、体型等做具体调整。麦粒灸选穴思路与针刺治病相似，按照经络理论和腧穴主治规律，远取与近取相结合。同时也有其特点：①强调用穴精简，主穴一般精选 2～3 个。麦粒灸选穴精简是传统针灸学家共同的临床经验，如《三国志·华佗传》："若当灸，不过一两处，每处不过七八壮，病亦应除……"成书于唐代的《黄帝明堂灸经》，大多取 1～2 穴灸治，选穴远近结合。王执中的《针灸资生经》灸方用穴少而精，大部分施灸处方只取一穴，使用两个以上穴位的不足 11%。②更多使用背腹部穴位，背腹主要为督脉、膀胱经、任脉、肝、脾、胃、肾经循行所过，背腹部穴位不仅用于危急重症，而且对其他疗法难以取效的慢性痼疾具有独到的防治效果，因此从调整全身脏腑功能、扶助正气角度而言，背腰腹躯干部位的腧穴更常用麦粒灸，尤其对于背部不宜用毫针深刺的腧穴，麦粒灸则独具优势。从背与腹对比而言，背部腧穴在麦粒灸中又更多被选用。每次每穴施灸的壮数、疗程的安排需依据患者病情、选穴部位、体质等因素而定，常规壮数为每穴 1～7 壮，每周施灸 2～3 次。对正气衰败、痰瘀阻滞的顽症、痼疾等病症，麦粒灸的壮数不厌其多，只有使用足量的壮数，才能起到扶助正气、温通血脉、行气活血、散寒除积的作用。

麦粒灸在临床适用病种多样，但操作方法普遍通用，结合以上的选穴、治疗思路，便可灵活运用于临床。王玲玲教授对麦粒灸疗法进行理论梳理和研究的同时，还在临床反复实践，总结形成主要操作方法和注意事项如下：

（1）说明麦粒灸的特点与作用　由于历史悠久，很多现代人已经不再了解与熟悉麦粒灸，对艾火灼热刺激难免产生畏惧心理。因此需要对首次接受麦粒灸的患者仔细介绍麦粒灸的施术过程和可能产生的灸感、灸疮，取得患者的配合。

（2）消毒与涂抹艾炷黏附剂　对施灸部位进行常规皮肤消毒后，涂抹适量的黏附剂，如中药油膏、蒜汁、凡士林等，以助艾炷垂直放置于皮肤之上。

（3）暗火点燃艾炷　取1粒提前制作的艾炷，尖端朝向皮肤垂直放置于施灸部位，使用线香暗火点燃艾炷上端。

（4）适时拣除艾火　常规情况下，当艾炷烧剩2/5～1/5，患者呼"烫"时，即用镊子拣除剩余艾火，然后继续施灸。灸完规定的壮数后，需用消毒干棉球将穴位处皮肤轻轻拭擦干净。施行化脓灸，则无需移走残艾，应让艾炷烧尽，可以将下一个艾炷直立置于残灰上继续施灸，当残灰过多时，则需清除后继续施灸。

（5）覆盖敷料　施灸结束后覆盖清洁的敷料以保护灸疮，可用输液贴、创可贴、无菌纱布等，也可结合治疗需要贴敷促进灸疮化脓的膏药。

注意事项：化脓灸由于施灸壮数多，每壮要烧尽为止，对于敏感怕痛的患者，开始几壮用小艾粒，并有黏附油膏的隔离作用，灼痛会比较轻微，加上并不清除残灰，因此患者对最初的几壮并不会感到十分灼痛，这样比较容易继续施灸。施行化脓灸，烧灼的壮数不必机械地按照规定的壮数，因为壮数只能说明灸量的一部分，艾炷的大小、松紧，燃烧是否彻底，是否连续施灸，以及患者局部皮肤的反应性都会影响化脓。以化脓为目的麦粒灸，关键在于灸至局部皮肤焦黑到炭化的程度。若患者出现晕灸、感染等不良事件，进行相应处理。

*案例分析——哮喘

【基本信息】　杨某某，男，70岁，退休。

【主诉】　咳嗽气喘60余年，加重7天。

【现病史】　患者10岁时发作咳嗽、咳痰，伴有气喘及呼吸困难。后咳嗽、气喘间断发作，每到冬季或天气变冷时加重，经抗感染、解痉平喘等治疗后可缓解。患者逐渐出现活动后气喘，平时规律吸用沙美特罗替卡松50μg/250μg，间断使用噻托溴铵粉吸入剂，并采用中药调理。7日前患者受凉后出现发热（最高体温38℃），咳嗽间作，夜间加重，胸闷，活动后明显，略吐大量黏白痰，背冷恶风，自行用药后未见缓解，遂来就诊。刻诊示：患者身热起伏，咳嗽间作，咯痰色白黏滞量多，动则气喘，可闻及喉中哮鸣，胸闷，纳差，大便3日未解。查体：体温36.5℃，血压120/78mmHg。肺部叩诊呈过清音，听诊两肺呼吸音粗，右肺可闻大量干啰音。舌淡红有齿痕，苔白，脉细滑。

【中医诊断】　喘证（肺脾两虚）。

【治则】　扶正治本，补虚平喘。

【治法】　采用麦粒灸治疗，取大椎及双侧肺俞、脾俞、肾俞。每次每穴灸7～9壮，每周2次，共治疗8次。施灸前向患者说明麦粒灸的作用、操作过程及反应，令患者取俯卧位，涂抹黄芩油膏于施灸穴位以作标记，将精致艾绒搓捻而成的麦粒大艾炷置于穴位上，以线香逐个点燃，由大椎往下依次施灸。初次治疗时患者稍显紧张，嘱其保持放松，做深呼吸运动，当艾炷将燃尽出现灼痛时，暗示患者保持身心放松，尽量体会疼痛瞬间的心理紧张感和疼痛消失后畅快、放松的感觉，并用指端轻拍穴位周围，所灸腧穴前3壮在患者感觉疼痛时适时移除，之后患者慢慢适应，则待艾炷燃尽后继续施灸，3～4壮后擦1次灰。施灸结束后，将局部清洁消毒，用瓶口贴保护创面，防止感染。嘱其回家后增加高蛋白饮食并食用适量的"发物"，如鸡肉、鲫鱼、猪头肉等。

【疗效】　第一次灸后，患者施灸部位皮肤出现红晕，自觉背部温热感，持续约半小时。二诊时，患者诉症状改善不明显，向患者解释并安抚其情绪。三诊时，施灸前观察到施灸部位出现结痂化脓，灸痂浮动。治疗后，患者咳痰顺利，咳出大量黏痰，背冷明显减轻，呼吸顺畅，气喘及喉间哮鸣音减轻，自觉症状缓解。至八诊，患者症状基本好转。

治疗结束后，患者灸疮经过约1个月后愈合。1年后随访，患者自觉体质比以前更好，并且平时所服用西药已近减半，其间虽发感冒2次，但哮喘未再发作。

【按语】　本例患者高龄，哮喘日久，此次发病已7日，就诊时仍有急性期呼吸道症状，总以正虚为本，结合舌脉，辨证为肺脾两虚。大椎为督脉要穴，诸阳之会，同时也是督脉与手足六阳经之交会穴，具有扶正补虚、平喘等功效；肺俞穴为足太阳膀胱经穴位，是肺气输注之穴，治疗肺脏疾患的要穴，具有调补肺气、止咳平喘等功效；脾俞培土生金、化湿祛痰；肾俞培补肾气、纳气平喘，诸穴合用起到扶正治本、补虚平喘的作用。患者第一、二次灸后效果不显，自三诊灸疮化脓后哮喘症状明显好转，提示灸量的重要性以及灸疮与疗效之间的临床关联性。麦粒灸可通过神经-内分泌-免疫机制对人体产生广泛的影响，具有"疫苗样"作用，尤其善于治疗免疫性疾病，故该患者经麦粒灸治疗后不仅当次呼吸道症状得到改善，此后整体身体状况也得到提升，正所谓"正气存内，邪不可干"。

2. 八髎穴深刺法

八髎穴是位于骶后孔中的 4 对穴，即上、次、中、下髎穴的全称。王玲玲教授在临床擅长深刺八髎穴治疗功能性便秘、压力性尿失禁、多囊卵巢综合征、糖尿病神经源性膀胱等疾病；并观察到对大脑、脊髓损伤所造成的尿便功能异常，深刺八髎穴不但较好改善了大小便异常的症状，同时也对大脑认知、焦虑状态，以及肢体瘫痪等其他非盆腔脏器的症状产生良好治疗效果。

八髎穴名称首见于《素问·骨空论》："腰痛不可以转摇，急引阴卵，刺八髎与痛上，八髎在腰尻分间。"其定位首见于我国晋代皇甫谧的《针灸甲乙经》："上髎在第一空腰髁下一寸，挟脊陷者中；次髎在第二空挟脊陷者中；中髎在第三空挟脊陷者中；下髎在第四空挟脊陷者中。"历代医家对八髎穴的定位多沿用《针灸甲乙经》，但没有详细、准确的取穴方法。为了准确针刺八髎穴，更好地发挥其治疗作用，王玲玲教授系统梳理古籍中对八髎穴的记载，以及现代学者针对八髎穴的解剖学研究，领衔研究"CT 三维重建下深刺八髎穴进针角度和效应深度的研究"等课题，进一步完善八髎穴的取穴、针刺方法，并在临床得到了验证。

王玲玲教授的揣穴定位方法：①上髎穴：即第一骶后孔，位于髂后上棘所在凹陷内侧上方约1cm 处。髂后上棘所在处的表面有一深的凹陷，肉眼即可识别，凹陷不可见者，可用手指按压。②次髎穴：用手触摸到骶正中嵴的最高点即为第 2 骶骨棘突，次髎穴正与第 2 骶骨棘突下相平，在第 2 骶骨棘突下旁开约 2cm 处，再用指尖仔细探找凹陷即可；若骶正中嵴最高点不明显者，可先确定髂后上棘与骶管裂孔最高点，其连线的中点即为次髎穴；或可于髂后上棘内下方约 1cm 处揣按定穴，以上 3 种方法可相互配合使用。③中髎穴：骶髂关节在体表较易触及，中髎穴常可于骶髂关节内下方触及。④下髎穴：体表可以看见臀裂的起点，在该点深处正当骶管裂孔，用指尖向上推即为骶角——骶管裂孔两侧的突起，再揣按骶角两侧的凹陷即为下髎穴，下髎穴常位于骶管裂孔顶点旁约 1cm 处。

王玲玲教授还指出，准确针刺八髎穴并产生疗效的另一关键在于一定针刺深度和角度。王玲玲教授根据患者形体胖瘦不同，采用长度为 75mm 或 100mm 的针灸针，并可将针体全部刺入而无一例发生不良反应。针刺的角度和方向直接决定了针体是否能达到穴位深部并最终影响相应刺激下疗效的产生。患者的体位不同，针刺的角度和方向也随之改变。当患者采取俯卧位时，下髎穴可以近于直刺的方法深入孔内，其他 3 对所在的骶后孔有一定的倾斜，因此如欲针刺入孔内深处，必须采用斜刺法并向内下方进针，针刺中髎穴的角度约为 45°，上髎穴及次髎穴较中髎穴而言，进针的斜度依次减少，次髎穴的针刺角度约为 30°，上髎穴针刺角度约为 15°，针刺难度也随之上升。当患者侧卧屈髋屈膝位进行针刺时，由于下肢摆放的姿势及自身重力对骨盆的牵拉作用，对于下髎穴、中髎穴往往采取直刺法即能将 75mm 或 100mm 的针灸针深入骶后孔中，而进针次髎穴和上髎穴则须分别采用约 45°、30°的角度斜刺入孔。

深刺骶后孔，对医者指力要求较高。针体刚进入孔道时，医者手下常感艰涩难入，一旦进入骶后孔中，便觉有夹缝而下之坚韧感，不似针刺其他穴位之空豁顺利。如果手下感觉为坚硬不下，甚至向下刺入时，觉针体有上弹之感，则针体可能刺入骨面，需重新揣穴或调整针向，否则极易造成弯针。当针体深入骶后孔时，患者感觉针感强烈，可有疼痛、酸胀或诉有触电感向阴道、腹股沟、肛门、下肢传导。4 对穴位全部针入后，从患者头侧向下看，呈一斜度较陡的"八"字形。由于骶骨后部骨面隆凸、粗糙，加之有多层肌肉、筋膜、韧带附着，揣按穴位时，同一穴位的左右两侧在体表的进针点不强求对称，而以针体能完全进入骶后孔为准。

*案例分析——盆底松弛综合征

【基本信息】 李某，女，49岁，经理。

【主诉】 排便困难16年。

【现病史】 患者因工作原因经常憋大便，自1995年以来一直排便困难，五六日一行，长期服用肠清茶、排毒胶囊。患者曾于2008年3月17日于南京市中医院肛肠科行相关检查，诊断为左半结肠运输功能减慢伴出口梗阻；直肠Ⅱ度前凸；直肠黏膜内套叠。2012年8月经南京市中医院肛肠科复诊为盆底松弛综合征，拒绝药物治疗（具体不详）。刻诊：排便困难，三四日一行，粪质硬，有排便不尽感，自觉大便在肛门处梗阻不出，食纳佳，夜寐安，舌质略紫、边有齿痕，脉缓。

【中医诊断】 便秘（气虚血瘀证）。

【治则】 理气通便。

【治法】 予针刺治疗。取穴：肝俞、脾俞、大肠俞、中髎、下髎、天枢、气海、中脘。其中采用0.30mm×75mm一次性针灸针针刺中髎穴、下髎穴，将针体全部刺入穴位后稍提出1~2mm，以韩氏电针仪将电针接于双侧中髎、下髎穴，电针频率为2/15Hz。1周治疗3次，每次治疗40分钟。

【疗效】 连续治疗3个月后患者大便两日一行，便质略感干结，症状好转。继续间断治疗2个月后，大便频率为1~2日1次。为巩固疗效，继续治疗至今，现每日定时大便1次，粪质正常，无大便不尽感。

【按语】 *此例患者为盆底松弛综合征引起的便秘，属于顽固性便秘，经多种治疗效果不佳，若持续病情严重则需要进行手术治疗。然而手术的近期疗效明显，远期疗效较差，常常给患者带来更多的痛苦。针刺治疗选用大肠俞、天枢、气海、中脘、脾俞、肝俞等穴以理气通便，深刺中髎、下髎穴并加电针，以发挥八髎穴在治疗盆底疾病中的作用，最终取得了满意疗效。可见深刺八髎穴在顽固性便秘治疗中的有效性，值得注意的是，此类患者往往所需疗程较长，需要加以耐心。*

第三节 浙派针灸

浙江历史悠久，拥有"文化之邦"之盛名，自宋代以来医药人才辈出，王执中、杨继洲、高武、徐凤等诸多针灸名家皆出于此。他们将对针灸学的认识见解和临床经验编撰成书，对后世针灸发展影响深远。浙江针灸流派纷呈，主要包括手法派、疗法派、穴法派及针药结合派。各流派在传承过程中理论体系及操作技术日益完善，推动浙江针灸的蓬勃发展。20世纪80年代初，浙江中医学院成立针灸推拿系，浙江流派传承逐渐从师传授受发展至院校教育，人才培养更加正规化、规模化。

一、施氏针灸

（一）流派代表医家

施延庆（1920—2012年），浙江嘉兴人，嘉兴市中医院针灸科主任医师，"施氏针灸"第五代传人，第一、二批全国老中医药专家学术经验继承工作指导老师，享受国务院政府特殊津贴。施延庆1939年毕业于上海中国医学院，1955年参加联合诊所，1959年入职嘉兴中医院，1992年获嘉兴市优秀科技工作者称号。曾任浙江省针灸学会顾问、嘉兴市中医院顾问、嘉兴市秀城区人民代表、浙江省针灸学会常务理事、浙江省嘉兴市针灸学会会长、嘉兴市政协常委等职。

施老从事针灸临床工作60余年，学识渊博，医术精湛。施老重视温针疗法与化脓灸法，又认为单一疗法的疗效没有联合疗法的疗效好，故主张针、灸、药三者并用。由此，嘉兴市联合中医院针灸学科形成了"一针、二灸、三用药，提倡针、灸、药三者并用"的特色。施老曾开展"针刺配合龙急散治疗血丝虫病的疗效观察"研究，采用针药结合治疗了数百例血丝虫病患者，疗效甚佳，并通过省级鉴定。此外，施延庆教授著作颇丰，编著了《针灸治疗消化系统疾病》《血丝虫病的辨证论治》《针灸学讲义》等教材，还撰写了多篇极具学术影响力的论文，如其撰写的《略谈针刺刺激量》论述了针刺刺激量的概念和有效刺激量的客观依据，《论平补平泻》提出了平补平泻乃导气针法而非补泻手法等观点。

施老说："学贵有恒，必须有自强不息之精神；业精于勤，必须有坚韧不拔之毅力；医乃仁术，唯有德者居之。一个有高度事业心的人，才能有高度的学习热情，努力向上，才能乐而忘返，劳而不倦，勤奋终身，精益求精。"回顾施老一生为中医事业所做的贡献，于病患，施老以银针度人，痼疾顽症皆能针到病除；于传人，先生乃百世之师，言传身教，倾囊相授。施氏针灸走出弄堂，迈向国际，传承创新，日益壮大，都有施老艾烟袅袅的身影相伴。

（二）学术特色与临证医案

施氏针灸创始于清代，其高祖在绍兴十八施村行医。十八施村大约在萧山乾清、衙前一带，原属绍兴，现归杭州。太平天国时施凤歧（第三代）到杭州、平湖行医。施延庆教授师承其父施鹤年先生，由施鹤年先生口授研习施氏针灸。施延庆先生总结施氏针灸特点有四：其一，施氏温针，历代相传，一切经脉壅滞、气血痹阻，不论其气盛、气滞，属虚、属热，皆可温针治疗，认为温针之温也，犹春日和煦，人人可近。故虚者得之有助，实者得之能救，寒者得以温，热者得以泄。其二，善治慢性疾病，深知邪之所凑，其气必虚，故论治处方，十分重视扶正祛邪。其三，施氏认为，针石攻其外，药物攻其内，针所不为，灸之所宜，故主张针、灸、药三者并用。其四，化脓灸是施氏擅长的治疗方法之一，灸法能弥补针药之所不及，施氏在临床上常用化脓灸法治疗顽疾沉疴，收效甚佳。施老辨证层次明晰，善于汲取前人的经验，并融会贯通，将施氏针灸带向了一个新高度。

1. 施氏温针疗法

温针灸是针刺和艾灸相结合的一种方法，是在针刺得气后，将针留在一定深度，然后将艾绒搓团捻裹于针柄上点燃，通过针体将热力传入穴位以治疗疾病的方法，这也遵循《黄帝内经》中"寒者留之"的原则。而施氏温针，则对一切经络壅滞，气血痹闭等证，可不问其气盛、气滞、属虚、属实、属寒、属热，针入皆留之。

施氏温针进针亦与其他单手快速进针不同，施氏主张双手进针，即以左手作为一个指向，右手持针紧贴着左手手指指甲边缘快速进针，进针后再施以提插或捻转等手法。而施氏留针，即进针后不立即出针，留针时间需视病症虚实的不同，分别入、出一豆许而留之。即若欲补之，稍进而留，若欲泻之，稍退而留。进退提按，着力在针头，即施氏所倡导之"留针重在聚气"；在穴位得气后，于针尾裹艾绒燃烧，使其有温热之感，对于艾炷的大小和壮数应该根据患者的病情、年龄、体质等的不同来灵活变化。一般艾绒捻于针尾如红枣大，离皮肤 1.5cm 左右，1～3 壮为宜，达到温热透达腧穴之内，以局部知热感温为度，使阴阳内外营卫之气，自然流通，达到导气的目的，即"艾温重在导气"；而行针则是为了体内气的平和，当艾绒燃完 1～3 壮后，为了不让皮肤扯动，用左手按住腧穴，再用右手捻针，退至人部，行针调气，施补泻手法从而调整阴阳，达到阴阳平衡的状态，即"行针重在调气"。

施氏温针于补泻体现在进针、留针、艾温、出针等阶段，一气呵成。现代患者多因气机逆乱，经脉气血壅滞为病，故宜平补平泻，谨以疏导气血，调和阴阳为则。施氏温针法，虽然虚实寒热皆可用之，但留针、艾灸、行针必须协同。只有三者如一，气机得畅，疾病才能痊愈。施延庆先生擅长温针疗法，在治疗疑难杂病中独树一帜，在治疗顽痹、消化系统疾病等方面疗效甚佳。历年来施老采用温针疗法治疗帕金森病数十例，也取得了很好的治疗效果。

*案例分析——结核性关节炎

【基本信息】 沈某，女，64 岁，农民。

【主诉】 右膝关节疼痛 4 月余。

【现病史】 患者右膝疼痛、肿大 4 个月，行走不利，逐渐加重，经当地骨伤科诊治，疗效不显，近来疼痛加重，行走困难，来我院针灸科就诊。无明显外伤史，以往无类似病史，发病前曾下田劳作多日。刻下：右膝关节明显肿大，胫股肌肉已萎缩，局部不红、不热，纳可，寐差，舌苔白，微腻，脉濡。检查：血沉 19mm/h，抗 "O" <250IU/ml。

【中医诊断】 鹤膝风（寒湿痹阻证）。

【治则】 散寒蠲痹，温经止痛。

【治法】 取犊鼻、内膝眼、血海、梁丘、阳陵泉、阴陵泉、足三里，以上穴位均为右侧。诸穴针刺得气后，在针尾捏枣仁般大小的艾炷施灸，灸 3 壮，留针 20 分钟，隔日 1 次，5～7 次为 1 个疗程。

【疗效】 1 周后复诊，疼痛已减轻。经 4 次温针治疗，肿痛均减，行走渐利。3 周后，活动灵便，夜已安寐，仅多走尚稍有疼痛，右膝关节略有肿大。针治 14 次后，病症基本痊愈。2 个月后随访，未复发。

【按语】 患者为农民，年过六旬，正气已衰。发病前下田劳作，感受寒湿之邪，经脉气血痹阻，日久凝滞右膝，故右膝肿胀疼痛，上下肌肉失于濡养。施老认为膝关节外侧属阳属胃，内侧属阴属脾，寒湿凝滞则为脾失健运而致。治鹤膝风调理阴阳，必脾胃同治，反映了施氏治病重在调整阴阳，扶正祛邪的一贯主张。血海属于足太阴脾经，能理血化瘀。犊鼻、梁丘、足三里均为足阳明胃经重要穴位，其中犊鼻位于膝部，温针灸刺激该穴，借灸热之力能够起到穿筋达骨、气至病所之效，进而达到祛风湿、止痛痹、利关节的功效；足三里则具有舒筋通络、除湿驱寒、止痛行气之功。有效刺激内膝眼能够有效提高痛阈，从而发挥较好的镇痛作用。

2. 施氏化脓灸法

化脓灸早在两千多年前就已经在民间流传，在中医学中占据重要地位。施氏化脓灸法源远流长，施延庆先生由其父口授心诀研习化脓灸法，并在临床实践中继承和逐渐充实。施氏化脓灸法以"取穴必准、施灸必熟、灸疮必发"为三大要素。施老说："化脓灸治一穴，终身留下瘢痕，既不可复灸，一般亦不再受针。临诊针刺取穴，随手可得，而灸治取穴，则按、押、摩，煞费推敲，务求准确，取穴当审的，实为取效第一义也。"故施老认为灸法的辨证选穴必须明确，尤其是对化脓灸法。施氏化脓灸法多取强壮穴，强壮穴常以膏肓穴为主。膏肓穴为人体保健穴，一般具有补虚益损、滋阴润肺、通络止痛、改善相关炎症等作用。施教授施灸膏肓穴时，要求患者两手交叉，手掌附肘，使其肩胛骨向外展开，露出膏肓穴，否则肩胛骨覆盖穴不可得。施灸时，施老多依据患者的体质、年龄、病情及灸穴的部位而决定施灸壮数的多少。施老认为每穴施灸，必灸透、透熟，方能奏效。施氏化脓灸以扶正固本而祛邪为治疗目的，施灸必熟的标准为除施灸至周围皮肤发红，局部形成黑痂，中间呈凹陷，还要求黑痂边缘皮肤起皱纹，纹旁有细小水疱且皮肤湿润，才说明"火足气到"，为灸疮化脓打下了良好的基础。施灸后化脓形成灸疮，其化脓的过程为施氏化脓灸法的重要治疗过程，为取效之关键。化脓灸初期可 2～3 天调换一次膏药，视脓液增多而增加更换膏药的次数，直至黑痂脱落。灸疮面发至黑痂一倍大小为宜，引发太过易伤元气。脓黄白稠浓、润泽明净而量多，为气血充足之象，疗效较佳。清晰色白而量少，则为气血亏虚，宜增加调养。

施氏化脓灸相对于其他灸法刺激量大，具有明显的即刻效应和持久的后续效应，由于会出现灸疮，故其特有的持续炎症刺激，对于慢性病、顽固性疾病有特殊疗效。除此之外，化脓灸治疗范围广泛，对阳性或虚寒性疾病的疗效也十分显著。

*案例分析——甲状腺功能减退症

【基本信息】　叶某，女，35岁，教师。

【主诉】　甲状腺术后1年，伴甲状腺功能减退。

【现病史】　患者1年前因甲状腺肿大而行手术治疗，逐渐出现记忆力减退，感觉迟钝，怕风畏寒，纳少乏力，腰膝酸软，下肢轻度浮肿，月经不调。曾于原手术医院复查血清促甲状腺激素（TSH）增高，三碘甲腺原氨酸（T_3）、甲状腺素（T_4）降低，诊为"甲状腺功能减退"，给予甲状腺素钠片及激素治疗2年余未见好转。症见畏风怕冷，面色苍白、行动迟钝，语言低微。舌淡有齿痕，苔薄，脉沉而弱。

【中医诊断】　虚劳（气血两虚证）。

【治则】　益气补血。

【治法】　取大椎、膏肓双、关元。取诸穴行化脓灸，每穴各灸7壮，每日1次，10次为1个疗程。

【疗效】　灸毕自觉全身有温热感。1个疗程后精神饱满，诸证除，各项检查均为正常，随访至今健康。

【按语】　本案患者为甲状腺术后，气血受损，累及脏腑，而致脾肾阳衰，命门火衰，治应益气扶正、温补脾肾。施老采用化脓灸大椎、膏肓及关元穴来治疗本病。大椎穴具有强身健体以及抗病的功效，体弱、寒性咳嗽、哮喘的患者可以经常艾灸大椎，有祛除寒邪，提升阳气的作用。膏肓为保健穴，常灸此穴可强身保健、预防疾病；关元不仅有强壮作用，还有培肾固本、补益元气、回阳固脱之功效。化脓灸可调节机体免疫，在一定程度上提高甲状腺功能。

二、严氏化脓灸

（一）流派代表医家

严肃容（1903—1968年），字不阿，浙江平湖城关人。出身于针灸世家，是浙江平湖针灸名家严氏第五代孙。严氏针灸源于严曜塑，历经第二代严友彰、严友篁、严友陶，三世孙严小苍、严次平、严杏山，四世孙严子和、严海珊，传至严肃容、严察明一代，名闻江浙沪地区，对严氏针灸流派起着承前启后的作用。严肃容自幼从父习中医典籍，苦练针灸医术。1922年挂牌开业，擅冷针，对化脓灸颇有研究，专治发育不良、蛊毒、哮喘等症，名享浙北，声闻苏南。严肃容先生不拘宗派门户之见，针、灸、药因时因地因人制宜，师古而不泥古，认为用药、用穴如用兵，兵在精而不在多，宜精当。1930年，担任平湖县国医公会常务理事。1938年后严肃容便一直居于平湖悬壶。1962年被省命名为地区级名中医，曾有专家和外国留学生登门观摩学习。他先后被选为浙江省第二届政协委员，平湖县一、二、三届政协常委。所著论文《平湖严氏化脓灸法简介》《针灸强壮疗法之选穴与应用》等均载于《浙江中医》杂志。1968年严肃容先生因病逝世，享年65岁。

浙江各灸法学派中以平湖严氏化脓灸最负盛名。严氏灸法遥承唐代《千金方》《外台秘要》中的古老灸法，经后代不断改良而成。严氏化脓灸广泛用于治疗晚期肝硬化及哮喘，对慢性腹泻、强直性脊柱炎、体弱反复感冒、产后体虚等亦有一定疗效。其治疗病患数以万计，形成了一套独具特色的化脓灸法，独步于近代针灸学术之林。现严氏化脓灸经过七代传承，该灸法已在全国多地推广，如在湖南省慈利县、河南省郑州市、浙江省杭州市、江苏省苏州市、上海市等地均有医者运用化脓灸治疗疾病。

（二）针灸特色与临证医案

1. 化脓灸法

严氏化脓灸，虽源于唐宋，但经过不断改进，又独具一格。其化脓灸用穴精而少，壮数以九壮为度。艾炷以铜模压制，施灸季节为每年小暑至白露，贴灸用太乙薄贴膏药，发灸、养灸均有严格要求，取穴亦有其特点。

（1）工具、材料　严氏化脓灸对所需材料有一定要求，需取精制艾绒（无杂质、枝梗）陈年者为佳，制艾炷铜模，折量穴位于软草数根，以在定穴时皮肤上着色使用。泥一盒，细圆竹一根（或用竹笔套亦可），黏着艾炷用的大蒜若干，刮蒜汁用的小竹片一块，洗艾灰用的纱布一方，温开水若干，引火用香棒数支，灸后疮面盖贴用的薄型淡水膏药若干（每一灸穴约 80 张）。

（2）制艾炷　艾炷的大小形状均有规格。先将艾团置于铜模中，用小铜柱压紧或捶紧。用小针在铜模背后的小孔中将艾炷顶出，即成约 0.1g 重的圆锥形艾炷，以轻捻不散，重捻能散为度。

（3）取穴　《针灸精义》中记载："论灸治取穴法更不比针，须专心穷究分毫无错方可燃艾，而针取穴，设或不对，针出无痕。然灸后皮肉既坏，其疮终身在体。余每见吾师指授，道中所灸之穴不正者多。"可见严氏化脓灸取穴定位要求极为精准，须反复斟酌，不得差之毫厘，结合躯体具体情况，按、押、摩、数而后定穴，并以指甲押十字纹，继以朱色点之。

（4）体位　严氏先祖遗教："灸治一穴，难免焦灼皮肉，一经灸治不可复灸，故取穴须审酌，切不可草率从事。"严氏化脓灸取穴及施灸时尤其强调体位端正。灸头顶及天突穴，取坐位、仰靠位；灸背部，取坐位俯伏（两手按膝，头部垫一枕头）；灸胸腹部，取仰卧位。

（5）施灸及拍灸　先用小竹片刮大蒜汁少许于穴上，将艾炷置其上，用线香点燃艾炷之尖端，燃至三分之二处，肌肤开始有灼痛感时，术者用两手示指、中指、环指连续均匀地在灸处周围轮番拍击，以减轻其灼痛，并借以控制火力，如欲加强温痛攻散，拍击时须重而急速，每一艾炷燃 4～5 分钟，熄后用纱布蘸生理盐水或温开水浸润、洗净，然后再灸下一壮，至应灸壮数灸毕，贴以太乙膏薄贴。

（6）灸后护理　灸后给予薄型淡水膏药 80 张/每穴，每日更换贴盖，脓液多时（约在灸后 10～30 天），每日更换 2～3 次，一般 45 天左右愈合。灸后护理十分重要，暂停体力劳动和各种运动，注意睡眠姿势，以防灸痕损伤。脓液多时，用消毒药棉或纱布蘸生理盐水或温开水轻拭灸疮周围，保持洁净。

（7）灸治饮食宜忌　灸后至焦痂脱落约 10 天，宜吃鸡、羊肉等发物。焦痂脱落后，忌食发物，以利收口，直至愈合。灸后忌食：虾、蟹、姜 100 天，以防灸处发痒。

（8）常用穴取穴法　严氏化脓灸取穴定位自具特色。取穴时先校准若干基准穴，再类推周围数穴，其中头部定百会、背部定大椎、腹部定神阙及腹白线、胸部定膻中等。

头部：先定百会穴，以颅顶中央凹陷处为准，不拘泥于前发际后 5 寸或两耳尖直上连线之中点，一般略偏后稍许，然后按骨度分寸法求其他督脉经穴，如前顶、后顶等。

背部：先定大椎，正坐，俯颈，以两巨骨穴（肩头两骨之间陷中）之中央，椎体棘突间为准，形体不同即上下有所出入，形体瘦长者每每偏低，不以第七颈椎下为固定。定大椎后，再类推陶道、身柱等督脉诸穴。脊柱正，则穴亦正，脊柱歪，则穴亦偏，以两棘突间中取穴为要。

膏肓穴取法：使患者正坐，腰部伸直，颈部尽量下俯，以使背部平坦椎体棘突外凸明显，定大椎后，按下四椎陷中，以四椎下夹脊旁开 3 寸，再以患者之手，携向背后，以阳溪穴对同侧肾俞，则肩胛骨开离而外突，离胛骨尖内侧上 5 分～1 寸许，两肋之间陷中是穴，按之有明显的酸胀感。

肺俞取法：定大椎后，按下三椎在夹脊旁开 1 寸半肋间，如取左肺俞，以患者右臂环颈，以其掌后横纹置肩上后际，则其中指尽处是穴。

腹部取穴：以神阙穴为基准。任脉诸穴须定在腹白线上，如此线偏则穴亦偏，认为人形之产生，先头脊而后腹，腹前之融合不可能都是在前正中，应因人而异。关元、气海、水分、中脘等穴循此而得。

膻中穴取法：在歧骨上中心骨上凹陷处取之，于两乳之正中略有上下出入。

（9）常见病处方选穴　处方取穴以尽可能精简为原则。即使病根深远，病情复杂，需取穴较多，亦应采取分年连灸，使疗效产生持续作用，以更好地发挥强壮调理作用。有些疾病第一年灸后有相当程度好转，但没有完全控制或根除，第二年、第三年续选作用相若之其他腧穴灸治，以求根治。还有一些疾病，须在第一年进行强壮健体灸，以充实正气，第二年在此基础上再对症选穴。

临证选穴时，以扶正祛邪为原则，即在调动患者本身抗病能力的基础上，配以祛邪的腧穴，能收到良好的疗效。

常用处方：

1）强壮健体：大椎 9 壮，膏肓_双 9 壮。

主治：发育不良，对骨蒸、低热等慢性病亦能起治疗作用。

2）哮喘：大椎 9 壮，肺俞_双 9 壮，用于第一年灸治，或病较轻浅者；如较重者，第二年续灸风门_双 9 壮，灵台 9 壮；第三年续灸膏肓_双 9 壮，大杼_双 9 壮。

加减：痰涎盛者，加天突 5 壮；喘息甚不得平卧者，加取灵台 9 壮；显著瘦弱者，加取膏肓_双 9 壮；肾虚而喘者，加气海 9 壮。

上述诸穴均在第一年即应用。

3）癥瘕积聚：气海 9 壮，中脘 9 壮。

加减：巨脾症，加建里_双 9 壮，建里左旁三寸与四寸半处各 9 壮；攻痛作胀者，加下脘 9 壮；腹水甚者，加水分 9 壮。

4）奔豚：气海 9 壮，膻中 9 壮。

5）疝气：气海 9 壮，三角灸穴 9 壮。

6）胃痛：中脘 9 壮。

加减：气痛加气海 9 壮；胃脘胀，加上脘 9 壮。

病久体虚者，第二年续灸脾俞_双 9 壮，或胃俞_双 9 壮。

中气下陷者，加百会 3 壮，气海 9 壮，灸后胃病已除，体力未复者，可用大椎，膏肓强壮健体灸。

7）癫证：第一年：大椎 9 壮，身柱 9 壮，前顶 3 壮，体虚者加膏肓_双 9 壮。

第二年：百会 3 壮，陶道 9 壮。

第三年：百会 3 壮，筋缩 9 壮。

8）遗尿：气海 9 壮，中极 9 壮，关元 9 壮（选一穴），适用非小儿及针刺无效者。

9）阳痿、滑精：命门 9 壮，气海 9 壮，关元 9 壮。

10）泄泻（久泻不止）：天枢_双 9 壮，关元 9 壮。

脾虚：配中脘 9 壮，脾俞_双 9 壮。

肾虚：配气海 9 壮。

虚损者：配大椎 9 壮，膏肓_双 9 壮。

11）久咳：大椎 9 壮，肺俞_双 9 壮，适用无阴虚内热咯血者。

12）妇女经痛：关元 9 壮。

经闭：关元 9 壮，中极 9 壮。

干血痨：大椎 9 壮，膏肓_双 9 壮，关元 9 壮。

第二年续灸中极 9 壮，肝俞_双 9 壮。

*案例分析——支气管哮喘

【基本信息】 陆某，男，67 岁，退休。

【主诉】 哮喘间断发作 60 余年。

【现病史】 患者自幼即患支气管哮喘病，症状较轻，至 30 岁以后症状加重，发作次数增多，发时不能平卧，经中西医多次治疗，不能根除，在 40 岁时到平湖严老先生处求治。舌淡，苔薄白，脉弱。

【中医诊断】 喘证（肺气虚耗证）。

【治则】 补肺益气。

【治法】 第一年：天突、灵台、肺俞_双；第二年：风门_双、大椎；第三年：大杼_双、膻中。各穴均行灸法。

【疗效】 第一年灸后症状减轻大半，第二年灸后不到 1 年哮喘即未再发，身体日臻强壮，遵医嘱又至平湖灸第三次以巩固疗效。据患者云自灸治后哮喘病迄未再发。

【按语】 哮喘在祖国医学称为"哮病"，是一种突然发作，以呼吸急促，喉中哮鸣有声，甚则喘息不能平卧为临床特征的疾病。是由于宿痰内伏，遇诱因引触，导致痰阻气道，气道挛急，肺失肃降，肺气上逆所致的发作性痰鸣气喘疾患。现代研究表明，化脓灸有提高机体细胞免疫功能的作用，且化脓灸治疗哮喘，偏寒者比偏热者疗效更佳。严老每年只在农历小暑至白露施灸，取一年中阳气最盛的节气，可使疗效倍增。另外，严老先生对取穴定穴十分认真细致，某些穴位的取定与一般书上所述不同，背部取穴时先取定大椎穴，不灸此穴也要先定它作标准，一般是取在第一、二胸椎棘突之间，也有的取在第二、三胸椎棘突之间，很少取在第七颈椎与第一胸椎棘突之间，普通俗称三寸骨下（即颈下最明显突出的一节算起三节之下）取之。严肃容先生对此穴位高低的确定，大致与两肩胛巨骨穴相平而取。

2. 顶刺法

严氏顶刺法是一种轻刺进针法，系平湖严氏家传之术，手法独特，以进针轻、快、操作实用性强为特点。《针灸大成》曰："凡下针，用左手大指爪甲，重切其针之穴，令气血宣散，然后下针，不伤于荣卫也。"《难经》亦云："然知为针者，信其左，不知为针者，信其右。"均突出了押手的重要性。严氏强调针刺时须重视押手的运用，方能事半功倍。

操作方法：确定穴位后，以左手拇指或示指重压穴点，并左右掐动数次，使气血宣散，尽量避免进针时刺破附近血络；右手持针，以拇示两指紧撮针根之上与针柄下端，小指或环指抵住针体；进针前左手（押手）押住一方，右手小指一面抵住针体，一面押住一侧皮肤，使进针处肌肤略为绷紧，此时以右手用拇、示两指用适当之力轻捷地刺入皮下一分左右，然后再视诊治需要，施行进针后手法。顶刺进针时切忌急躁，手法要轻柔，急则不易刺进，且易使针体弓弯，如一刺未入，针体已呈弓形，须将刺手放松，使针体放直再刺，务使力点集中于针尖，同时注意勿使针尖滞留于皮肤表层，以致发生痛感而不易进针。本法以运用细毫针更为适宜，故在练习时亦须用较细的毫针。在施术时术者手指接触到针体部位，故应在术前消毒。

3. 透针刺法

透刺针法是"严氏针灸"家传的又一特色刺法，可一针透两穴或两穴以上，同时发挥几个穴位的作用，既能沟通表里、激发经气，又能增加皮肤表面感应点刺激量。总分为深透针法和浅透针法两种，深透针法多用于表里两经之间，操作时先选取一主穴，进针后针尖朝向需透刺之穴，针体缓慢推至一定深度，而不穿出体外。如内关透外关，以内关进针后缓缓深刺即可，能一针透手厥阴、少阳表里两经，加强宽胸理气之功。浅透针法多用于本经腧穴或邻近穴之间，操作时先将针身平卧15°以下进针至皮下，然后缓慢推进至第二穴为止。凡本经腧穴临近穴者，绝大部分均有共同主治作用，能增强主穴功效，如通里、阴郄、神门三穴，均能宁心安神，主治一切神志病，三穴浅透可共奏振奋心经经气之效。严氏强调透针法操作时应以进针穴为主穴，根据病症适当配伍，如列缺透太渊止咳平喘、化痰通络，百会透四神聪清利头目，宁神开窍，风池透风府清肝明目，息风潜阳，肾俞透志室补肾固精，强腰健脊等。严老师认为无论本经或异经，或表里经透刺，均能激发经气，提高针效，若合理配伍使用，对某些慢性病、痼疾等能起到较好的疗效。

*案例分析——痛经

【基本信息】 葛某，女，22岁，服务员。

【主诉】 痛经10余年。

【现病史】 由妇科转来痛经患者，工人扶腋而进，弓身按腹，疼痛号哭，面色㿠白，汗出肢冷，脉沉细而弦。询问病史，起自1983年夏，月经周期28天，来潮1周，量多，经来腹痛，色紫多带血块，通畅后色鲜红，痛甚则恶心呕吐。曾有5~6次因痛经而送急诊，但均无此次严重。

【中医诊断】 痛经（实寒证）。

【治则】 温经散寒。

【治法】 取次髎双、下髎双、关元、三阴交双、天枢双、神阙。次髎向下髎方向透刺，行泻法，痛略缓而不止。乃加温针灸关元、三阴交_双。并用集束艾卷温灸天枢_双、神阙、关元。

【疗效】　治疗 20 分钟，患者面色转润，疼痛消除。

【按语】　痛经是妇女正值经期或经行前后出现的周期性小腹疼痛或痛引腰骶，严重者可有剧痛晕厥。寒、热、瘀、虚是痛经的常见病机，其中以实寒证最为常见。在治疗实寒证痛经时，取穴以下腹部及尾骶部为主，次髎为治疗痛经要穴，针刺可改善局部微循环以通络止痛，次髎向下髎方向透刺，二穴均属膀胱经穴，本经相透能加强经脉刺激，倍增补益下焦、活血止痛之功效；关元为人体元阴元阳交会之处，三阴交为足三阴经交会处，温针灸则可起到补肾益精、温经散寒的作用。再予温灸神阙以培元固本、天枢以理气活血。诸穴共用，则寒气得散，瘀血自除。

三、盛氏针灸

（一）流派代表医家

盛燮荪（1934—2022 年），浙江桐乡人，浙江省嘉兴市第一医院主任医师，浙江省名中医，第三批全国老中医药专家学术经验继承工作指导老师。盛燮荪先生出生于中医世家，自幼秉承家学，先后师从杭州张治寰、湖州杨泳仙、嘉兴朱春庐学习中医诸科，20 世纪 50 年代于嘉兴市第一医院工作至今，从事中医临床、教学和科研工作 70 余年，曾任浙江省针灸学会副会长，嘉兴市中医学会副会长，嘉兴市针灸学会会长，浙江省中医学会理事。先后完成省级课题"浙江古代针灸学术源流研究""浙江近代针灸学术研究"，1998 年获省卫生厅科技成果奖三等奖，在国内外医学期刊上发表论文 150 余篇，出版《盛氏针灸临床经验集》《王孟英医著精华》《校注经穴会宗》《手穴疗法》《宋明浙江针灸》《浙江近代针灸学术经验集成》等针灸专著，兼任《嘉兴医学》《浙江中医杂志》编委。

盛老于针灸学、内妇方脉均有较深造诣，在治疗肝病、肾病、脾胃病、咳喘病、妇女经带疾病以及风寒湿痹证等方面均有丰富经验。盛老对针灸疗法及文献研究有着卓越的创见，在理论方面提出针法十论：《黄帝内经》针法气血纲要论、整体阴阳平衡论、透穴刺法论、针刺方向论、平补平泻古今名同实异论、针刺手法度量层次论、腧穴变通取用论、上补下泻刺法论、相应取穴与针刺先后论、强壮灸法论；在临床方面，擅长运用烧山火、透天凉、毫针透穴、飞经走气等古典针法，创立"盛氏骨边刺法"，完善"上补下泻"针法，并注重针药结合，倡导辨证论治，总结了若干经验方，如治顽咳方、胆道一号方、红藤煎、苦参汤、健脾蠲痹汤、壮阳通督煎等。

（二）学术特色与临证医案

盛老认为，针灸是一门知识理论与实践技术相互结合的学科。技术作为操作性行为，决不能脱离实践来获取经验，操作内容越复杂，经验占比就越大。针灸学涉及经络脏腑，经脉循行纵横交错，穴位数以百计，义理深奥，针法繁多，凝集了历代医家的心血与智慧。可现如今针灸界对针刺操作不重视乃普遍的现象，临床上多偏重针刺特效穴及阿是穴，或取穴杂乱无章，或实施电针仪辅助治疗，针刺操作徒有其表，从而无法达到虚补实泻之效，导致针刺效应无法提升，针法精髓反被束之高阁，针刺研究无法突破，终使针法传承俱失，实为可惜。当代传统针法日渐淡化令人担忧，纵观宋明诸大家治学之道，贵在"源流相贯"而有创新，至于操作技术，务求"练用相兼"，方能娴熟于技，得心应手。若学而不练，练而不坚，临证之际便觉手拙。盛老常年练习太极拳与站桩，精力充沛、指力雄健，针刺手法操作时达到以意引气，意在力先，针刺得法，疗效往往立竿见影。盛老这种严谨的学术精神，认真的治学理念，值得每一位在中医事业上砥砺前行的中医人学习。

取穴得当对针灸的疗效甚为关键。盛老通过长期的临床探索以及对针灸古籍的深入研究，总结提出了阴阳平衡取穴法治疗脏腑疾病的临床治疗观点，创立"主、客、辅、应、俞、募、奇"针灸处方配穴七字诀。阴阳平衡取穴法主要是以脏腑学说为核心，经络学说为网络，以调节整体阴阳平衡为目的，从阴阳、气血、表里、升降权衡穴位特性，选出六脏经、六腑经、奇经八脉中易实施针刺手法的腧穴为基本腧穴，共28穴（表3-3），并根据病位、病性辨证组合配伍，在施治中通过权衡穴性、把握针感，从而发挥调和阴阳平衡的作用。针灸七字诀中的主穴则是根据辨证论治后，选取的本经经脉中的1～2穴为基本穴；客穴为配合主穴的腧穴，一般取穴于选定主穴所在经脉的表里经；辅穴用于辅佐主穴增强疗效，多在疾病局部或主穴附近选取，起到气至病所、舒筋通络等作用；应穴对主穴、客穴均有协同作用，包括穴法相应取穴、以患病部位及相对应的部位取穴；俞指背俞穴，凡脏腑病或病及脏腑者，取背俞穴；募指募穴，多用于治疗腑病；奇是指经外奇穴。盛老提出的阴阳平衡取穴法，强调了相同作用腧穴的配伍，扩大了腧穴的应用范围，提高了疗效；其首创的针灸七字诀，则更是为针灸取穴配穴做出了重要贡献。

表3-3　阴阳平衡取穴法

主经	主穴	功效
手太阴肺经	孔最，鱼际	孔最主调气血，主表，浅刺调气，深刺调血；鱼际主表，清热，调五脏之气
手少阴心经	灵道	主清降，调心神
手厥阴心包经	内关	主阴血，调心血
足厥阴肝经	曲泉，太冲	曲泉调气血，疏调冲任；太冲主阴血，降气血之冲逆
足太阴脾经	阴陵泉，三阴交	阴陵泉主气，水病，浅刺利水，深刺理气；三阴交主里，主降，调阴血，主调肝脾肾冲脉之血
足少阴肾经	筑宾，照海	筑宾主清降，调气水，阴维之郄穴；照海主阴，调血水，阴跷脉发生处
手阳明大肠经	合谷，曲池	合谷主表，深刺透后溪贯穿心、心包、小肠诸经；曲池调气血，浅刺通阳升散清热，深刺调气血而降气
手太阳小肠经	支正	主表，降气清热
手少阳三焦经	外关	主调一身之阳气，通于阳维脉
足太阳膀胱经	委中	主表，调阳气，浅刺出气清热而降气血，深刺主里调血
足少阳胆经	阳陵泉，绝骨，风池	阳陵泉疏筋降气，经筋之会穴；绝骨主筋骨，调阴，为髓会；风池主阳气，疏风清热，阳维阳跷之会
足阳明胃经	足三里	主阳气，主一身之正，主六腑诸病
督脉	百会，大椎，命门，长强	百会主升，为诸阳之会；大椎主表，调阳气，手足三阳经之交会；命门主精血，通带脉；长强主气，主升，调六腑
任脉	天突，膻中，中脘，气海，关元	天突主阴，主降气，阴维任脉之会；膻中主气，为诸气之海；中脘主降，为六腑之会，胃之募；气海主升，主调一身之气；关元主阴，养精，利水，足三阴与任脉之会

1. 盛氏骨边刺法

盛氏骨边刺法脱胎于《黄帝内经》中的五脏刺法，如《灵枢》中所述"输刺者，直入直出，深内之至骨，以取骨痹，此肾之应也""短刺者，刺骨痹，稍摇而深之，致针骨所，以上下摩骨也"。盛老在《黄帝内经》刺法理论基础上，结合现代解剖学研究，经过长期临床实践，创盛氏骨边刺法。骨边刺法也称刺骨边穴法，指在辨证取穴前提下，以骨骼附近的腧穴作为主要进针点，使针尖刺达骨边，并施以补泻操作手法，有调气通经、通络止痛的作用，对于疼痛性疾病的镇痛效果尤为显著。

取穴时，为便于刺达骨边，需适当变通进针点，正所谓圆机活法，知常达变，此为中医辨证思维的精髓。如取头部百会穴，以摸到矢状沟为准，神庭、头维、上星等穴也均以摸到骨缘切迹处为据；如取四肢部穴位外关穴，可从腕上2寸偏尺骨处进针，神门宜仰掌外旋，若锐骨端凹陷明显可向锐骨方向刺入。临床一般多在本经脉中选取"骨边穴"，即取主治作用相同的骨边穴，如治疗牙痛，手阳明大肠经中商阳、二间、三间、合谷、阳溪等腧穴均对牙痛有治疗作用，但商阳宜点刺放血，二间较浅难以实施操作手法，阳溪针感不易掌握，故盛老在临床多取三间或合谷。其他如治疗颈项疼痛，阳谷优于养老；治疗脘腹胀痛，商丘胜于阴陵泉等，每一经脉腧穴均可据针法之要而斟酌选取。此外，骨边刺法也常用与本经穴相邻近的骨边奇穴，如腰痛取昆仑，昆仑定位于外踝尖与跟腱之间凹陷处，常规直刺 0.5～0.8 寸，一般针感较弱，若取下昆仑（昆仑直下 1 寸处）向踝骨边刺，其针感更强且易于深透远传；又如治疗肩关节疼痛，临床常用曲池穴，若取上曲池（曲池斜上 1.5 寸处）针向肱骨边，其止痛之效尤为明显。

骨边刺法作为一种刺入较深的针法，可选用略粗的针具，如刺骨边较浅的部位，可以选用三棱针、圆利针等针具，采用点刺法。骨边刺法的基本手法有切按、刺、探、啄，切按指押手用拇指或示指重切于施针皮肤处，可减轻进针疼痛；刺指针刺破皮后，不施以捻转而直入深部；探指针刺到一定深度时，术者紧持针柄小幅度做上下提插，探寻针刺部位得气情况；啄指针至骨边针感不强时，行小幅度上下提插如鸟雀啄食之状。骨边刺法与常规毫针针法基本相同，但操作手法需注重两个方面：首先，在揣穴时应考虑针刺角度与深度，使进针后能直达骨边，如针合谷穴，应在标准取穴点靠向第二掌骨边约 1cm 处进针，针体呈 15°～30° 角斜向掌骨，针入 15mm 左右；其次，补泻手法以泻法为主。以痛证为例，若患者体格健壮，临床表现以疼痛拒按为主，多为实邪，可取合谷刺达骨边得气后，紧持针柄做上下小幅度提插，每分钟 30～50 次，提插偏重于提，若针下不够沉紧，可结合捻转泻法，待针下沉紧时边提插边捻转，以提针时拇指后退而捻，向下插时以直插为主。

《素问·长刺节论》载："刺家不诊，听病者言，在头，头疾痛，为脏针之，刺至骨，病已，上无伤骨肉及皮，皮者道也。"说明古人针灸治疗痛证时，已经发现针刺深入骨边有显著的止痛效果。现代研究发现，针尖刺激骨膜后可使局部组织蛋白分解，末梢神经递质增加，产生血管活性物质，降低致痛物质如缓激肽和 5-羟色胺含量，达到止痛的效果，盛老也将骨边刺法用于针刺麻醉手术，起到辅助镇痛，增强麻醉效果。

*案例分析——颈椎病

【基本信息】　李某，女，50 岁，教师。

【主诉】　颈部酸胀疼痛，伴活动受限 2 月余。

【现病史】　患者 2 月余前无明显诱因下出现肩颈部酸胀疼痛，伴活动受限，时有左上肢麻木，自觉发凉，偶有头晕恶心。颈椎 MRI 检查示：C_5/C_6、C_6/C_7 椎间盘突出伴硬膜囊受压，颈椎骨质增生。查体：C_4/C_7 棘突两侧均有不同程度压痛，左侧臂丛神经牵拉试验（＋），压顶试验（＋），颈椎前屈、后伸活动轻度受限，舌淡红、苔白腻，脉弦滑。

【中医诊断】　项痹（寒湿痹阻型）。

【治则】　散寒蠲痹，通络经络，利骨节。

【治法】　（1）针刺处方：取 C_4～C_6 颈夹脊双、天柱左、大椎、肩井左、肘髎左、合谷左、后溪左。操作时合谷透后溪，捻转提插泻法，肘髎行骨边刺法（直刺 0.5～1 寸，针向肱骨边缘），留针 30 分钟，其间行针 1 次，隔日治疗 1 次。

（2）中药处方：川芎、延胡索、防风、徐长卿、川续断、杜仲、当归、威灵仙、首乌、淫羊藿各 12g，三七、天麻各 10g，葛根 15g。共 7 剂。每日 1 剂，水煎分早晚 2 次服。

【疗效】　治疗 1 周后颈部、肩部疼痛较前缓解。继续以上法治疗 2 周，诸症悉除，随访 1 年未复发。

【按语】　《素问·气穴论》中"积寒留舍，荣卫不居，卷肉缩筋，肋肘不得伸，内为骨痹"的痹证，理应从"在骨治骨"的原则来施针。但是后世往往因毫针纤细，逐渐以筋骨之间隙，分肉之陷中为主要刺激点，而不以刺达患者机体某一部位为目的，在辨证取穴和辨经取穴的原则下尽可能选取骨骼附近或便于刺向骨骼处的穴点。肘髎穴位于肱骨外上髁上缘肱桡肌起始部，肱三头肌外缘，具有通经活络、舒筋利节的功效，直刺可达肱骨前缘刺达骨边，其止痛之效十分显著。

2. "上补下泻"针法

"上补下泻"针法属异穴补泻法的一种，最早见于《灵枢·官针》"远道刺者，病在上，取之下"，《素问·五常政大论》"气反者，病在上，取之下，病在下，取之上"，但并无不同穴位施用补或泻法的规定。明代名医李梴在其《医学入门·杂病穴法歌》中直接指明"上补下泻"，临证施治意义重大。盛老对李梴"上补下泻"的针刺理论有深刻的认识，并在长期临床实践中将"上补下泻"针法进一步完善。盛老认为"上补下泻"中所指的上下取穴与一般辨证配穴如"上实下泻，泻上补下；上虚下实，补上泻下"的方法不同，根据标本根结理论，"上下穴"主要有两种配穴形式。以手经诸穴和足经诸穴而言，手经穴属"上"，足经穴在"下"。《灵枢·本输》提出"六腑皆出足之三阳，上合于手者也"，手足同名经均交接于头面部，可知手三阳经气来源于足三阳经，并与本经经脉之气相合作用于标部、结部，故相对于手经而言，足经属"下"；第二种配穴形式是以病灶局部与远端穴而言，局部穴为"上"，远道穴为"下"，在"上"之穴及离病位近处之穴施用补法，在"下"之穴及配用的远端之穴施以泻法，故"上补下泻"法也可称为"近补远泻"法，如偏头痛取太阳补、合谷泻，即便在同一经脉上如肩痛取肩髃、合谷，也以在"上"之穴肩髃施用补法，在"下"之穴合谷施用泻法。在临床上按法施术，取效明显，且无不良反应，若反之施以补泻则可能加重疼痛甚至影响活动功能。

盛老认为，"上补下泻"法还须注意主穴、应穴的配伍应用以及施术的先后，而"上补下泻"的原则不变。穴有主次、刺有先后之说，首见于《灵枢·始终》"阴盛而阳虚，先补其阳，后泻其阴而和之。阴虚而阳盛，先补其阴，后泻其阳而和之"，《灵枢·周痹》载："痛从上下者，先刺其下以过之，后刺其上以脱之，痛从下上者，先刺其上以过之，后刺其下以脱之。"皆说明选穴应有主次，针刺应有先后。至明代李梴明确了针刺先后与穴位主次，提出"取者，左取右，右取左，手取足，足取头……先下主针，后下应针，主针气已行，而后针应针"。在临床上，针刺时先针主穴，后针应穴，以不病的远道穴位或对应部位穴位为主穴，病灶局部或邻近穴位为应穴；以下部未病部位为主穴先用泻法，上部已病部位为应穴后用补法；先刺下部健侧以激发经络之气，后针上部患侧以应答提高疗效，如治疗头痛等偏实的病证，多应用"上病取下"法疏散局部实邪，而治疗痿躄、麻木、内脏下垂等虚证时，应用"下病取上"法使气血运达于患部。

盛老学术继承人陈峰主任医师应用盛老"上补下泻"补泻法治疗癌痛，取得了满意疗效。陈峰遵循盛老"上补下泻法"中"穴分主应，刺有先后"的原则，在选穴方面多选太冲、合谷为主穴，以局部疼痛部位阿是穴为应穴。在操作时，根据疼痛部位，选择合适的体位；常规消毒后，以左手为押手，右手持针垂直进针，主穴运用提插泻法，阿是穴施以捻转补法，行针手法不宜过猛；局部刺激宜轻为补，远道刺激为重为泻；得气后留针30分钟，间隔10~15分钟行针1次，出针前复行针；每日1次，7日为1个疗程。太冲、合谷合称"四关"穴，同为手足十二经脉中的原穴。合谷主气，太冲主血，二穴上下相应，阴阳相和，互相协同，共奏通经活络、调理气血之功，同时也符合盛老"上补下泻"理论中"以手经和足经而言，手经诸穴属上，足经诸穴属下"。陈峰运用"上补下泻"补泻法治疗癌性疼痛，拓宽了该理论的应用范围，也进一步说明盛老"上补下泻"补泻法的临床价值。

*案例分析——过敏性鼻炎

【基本信息】　杨某，男，13岁，学生。

【主诉】　鼻塞、鼻痒、喷嚏伴黄涕8年余。

【现病史】　患儿自5岁起开始出现鼻塞、鼻痒，喷嚏伴黄涕等症状反复发作，春季好发，诱因不明，平素时常咳嗽，打鼾，舌红，苔薄黄，脉浮细数。查：鼻黏膜色红水肿，双下鼻甲肿大，以右鼻下甲水肿尤甚，下鼻道内有水性涕夹脓性涕，双扁桃体Ⅲ度肿大。

【中医诊断】　鼻鼽（肺经伏热证）。

【治则】　滋阴降火。

【治法】　取气海、承浆、百会、印堂、迎香双。操作时先针气海穴，采用强刺激泻法；再针承浆、印堂、百会，采用弱刺激补法；最后针刺迎香穴，采用弱刺激补法。留针期间，施以呼吸吐纳导引，共留针20分钟。

【疗效】　治疗1次后患儿即擤出黄涕，鼻塞缓解。隔日治疗1次，共治疗12次而愈。

【按语】　《素问》记载："所谓客孙脉则头痛、鼻衄、腹肿者，阳明并于上，上者则其孙络太阴也，故头痛、鼻衄、腹肿也。"此病案由肺经素有郁热，肃降失职，邪热上犯鼻窍，致鼻痒、流涕、鼻塞。治疗以"上补下泻"为原则，针刺任脉腧穴为主，督脉及鼻部周围腧穴为辅，从阴引阳，滋阴降火，达到阴液上升、虚火清降。任脉为"阴脉之海"，任脉充沛则有助于经脉脏腑的阴液盈盛，津液上濡鼻窍，虚火自然清降。

四、罗 氏 铺 灸

（一）流派代表医家

罗诗荣（1923—2004年），安徽合肥人，主任医师，国家级、浙江省名老中医，杭州市针灸医院名誉院长，杭州市针灸学会会长。第二批全国老中医药专家学术经验继承工作指导老师，享受国务院政府特殊津贴。罗诗荣自1938年跟随伯父罗茂洲先生学习针灸疗法，1943年悬壶杭州开业针灸，1958年参加联合诊所（杭州针灸专科医院），扎根临床60余年。罗老临证经验丰富，重视督肾证治，强调辨病辨经相结合，善用特定穴，操作时讲求治神、得气、守气，因善用灸法治疗各科疑难杂症而蜚声中外，其中以"铺灸"最负盛名。罗氏铺灸有百年历史，在传承的基础上不断改良创新，疗效确切，适用于慢性支气管炎、支气管哮喘、类风湿性关节炎、强直性脊柱炎、慢性肝炎、慢性胃肠炎、慢性腰肌劳损等各类虚寒性慢性疾病。罗老倡导"铺灸督脉可疗痼疾"之思想，发表相关学术论文10余篇，主持"铺灸治疗类风湿性关节炎临床研究"课题，并荣获浙江省医药优秀科技成果进步奖三等奖。

（二）学术特色与临证医案

1. 重视督肾证治，善用"铺灸"

"铺灸"是罗老在民间长蛇灸基础上继承发扬而来的一种独特灸法。罗氏铺灸常取督脉施治，因督脉为"阳脉之海"，统摄维系人体元气，是人体阴阳的枢纽，且督脉循行"贯脊属肾""入循膂络肾"，与肾的关系密切。肾为全身阳气的根本，肾中元阳激发推动、温煦作用的正常运行，保证了机体五脏六腑及各个组织器官功能的正常发挥。此督脉与肾相通，肾为元气之根，既是人体生命的原动力，也是脏腑精气留止之处。哮喘、类风湿性关节炎等久病顽疾必损及肾，耗伤人体元气，进而导致五脏六腑精血不荣，功能失调，致使全身气血阴阳失去平衡。上述疾病临床单纯药物治疗或辅以针刺疗效并不显著，罗老依据《医学入门》"凡药之不及，针之不到，必须灸之"的观点而选用灸法。

一般灸法量小效微，难以立起沉疴，而灸之诸病，火足气到方能见效，罗氏铺灸面积广，艾炷大，火气足，温通力强，为治疗重症痼疾开辟了新途径。一则于督脉施灸，温补阳气，强壮肾元；二则罗老推崇三伏天施灸，因一年之中三伏天天气最为炎热，地气出于表，人体之气、病气亦在肌表，可谓自然之气与人气相应，此时大补人体正气可逼邪外出，达到事半功倍的效果；三则铺灸所用大蒜解毒散寒消肿，得热后穿透力极强，罗氏"斑麝粉"中肉桂、丁香温阳壮督，麝香、斑蝥芳香走窜，四药合用可达透骨通络散结之效，通过艾火逐步渗透，经督脉传导激发全身经气，内达脏腑，外透肢节，从而提高机体的抗病能力。

2. 针灸治病，辨病辨经相结合

中医治病遵循"整体观念和辨证施治"两大原则，但罗老认为中医针灸治病须辨病与辨经相互渗透，才能达到针灸治病之效。

针灸适宜临床病种分脏腑病和肢节病，若是脏腑病则多用脏腑辨证，肢节病则多用经络辨证。罗老治疗脏腑病时，首先通过望闻问切观察患者临床症状，判断病情虚实，通过脏腑辨证以及十二经脉"是动则病""是主某所生病"推断为何病或是何经病变，最后根据经络腧穴主治进行针刺治疗。根据"从阴引阳，从阳引阴"理论，罗老治疗五脏病首选背俞穴或原穴，也常使用募穴，如肝病（胁痛），常肝俞、肝之原穴太冲、募穴期门配伍治疗，可取得良好的效果；治疗六腑病首取下合穴或募穴、背俞穴，如罗老治胃病常选用胃经下合穴足三里配合胃之募穴中脘，治疗泄泻、痢疾等，常取大肠下合穴上巨虚、募穴天枢及原穴合谷。

罗老治疗四肢疾病，如一些运动系统相关疾患，常用经穴循经按诊法来进行治疗，因经络通过之处，如有明确和固定的病证或是阳性反应点，都可以辨别该病位与何经相关，治疗时就可选取这一经脉上的腧穴。罗老治疗肩周炎，若手上举外旋运动受限伴疼痛为主，则辨为手少阳经病，多取手少阳经之肩髎、臑会、外关；以手外旋、后旋、上举运动受限伴疼痛为主，辨为手阳明经病，取手阳明经之肩髃、臂臑、曲池、手三里、合谷；若见手内伸、内旋运动受限伴疼痛，上举困难为主者，辨则为手太阳经病，取手太阳经肩贞、小海、后溪、阳谷。罗老治疗腰痛，若腰背部疼痛明显，则辨为足太阳膀胱经之腰痛，用昆仑、委中；若病在腰部两侧，则辨为足少阳胆经之腰痛，多选用阳陵泉、悬钟；若腰痛局限于脊柱正中，则为病在督脉经之腰痛，多用水沟、后溪。

3. 针灸取穴，善用"五输穴""原穴"

五输穴是十二正经分布在肘膝关节以下的五个重要腧穴，最早记载于《灵枢·九针十二原》："所出为井，所溜为荥，所注为输，所行为经，所入为合，二十七气所行，皆在五输也。"古代医家用江河中的水流现象比拟穴位所在处的经气运行的生理状态，并将其特殊的生理意义寓于命名之中。五输主治，各有所长，发展至今已形成比较完整的体系，在腧穴学中占有极其显著地位，按一定规律配伍应用可取得较好的治疗效果。

罗氏从随师学习针灸始起，就熟背"五输"，领悟经典要义，临证50余年，善用五输穴治疗临床常见病。经气应出而不出是"井"为病，不出则"满"，罗老常运用井穴如少商、商阳、少冲、少泽、中冲、关冲等穴浅刺出血以治疗神志昏迷、热病痉厥；经气应流而不流，遏阻"荥"部，郁滞则"身热"，罗老多取荥穴如鱼际、劳宫、液门、前谷浅刺疾出治疗高热惊风；经气遏阻"输"部，不能灌注筋肉骨节，则发为疼痛，故取输穴后溪、中渚治头项强痛及腰脊痛，或直刺足临泣、陷谷、束骨、大陵治疗腕、踝关节和足跟痛；经穴是经气正盛运行经过部位，经气遏阻"经"部，不能通行全身，则"喘咳寒热"，故取经穴经渠、阳溪治疗咳喘诸疾；《灵枢·四时气》云："邪在腑，取之合。"合穴主治六腑病，罗老常取合穴足三里、阳陵泉、曲池治疗胃脘、胆腑疾病，用委中、阴陵泉、阴谷治疗妇科疾病。

四肢肘膝之下除五输穴，还分布十二正经"原穴"，原穴是原气所过留止的部位，而原气导源于肾间动气，是人体赖以生存的根本，《灵枢·九针十二原》指出："十二原者，出于四关，四关主治五脏。五脏有疾，当取之十二原。"阴经六原穴主治五脏疾病，阳经六原穴主治本经病，古代医家认为十二原穴与腑病无直接联系，但可与六腑下合穴配合使用。罗老在临床上常运用肺经原穴太渊治疗肺系疾病，如咳喘、咯血，用心经原穴神门、心包经大陵治疗心悸、失眠等心系疾病，用肝经原穴太冲治疗胁痛、腹胀或肝阳上亢等证，用脾经原穴太白治疗泄泻、痢疾、食积不化等脾胃疾患，肾经原穴太溪治疗耳聋、耳鸣、腰脊痛或遗精、阳痿等。罗老认为肘膝以下的"五输穴"和"原穴"，既方便安全又确实有效。若辨证配伍运用得当，能做到取穴精简，获事半功倍之效。

4. 针刺施治，重视治神、得气、守气

罗诗荣崇尚清代名家李守先"难不在穴，在手法耳"的中肯之言，进针前重视治神，要求针刺术者全神贯注，做到目无外视，手如握虎，心无内慕，如待贵人。强调心平气和，调理精神，先治术者之神气，后要守神而针刺之。切忌针刺时心神分散，一边进针，一边与人谈笑。因此，罗老进针时眼神集中，拇指按压穴位，快速捻转进针，常令病人无痛感，不知不觉已入穴。

其次，罗氏认为针刺之效，得气为要，针刺手法虽多，但罗老认为不管采用何种手法，捻转

提插为基本手法，并强调用粗针捻转进针得气快，进针时运用捻转快速进针，可以减少针刺痛感。罗氏在针刺时除重视治神、导气、得气外，最后强调以候气、守气来提高针刺疗效。认为治疗一些慢性痼疾，非浅刺疾出所能取效，应注重于患者得气后留针守气，才能取得较佳疗效。因此，其留针常在 1 小时左右，甚至更长。针刺得气后，多采用静候守气为主。如果患者针刺中得气感不是很强，则可静以久留候气、守气，或者静以守气、动以候气交替而达守气之目的，以提高临床疗效。

*案例分析——类风湿性关节炎

【基本信息】 郭某，女，26 岁，工人。

【主诉】 四肢关节肿胀疼痛半年，加重 1 个月。

【现病史】 患者半年前因接触冷水不注意保暖，逐渐出现四肢关节疼痛肿胀，活动受限，以双手第 3、4 指关节不适最为明显，患者于当地医院住院治疗，诊断为"类风湿性关节炎"，予激素和氨苄西林等药物治疗，症状未见明显缓解。近 1 个月来患者病情逐渐加重，关节疼痛肿胀以致夜不能寐，晨起关节僵硬不能活动，伴浑身低热。现患者为求进一步诊治遂于门诊求诊。刻下：患者神志清楚，痛苦面容，脸色潮红，双肩、肘、腕、指及踝关节肿胀疼痛，活动受限，纳可，寐差，舌淡红、苔薄白腻、脉弦细。查体：双肩、肘、腕、指及踝关节肿胀，轻度梭状变形，屈伸不利，压痛（＋）。体温 37.9℃。辅助检查：血沉 67mm/h。抗"O"833IU/ml，类风湿因子阳性。

【中医诊断】 痛痹（风寒痹阻证）。

【治则】 温阳扶正，温经散寒。

【治法】 取脊柱督脉穴（大椎至腰俞穴）铺灸。材料准备：将麝香粉、斑蝥粉、丁香粉、肉桂粉按 10：4：3：3 制成斑麝粉，每份 1～1.8g，嘱患者祖露后背部，医师沿脊柱大椎至腰俞穴消毒并涂上蒜汁后，铺以斑麝粉，随后将 500g 蒜泥（宽×高：5cm×2.5cm）铺于斑麝粉上，最后在蒜泥上依次放置陈艾绒制成的锥状艾炷（宽×高：3cm×2.5cm），点燃艾炷，待其燃尽后，继续放置艾炷，灸 2～3 壮后，移去艾灰及全部铺灸物，可见皮肤潮红，待皮肤自然出小水疱后用消毒针挑破水疱，涂以龙胆紫药水，皮肤结痂愈合。

【疗效】 患者铺灸第 2 日即诉关节疼痛骤然减轻，四肢活动较昨日明显好转，体温降至 37℃，1 个月后复查血沉 40mm/h。抗"O"正常范围，类风湿因子阴性。半年后随访，患者活动如常，工作及生活不受影响。

【按语】 类风湿性关节炎病因未明，病程较长，临床多见关节肿痛、畸形、活动受限，晨僵，还伴有体重减轻、低热、疲乏等全身不适症状。西医影像学检查可见软组织肿胀、骨质受损，病情进展可见关节面囊性变，侵袭性骨破坏，关节间隙狭窄甚至关节脱位，血清学检查类风湿因子阳性。罗老认为本病多由素体阳虚，卫外不固，风寒湿邪乘虚内袭，使督肾虚衰，病邪痹阻经络关节所致，因此应补肾壮督、温阳蠲痹，采用铺灸疗法，发挥药物、艾火、经脉的多重作用，达到强壮真元，调和阴阳，温通气血的功能。

五、虞 氏 针 灸

（一）流派代表医家

虞孝贞（1924—2022 年），祖籍浙江宁波，主任中医师，浙江虞氏针灸第四代传人。历任校针灸教研室、研究室、门诊部针灸科副主任，经络腧穴教研室主任，曾任浙江省针灸学会常务理事、名誉理事，浙江老年病学会理事，浙江省人体科学研究会理事，杭州市针灸学会顾问等。虞孝贞 1942 年 9 月，进入上海中医专门学校，拜师于上海名家徐小圃、包天白、章次公等名医。1944 年肄业于上海中华国医专科学校，后跟随上海名医陆瘦燕和顾天鸢学习针灸。1955 年 12 月任宁波百丈中医联合诊所医师。1956 年参加浙江省中医师资训练班培训并通过考核，应聘留校任教，执教《中医妇科学》和《针灸学》，是浙江中医药大学针灸教研室创始人之一。1973 年出席浙江省第五次妇女代表大会，1985 年被评为浙江中医学院先进工作者，参加了中国农工民主党中央在北京召开的"实现四化，振兴中华"经验交流和表彰大会，1992 年被评为浙江省工会"巾帼贡献"活动积极分子。

虞孝贞教授毕生投入针灸的临床和科研工作，贯通中西，在针灸、中药治疗妇产科疾病和针灸治疗急症等方面多有建树。著作《中医妇科手册》，论文有《急症六法证治》《针灸与益寿保健》《妇女闭经针灸辨证施治经验介绍》《略述杨继洲与〈针灸大成〉》以及《虞佐唐治疗妇科病介绍》等 20余篇，此外尚有世界卫生组织邀请编写的针灸疗法中妇科部分。退休后，虞孝贞教授除了去医院坐诊，还与浙江中医药大学针推学院的教师一同把多年的备课笔记临床经验的散在之文整理汇编成册，供师生及同道参考。

（二）学术特色和临证医案

1. 妇科杂病

针灸治疗妇科病历史悠久，早在《针灸甲乙经》卷十二就有"妇人杂病"篇的记载。经过不断地发展，针灸医家在治疗妇科疾病方面积累了极为丰富的经验。虞孝贞教授受家传影响，博览群书，继承其父虞佐唐妇科之专长，将针灸与中药相结合，取长补短，总结出一套针灸治疗经、带、胎、产、杂等妇科疾病的方法，临床果见奇效，给后学者留下了宝贵的财富。

（1）虞氏治疗妇科杂病取穴及操作特色　虞老认为女科诸疾从血起，气血旺盛流畅则任通冲盛，下注胞宫，月经按期来潮；孕期气血充盈，则胎有所养；气血上行，则乳房发育；产后气血充足，则上行化乳。故女子以血为本，气血充盈调畅，则经、孕、产、乳功能正常；阴血匮乏，气血失调，则可导致各种妇科病。虞老针灸治疗妇科疾病多以"调气血，益肝肾（疏肝理气），和脾胃，清湿热，治奇经"为治疗原则，取冲、任、督脉及足太阴脾经、足阳明胃经、足厥阴肝经经穴为主，以合谷、三阴交为主穴，辨脏腑经络，随证加减，虚补实泻，腹部腧穴行运气手法且多加艾条以温通气血，和调经脉（表 3-4）。虞老喜在针旁艾灸，认为这样在温针灸的同时还能间歇行针，疗效更佳。

表 3-4　虞孝贞教授运用针灸治疗妇科杂病常用配穴及操作

病症	配穴	操作
月经过期不行	加关元	用补合谷、泻三阴交，但三阴交宜行运气手法，使针感向上传导，间歇动留针 15 分钟左右
闭经	因脾胃受损脘腹胀满者加中脘、天枢、关元、足三里；肥人痰湿阻滞者加丰隆、阴陵泉、血海、中极；肾经亏虚者加肾俞、命门，气血不足加脾俞、肝俞、气海	用平补平泻法静留针 20 分钟左右，天枢、关元、中脘等穴加用艾条温灸
痛经	加关元、十七椎下，或加双踝，兼有带下属湿热者加地机、归来	四肢穴一般用泻法，腰骶腹部穴宜平补平泻法（不可用强刺激），针旁加艾条温灸，间歇动留针 30 分钟～1 小时左右，痛甚者可日针 2 次
不孕症	去合谷加关元、子宫穴、胞门、子户、足三里、肾俞，或根据月经不调辨证配穴：①月经先期或肝旺血热：加行间、太溪；②月经过多或脾不统血：加隐白、足三里；③月经先后不定期：加肾俞、脾俞；④月经后期或过少：加丰隆、阴陵泉、血海、中极	一般用平补平泻法，静留针 20 分钟，或腹部穴于针旁加艾条温灸，月经期暂停针刺，平时每周针 2～3 次，月经临行前 1 周，每日或隔日 1 次，3 个月为 1 个疗程
催产	加次髎，伴有气虚不欲饮食加足三里、中脘	以补合谷泻三阴交为主，间歇动留针 30 分钟左右，一般只针 1 次，至多针 2 次
早妊引产	加次髎、秩边、中极或腰 3～4 夹脊穴	腰骶部穴行泻法，或用 G6805 型电针疏密波留针 30～50 分钟；四肢穴用泻法间歇动留针。每日早晚各 1 次，连针 3 日。早妊引产补合谷（中等刺激）泻三阴交，中极、次髎等均用泻法，间歇动留针，或加电针方法如上，每日 1 次，连续针 5 日，停针观察 3 日

（2）虞氏针灸治疗常见妇科病的经验

1）痛经：大多为未婚少女，因经行期饮冷、嗜酸、游泳引起或长期伏案工作或情志不畅之寒湿凝滞或气滞血瘀，亦有部分已婚妇女患有盆腔炎症引起湿热痛经。针灸对各类痛经均有近期止痛效果，如能坚持接受疗程治疗多数可以根治，但亦有少数患有子宫器质性病变者针效较逊，如宫口狭窄较甚，严重盆腔炎症患者。此外，痛经患者在十七椎及三阴交大多有明显压痛点，故以上两穴为治痛经之要穴。

2）闭经：是女性常见的一种症状，年满18岁尚无月经来潮者称为原发性闭经，当已来月经后，其后出现3个月以上无月经者为继发性闭经。临床上以继发性闭经多见，精神刺激、环境应激、厌食、减肥、药物、疾病等均可能诱发。虞教授观察发现，因饮食失节导致脾胃虚损生化乏源之血枯经闭，针灸疗效甚好。这是因为针灸对脾胃的调节作用特好，盖脾胃调和，气血得以旺盛，月候自正。因肾虚精亏或气血不足之闭经，针灸见效慢或不见效，虞教授依据《黄帝内经》"阴阳形气俱不足宜调以甘药"及"精不足者补之以味，阳不足者温之以气"等条文，对于此类患者常针药兼施。治疗时，若常规辨证选穴治疗不验，虞教授根据经验或加用血府穴，常可获立竿见影之效。虞老曾诊治过一位闭经1年半的患者，在针灸关元、足三里的基础上加血府，仅针一次，次日便来月经，量虽不多，但该患者称既往服用药物1年才有此效果，因而信心倍增。虞老分析，此穴靠近肾脏，可能具有调节肾气的功能，但其治疗作用还需要进一步做机制研究。

3）催产、引产：虞孝贞教授主要采用三组穴位以达到催产、引产的目的。第一组为合谷、三阴交远道取穴。第二组是秩边、次髎局部取穴。第三组是远近两组结合取穴。虞孝贞教授在临床实践中发现，局部穴位引起宫缩较快，但作用并不持久，而循经取合谷、三阴交弥补了局部取穴的不足，两组穴位相结合引起宫缩相对较快且持久。虞孝贞教授对此解释道，局部的秩边穴，靠近骶丛的阴部神经，针刺后宫缩反应迅速上升，起针后反应急速下降，它具有明显的神经反应特征。而针刺远道穴宫缩反应出现相对较迟，但与低催产素时效相同，此组穴位的作用特点与体液性调节的特点相似，远道取穴可能对垂体后叶素分泌有促进作用。除了常规采用的组穴，虞孝贞教授还强调辨证施治的重要性。她曾于一足月临产孕妇合谷、三阴交针刺刺激，但并没有起到很好的作用效果，进一步问诊后得知该孕妇素来脾胃虚寒，故虞教授加用中脘、足三里以补中益气，针用捻转补法，约40分钟后起针，该患者宫口开至7cm，后自然分娩，术程顺利。

此外，虞孝贞教授曾用自制"子宫收缩扫描仪"以及嘉兴医疗仪器厂产之"胎心宫缩监护仪"为客观指标，在针刺前后各做20分钟连续的描记观察，证明针刺确有加强子宫收缩的作用，并能使无规律宫缩转为规律宫缩，从而达到催、引产作用。且通过219例的临床观察，虞教授发现针灸对产妇和胎儿健康基本无影响，且对妊娠高血压有一定调整作用。

4）不孕症：夫妻婚后不孕，若明确男方无生理病理缺陷，则需考虑女方是否有子宫内膜异位症、慢性附件炎、输卵管不通等疾病，然临床亦有诸多患者无器质性病变，但普遍存在月经不调的症状，包括月经先期或月经后期或先后无定期，量或多或少，时伴痛经，带下较多。虞教授认为不孕症以肾虚为本，亦可兼夹肝郁、痰湿、宫寒、血虚等因素，治疗应从肾论治，若元阳真阴亏损，宜温肾填髓，若肾虚兼挟肝郁，宜佐以疏肝理气，若肾虚兼挟痰湿，宜佐以祛湿化痰，若肾虚兼挟宫寒，宜温肾暖宫。临床病症复杂，往往多症并见，需挖掘主要矛盾，针药并施，同时灵活辨证取穴用药方可见神效。

*案例分析——青春期继发性闭经

【基本信息】　王某，女，17岁，学生。

【主诉】　月经不至18个月。

【现病史】　患者初潮后无明显诱因出现月经渐少而闭，已有18个月。食欲略减。头晕腰酸乏力，面色不华，无小腹胀痛。无消瘦、低热、盗汗等症。舌质淡苔薄白，脉沉细。

【辅助检查】　发育正常（包括第二性征）。妇科检查子宫体略小，余无殊。阴道涂片指示卵巢功能轻度影响。胸透心肺正常。血常规血红蛋白 90g/L，余正常。血沉 16mm/h。基础代谢率及尿 17-羟、17-酮类固醇均属正常范围。

【中医诊断】 血枯经闭（肾虚精亏）。

【治则】 补肾养血健脾。

【治法】 取穴：关元、肾俞双、命门、肝俞双、膈俞双、脾俞双、子宫、足三里双、三阴交双。操作：每次取 6~7 对穴轮流应用。子宫穴直刺 1.5~2 寸，平补平泻捻转为主，感应局部酸胀或向下放散，留针 20 分钟。腹部穴均宜在针旁加艾条灸。每日或隔日一次，10 次为 1 个疗程，2 个疗程间隔 3~5 日。

【疗效】 治疗 1 个疗程后，胃口转佳，腰酸头晕乏力诸症大有好转，第 3 个疗程未毕月经正常而行。随访半年无殊。复查子宫体正常大小。

【按语】 妇女闭经如不及时治疗，常伴发不孕、肥胖等其他疾病，西药治疗闭经效果往往不够理想，中药治疗若通经峻下则会导致崩漏，若多用补益药，亦会因其滋腻之性阻碍脾胃运化。而针灸治疗无上述弊端，虞孝贞教授常年采用针灸或针药结合治疗闭经，收到良好的效果。本例患者血常规血红蛋白仅 90g/L，且有食欲不振，头晕腰酸乏力等虚象，均因血虚生化乏源，无以滋养机体，故以补肾养血为主，兼顾后天脾胃。虞孝贞教授临证实践证实，针刺治疗闭经总有效率达 90%，其中 70% 可痊愈。

2. 急症六法

虞孝贞教授熟读《黄帝内经》《针灸甲乙经》《肘后备急方》《温疫论》，依文献记载，针灸治疗记载危症，范围甚广，结合古代医家防治急症的经验，虞教授通过临床实践将针灸防治急症分为以下六法：

（1）醒神开窍法 主要用于高热或神志昏迷等病变，或邪实郁闭的昏厥，或中风神志昏迷等。选穴：十二井穴（或十宣）、人中、涌泉、百会、内关等予以针刺，有热者手指穴刺血。

（2）回阳救逆法 多用于正气暴脱之亡阴、亡阳或阴阳离决之候，临床较多见的有大出血及心衰、肾衰等，其证可见休克，或四肢厥逆，大汗出现血压下降等。选穴：神阙、关元、百会、内关、素髎等为主穴，人中、中冲、涌泉等为辅穴。

（3）清热解毒法 如外感温邪、湿热等引起的高热，或传染病或疮疖痈肿等选用此法。选穴：大椎、曲池、合谷、委中、曲泽、十宣等。

（4）息风解痉法 用于肝火蒸腾，痰浊阻络，气郁闭遏或热高引动肝风，出现抽搐之证。选穴：合谷、太冲、曲池、阳陵泉、人中、印堂、百会，伴高热刺大椎、风池、风府。

（5）利尿通淋法 用于肾虚，下焦湿热，膀胱气化失司之尿闭，尿淋，或因产后，术后之小便癃闭。选穴：中极或关元、阴陵泉、三阴交、神阙、秩边等。针法：关元沿皮透中极，用捻转法中等刺激，使针感下传，留针时旁用艾条温灸 20 分钟。如针关元不便，可针秩边，用三寸长针，针尖微偏内上方，使针感前达小腹或尿道。

（6）泻痢导滞法 肠腑积滞，湿热内阻，痢下赤白或急性吐泻。选穴：神阙、天枢、下脘、气海、委中、止痢穴（三阴交与阴陵泉连线的中点），有吐加内关。

*案例分析——术后尿潴留

【基本信息】 刘某某，女，28 岁，教师。

【主诉】 术后尿潴留 13 日。

【现病史】 患者为一初产妇，足月临产，因骨盆狭窄行剖宫产手术，术后尿潴留已 13 日，多次导尿发生尿路感染，改为针刺治疗。诊时小腹膨隆，欲尿不得，神烦，苔薄质红，脉象滑数，是因手术后膀胱气化不利所致，急当通尿。

【中医诊断】 癃闭（膀胱湿热证）。

【治则】 清热益气利尿。

【治法】 取秩边双、阴陵泉双。秩边深刺达 2.5 寸，得气后用捻转泻法，针感必须抵达前面小腹或前阴、尿道部；阴陵泉深刺 1~1.5 寸，用提插泻法，每穴均持续刺激 1~2 分钟后起针。

【疗效】　第2天患者诉昨日针后小便稍能自解而欠畅，在秩边、阴陵泉基础上加三阴交。先针秩边，次针阴陵泉、三阴交，用泻法间歇动留针15分钟。第3天患者诉小便已能自解，尚欠畅，法同前。第3次针后隔1小时，小便已畅，次日出院。

【按语】　腹部手术或产后常可发生尿潴留，多因膀胱括约肌麻痹所致，针刺有兴奋作用，一般取中极、关元和阴陵泉、三阴交等穴均可获效。而患者因腹部手术，取腹部穴不便，故改秩边，此穴深部近阴部神经，能调节生殖及泌尿方面疾病，又是膀胱经穴，功擅利尿。三阴交和阴陵泉均是足太阴脾经穴，能健运水湿以利尿，足三里乃足阳明胃经合穴，取益气以利脾气之意。虞孝贞教授临床诊疗中也常采用家传方法治疗产后尿潴留，即以脐中放食盐少许，上隔姜片，放大艾炷灸5~7壮，往往一次见效，本法见《医心方》卷二录葛洪著作："治小便不通，以盐纳满脐，灸上三壮。"

第四节　新安针灸流派

新安地域，名医辈出，成就斐然，在历史、地理、文化等多种因素的影响下形成独具特色的新安医学。自元明清以来，新安医家在其临床应用中善于总结，敢于创新，学术特色和成就不仅在安徽独树一帜，影响亦波及苏杭及南京一带，名声远扬。如王国瑞的"应穴"理论、汪机"疮疡用灸"之说、徐春甫对灸法理论的全面阐发和"针灸药"的融合运用、吴谦"背部用灸"和灸治急症之特色疗法等不断完善了新安医学灸法理论体系，为丰富针灸临床实践做出了突出贡献。新中国成立后，安徽省中医药研究院成立，现代新安医学研究中心转移至此，周楣声等现代新安医家在继承新安医学学术思想和经验的基础上，结合家传针灸技艺，进一步推动了新安医学的发展。

（一）流派代表医家

周楣声（1917—2007年），安徽天长人，出身中医世家，自幼随祖辈学习中医，传承家学，潜心医道，博览群书，通晓古今，早年曾行医于皖东、苏北一带。1943年周楣声参加新四军卫生组织的"新医班"，学习中西医理论知识并结业，后在新四军举办的半塔"保健堂"行医。南京解放不久后辗转在江苏省第七、八康复医院工作。1958年停止工作。直到1979年，调入安徽中医学院第二附属医院工作，经滁州市卫生局推荐并经省卫生厅批准为安徽省名老中医。1984年调入安徽中医学院附属针灸医院从事医疗、教学工作，任安徽中医学院教授、主任医师。曾任安徽省针灸及气功学会顾问、安徽省灸法学会会长、中国针灸学会针法灸法研究会顾问、中国中医药研究促进会理事等。因在针灸学上的重大成就，被国务院确认为有突出贡献的中医专家，获得卫生部颁发的"全国卫生文明先进工作者"光荣称号，并于1994年被国务院授予"全国名老中医"称号，享受国务院政府特殊津贴。

周楣声教授毕生致力于弘扬祖国医学，为传承岐黄，悉心传道授业，受卫生部委托，举办过四届全国灸法讲习班，并应邀在中国中医研究院针灸研究所举办过三届全国灸法讲习班，以及在国际针灸班与多届全国针灸专长班上，讲授过灸法课程，在灸法理论和临床等方面见解独到，获益学员无数。周先生曾任全国第一、第二批老中医药专家学术经验继承工作指导老师，2007年被中华中医药学会授予"首届中医药传承特别贡献奖"，可谓桃李满天下。周教授在学术上精益求精，总结出丰富的传世经验，著述丰硕，先后著有《灸绳》《针灸歌赋集锦》《针灸经典处方别裁》《针灸穴名释义》《黄庭经医疏》《周氏脉学》《针铎》《周楣声全集》《填海录》《说灸》等书籍。其中，《灸绳》一书历经40年而完成，在灸法理论和临床实践等方面提出了许多创新性的学术观点，对灸法临床指导意义大，堪称"灸法之准绳"，为灸法的传承与创新做出了卓越贡献。

周楣声教授治学严谨，曾言："治学之道，若能坚持隅反、间得、汇通、三勤四大要领，则何患无成乎"。"隅反"即懂得举一反三，"间得"意指读书贵在找窍门，"汇通"为融会贯通之意，"三勤"指手勤——勤做笔记和文摘，眼勤——目光敏锐、捕捉有用的素材，脑勤——勤于思考。正是基于这一套治学之道与读书学习的方法，周楣声教授博采众长，独辟蹊径，在针灸学，尤其在灸法的传承与振兴、研究与临床应用等方面造诣深厚，形成了独特的学术风格。在其所撰著的《灸绳》一书中，曾经这样写道："桑榆虽晚，终存报国之心，灸道能兴，愿效秦庭之哭。"可见其献身灸法事业的抱负与心情。

（二）学术特色与临证医案

周楣声教授有感于针道兴，灸道衰，许多人只知有针而不知有灸，灸法有良好的治疗效果而不被人重视。多年来，周楣声教授为振兴灸法而奔走呼号，目的在于使"重针轻灸"的偏向得到补救和矫正，他认为针灸之法运用重在互相补充，针灸并重，如他在《灸绳·灸赋》中云："灸不忘针，彼此互为肱股；法因病异，取舍贵在权衡。"

1. 特色灸法

（1）"热证贵灸"与"热症贵灸" 周楣声教授认为，灸法治疗范围并不局限于寒证、虚证，同样可治疗实热、虚热、表热、里热等热证，因此提出了"热证贵灸"的观点。热证用灸的原理，是同气相求，如《灸绳》中言："寒凝气陷，灸之所擅；热升火郁，灸更有功……虚热用灸，元气周流；实热用灸，郁结能疗；表热可灸，发汗宜谋；里热可灸，引导称优……同声相应，同气相求。"同样，周教授认为针灸能治疗疾病发病过程中所出现发热的症状，如疔疖疮疡所致局部红肿热痛之症，或全身发热之症，因而进一步提出"热症贵灸"的观点。虽在周楣声教授之前亦有人倡导"热证可灸"，然而并没有强有力的临床数据来验证这一观点，周楣声教授认为如果要打破"热证忌灸禁灸"的观念，必须用事实来说明问题。经过反复斟酌，周楣声教授选用了极具代表性的流行性出血热这种急性热病作为突破口。流行性出血热以高热、出血、休克、肾脏损害为主要表现，属于中医"瘟疫""温病"范畴。1985年与1987年周楣声深入流行性出血热暴发的疫区安徽省砀山县，积极开展灸法救治流行性出血热患者，有效率达97.47%。在临床观察取得显著疗效的基础上，周楣声随即建立了动物模型，应用生理、生化、免疫和病毒学等相关指标，以验证灸法治疗流行性出血热的临床疗效，探讨其作用机制。结果表明艾灸具有抗病毒、提高免疫力、抗休克、改善微循环、保护肾功能和纠正液体因素紊乱等多方面的作用。为今后应用灸法治疗热病奠定了坚实的基础。

（2）"灸感三相" 周楣声教授曾在施灸过程中偶然发现了一种犹如针感的灸法感传现象，以达到"气至病所"的效果。他认为，这是由于艾热治疗位置稳定、作用集中、热力均衡、时间持久、始终作用于一点，当局部力量蓄积到一定程度时，感应离开灸处，开始向病处及远方流行，则出现了灸法感传。周教授总结灸法感传的规律，认为感应过程具有阶段性特征，创新性地提出了"灸感三相"的概念，即在采用特定的灸疗作用方式与作用量的影响下，人体会发生特有的3个不同阶段的反应，所谓"相"是指相关、相连、相承、相接、相感的意思，在灸法感传的全过程中，既有各不相同的阶段特征，又有一脉相承的彼此联系，所以把感传的3个主要过程称为"时相"，而把各个时相中的主要治疗作用称为"期"。即选取某一特定穴位为施灸起点，通过选择合适的灸具进行连续持久施灸，大部分患者可产生定向传导的灸感感传现象，第一相——定向传导期即完成。当灸感从施灸处逐渐移向患处，可在患处产生一定的治疗作用，患处或可出现热感、冷感、蚁行、芒刺或重压等感觉，此即为第二相——作用发挥期。当作用发挥期达到顶峰时，感应缓缓下降，患处的感应逐渐由减弱至消失，遗留灸法带来的局部皮肤灼热感，即为第三相之一的下降中止期；抑或身体有多处患病，则感传先到达较近或病变较重处，前一处感应结束后，再向后一患处感传移行，或多处往返，或轮流再传，此即属于第三相的循经再传期。周楣声教授指出，无论治疗时间长短，只要完成灸法感传的3个时相的传导，即完成了一次艾灸治疗。

（3）重视"改革灸具，创新灸法" 灸法在临床应用推广遭受阻碍的关键在于：一，传统灸法操作费力费时；二，艾烟污染问题。因此改革灸法、创新灸具是改变困扰灸法推广应用的关键。周楣声教授提出"灸具灸法创新促进灸法发展"的观点，先后提出了吹灸疗法、按摩灸、脐腹灸、点灸笔灸、灸架熏灸、管灸、温阳通脉灸等梅花二十四灸，为灸法的适应证开拓了广阔的前景。以下介绍三种周楣声教授独创的代表性灸具灸法。

吹灸疗法又称喷灸法，使用具有特制喷头的温灸器——喷灸仪进行治疗，不仅可用作常规部位治疗，还可为特殊部位施治，如耳灸、肛灸、阴道灸。《灵枢·背腧》述："以火补者，毋吹其火，须自灭也；以火泻者，疾吹其火，传其艾，须其火灭也。"喷灸仪用于灸法治疗则实现了灸法"温泻"的治疗作用。

灸架熏灸又称熏灸法，是一种使用灸架进行温和灸的温灸器灸法。灸架具有位置稳定、调节随意等特点，它的发明解决了手持艾条熏灸之劳累，艾热作用集中、时间持久，通过调节艾条燃烧端与施灸穴位的距离，可随意控制艾热的温度，热度均衡，安全有效。灸架持续施灸是出现灸法感传、保证灸法治疗作用的重要条件。

点灸笔灸又称点灸法，是一种使用点灸笔治疗的无烟灸法。万应阳燧笔是在古代雷火针与阳燧锭的基础上改制成的一种新的灸具。药笔由人造麝香、肉桂、丁香、牙皂、乳香、没药、阿魏、川乌、草乌、冰片、硫黄、松香、细辛、白芷、蟾酥等名贵中药及适量的精制艾绒，加入甘草浸膏，拌和压缩成长条有如笔的形状而成。采用该灸具施灸，无烟尘污染与消毒要求，操作简便、收效快速，适应证广泛。

2. 特色针法

（1）梅花双萼选穴法 周氏梅花针灸学派，源于周楣声教授家传针灸技术。梅花针灸学派选穴精而简，一般以两针为主穴，故称为双萼。双萼法选穴原则：即一穴为主，一穴为客；一穴治本，一穴治标；一穴取阴，一穴取阳；一穴为远，一穴为近；一穴为补，一穴为泻。用针虽简而取义则备，也可融合其他选穴诸法于其中，法简义明。

（2）透刺法 周氏《金针梅花诗钞》曰："人身之经脉既是纵横交叉，而孔穴更是栉次比邻，或前后相对，或彼此并排，相对者则直针可贯也，并排者则斜针可串也，常于一针两穴或一针两经时用之。即今之所谓透针与过梁针是也。"如自液门进针，经过中渚与少府至阳池，一针四穴治疗疟疾有良效。

（3）深浅法 周氏家传针刺深浅法记载于《金针梅花诗钞》，先浅后深，逐步深入，以祛邪而调谷气。邪气去则针下之紧急自除，谷气调则针之徐和乃见。《诗抄》曰："重深轻浅有来由，谷气深调厥疾瘳，穴浅忌深深忌浅，妄深中脏必招尤。"在此基础上，周楣声教授总结出了八纲深浅法，分为：①阴深阳浅法：春夏阳气盛，人之阳气亦盛，趋向于浅表，刺亦浅；秋冬阳气渐衰，人之阳气亦减，趋向于里，刺亦深。以经络之阴阳言之，则手足三阳经行于身之表而上达于头，多筋多骨，皮肉浅薄，故宜浅刺；手足三阴经行于身之里而贯于股肱，皮肉丰厚，故可酌宜深刺。②里深表浅法：疾病重者，在里而深也；疾病轻者，在表而浅也。③实深虚浅法：因人之虚实不同刺之深浅有异。新病邪实脉实者，深刺之；久病正虚脉实者，浅刺之。④寒深热浅法：热则气盛，盛则悍而滑，故必须浅刺速出，无使宣泄太过；寒则气滞，滞则凝而涩，故必须深刺久留，使气血顺畅。

（4）得气候气法 针下是否得气是针刺成功的关键。梅花针灸学派候气三法：一是静以久留，即将针在孔穴中静置片刻，不必急于捻转；二是如待之而气仍不至，可将针尖向前后左右频频移动，不必出针另刺；三是如仍不能得气者，即须将针抽至皮下，另行改换方向刺入，切忌操持太急，乱捻乱捣。

（5）导气法 经气不至，在于候气，经气已至，在于导气，而导气之要则在于辅针。梅花针灸学派总结前人经验，创立通、调、助、运四大导气法则，"推之引之谓之通"，疏而决之之义也。经气流通则正气自复，邪气自平；"行之和之谓之调"，缓而抚之，平而衡之之义也，以调辅通则刚柔相济矣；"迎之鼓之谓之助"，激而动之，振而扬之之义也，气血不宣，助之自起；"提之纳之谓之运"，御而用之之义也。气能为我驾驭，则导气之功备矣。

（6）移光定位针刺法和脏气法时时间针法　移光定位和脏气法时时间针法是一种按日按时与子午流注理论体系相同而方法又有不同的针刺方法。"移光定位针刺法"是在《黄帝内经》天人合一与脏气法时的思想指导下，把自然界的阴阳矛盾和生克制约的这些周期性现象和节律，与人体脏腑经络气血流注的盛衰节律互相配合，同十二经的主要腧穴相联系，按日按时顺阴阳而调气血以取穴治。《素问·六微旨大论》对移光定位的解释：光，乃日光和月光。位，乃孔穴的位置。即根据日光和月光移动的规律，而采取相应的孔穴针刺治病，符合生物节律与内外界环境统一性的基本规律。"脏气法时"针法是以十二脏腑的见证和症状发作或加剧之时间为准，按脏气法时的原理而选经配穴，包括两种针法：其一为脏气法时迎随补泻法，其二是脏气法时阴阳调燮法，两者可以互为羽翼，随宜取用。

*案例分析——流行性出血热

【基本信息】　巩某，男，30岁，工人。

【主诉】　发热伴狂躁、腰痛3日。

【现病史】　患者体温38.9℃，神昏狂躁，呈急性痛苦病容，颜面潮红，双目充血，腋下及前胸有出血点，腰痛难忍，端坐低头，双手抱腋呻吟，呕吐，上腹饱胀，尿量每日约500ml。舌苔白腻秽浊，六脉沉细微弱。

【中医诊断】　疫斑热（热毒蕴结证）。

【治则】　清热利湿，解毒化瘀。

【治法】　采用大椎五针（大椎及其左右上下各1寸）、百会五针、三阴交四针（三阴交、命门、左右肾俞）、三脘五针（上脘、中脘、下脘、左右梁门）、至阳、巨阙。操作时，熏灸与火针代灸交替使用。熏灸采用艾灸熏灸器，熏相应孔穴，以1穴为准，一般不超过2穴。火针代灸仅刺及表皮、真皮，灸疮需小而浅，一般不超过5穴。间或采用普通针刺。每次熏灸时间为1.5~2小时，每日1~2次。

【疗效】　先熏灸至阳、巨阙、大椎五针，针刺百会五针，血压回升，神渐清。遂熏灸三阴交30分钟后自觉热感透入腹腔，2小时后腰痛减可平卧，夜间再灸三阴交，次晨腰痛续减，尿量增至800ml。但吐意明显，厌食，遂改灸中脘，续取三阴交四针、三脘五针，火针代灸，腰痛全止，尿量正常。因灸后思食，暴食过量，体温曾一度上升，灸中脘得以控制，后未见反复。3日后痊愈出院。

【按语】　流行性出血热，又称肾综合征出血热。是由流行性出血热病毒（汉坦病毒）引起的，以鼠类为主要传染源的自然疫源性传染病，临床一般划分发热、低血压、少尿、多尿与恢复五个阶段与时期，也就是中医所说的"传变"。而周楣声教授认为在本病发展过程中，发热、低血压、少尿是主导环节，利用针灸疗法，及时地打断这种转变的恶性循环，建立良性循环，则可见效。灸法可以适用于一切发热的急性传染病，不论是病毒还是细菌感染。这在《黄帝内经》中属于"反治法""从治法"及"火郁发之"的治疗原则。本例患者首先于巨阙、至阳及大椎五针熏灸以升压复脉、解表泄热，针刺百会五针以醒脑安神，缓解狂躁之症。待发热期及低血压期被控制，则以后各传变环节就会减轻。腰痛贯穿在本病的各个阶段与时期之中，熏灸三阴交并以三阴交四针火针代灸，以养阴护肾止腰痛。再取三脘五针，以宽中除痞、止呕进食。总而言之，用针灸治疗流行性出血热，能防止疾病的传变与打断该病的恶性循环，能缩短疗程，对各期均有效果。

第五节　辽宁彭氏眼针学术流派

彭氏眼针疗法是学派宗师彭静山教授于20世纪70年代首创的一种微针疗法，经过彭老及其传承人田维柱等几十年来的探寻、总结、实践及发扬，眼针疗法已超出其原始发祥地域，成为中国乃至世界医药文化的重要组成部分。现已有 40 多个国家和地区，选派医务人员来我国学习眼针，眼针已在全世界开展，眼针已走向世界。

（一）流派代表医家

彭静山（1909—2003 年），祖籍山东济南，出生于辽宁开原，中共党员，当代针灸专家，眼针疗法首创者。历任中国医科大学讲师、辽宁中医学院针灸教研室主任、教授和附属医院针灸科主任、副院长，北京中医学院名誉教授。曾任中国针灸专家讲师团顾问，中国特种针法专业委员会主任委员，辽宁省中医学会和针灸学会理事，中华全国中医学会辽宁分会针灸组组长，沈阳市中医学会副理事长，辽宁省第一、五届政协委员，沈阳市第七届政协委员，民革辽宁省委候补委员。

彭静山教授 15 岁时跟铁岭地区名医刘景川学医，之后又跟名医唐云阁学针灸，最后拜师于东北名医马二琴门下。1930 年开业行医，针药并用，病患盈门，名气渐大，声誉日益提高。1951 年被中国医科大学聘用。他建立了第一个针灸教研室，开西医院学习针灸的先河。1956 年被调到辽宁省中医院，任副院长。20 世纪 60 年代，彭静山先生失去听力，在此后的临床实践中听诊受挫，他克服重重困难，突破望诊极限，根据《黄帝内经》"观眼察病"和《证治准绳》对眼的脏腑划分理论，于 1970 年代创眼针疗法。眼针疗法自 1982 年公布于世后，不少学者分别对眼针进行临床研究和实验研究，其临床和解剖学结果均肯定彭氏的眼针穴区划分和眼针疗法的临床价值，使眼针疗法得到推广应用，并在海内外针灸界产生较大影响。1992 年，眼针疗法荣获国家中医药管理局科技进步奖二等奖，卫生部把推广眼针疗法列入卫生部 "85" 期间推广科研成果的 "金桥计划"，眼针疗法已经编入《中华医学百科全书》（针灸卷）。

彭老一生撰写论文 130 多篇，著有专著 14 部，临证近 70 年，精通内、外、妇、儿、针灸，提倡针药并用，临床经验十分丰富，他总说："我行医的最高准则就是名医孙思邈的一句话'凡大医治病，必当安神定志，无欲无求，先发大慈恻隐之心……若有疾厄来求救者，不得问其贵贱贫富，长幼妍媸，怨亲善友，华夷愚智，普同一等'"。因其在全国中医界名望甚高，被誉为中国近代针灸四大家之冠，被日本人称之为 "针圣"。

（二）学术特色与临证医案

彭氏眼针疗法具有一套较完整的中医理论，系统的取穴原则和独特的针刺方法，具有 "用针小，取穴少，针刺浅，手法轻，操作简，见效快，安全性好，适应证广" 等优势。彭氏眼针流派对其中的治疗作用进行了深入分析：首先，阴阳失调是疾病发生的根本原因，而眼针的穴区具有自动调节阴阳平衡的功能。热者能寒，寒者能热，虚者能补，实者能泻，不用补泻手法，它就能自动调节，以达到阴阳的平衡，这是眼针所独具的特色。其次，中医认为，疾病的发生乃是正气不足，邪气入侵所致。正气就是指人体的机能活动和抵抗病邪的能力；而邪气是与正气相对而言，凡对人体有害的各种致病因素都是邪气。眼针在临床上更方便使用，不论手法，不谈补泻，只要取穴正确，配穴得当，其穴区本身自然调节补泻，自动产生扶正祛邪的作用，这是眼针不同于一般针灸的一大特点此外，眼针疗法还具有止痛消肿，安神定志，理气和血，通经活络和治未病的作用，凡由于外感六淫或内伤七情所引起的脏腑阴阳失调，经脉阻滞不通所引起的临床内、外、妇、儿、五官、皮肤等各科的常见病、多发病都可以应用眼针治疗。对神经系统疾病效果更好。对中风半身不遂、各种疼痛效果更为神奇。

2007 年眼针疗法的理论研究被列入国家重点基础研究发展计划（973 计划）中进行深入研究。中宣部把眼针疗法摄入了宣传我国社会主义建设成果的大型系列影片《中国》中，向全世界公开放映，中央电视台、辽宁电视台、沈阳电视台、香港亚洲电视台、韩国 MBC 电视台、美国湾区电视台分别对眼针进行了报道，各大洲患者不辞辛苦来我院求治于眼针，现在已有 40 多个国家和地区，选派医务人员来我院学习眼针，眼针已在全世界开展，眼针已走向世界。2017 年成立了世界中医药学会联合会眼针专业委员会暨第一届学术年会，14 个国家 300 多名代表参加，眼针专业委员会的成立促进了眼针在全世界的传播和发展。

1. 眼针的穴区

在八廓理论指导下分区，划垂直的两条线，再划四个角分线，就出现西北、正北、东北、正东、东南、正南、西南、正西八条方向线，再划各角的角分线，以方向线为中心分八个区。

（1）传导廓——肺大肠区穴　部位在乾，即西北方，属肺，络通于大肠，肺与大肠相为表里，肺主上运清纯之气，大肠下输糟粕，二者共同完成传导功能，为传导之官，故称传导廓。因此，西北方即肺大肠区。

（2）津液廓——肾膀胱区穴　部位在坎，即正北方，属肾，络通于膀胱，肾与膀胱相表里，主水之化源，以输津液，故称津液廓。因此，正北方即肾膀胱区。

（3）会阴廓——上焦区穴　部位在艮，即东北方，属命门，络通于上焦，命门与上焦相为脏腑，会合诸阴，分输百脉，故称会阴廓。因此，东北方即上焦区。

（4）清净廓——肝胆区穴　部位在震，即正东方，属肝，络通于胆，肝与胆相表里，主清净，不受秽浊，故称清净廓。因此，正东方即肝胆区。

（5）养化廓——中焦区穴　部位在巽，即东南方，络通肝络与中焦，肝络通血以滋养中焦，分气以化生，故称养化廓。因此，东南方即中焦区。

（6）抱阳廓——心小肠区穴　部位在离，即正南方，属心，络通于小肠，心与小肠相表里，为诸阳受盛之胞，故称为抱阳廓。因此，正南方即心小肠区。

（7）水谷廓——脾胃区穴　部位在坤，即西南方，属脾，络通于胃，脾与胃相表里，主纳水谷以养生，故称水谷廓。因此，西南方即脾胃区。

（8）关泉廓——下焦区穴　部位在兑，即正西方，络通于肾与下焦，肾与下焦相为脏腑，肾络于下焦主持阴精化生之源，故称关泉廓。因此，正西方即下焦区。

2. 穴区功效主治

（1）肺大肠区穴　位置：在瞳孔的内上方。

功效：宣肺利气，止咳平喘，疏风解表，通利肺窍，清热祛风，通便止泻。主治：与肺大肠相关的所有疾病，例如：感冒、咽痛、喉痒、咳嗽、哮证、喘证、胸痛、肺痈、肺痿、咳血、衄血、皮疹、泄泻、便秘、痢疾、腹痛、肠痈、大便失禁、痔疮、便血、眼疾等。

（2）肾膀胱区穴　位置：在瞳孔正上方。

功效：补肾益精，聪耳明目，利水消肿，通络止痛。主治：与肾膀胱相关的所有疾病，例如：头痛、眩晕、中风、腰痛、消渴、水肿、遗精、阳痿、不孕、不育、耳鸣、耳聋、泄泻、癃闭遗尿、小便失禁、痛经、月经不调、带下、眼疾等。

（3）上焦区穴　位置：在瞳孔外上方。功效：通利上焦、安神定志、宣肺和血、通经止痛。 主治：膈肌以上的所有疾病，例如：头痛、眩晕、中风、痹证、痿证、肢麻、肢痛、胸痛、心悸、咳嗽、喘证、面瘫、面痛、耳鸣、耳聋、眼疾等。

（4）肝胆区穴　位置：在瞳孔的正外方。

功效：疏肝利胆、熄风明目、活血通经、解郁行气 、通络止痛。主治：与肝胆相关的所有疾病，例如：中风、头痛、眩晕、痉病、癫痫、厥证、臌胀、积聚、黄疸、胁痛、郁证、吐血、衄血、贫血、月经不调、惊悸、口苦、不寐、耳鸣、耳聋、眼病等。

（5）中焦区穴　位置：在瞳孔外下方。

功效：升清降浊、疏肝利胆、调理脾胃。主治：膈肌以下，脐水平以上的所有疾病，例如：胃痛、腹痛、胁痛、腹胀、黄疸、厌食、恶心、呕吐、呃逆、消渴、眼疾等。

（6）心小肠区穴　位置：在瞳孔的正下方。

功效：镇静安神、养血宁心、活血通络、消积化食、分清别浊。主治：与心小肠相关的所有疾病，例如：心悸、怔忡、胸闷、胸痛、健忘、不寐、癫狂、痫证、梦遗、口疮、腹痛、腹泻、尿血、消瘦、眼疾等。

（7）脾胃区穴　位置：在瞳孔内下方。

功效：补中益气、健脾祛湿、宣通脏腑、和胃止呕、通络止痛。主治：与脾胃相关的所有疾病，例如：水肿、泄泻、消瘦、贫血、胃痛、嘈杂、反胃、呕吐、呃逆、痰饮、吐血、衄血、便血、便秘、痿证、月经不调、崩漏、带下、口臭、牙痛、眼疾等。

（8）下焦区穴　位置：在瞳孔内侧，目内眦外。

功效：通利下焦、填精补髓、利水消肿、通经止痛。主治：脐水平以下的所有疾病，例如：中风、腰痛、小腹痛、遗精、阳痿、早泄、不孕、不育、痛经、月经不调、闭经、带下、癃闭、遗尿、尿失禁、水肿、痹证、痿证、痔疮、眼疾等。

3. 眼针的取穴原则

（1）循经取穴　眼针的循经取穴是根据经络所过疾病所主的原则，病属于哪一经或病在哪一条经络线上就取哪一经区穴。

（2）脏腑取穴　眼针的脏腑取穴即病属于哪一脏腑就取哪一脏腑区穴。

（3）三焦取穴　眼针的三焦取穴就是通过膈肌和脐划两条水平线，将人体分为上、中、下三部分，病在上就取上焦区穴，病在中就取中焦区穴，病在下就取下焦区穴。

（4）观眼取穴　眼针的观眼取穴就是观察病人的白睛，看哪个经区脉络的形状、颜色最明显，就取哪一经区穴。

4. 眼针的针刺方法

针刺部位在眼眶内缘或距眼眶内缘两毫米的眼眶上

（1）眶内直刺法　在穴区的中心紧靠眼眶内缘垂直刺入，此法是眼针最基本的针刺方法之一，针刺无痛，效果好。

（2）眶外平刺法　选好穴区，在距眼眶内缘 2mm 的眼眶上从穴区的一侧刺入斜向另一侧，刺入真皮到达皮下保持针体在穴区内，也是眼针最基本的针刺方法之一，应用较广。

（3）双刺法　不论是采用眶内直刺法还是眶外平刺法刺入一针以后，紧贴针旁按同一方向再刺入一针，以加强刺激，提高疗效。

（4）眶内外合刺法：在选好的穴区内，眶内眶外各刺一针，眶内外共同刺激，效果更好。

（5）点刺法　选好穴区，一手按住眼睑，将眼皮绷紧，用针在穴区的皮肤上轻轻点刺5～7次，以不出血为度。

（6）压穴法　选好穴区，在穴区内用指尖、笔头、火柴杆、点眼棒等按压眼眶内缘，以局部有酸麻感为度，按压10～20分钟。

（7）埋针法　选好穴区，用 1 号皮内针埋在距眼眶内缘 2mm 的眼眶部位，用胶布固定，留3～5 天。

*针刺注意事项：首先需精力集中，操作认真。做到进针稳、准、快。其次，取穴准确，不要跨越穴区，以八卦方位为准，做到横平竖直斜平行。肺大肠区与中焦区平行，肾膀胱区与心小肠区平行、上 焦区与脾胃区平行，两眼的肝胆区平行。

5. 眼针疗法需要说明的几个问题

彭静山教授及其传承人在眼针的临床实践中不断优化技术操作，针对临床常见的问题也进行了经验总结，为从业者提供了重要参考：

（1）留针问题　眼针的留针时间以 30 分钟为宜。时间太长易出现皮下出血。埋针法用的皮内针细又短，刺入 3mm 左右，且埋在眼眶外，用胶布固定，不能活动，可以留置4～5 日。

（2）起针问题　眼针的起针手法很重要，学习眼针疗法要从学习起针开始。起针要慢，用一手的拇食二指捏住针柄，轻轻转动一下针体，然后慢慢拔出，另一手急用干棉球压迫针孔，稍等片刻，等确实没有出血再松手，切不可用一只手草率地将针拔出了事，以防止出血。

（3）出血问题　在眼针治疗过程中，如果不认真操作很容易引起眼部皮下出血。因眼部组织疏松，血管极其丰富，在针刺和起针过程中一旦碰到微小血管就会出现出血。眼部皮肤组织致密，而皮下组织疏松，眼部微小血管出血，血液不会流到皮肤外，而会淤积于皮下的疏松组织内，造成皮下淤血。

引起皮下淤血的原因不外乎：①手法不熟，不熟悉眼部的解剖，在针刺时碰破微小血管。②起针过快，用力过猛，拉伤微小血管。③留针时间过长，针体滞于组织中，起针时拉伤微小血管。④有出血倾向。有的患者易于出血，皮肤稍有损伤就出血不止，针刺后也就容易引起出血。⑤用大量活血药。有些患者根据治疗的需要，应用大量活血药，造成针刺后皮下淤血。⑥活动量过大。有些患者在针刺后不是静坐或静卧休息，而是到处活动，或排便用力等，也会造成眼部皮下淤血。⑦针体活动。有的患者在留针过程中不慎碰动针体，针体在皮下活动，损伤微细血管造成皮下淤血。

眼针出血后，轻则眼睑微肿，重则眼部肿胀明显，甚则压迫眼球出现眼部疼痛，更重者出现巩膜充血。针刺后发现眼睑肿起或患者眼部有发胀感，要立即将针起出，并用干棉球压迫针孔，使出血停止。眼部出现皮下淤血，要向患者做好解释工作，以减少或消除恐惧心理，皮下淤血对眼球、视力不会产生任何影响。出血的第一天，局部要冷敷，使局部血管收缩，防止再出血。从第二天起局部热敷，促进局部淤血的吸收。可连续3天，一般1周左右会恢复正常。眼针治疗容易出现出血，但操作认真、手法熟练、起针缓慢，完全可以防止出血的发生。

（4）针具问题　眼部神经血管丰富，不可随意拿起针具就针，对针具一定要严格挑选。要求针身细、针体直、针尖锋利，以30~34号的0.5寸不锈钢针最为合适。

（5）手法问题　眼针治疗要求术者手法熟练，进针做到稳、准、快；刺入后不提插、不捻转：患者有酸、麻、胀、重、冷、热等感觉即为得气，为直达病所，不要再动针体，如刺入后没有任何感觉，将针轻轻提出1/3，稍改变一下方向刺入即可。

（6）补泻问题　针灸治疗有多种补泻手法，而眼针针具小、进针浅、不宜提插和捻转。因此，眼针不用特殊的补泻手法，依靠眼针的双向调节作用，就能达到补虚泻实的目的。

*案例分析—脑梗死

【基本信息】　代某，男，50岁，报社排字工人。

【主诉】　左侧肢体不能活动3天

【现病史】　患者3天前突然出现左上肢运动不灵，逐渐病及下肢，继则半身偏瘫，小便失禁。经沈阳市某医院诊断为脑血栓。诊见：神志尚清楚，能说话。面色赤，舌赤，脉弦。血压200/110mmHg，左侧上、下肢运动功能0级。左关脉独盛。眼部肝区及下焦区均有深赤色的络脉出现。

【中医诊断】　中风（肝阳上亢证）

【治则】　平肝潜阳，宁心通络

【治法】　眼针取双心小肠区、肝胆区、左侧上、下焦区，沿经区界限横刺至皮下。

【疗效】　患者初次针刺10分钟后起针，血压160/80mmHg，左侧上、下肢均能抬起，由别人扶着可以走路。第二次来诊，仍然扶着走进诊室，小便已能控制。左腿抬高试验，抬高20cm。针刺双侧上、下焦区，起针后抬腿至40cm，上肢可抬与乳平，能自行蹲下或行走。后逐渐好转，至11月22日，左半身运动已恢复，回家疗养。

【按语】　本例患者病因为肝阳上亢，经络受阻，运动失灵。"伸而不屈，其病在筋"。肝主筋，肝阳盛则阴虚，肝主藏血，血不能养筋，故弛缓而不能动。"肝脉络阴器"，故小便失禁。结合患者辨证及眼区表现，取双心小肠区、肝胆区、左侧上、下焦区。首诊针刺后10分钟，患者左侧上下肢均能抬起，体现了眼针疗法的即刻效应。后坚持治疗，取得了满意的疗效。

第六节　长白山通经调脏手法流派

　　长白山通经调脏手法流派起源于东北长白山地区，结合了针灸、推拿、药浴、敷贴等多种中医外治技术，极具中医特色，由于其地域的独特性，该地人民以阳虚体质为主，治疗手段以温阳补虚见长，经过四代学者的继承和发展，逐步完善了基础理论和诊疗技术。2013 年国家中医药管理局建立了"长白山通经调脏手法流派传承工作室建设项目"，使学术传承工作更为真实而具体，镇静安神针法、飞经走气针法、多针浅刺针法、振阳针法、醒神益气针法、调胱固摄针法等多种针法薪火相传，进一步推动了针灸的多元化发展。流派传承人构建了多维教育教学体系，在海内外建立了多家教学实训及流派传承基地，传承早已突破地域限制，传承人在海内外均有分布，对提高中医针灸的国际影响力做出了卓越贡献。

（一）流派代表医家

　　王富春（1961 年生），主任医师，二级教授，博士生导师，曾任长春中医药大学针灸推拿学院院长、针灸研究所所长，长春中医药大学附属医院针灸临床中心主任。现任长春中医药大学学术委员会副主任，第一批国家中医药领军人才"岐黄学者"，第六、七批全国老中医药专家学术经验继承工作指导老师，长白山学者特聘教授；全国优秀教师，吉林省有突出贡献专家，吉林省名中医，吉林省 B 类人才，吉林省教学名师。中国针灸学会穴位贴敷专业委员会主任委员，世界中医药联合会手法专业委员会副主任委员及外治方法技术专业委员会副主任委员，世界针灸联合会科技工作委员会副主任委员，国家中医针灸临床医学研究中心学术委员会委员，世针教育专家委员会委员，中国针灸学会常务理事，吉林省针灸学会会长，吉林省睡眠研究会会长；国家中医药管理局重点学科带头人，国家科学技术进步奖评审专家，国家自然基金项目二审专家；《中国针灸》《针刺研究》《中华中医药杂志》《上海针灸杂志》编委，《世界华人消化杂志》专家编委，美国 *Journal of Traditional Chinese Medical* 杂志编委。

　　学术方面，王富春教授曾发表学术论文 300 余篇，主编出版学术著作 170 余部，代表作有《针法大成》《针法医鉴》《灸法医鉴》《经络脏腑相关理论与临床》《针灸诊治枢要》《针灸对症治疗学》《中国新针灸大系丛书》《实用针灸技术》《现代中医临床必备丛书》《中医特诊特治丛书》等（计 18 部，1000 余万字）。其中，主编的《图说中国文化（中医药卷）》曾获得中华中医药学会科学技术二等奖，《实用针灸技术》获得了吉林省自然科学学术成果一等奖，《新穴奇穴图谱（第二版）》获得了吉林省自然科学学术成果二等奖；2010 年主编的《中国针灸交流通鉴（针法卷）》获得传统医学类国家出版基金资助；2018 年主编的《中国针灸技法》又获得了国家科学技术学术著作出版基金资助；2021 年主编出版的《中国近现代针灸文献研究集成》获得"十三五"国家重点出版物出版规划项目及 2021 年度北京市优秀古籍整理出版扶持项目的支持。

　　教学方面，王富春教授主讲的《刺法灸法学》为省级精品课程，曾获得国家教学成果二等奖 1 项，吉林省优秀教学成果二等奖 1 项，三等奖 2 项。主编全国中医药行业高等教育"十三五""十四五"规划教材《刺法灸法学》（中国中医药出版社）、国家卫生健康委员会"十三五"规划教材《针灸医学导论》（人民卫生出版社）及全国普通高等教育中医药类"十二五""十三五"规划教材《刺法灸法学》（上海科学技术出版社）；还曾主编新世纪全国高等中医药院校针灸专业创新教材《中医妇科学》和国际中医药、针灸培训考试指导用书《经络腧穴学》。担任副主编编写国家"十五""十一五"《针灸学》等教材 10 余部，培养硕博研究生 200 余名。

　　科研方面，王富春教授长期从事特定穴理论与临床应用研究，在全国率先提出了"合募配穴治疗六腑病""俞原配穴治疗五脏病""郄会配穴治疗急症"等特定穴配伍理论。创新性地提出"同功穴"新概念，为"一穴多症"到"一症多穴"的研究提供新思路，为腧穴配伍研究奠定基础。

王富春教授还首次提出了"主症选主穴、辨证选配穴、随症加减穴、擅用经验穴"的针灸处方选穴思路，受到国内外专家学者的认同。主持国家重点研发项目 1 项，国家"973 计划"项目课题 2 项，国家自然科学基金项目 5 项，教育部博士点基金项目及省部科研项目 10 余项。完成了省部级科研成果 20 余项，获中华中医药学会科学技术奖一等奖 1 项、二等奖 1 项，国家中医药管理局中医药基础研究三等奖 1 项，中国针灸学会科学技术进步二等奖 2 项、三等奖 2 项，吉林省科学技术进步一等奖 1 项、二等奖 5 项、三等奖 5 项，吉林省自然科学成果一等奖 2 项、二等奖 3 项、三等奖 5 项。

王富春教授在临床上十分注重创新，他认为创新是中医之路的灵魂。他翻阅了大量关于针刺治疗失眠症的古籍和学术文献，经过反复筛选、归纳和总结，在临床中不断实践和调整，创新性地提出针灸治疗失眠的精、气、神三才配穴的"镇静安神针法"，该针法陆续在全球几十个国家广泛应用。王富春教授还总结了"振阳针法"治疗阳痿、"调胱固摄针法"治疗小儿遗尿、"乳针"治疗乳房疾病、穴位贴敷治疗卵巢囊肿、"冲任调宫法"治疗不孕的方法，均取得了显著的临床疗效。此外，王富春教授归纳总结，并制定了 2013 年《头针技术操作规范》的国际标准，进一步促进了头针在世界范围内的推广。现代科技与传统医学精髓相结合的思路也是王富春教授创新发展理念的体现。他认为："现代针灸的科学研究，非常注重与其他学科的交叉合作，借助生物学、物理学、化学和计算机科学等学科知识，从不同角度探索针灸学的创新发展，寻求针灸治疗疾病的作用机制，可以更好地提高临床疗效。如今，针灸的应用要与时俱进，与现代科技相结合，如利用计算机对针灸病例的大数据进行智能分析，充分挖掘针灸的选穴配伍规律，这对临床应用具有指导意义。"

（二）学术特色与临证医案

1. "镇静安神"针法

镇静安神针法是由王富春教授独创的、针对现代人生活压力大而导致的失眠的针法，在临床中取得了良好的疗效。中医认为，睡眠的发生与人体阴阳二气的运动变化密切相关，即卫气日行于阳经，阳经气盛，阳主动则寤；夜行于阴经，阴经气盛，阴主静则寐。根据多年的临床经验，王富春教授对失眠的病机进行了进一步的阐述，率先提出失眠的发生原因主要有"阴阳不调，阳不入阴""气机逆乱，营卫失和""精髓不足，脑失所养"。王富春教授针对临床常见的失眠症，提出了因精、因气、因神的"三因"新理论，且针对失眠"阳不入阴"的特点，首次提出了"新三才"取穴法，该针法主要表现为以下三个方面的特点：

（1）取穴突出"天地人"　"新三才"取穴以四神聪、神门、三阴交为主穴。四神聪在上应于"天"主气，神门主神在中应于"人"主神，三阴交在下应于"地"主精。四神聪为经外奇穴，前后两穴又位于督脉循行路线上，左右两穴则紧靠膀胱经，与阴阳跷脉关系密切，故取之可统调气血、引阳入阴、镇静安神；神门为心经原穴，心为元神之府，取之可通心经以调养心神；三阴交为足三阴之交会穴，可通调肝脾肾三脏，取之可健脾和胃、调节冲任、补肾填精。综上所述，针刺四神聪、神门、三阴交主穴可滋阴潜阳、补益心脾二经，助气血生化之源，以达养心安神、益气补血、增液敛阳之效。诸穴配伍，共奏阴阳相合、刚柔相济之功。

（2）针刺手法突出"浅中深"　即浅刺四神聪、中刺神门、深刺三阴交。四神聪位于巅顶应天，针刺应浅刺至天部，位于督脉的前后两穴应逆督脉的循行方向进针，属迎而泻之以潜阳，位于膀胱经上的左右两穴（原定位为距百会穴 1 寸）应顺其经脉方向进针，属随而济之以滋阴，四穴皆平刺 15～18mm；神门位于人体中部应人，针刺应中刺至人部，直刺 13～14mm，以平补平泻为主；三阴交位于足部应地，针刺应深刺至地部，直刺 15～20mm，以平补平泻为主。3 个主穴的操作，强调潜阳与育阴相结合，头部腧穴重压，针感较强意在重镇潜阳，手足腧穴平补平泻产生较柔和酸胀针感意在调心滋阴，相互配合达到镇静安神的治疗目的。

（3）治疗时间根据子午流注理论　王富春教授认为各个时辰均有其值时之经脉，镇静安神针法针刺选取申时（即下午 15：00～17：00），此为阳退阴进的时刻，择此时治疗，阴始旺而阳始衰，助阴滋阴而养血，制阳敛阳不使浮动，同时重安其神，使守其舍，阳静而神安。

王富春教授创立"镇静安神"针法治疗失眠症，结合现代社会失眠症发病人群的新特征，切中失眠症"阳不入阴"的病机关键，在腧穴组合、操作方法、治疗时机 3 个临床治疗的关键要素方面均开辟了新的思路，理、法、方、穴、术形成完整连贯的理论体系，对于提高针灸治疗失眠症的临床疗效有着重要的指导意义，为针灸方法的规范化、科学化开辟了新思路和新方法。

*案例分析——慢性失眠

【基本信息】 陆某，女，43 岁，教师。

【主诉】 失眠 1 年余，加重 1 个月。

【现病史】 患者于 1 年余前开始失眠，平时工作繁重，家庭琐事繁多。1 个月前与爱人生气后，头晕头痛，口苦咽干，急躁易怒，心悸、气促、胸闷，两胁胀痛，夜间入睡困难，睡后易醒，每日睡眠时间少于 3 小时，于当地医院就诊，给予地西泮、谷维素、刺五加等药物治疗均未见好转，特来寻求针灸治疗。

【中医诊断】 不寐（肝阳上扰证）。

【治则】 安神镇静，平肝潜阳。

【治法】 取神门双、三阴交双、四神聪、太冲双、肝俞双。操作时，四神聪逆督脉循行方向平刺 1～1.5 寸，小幅度、快频率捻转为主；神门、三阴交均直刺 1.5～2.0 寸，行提插捻转手法，平补平泻；其余穴位用捻转泻法，留针 30 分钟。针刺时间均为下午 15：00～17：00，每日 1 次，10 次为 1 个疗程。

【疗效】 针 5 次后，夜间可睡眠 5～6 小时，连续针 20 次后诸症消失，入睡正常。1 年后随访，未复发。

【按语】 患者平素工作压力较大，且琐事繁多，易怒，阴虚体质为主，心血暗耗，心失所养，则肝阳上亢，阴虚亦甚，阳不入阴，发为失眠；与爱人生气致肝气郁滞，则口苦咽干，急躁易怒，兼见两胁胀痛；肝火扰心，则心悸、气促，兼见入睡困难且易醒，辨证为失眠之肝阳上扰型，治疗宜安神镇静，平肝潜阳。王教授选用镇静安神针法取主穴，配穴取太冲、肝俞，俞原配穴以疏肝理气，降火解郁，切中病机，穴简力宏。

2. 振阳针法

王富春教授通过多年的临床实践，在人体腰骶部发现一个新穴，将其命名为"振阳穴"，以中医辨证论治的理论及特定穴配伍理论为依据，结合特定的针刺手法，确立了一种新疗法——振阳针法，该法安全、有效、取穴少，针感强，疗效显著。

王富春教授独创的振阳针法以振阳、肾俞、太溪为主穴，加以临床辨证配穴。振阳穴位于白环俞直下，会阳穴旁开 1 寸，两穴连线交汇处，与膀胱经相连。从现代医学的角度来说，振阳穴所处位置正是阴部神经、阴部内动脉、阴部内静脉的交会处。王富春教授针刺振阳穴多选用 4 寸毫针，刺入 2.5～3 寸，进针后行提插补法，使酸麻胀感（或伴有热感）直接刺激阴部神经，而阴部神经中既有感觉神经纤维，又有运动神经纤维，针刺可使针感向阴茎部传导。故刺激阴部神经可使其传入冲动增加，至脊髓腰骶段（性反射低级中枢所在区），再经传出纤维，经内脏神经（勃起神经）加入盆丛。在此神经反射的调节下，阴茎深动脉扩张，供血增多，海绵体窦隙充血，则阴茎勃起。肾俞、太溪为肾经的背俞穴和肾经的原穴，两者相配为俞原配穴法，可培补肾气以振奋肾阳。三穴同用可起到调节全身气血，从而达到治愈阳痿的目的。

综上所述，"振阳针法"可治疗阳痿疾病，疗效甚佳。该法不仅可以改善各种临床症状，还能够提高体内性激素水平，使阳痿患者恢复正常生理功能，而且其近期疗效与远期疗效均令人满意。

*案例分析——阳痿

【基本信息】 艾某，男，43 岁，汽修工。

【主诉】 阳痿 2 年余。

【现病史】 患者自述阴茎痿软，不能完成正常性生活 2 年余，平素头晕耳鸣，腰酸无力，记忆力减退，症见面色无华，舌质淡，苔薄白，脉沉细无力，尤以尺脉更为明显。

【中医诊断】 阳痿（命门火衰证）。

【治则】 温阳补肾。

【治法】 取振阳（双）、肾俞（双）、太溪（双）、命门。操作时，振阳穴直刺，进针后进行提插补法，使有酸麻胀感向阴茎部传导。其余诸穴均以得气为度，留针 30 分钟，10 次为 1 个疗程，连续治疗 2 个疗程。

【疗效】 经上述疗法治疗 2~3 日后，症状即得到明显改善，勃起有力。继续治疗 2 个疗程后，阴茎勃起情况及硬度均恢复正常，并能进行正常性生活，随访至今无复发。

【按语】 患者肾精亏损，肾阳不足，故头晕耳鸣，腰酸无力；舌质淡，苔薄白，脉沉细无力，尺脉尤甚均为命门火衰症候，治宜温阳补肾。王富春教授临床多选取独创的振阳穴来治疗阳痿，针刺该穴可振奋肾阳，益肾填精；配以肾经背俞穴之肾俞和肾经原穴之太溪，起到滋阴益肾的作用；再加以督脉的命门穴起到培元固本、强健腰膝的功效。诸穴合用以温肾壮阳、填精益髓，共奏振阳之功。

3. 乳针疗法

微针法理论源于中医的整体观思想，认为耳、眼、乳等局部组织器官可以反映人体的整体，类似我们现在所说的全息区概念。乳针疗法是在微针疗法的基础上形成的，属于微针系统的一部分，与耳针、眼针、腕踝针等多个成熟的微针系统的作用机制相类似，可用于治疗乳房局部、胸部的多种疾病。乳针疗法便是这种理念的体现，认为人体的乳房可以反映人的五脏六腑，故对其进行分区论治。王富春教授根据其多年的临床经验，依据乳房特殊的解剖结构、生理功能及其与经络、脏腑的关系，结合微针系统及中医的"三焦理论"，总结出了乳针的分区与操作，探讨出新的微针疗法——乳针，乳针疗法可治疗特定部位的疾病。

王富春教授基于"三焦理论"对乳房进行了分区：以一侧乳房的乳头为中心，分为上、下、内、外区：上区为心肺区，下区为肾膀胱区，外区为肝胆区，内区为脾胃区。另一侧与之对称分布。其操作如下：微针 15°~30° 平刺进靠近乳晕 1 寸的相应分区，根据辨证环绕乳晕进行离心刺或向心刺，进针后行捻转手法，以得气为度，留针时间约为 15~30 分钟。行针时要注意针刺深度以免进针过深而伤及乳腺。

*案例分析——乳腺增生病

【基本信息】 患者，女，35 岁，审计员。

【主诉】 经前左侧乳房胀痛 2 年余。

【现病史】 患者 2 年前无明显诱因出现经前 4~5 日左侧乳房胀痛，月经来潮后症状缓解，随后每次经前 4~5 日左侧乳房均出现胀痛且逐渐加重。检查：左侧乳房外上方可触及多个大小不等的不规则结节，质韧，结节与周围组织不粘连，可被推动，常有轻度触痛，腋下淋巴结不大；乳腺 B 超检查示左侧乳腺外上象限可见一大小约 3.4mm×4.7mm 的低回声团块，边界清晰，边缘规则。症见左侧乳房胀痛，按之痛甚，舌红，苔黄，脉弦。

【中医诊断】 乳癖（肝阳上亢证）。

【治则】 疏肝解郁。

【治法】 嘱患者经后采用乳针治疗，治疗时选取左侧乳根、膻中、心肺区、肝胆区及肾膀胱区靠近乳晕 1 寸的部位，采用 0.25mm×25mm 毫针以 15°~30° 角平刺，环绕乳晕进行离心刺，进针后行捻转泻法，得气为度，留针 20 分钟。每日 1 次，10 次为 1 个疗程。

【疗效】 治疗 2 个疗程后，患者自觉左侧乳房胀痛减轻；治疗 5 个疗程后，患者自诉经前偶有左侧乳房胀痛，查乳腺 B 超检查示左侧乳腺外上象限可见一大小约 2.1mm×3.5mm 的低回声团块，边界清晰，边缘规则。遂在患者经期结束后针刺 3 个疗程。治疗结束后嘱患者调情志。半年后随访，患者自述经前左侧乳房未有明显胀痛，B超检查未见乳腺增生。

【按语】 该患者初诊时脉弦，平素急躁易怒，故诊断为乳癖之肝阳上亢证，选取乳根、膻中、肝胆区针刺，以达疏肝解郁之功。脾胃为后天之本，于脾胃区选穴意为调畅后天以养先天。微针环绕乳晕进行离心刺，进针后行捻转泻法，以疏肝解郁，故取得满意疗效。

4. 穴位给药

王富春教授还对穴位敷贴进行了深入研究，将穴位的穴性与药物的药性充分结合，开辟了"穴位给药"新途径。穴位给药能针对性地治疗病变之经络脏腑，使药效直达病所。与传统口服药相比，避免了药物代谢时的损耗，效力更加集中，对人体损害更小，且操作简便，疗效显著，为新一代的绿色疗法。

穴位是人体经络脏腑之气输注于体表的特殊部位，穴位皮肤的角质层薄，有低电阻、高电容的电学特性和特异的声、光、热、磁等效应。大量的临床实践证明，穴位对药物刺激有较强的反应，药物活性和穴位效应可以相互激发，协同增效，从而提高临床疗效。如治疗咳喘，选取具有止咳定喘作用的定喘穴，药穴相合，则疗效倍增。

穴位给药能够精准地作用于疾病所在的体表反应区，使药物直达病所，穴位敷贴具有透皮吸收的作用，对促进局部气血运行和疏通局部郁结有很好的疗效，与深部经络的联系，浅深配合，共同发挥作用以治疗疾病。王富春教授提出的穴位给药法适应证极其广泛，临床多用于治疗卵巢囊肿和甲状腺结节等疾病，疗效显著。

*案例分析——卵巢囊肿

【基本信息】 胡某，女，24岁，学生。

【主诉】 小腹冷痛伴坠胀感4个月。

【现病史】 患者曾于医院行腹部彩超检查，确诊为左侧卵巢囊肿，未进行系统治疗。后复查腹部彩超示：双侧卵巢囊肿，左侧4.5cm×3.1cm，右侧1.8cm×1.4cm。症见：气短乏力，心情欠佳，伴头晕，偶有胸闷，小腹时冷痛伴坠胀感，舌淡紫苔薄有齿痕，脉沉弦紧。患者自述近4个月，月经周期40日，量少，色暗，有血块，痛经，自觉小腹冷痛伴坠胀感，得热症减。

【中医诊断】 癥瘕（寒凝血瘀证）。

【治则】 温经散寒，祛瘀消癥。

【治法】 方药组成及用量：吴茱萸10g，川芎15g，丁香10g，肉桂10g，细辛3g，延胡索10g，当归15g，炮姜10g。共研细末，每次贴敷时约取25g，用黄酒适量调和，均匀置于5个7cm×8cm的贴布上，于患者月经期前3日入睡前将中药贴布贴敷于关元、子宫双、三阴交双，每次贴敷6～8小时，每日1次，每次3天，3个月经周期为1个疗程。

【疗效】 治疗1个月后，患者自述每次月经排出大量血块，经期小腹冷痛、坠胀感逐渐减轻，气短乏力减轻，头晕消失，眠差，二便可，时有胸闷；治疗1个疗程后，月经量明显增多，色较治疗前鲜红，经前2～3日自觉小腹冷痛伴小腹坠胀感减轻。查妇科彩超示：右侧卵巢囊肿消失，左侧囊肿减小至4.0cm×2.3cm。继续上述治疗，随访2个月未见复发。

【按语】 本案患者平素经期小腹冷痛伴坠胀感，得热则减，月经排出大量血块，色紫暗，量少，舌淡紫、苔薄有齿痕，脉沉弦紧，四诊合参，辨证为寒凝血瘀。寒为阴邪，其性收引凝滞，日久而瘀于卵巢，故生癥瘕，治以温经散寒、祛瘀消癥。王富春教授选取关元、子宫、三阴交穴予穴位给药，关元属任脉，为治疗诸虚证之首选要穴；三阴交为肝、脾、肾三条阴经交会之处，可健脾益血、调肝补肾；子宫为经外奇穴，与卵巢位置相对应。诸穴合用，共奏活血行气、暖宫祛瘀之功。而穴位贴敷后可使药效具有较强的发散力、走窜力，提高疗效。

第七节　黑龙江张缙针灸学术流派

　　黑龙江具有悠久的历史文化，其传统医药也有着深厚的文化积淀和经验传承。龙江医派是近现代我国北疆新兴的中医学术流派之一，是黑龙江省特有的历史、文化、经济、地理、气候等多种因素影响下逐步形成的具有鲜明地域与黑土文化特征的学术流派。在其一百余年的发展过程中不断创新，薪火相传，形成了鲜明的学术特色和临证风格。张缙针灸学术流派积极吸纳中原先进文化和外来特色文化，南北兼容，中西合璧，以全新的姿态荟萃龙江中医人才，弘扬地域中医文化，创造出独具东北特色的中医药文化，对丰富中华医药文化起到推动作用。

（一）流派代表医家

　　张缙（1930—2021年），辽宁黑山人，黑龙江省中医药科学院首席科学家，国内外著名针灸学家，研究员，主任医师，博士生导师，享受国务院政府特殊津贴。全国老中医专家学术经验继承工作指导老师。全国针法灸法学科带头人。《人类非物质文化遗产代表作名录》"中医针灸"四位代表性传承人之一。曾任中国针灸学会第一、二、三届常务理事，中国针灸学会针法灸法分会主任委员，中国东北针灸经络研究会会长，中国针灸学会顾问，中国中医药学会终身理事。中国国际针灸考试委员会委员，国家自然科学基金委员会评审专家。曾任辽宁中医药大学、福建泉州华侨大学、安徽中医学院、甘肃中医学院、特邀研究员及名誉教授。先后被德国、瑞士、匈牙利、波兰、罗马尼亚、日本、加拿大和美国等国的针灸学术组织和团体授予名誉称号。7次被收入美国、英国的传经机构所编著的世界名人录，并被聘任为研究员和终身理事。

　　张缙教授从医60余载，从实践到理论，完善了针灸手法的基本功训练、单式手法、复式手法、针刺得气和针刺补泻等理论，并通过临床反复验证，在针刺手法研究方面取得丰硕成果。同时，张缙教授精研医籍，正本清源，对于针灸古典文献校释做了大量工作。师古创新，自成体系，对针刺手法的研究深入透彻。张缙教授起草了毫针基本刺法和毫针基本手法两项操作规范，创立的"二十四式单式手法"现已成为国家标准《针灸技术操作规范　第20部分：毫针基本手法》的核心部分。在1982年为全国针灸研究班编写的针刺手法教材中提出了肺肝流注和井合流注两个循行系统，为针刺得气和气至病所找到了经络理论的依据。此外，张缙教授还进行了循经感传规律的研究，提出了循经感传的八大规律性，丰富了针刺手法的理论。张缙教授桃李满园，为国家培养了107名针灸硕士、14名针灸博士和博士后。为加拿大、美国、匈牙利、新加坡等地培养了100多名针灸医师。撰写论文103篇，编著校释了针灸专著7部，有12项科研工作获得了国家、部、省等各级科研成果奖和科技进步奖。

（二）学术特色与临证医案

　　张缙教授在针灸经络研究方面长期致力于针刺手法，针灸古典文献校释和循经感传的研究。他在临床上用针少，用穴巧，擅长飞经走气、气至病所以及用针取热取凉等手法。1952年，张缙教授机缘巧合认识了一位民间很有名气的中医针灸医生——王老先生，从此与针灸结下了不解之缘。在王老先生的指点下，张缙抓住一切机会练习扎针，练就了扎实的基本功，在临床上也取得了非常满意的疗效。1955～1956年参加全国高等医学院针灸师资班学习，张缙听了北京针灸名医孙振寰老先生讲《针灸大成》中"三衢杨氏补泻"和高凤桐老先生讲解的《标幽赋》，到郑毓琳老先生诊所目睹其扎针技法，他擅长烧山火及透天凉，在风池穴先使气至病所（眼底）然后将热送至眼底，治眼底退行性病变效果明显，远佳于当时其他治疗方法。这几位老师渊博的学识和高超的针技，让他彻底被针灸的神奇魅力所吸引。在日后的练针及临床中，他翻烂了《针灸大成》，长期坚持练针，不知扎坏了多少松木抽屉，也不知扎坏了多少根针灸针，也因此，张缙教授的右手有着异常发达的大鱼际，示指上也布满了老茧。除此之外，张缙教授还练太极拳，练医学气功（内养功）。在练指力和指感的同时悟出了"针是力的载体，要指力贯针中，力在针尖，针随力入穴的带力进针程序"。他还参考了其他边缘学科练基本功的方法，形成了一套自己完整的练基本功的理论和方法。

进针时，张缙教授强调速刺进针法，主要包括：投针速刺法、推针速刺法、按针速刺法、弹针速刺法。要做到快速无痛进针，必须勤加练习指力，提升指感，不断强化持针悬臂力、进针定向力以及持针和驭针的耐力。他还指出练针的方法应从练气、练指、练意、练巧四个方面来着手强化，寓动于静、寓快于稳、寓巧于微，做到力与气合、气与意合、意与指合。医者要心先内守，神随针入，才能以意（医者）领气（患者被针刺激发起之经气）。调理医者自身气机，练就丹田之力，逐步练就意到则力到，使意力合而为一，能调动丹田之力上肩、下肘、及腕、达指。

张缙教授在针刺手法方面研究颇深，指出针刺取效的精髓就在于手法。针刺手法就是毫针的使用技巧，使用针刺手法的过程就是用毫针驾驭经气的过程。想要掌握经气、运用经气，必须要有扎实的基本功。汉代手法专家郭玉讲做手法就是要"随气用巧"，就是指医者凭借细腻的指感体会经气信息，从而有效地调控经气。基本功欠缺则既无指感来体察经气变化，又无指力来激发与驾驭经气。在单式手法的研究中，"穴上经上运作：揣、爪、循、摄；左右运作：摇、盘、捻、搓；上下运作：进、退、提、插；针柄上运作：刮、弹、飞、摩；针身上运作：动、推、颤、弩；进出针后穴位上运作：按、扪、搜、拨"二十四式手法成为张缙教授代表性成果之一，并已列入针灸操作规范的国家标准。

1. 热补凉泻的烧山火与透天凉

"烧山火"和"透天凉"是寒热手法的通称。《黄帝内经》中的取热取凉手法是寒热手法的源头。张缙教授认为想要做好手法，必须先充分得气，且是"徐而和"的经气，也叫"谷气"，而非"紧而疾"的邪气。他指出搓法是凉热手法的根基，一次成功的搓针，可使腧穴内经气充盈，将针体紧紧吸引住。针体出现自摇，穴内又有麻感，这是凉感出现前的最佳状态，此时用赤凤迎源飞针取凉方法多可使透天凉手法成功。而烧山火手法是徐疾补泻、提插补泻、九六补泻等几种单式手法的组合。简言之，速刺进针、行针得气、分层操作，同时配合口鼻呼吸，取热、留针。烧山火手法主要用于寒证，对于寒证的患者，应选择肌肉丰厚的部位，用力要重，且以向内用力为主，要有酸胀的得气感为佳。

张缙教授从文献研究中得到启示，又结合临床实践和不断摸索，发展了搓法，并且将"提之不出""插之不入""捻之不转""气满自摇"作为搓法成功的标准。需要注意的是，张缙教授所说的不出、不入、不转，不是纹丝不动的滞针，而是仅仅可动一丝，寓巧于微。要达到这样的标准，除了快速进针，力贯针身，还要搓针，一转要360°，还要连续地搓针，有时转上两三圈就出现肌肉缠针的先兆，不继续搓又达不到"气满自摇"的标准。张缙教授又悟出了"实搓"和"虚搓"两种不同的搓法。把针体每转360°的搓针叫"实搓"，把只用手指摩搓针柄，而针体不转动或稍动的摩搓方法叫"虚搓"。"虚搓"针体虽然不转，但在虚搓时所形成的环形之力仍可沿针体下传到腧穴内。实搓与虚搓交替，用力均匀，勿转太紧令肌肉缠针。

*案例分析——痛经

【基本信息】 李某，女，28岁。

【主诉】 痛经1年余。

【现病史】 患者未婚未育，嗜食冷饮，近1年每遇经期，小腹冷痛，得热则痛减，行经量少，色暗有血块。畏寒，手足欠温，带下色白量多，质地清稀。苔白腻，脉沉紧。

【中医诊断】 痛经（寒凝胞宫）。

【治则】 温经散寒止痛。

【治法】 取三阴交_双、水道_双、关元、中极。三阴交、水道行烧山火热补手法，主要采用弹针速刺，分天地人三部极慢速进针，行搓法得气，以大力度，用重押手，往复多次，有温热感达小腹为宜；其余两穴平补平泻，留针 40 分钟。每日治疗 1 次，2 周为 1 个疗程。

【疗效】 经治疗 1 个月后，患者痛经症状基本缓解，嘱患者平日注意防寒、保暖，忌食生冷，后未见复发。

【按语】 《妇人大全良方》有"夫妇人月经来腹痛者，由劳伤气血，致令体虚，风冷之气客于胞络，损于冲任之脉"的记载，描述了本病症的病因。痛经多由贪凉饮冷、经期冒雨、涉水等致寒湿客于胞脉，血遇寒则凝，胞脉不畅，不通则痛。张缙教授应用烧山火手法治疗寒湿凝滞类型的痛经效果非常明显，平日患者饮食应忌食生冷食品，并注意防寒和保暖。

2. 枢机联动，飞经走气法

张缙教授把针刺得气视为初级启动，气至病所视作高级启动。练好指力方可更好地激发穴内经气，练好指感则可以更好地体察经气的最佳反应部位。在做联动激发经气操作时，当医者揣摸到穴区的敏感点，用指甲轻掐一爪痕，标定穴位、宣散气血，同时还可以再度激发穴位内经气，使穴区经气充盈。然后立即右手快速进针，再一次补充激发经气，左手守气，右手示、中、环指三指在针刺的经络上向希望传导的方向叩击，与经平行，指头指甲并用，循摄手法并用，以其中一指（多用中指）要叩击到一个大穴上，右手在循摄之后立刻再捏针柄向针上加力，两者衔接要密切，并顺势用弩法改变针尖方向，带力用针通之。经穴上的经气经过这样连续激发后，多可产生循经感传。

"飞经走气"是就方法而言，"通经接气"是就效果而言。二者角度不同，但内涵一致。张缙教授在《针灸大成校释》中把运用手法使腧穴内经气循经流注，并驾驭经气传至病所，叫飞经走气。经过多年临床实践，根据循经感传规律性的研究，以杨继洲下手八法为基，结合自身临床和"更以循摄爪切无不应也"的启发，提出了"连动激发经气"的手法，提高飞经走气的成功率。

张缙教授研究针刺复式手法时提出了古典仿生学的概念，并把古典仿生学形象地引入到"龙、虎、龟、凤"手法的规范化术式的研究中，使晦涩难懂的手法变得直观生动，容易理解和学习。"青龙摆尾"针法为"飞经走气"四法之一，又称"苍龙摆尾"，其操作方法颇具特色。明代针灸学家徐凤的《金针赋》最先记载青龙摆尾针法，随后《针灸问对》《针灸大成》等对其又有进一步的阐述。《金针赋》中描述："一曰青龙摇尾，如扶船舵，不进不退，一左一右，慢慢拨动。"操作时特点为：针体倾斜，浅刺而针体摇动频率慢、幅度大，如扶船舵，具有通经接气（飞经走气）的作用。此手法具有透关达窍的力道，从它的操作方法可以看出该手法也善于治疗皮肤浅表部位的疾病。

*案例分析——泪腺炎

【基本信息】 李某，男，22 岁，学生。

【主诉】 迎风流泪 2 年余。

【现病史】 患者自述 2 年余前于暴风雪中行走 2 小时后，出现双眼迎风流泪，冬季尤甚，经外院诊断为泪腺炎。刻下见目内眦红肉稍隆起，舌淡，苔白，脉细弱。

【中医诊断】 冷泪症（肝肾亏虚证）。

【治则】 补肾益精，养血明目。

【治法】 取双侧风池、内睛明、攒竹、承泣、肝俞、肾俞、合谷。操作时，风池：弹针速刺，搓针得气，气至病所，施烧山火手法送热至眼底，留针 30 分钟。内睛明：将眼球拨向外侧，弩法进针，压针缓进快出，不留针。攒竹、承泣：弹针速刺，得气后留针 30 分钟。肝俞、肾俞、合谷：投针速刺，得气后推针运气，使针感循经上传，施提插捻转补法，留针 30 分钟。

【疗效】 上述疗法每日 1 次，针后流泪减少，5 次后目内眦之隆起渐消。12 次治愈。

【按语】　　"温""通""补"针法是张缙教授治疗疑难杂症的特色针刺手法之一。"过眼热"是温通补针法的代表。《灵枢·经脉》云："肾足少阴之脉……，目眈眈，如无所见。"膀胱与肾相表里，故取足膀胱经之睛明、攒竹、肝俞、肾俞以补肾益精；阳明经为多气多血之经，故取承泣、合谷益气养血、通经活络；胆经"起于目锐眦"，取胆经风池，祛风养血明目。诸穴同用而病愈。选取风池穴作为手法施术的部位，针刺得气后，押手闭其下气，针尖朝向患侧眼底，施飞经走气手法使气至病所，针感传播路线有三：第一条针感沿膀胱经到眼眶上部，第二条沿少阳胆经进入眼外侧，第三条针感直接进入眼底。此三条路线开通之后，继之应用搓法取气，使穴内经气充盈，出现酸胀针感，再运用烧山火取热，使热感极易送至眼底。"温""通""补"针法亦可以拓展到更多领域。

第八节　甘肃郑氏针法学术流派

甘肃是华夏文明的重要发祥地之一，也是华夏文明保护传承与创新发展国家示范区，自皇甫谧撰著《针灸甲乙经》以来，陇原大地哺育和吸纳了大批针灸专业人才，历久弥新，流传不衰，名医名家辈出。甘肃众多的针灸工作者更是依托历史文化资源优势，在长达百年的发展传承过程中，保留了甘肃郑氏针法的特色，对历代针灸名家学术成就进行深入挖掘整理和研究，形成了独具特色和完备的针灸流派学术体系。郑氏针法学术流派渊源明晰，融汇针灸学术理论（理、法、方、穴、术）体系、传统针刺手法体系以及腧穴功效、配伍和针法相结合的治法处方体系，是我国传统针刺手法的集大成者，因其卓越的临床疗效驰名海内外。

（一）流派代表医家

郑魁山（1918—2010 年），河北安国人，全国首批老中医药专家学术经验继承工作指导老师，甘肃省首届名中医，国务院政府特殊津贴享受者，"中国针灸当代针法研究之父"，甘肃中医学院教授。曾任中国针灸学会理事，中国针灸学会针法灸法研究会顾问，郑氏针法研究会会长，日本后藤学院、英国东方医学院客座教授。

郑魁山幼承家学，在父亲带教下系统学习了中国传统文化，从四书五经开始，而后又诵记了《黄帝内经》《难经》《针灸甲乙经》《针灸大成》等经典医学名著。每天父亲坐堂出诊，他都侍诊其后，十几个春秋风雨无阻，让他熟识了病症的多样性和多变性，也熟练掌握了针法操作和诊病技能。20岁那年，父亲为他举行了出师仪式，亲朋好友齐聚一堂，作为郑氏针灸的第四代传人，父亲郑重地送给他两件礼物：一把雨伞，一盏马灯，意即：病家相求，无不既往，虽天色漆黑，雨雪载道。路途遥远，亦不为止。

郑魁山教授以中医八纲辨证、八法治病的理论原则为指导，结合自己数十年的临床经验，创立了汗、吐、下、和、温、清、消、补的"针刺治病八法"配穴和处方，在针灸学理、法、方、穴、术各个环节的长期临床实践中，以中医基础理论辨证论治、治疗"八法"为指导，努力探索针灸配穴和针刺手法的应用规律。郑教授认为，针刺手法是临床取得疗效的关键之一，在《郑氏针灸全集》中，不仅详细介绍了各类针法，还将他对手法操作的心得体会及实验观察都详细加以说明，包括提插、搓捻、关闭、搜刮、飞推、拨动、弹震、盘摇、循摄、搬垫、停留、压按等多种行针手法的应用技巧和适应证。郑魁山教授在继承古代子午流注、灵龟八法理论精髓的基础上，亦根据临证经验，研制出新型的袖珍"子午流注与灵龟八法临床应用盘"。其携带方便，使用简单，并且不用推算即可找到 60 年"花甲子"和当日当时的开穴——同时具有"纳子法""纳甲法""灵龟八法"3 种优选取穴治疗的用途，为针灸的医、教、研提供了简便准确的工具，并将传统子午流注与现代时间生物医学结合起来，优化了临证针灸选穴方案。

郑魁山教授发表学术论文 66 篇，著有《郑魁山针灸临证经验集》《针灸集锦》《子午流注与灵龟八法》《针灸补泻手法》《郑氏针灸全集》等 14 部著作。更为可贵的是，郑魁山教授将四代人总结出的郑氏家传针法经验，言传身教，将其录制成录像片授以后学。郑魁山教授招收硕士研究生 21 人，其中 11 人分别考取上海、北京、广州、天津等地的针灸博士研究生。此外，他还多次应邀赴日本、新加坡、美国、墨西哥等国举办讲座和医疗指导，并有瑞典、挪威、荷兰、英国、日本等国家的专家学者向他拜师学艺，可谓桃李满天下。

郑魁山教授医德高尚，关心患者，平易近人。临证诊病，一丝不苟，详察病情，选穴精当，手法严谨，师古而不泥古，对许多疑难杂症的诊疗有颇多心得。及至晚年，德高望重，工作繁忙，求诊者众多，依然审慎为之，不论患者地位高低，亲疏远近，同样认真诊治。数十年如一日，孜孜不倦，昼以医人，夜以读书，锲而不舍。其学识之广博，手法之精湛蜚声中外，历来为同道所赞佩，有"西北针王"之誉。

（二）学术特色与临证医案

郑魁山教授在临床中非常重视辨证，常依据患者具体情况确立准确的治疗方案，先辨证，分清疾病的证型，按照发病机制确立治疗方法。在临床上郑教授常结合八纲辨证、经络辨证、脏腑辨证等内容，详细了解疾病的发病因素、病程等具体内容，最后确定证型和治法。郑教授提倡穴位要对症选取特效穴，临证选穴少但要精确，有主有次，再施以不同的针刺手法，力专效宏，以提高疗效。如郑教授在治疗冠状动脉粥样硬化性心脏病时以内关为主穴，将针刺入穴内即施以温通针法，必须使针感传向心胸部，以降气宽胸、活血通络、宁心安神，具有促进血液循环、调节心脏功能的作用。

郑魁山教授在针刺的过程中，非常重视基本功的训练，"练意、练气、戒浮躁"是他认为作为针灸医生必备的要素，能否做到意力结合、心手合一的持针进针，对得气、气至病所有很大的影响。因此，郑教授强调要练气功，练肩、肘、腕三关，以练气调息，强筋壮骨，使肢体灵活。"凡刺之真，必先治神"，练气功可调神，日日坚持，才能在针刺时把全身各方面的力量（精、气、神）巧妙地调动起来，使之到达指端施于针下，这有助于控制针感，驾驭经气，以达防病治病的目的。此外，他也十分重视针刺时双手相互配合，也总结出"左手揣穴，右手辅助；右手进针，左手候气；左手关闭，气至病所"以及"守气法"等一整套双手操作，重用左手的针刺方法。提出了分拨、旋转、摇滚、升降等"揣穴法"。郑魁山教授认为左手（押手）在准确定穴、候气、气至病所、施行手法等方面非常重要，押手可察觉很多信息，如穴位处的肌肉薄厚、孔隙大小，并可分拨妨碍进针的肌腱、血管等，以确定进针的方向和深浅，右手稳、准、快进针，使患者减轻痛苦。准确的取穴也可使针感循经传导，气至病所。

1. 郑氏热补凉泻针法

郑魁山教授认为补泻是针灸治病的基本法则，在同一个针灸处方中，对某个穴位的补泻手法不同，治疗作用可能截然相反。例如补合谷、泻三阴交可行气活血、通络止痛，用于经闭、痛经；若泻合谷、补三阴交则可调理气血，治疗月经过多、崩漏。故要辨清病情虚实，做到因病施治，才能应手起效。郑教授根据临床实践得出：补泻手法运用恰当可达到事半功倍的效果。他强调在得气前提下，施以补法可使经气充实，施以泻法可逼出邪气。他认为使针尖顶着得气感向前、向下，产生沉紧、温热感则为补法；针尖顶着得气感向外、向后，产生空虚、寒凉感为泻法。烧山火、透天凉追求产生热、凉感，但不能单凭三进一退、紧按慢提或三退一进、紧提慢按就可达到效果，产生热、凉感关键在于补泻守气，方法如下：在施以补法后，左、右手配合，指下力量要使针尖顶着感觉向下、向前用力捻按，手不松开，当针感达到一定程度后即可产生热感；透天凉在施以泻法后，指下力量要使针尖顶着感觉向外、向后用力捻提，手不松开，当空虚感达到一定程度后即可产生凉感。

*案例分析——视网膜出血

【基本信息】 张某，男，30 岁，球员。

【主诉】 眼底反复出血、视力减退 2 年。

【现病史】　患者 2000 年 11 月初，参加球赛时被球打中左面部，当即流泪，2001 年 3 月初左眼突然出血，经某医院用结核菌素及链霉素等治疗，症状加剧，至 9 月间共出血 10 次，10 月到某医院诊断为青年反复性视网膜出血，用氯化钙及食盐水注射，次年 4 月又出血 2 次，视力大减，玻璃体混浊程度加重，又经某中医师用药 100 余剂，但视力仍无好转，至今（2003 年 1 月）左眼出血共 13 次，已形成增殖性视网膜炎，而来就诊。主要症状：两眼视物不清，眼胀，伴头疼，失眠，腰痛，周身无力并有腹胀、黎明泻。检查：眼底、左眼玻璃体轻度浑浊，有陈旧性出血及结缔组织增生，右眼玻璃体亦轻度浑浊，能看到乳头和血管。视力：右眼 0.8，左眼 0.02，舌质红有紫斑，舌苔薄白，脉微弱。

【中医诊断】　血灌瞳仁（络脉受损，瘀血停留证）。

【治则】　活血化瘀，清头明目。

【治法】　取内睛明双、风池双、大椎、曲鬓双、角孙双。操作时，内睛明用"压针缓进法"，风池用热补法，在施以补法后，左、右手配合，指下力量要使针尖顶着感觉向下、向前用力捻按，手不松开以候气，使热感传到眼底，大椎、曲鬓、角孙用平补平泻法，留针 10～20 分钟，以活血化瘀，清头明目。

【疗效】　治疗至 2003 年 4 月 29 日共 4 个月，针至 70 次时，自觉症状基本消失。检查：左眼眼底玻璃体混浊已减轻，乳头和血管大致正常。视力：右眼 1.5，左眼 0.08，血小板 165×10^9/L。为继续观察，每周针 1～2 次，至 2004 年 4 月 2 日，共观察 11 个月，共针 113 次，即恢复工作。

【按语】　视网膜出血属于祖国医学"血灌瞳仁""云雾移睛症""暴盲症"范畴。多因怒气伤肝，或外伤及其他慢性疾患引起络脉受损，血溢血瘀，睛目被蒙，久则气血障碍，精血不能上荣于目所致。因此本例患者应采用活血化瘀、清头明目之法治之。风池为治一切眼病之要穴，用热补法，能快速疏通经络，温养气血。内睛明祛瘀养血，清头明目，注意进针不可粗暴，应用推针缓进法，以免伤及眼球及血络。

2. 善用"温通针法"治疗疑难杂症

"温通针法"是郑魁山教授首创的治疗疑难杂症的特色针刺手法之一，在"烧山火""热补法"基础上发展而来，具有"温""通""补"的效果。"穿胛热"和"过眼热"是"温通针法"中的代表性技法。温通针法是郑教授在努力探索治疗疑难杂症过程中所创的特色针刺手法，该法补泻兼施，通过"温、通、补"手段以达到温经通络、祛痰化浊、祛风散寒、行气活血、扶正祛邪等作用。温通针法具有操作简便、传感明显、起效迅速、疗效独特等优势，适用于临床多种疾病。郑教授认为温通针法中的"温是手段，通是目的"，他根据"痰得温而化、气得温而散、血得温而行"的理论，创立了独特的"穿胛热、过眼热"等手法，如穿胛热手法是在天宗穴行温通针法，使针感经肩胛传至肩关节部来治疗关节炎，临床治愈率高，得到患者的广泛信任。

*案例分析——弱视

【基本信息】　岑某，男，12 岁，小学生。

【主诉】　轻度弱视 1 年余。

【现病史】　患儿 1 年前体检时发现矫正视力为 0.6，轻度弱视，其家属担心长期弱视会造成患儿视觉损害，遂携患儿于当地西医院就诊，诊断为屈光不正性弱视，给予戴镜、遮盖治疗、增视训练等治疗 1 个月后，测视力未见明显好转，遂来我院针灸科就诊。

【中医诊断】　目暗不明（精血不足）。

【治则】　益气明目，活血祛瘀，温通经脉。

【治法】　取双侧鱼腰、太阳、风池、瞳子髎、睛明、阳白、攒竹、承泣；配肝俞、肾俞、光明。风池用"过眼热"针法，患者取坐位，医者左手拇指或示指切按风池穴，常规消毒后，右手持 0.30mm×25mm 或者 0.30mm×40mm 毫针，针尖朝向对侧目内眦方向，沿押手指上缘缓慢进针 20mm 左右，当术者感到针下冲动，此时询问患者是否有酸胀感，并在患者针感强烈之时施行"温通针法"，即押手加重压力，刺手拇指用力向前捻按 9 次，使针下沉紧，针尖拉着有感应的部位连续行小幅度重插轻提 9 次，拇指再向前连续捻按 9 次，针尖部位顶着针下得气处施行推弩守气，使针下沉紧感保持，此时押手施以"关闭法"，即将押手放在针穴的下方，加重压力并向上连续不断地用力，促使针感传至眼周，并产生热感，守气1~3分钟；留针后，缓慢出针，按压针孔。鱼腰、阳白、瞳子髎、睛明、攒竹、承泣、太阳均采用平补平泻法，以疏通局部经络，引精上行，益气明目；肝俞、肾俞、光明穴采用捻转补法，以补肝益肾。留针半小时，每日治疗1次，5次为1个疗程，间歇2日，总共治疗4个疗程。

【疗效】 治疗结束后测视力为0.8，再继续2个疗程治疗后，测视力恢复到1.0，应患者家属要求，停止治疗。经过半年后随访，自测视力未见减退。

【按语】 郑老认为小儿弱视，多由先天精血不足、经脉瘀滞引起，"过眼热"针法具有益气明目、活血祛瘀、温通经脉的作用。古人云"气至而有效"，"过眼热"针法旨在激发经气，使气至病所以达到治愈疾病的目的。郑老将"温通针法"应用于眼病的治疗，具有独特的疗效，避免了临床上采用针灸治疗眼部疾病中手法的单一性，为眼病的治疗提供了新思路和新方法，值得进一步临床研究和推广应用。

3. 郑氏时间医学取穴法

郑教授在多年的针灸临床中，深刻地认识到时间因素在疾病治疗中的重要性。因此，郑教授提倡按时取穴治疗疾病，在临床取得显著疗效。他在学习古人经验的基础上，结合个人经验，将"纳子法""纳甲法""灵龟八法"与"六十花甲子"巧妙地融合到一起，改革旧图，成功研制出袖珍式"子午流注与灵龟八法临床应用盘"，包括了上述"纳子法""纳甲法""灵龟八法"3种优选取穴治病的用途，并增加了许多脏腑经络辨证取穴等现代研究成果，因其携带方便、简单易学易用的特点，节省了很多推算时间，在临床应用广泛。并首创了"郑氏补穴法"，即当日当时的开穴，倡导择时取穴，以提高疗效。

*案例分析——脑血管病后遗症假性延髓麻痹

【基本信息】 王某，男，54岁，司机。

【主诉】 右侧偏瘫并发吞咽困难急救会诊。

【现病史】 患者有高血压、脑血管痉挛、脑血栓形成史。1979年复发，并出现假性球麻痹，于1979年6月9日入院。查体示：体温、脉搏、呼吸均正常，血压200/120mmHg。心界向左下扩大，心率80次/分，神清，构音障碍，瞳孔等大等圆，对光反射灵敏，额纹对称，右侧鼻唇沟稍浅，伸舌居中，四肢肌力尚可，生理反射存在，病理反射未引出，眼底视网膜血管硬化Ⅱ～Ⅲ度。治疗过程中逐渐出现流涎增多，语言不清，伸舌不灵活，吞咽时发呛，1979年7月2日会诊后建议用针灸施治。患者表情痴呆、似哭似笑、口唇半张、流黏稠液，不能吐出。因不能饮食，故予以鼻饲。回答问话仅能发出"咿""呀"声音，舌强挛缩，不能伸出齿外，饮水下咽困难，吞咽呛咳不止。右手腕轻度下垂，右臂肌肉轻度萎缩，右侧肢体仅可以屈伸。舌苔黄而厚腻，舌质赤，脉象滑数。

【中医诊断】 中风（痰湿内停、经隧阻塞、清窍受蒙）。

【治则】 祛痰利湿，疏经开窍。

【治法】 取列缺双、照海双、廉泉、上廉泉、天突、风池双、风府、通天双、后溪右、翳风左、三阴交双、足临泣双、外关、曲池、合谷双、环跳双、足三里双、悬钟。采用"灵龟八法"操作：当日当时为甲午日、丙子时，先针照海、列缺留针；后针上廉泉、廉泉、天突，用平补平泻法，不留针；风府、风池、通天、三阴交用补法，留针10分钟；针时让患者试喝橘子汁两匙，较为顺利，加针右后溪后，又喝两匙鸡汤炒面糊，均能咽下。午前继续观察患者吞咽情况，发现唾液吐之不出，咽之不下；当时为辛巳时，针左列缺、翳风，用平补平泻法，吞咽稍好。一日共喝稀面糊500ml。

7月3日11时20分（辛未日、癸巳时）二诊，病情有所好转，早晨进饮食300ml，脉搏80次/分，体温37℃。先针照海、右列缺、百会、通天、风池、上廉泉、阳溪，手法同前。一日共喝稀面糊1250ml。

7月4日7时10分（壬申日、甲辰时）三诊，吞咽好转。先针足临泣、外关；后针右曲池、合谷、环跳、足三里、悬钟，通经活络以治疗半身不遂。针后右侧肢体活动好转。

从 7 月 5 日以后，每日随时按"灵龟八法"取开穴，手法和配穴同前，治疗到 23 日，患者每日能吃主食半斤。

7 月 25 日患者下地不慎摔倒，又出现舌挛缩，语言不清，加针金津、玉液后，舌能伸出唇外，并能左右活动。至 7 月 28 日共针 25 次，患者能自己端碗进食，并能自己到院外散步，血压 140/100mmHg，苔薄白，脉滑。此后嘱患者经常锻炼而停诊观察。

同年 9 月 9 日和 1980 年 10 月 20 日两次随访，患者每日能进食 5~7 两，右侧上下肢活动自如，能说 3~4 个字的语言，出院后再未复发。

【按语】　本例患者为痰湿内停，经络阻滞，痰蒙清窍所致中风不语、半身不遂。遂采用祛痰利湿、疏经开窍之治法。灵龟八法是根据八卦九宫学说，结合人体奇经八脉气血的会合，取其与奇经八脉相通的八个经穴（八脉交经八穴）的按时取穴法。郑老先采用"灵龟八法"取穴列缺、照海、足临泣、外关等在相应的时间点最大程度疏通经脉，其次采用传统循经取穴，通经接气，调理气血，缩短了病程，并取得非常显著的近期和远期疗效，值得临床大加推广。

第九节　山西针灸流派

山西是中华文明的发祥地之一，中医药事业在这片土地上蓬勃发展，针灸也不断成长壮大，由此诞生了许多杰出代表。如新九针创始人师怀堂教授、传承人冀来喜教授、国医大师吕景山教授、针灸泰斗灸法大家谢锡亮教授、头针的发明者焦顺发教授等，都是国内家喻户晓的针灸专家。特别是，新九针的创制突破了历来针灸治疗以单一制毫针或单一针具施治的局限，极大发挥出不同针具的特异性和整体性治疗作用，以及不同针具相互配合而产生的独特治疗效果。山西针灸流派不仅注重各针具特异性，又强调发挥整体特性，形成了"多针具组合，协同治病"诊疗体系，对于拓展针灸治疗疾病的范围和提高针灸疗效有着重要的现实意义。

一、师氏新九针

（一）流派代表医家

师怀堂（1922—2012 年），山西长子县人，我国著名临床针灸学家、针具改革家、针灸乡村（基层）医学教育家，1984 年创办山西省针灸研究所，曾任山西省中医研究所副所长兼针灸经络研究室针灸科主任、山西省针灸研究所所长、教授、主任医师，享受国务院政府特殊津贴。曾担任卫生部针灸针麻专题委员会委员，中国针灸学会理事，中华中医药学会终身理事，山西省针灸学会理事长，山西中医学会副理事长，山西中医高级职称评委等。

师老从事中医针灸临床与研究工作 50 余年，博览群书，勤求古训，致力于针灸针具的改革与发展，精于临床并积累了丰富的实践经验。师老认为，要想提高针灸疗效，扩大针灸治疗范围，针具的改革是很有必要的。师老创立了"中国怀堂九针（新九针疗法）"，发明了"中国怀堂九针（新九针）针具"，出版了《新九针疗法》，该书详细介绍了腧穴的新九针临床运用方法，以及新九针的适宜病症，形成了独特的新九针学术思想体系。新九针的成功研制为针灸针具的改革做出了重要贡献。该针具在 1983 年通过了山西省卫生厅的成果鉴定，并于 1993 年申请了发明专利；2000 年，国家中医药管理局将"新九针的临床应用"列为国家继续教育项目，体现了国家对新九针推广高度重视；2002 年，《中医临床新九针疗法》出版，该书是师怀堂教授对新九针从基础到临床的一次全面总结，标志着新九针疗法学术思想正式形成，对指导新九针的临床和科研有着积极的作用；2007 年《新九针疗法》出版，进一步完善和提高了新九针理论，同年"新九针针具系列研究与应用"获科技部"十一五"国家科技支撑计划资助；2008 年，"新九针疗法治疗颈椎病的临床研究"获山西省卫生厅资助。

师老对"以乡村为中心的医疗卫生工作"的指导思想十分重视，他每年都要辗转全国各地进行新九针的推广和培训。他医术高超，医德高尚，他曾在美国、澳大利亚、新加坡、韩国等地多次进行访问，将新九针术传播到国外，对中医针灸的发展有很大的促进作用。

（二）学术特色与临证医案

九针，最早在《黄帝内经》中便有阐述，《灵枢·九针论》言："九针者，天地之大数也，始于一而终于九。故曰：一以法天……九以法野。"又曰："夫圣人之起天地之数也，一而九之，故以立九野。九而九之，九九八十一，以起黄钟数焉，以针应数也。"《黄帝内经》认为九针的起源和产生，是取法于天地之数，天地之数理，从一到九，这是事物普遍的发展规律，九针和自然界相应，大地分为九个分野，九九相乘得八十一，从而建立黄钟之数，九针正与此数相应。《灵枢·九针十二原》又对古九针的形状及治疗作用作了详细的阐述："九针之名，各不同形。一曰镵针，长一寸六分……九曰大针，长四寸。镵针者，头大末锐，去泻阳气……大针者，尖如梃，其锋微员，以泻机关之水也。"古九针在数理、自然比象方面的阐述为新九针的形状和作用奠定了理论基础，师怀堂教授传承创新了新九针，新九针疗法代表性传承人冀来喜教授在此基础上，挖掘并开发出不同针具的特异性治疗作用，扩大了新九针疗法的应用范围。

1. 师氏镵针

针体长 4cm，末端为直径 0.5cm 的菱形针头，形如箭，临床常用于划割，根据划割部位分为口腔黏膜划割法、耳壳划割法、背部俞穴划割法。镵针划割具有泄热解毒、活血祛瘀、调理肠胃的作用，常用来治疗外感表证、胃肠疾病及皮肤病等。

2. 师氏磁圆梅针

该针是参照中国古代有关磁石治病的记载和现代磁疗原理发明创制的新型针具，其综合了圆针、梅花针、磁疗三种治疗方法的治疗作用，外形呈"T"形，似斧锤。针头由两端组成，其中一端为绿豆大小的球形，为"磁圆针"，另一端形似梅花针针头，为"磁梅花针"。临床常用叩刺方法有循经取穴叩刺法、经脉叩刺法、穴位叩刺法、局部叩刺法，根据患者辨证论治具体情况以及穴位处肌肉丰厚程度采用轻、中、重度三种刺激强度。磁圆梅针的治疗范围非常广泛，包括但不限于胃肠道疾病等内科病症、软组织损伤、颈椎病、静脉曲张、风湿性关节炎、类风湿性关节炎等外科疾病，子宫脱垂、不孕症等妇科疾病，小儿腹泻、遗尿等儿科病症，耳鸣耳聋等五官科病症，还兼具保健美容的功效。

3. 师氏锟针

师氏锟针包括小锟针、大锟针、弹簧锟针、长锟针四种。小锟针、弹簧锟针、长锟针的针体末端是绿豆大的球形针头，大锟针的两端呈圆柱形。锟针针法是锟针按压、烙烫人体一定部位从而治疗疾病的针刺方法，一般分为常温刺法和高温刺法。常温刺法包括治疗刺法和穴位标记刺法；高温刺法包括单纯火锟针刺法、火锟针-火铍针联合刺法以及火锟针隔药膏温灸法。师氏锟针常温刺法对小儿疳积、腹泻、消化不良疗效显著，而高温刺法常用于治疗肛肠科、骨外科及某些内科疾病。

4. 师氏锋勾针

该针结合古九针之锋针和民间流传的勾针的结构特点，经过数十年研制而成，通过勾割人体某些部位达到治疗疾病的目的。师氏锋勾针分双头锋勾针和单头锋勾针，针具末端勾尖部分称为"针头"，针头与针身呈 45°～60°角，为三面有刃之锋利勾尖，长约 3mm，双头锋勾针有两端针头，单头只有一端。师氏锋勾针具有刺血和割治双重作用，对于急性及实性病症治疗效果显著。

5. 师氏铍针

该针的针头为宝剑头状的长方矩形，其顶端及两边是锋利的刃口，烧热后可烙割表皮赘生物和切开排脓，对许多外科病证，如皮肤赘生物、肛肠息肉、疣、痈疽等，疗效显著。

6. 师氏员利针

该针为柱形粗针，针尖部分与毫针相同，为尖而圆的松针形，直径 1.5mm，刺入特定穴位后（一般多取腰夹脊穴、秩边穴、环跳穴），常采用滞针手法，一般不留针，适用于某些重症、顽痹、急症。

7. 师氏毫针

该针是临床上最常用的针刺工具，师老对其针法做了创新，采用快速进针法，运针手法采用"滞针手法"及"多针浅刺法"，滞针手法具有撕脱组织粘连的功效，尤其适用于慢性炎症导致的局部组织粘连，如肩周炎、术后肠粘连等。多针浅刺法是在同一穴位同时刺入三根毫针，一根直刺，两根斜刺，刺入皮内较浅，针体下垂，随身体移动而摆动，又称"吊针"，具有治疗寒痹浅居（邪客于络而未在经者）的作用，如面肌痉挛。

8. 师氏火针

火针是师老擅长的针具之一，为新九针中的"主将"。20 世纪 50 年代初，师怀堂教授开始探索、发掘、整理有关火针的文献，并将其应用于临床，并由其徒弟祁越协助，改为金属钨制针，具有耐高温，不退火，不易弯曲，高温下变形小，硬度大等特点。师氏火针分为九种：单头火针（分为粗、中、细三种，针尖的大小为 1.2mm、0.75mm、0.5mm）、平头火针、圆头火针、多头火针、钩火针、火铍针、火镵针。细火针针刺要求注意温度、速度、准确度、深浅度 4 个度。温度：深而速刺，烧针白亮；浅而点刺，烧至通红；慢而熨烙，烧至微红即可。速度要求出针如闪电，回手似火烧。准确度全在手眼之间：烧针时眼睛盯着针，烧红后，先将目光转向要扎的穴位，然后直接刺过去，中间不要停顿，一气呵成，又快又准。深浅度是针刺取效的关键：火针刺入体内几分就烧几分，应掌握好深度，若病浅针深，则引邪入里；若病深针浅，则邪不得出。其中单头火针临床应用最广，根据烧针温度的不同，刺法分别有深而速刺、浅而点刺、慢而烙刺、浅而刮刺、深而留刺等刺法。运用深而速刺法时，必须将针烧至白亮，否则不易刺入，不易拔出，而且针时疼痛加剧；退针时要快而有力，以免针体与肌肉粘在一起；靠近内脏、五官、大血管处，应注意避开，所刺深度应较浅。师氏火针类型多样，应用范围广泛，适用于内外妇儿各科病证，其中火铍针和火镵针合用，开创了火针美容、火针治疗肛肠疾病等新的领域。

9. 师氏梅花针

属于浅刺的针具，为尼龙针柄，较一般传统梅花针针柄弹性好，不易折断，针尖圆钝，叩刺时痛感轻，并且方便携带。师氏梅花针适应证广泛，特别对心脑血管系统、神经系统、消化系统疾病（如新陈代谢低下等）以及皮肤疾患具有良好疗效。

10. 师氏三棱针

该针较传统三棱针有两方面的改进，一是由圆柱体改为六棱鱼腹状三棱锥体，二是针身长度较传统三棱针长。临床上常用师氏三棱针刺破人体某些部位（如静脉、穴位等），放血以达到治疗疾病的目的。

以上便是新九针的基本内容，"新九针"的问世填补了我国针具改革史的空白，它不仅扩大了针灸的治病范围，而且明显提高了临床疗效，是古代医学智慧与现代科学技术相结合的产物，发挥出多种针具的特异性与整体性治疗作用。这一疗法最主要的特点是打破了传统单纯毫针或单一针具施治的局限性，强调发挥不同针具的特异性和整体性治疗作用。"九针之宜，各有所为，长短大小，各有所施"，体现了新九针"辨证施针"的特点和原则。新九针针具的配伍，主要是指选用两种或两种以上针具的相互配合，交替使用以治疗某一病症的方法。师老认为不同的针具有不同刺法，在临证中需胸中有数，灵活选用，因病而施。新九针治疗范围的扩展、手法的研究和应用、针具的灵活搭配，以及其基础理论和作用原理，都值得我们今后深入探讨和研究。

*案例分析——椎动脉型颈椎病

【基本信息】　江某，男，64 岁，退休。

【主诉】　眩晕 4 年，加重 1 周。

【现病史】 患者 4 年前无明显诱因下出现眩晕，每于颈项旋转时加重，走路自觉不稳，遂在当地医院入院诊治，经头部颈椎 CT 扫描，结果提示为"椎动脉型颈椎病"。予扩血管、改善脑供血药物治疗，2 个多月后，症状缓解。但随后经常发作，每年发作 5～8 次，均需住院治疗。来诊时，正值发作 1 周。刻下：头晕且有颅骨与脑分离之感，颈项转侧时加重，夜间睡眠翻身亦可加重症状，心烦，纳差，大便干结，2～3 日一行，舌淡胖，边有齿痕，苔中间黄略腻，脉弦细略滑。

【中医诊断】 眩晕（痰蒙清窍证）。

【治则】 补益肝肾，清热化痰，健脾除湿。

【治法】 取百会、四神聪、风池、颈 3～颈 5 夹脊穴、大椎、攒竹、印堂、太阳、前顶、角孙、天冲、率谷。操作：①梅花针叩刺头部各经，项部，百会、四神聪、风池。②锋钩针钩割颈 3～颈 5 夹脊穴。③毫针针刺颈 3～颈 5 夹脊穴、大椎。④细火针浅而点刺法刺颈 3～颈 5 夹脊穴、百会、四神聪、攒竹、印堂、太阳、前顶、角孙、天冲、率谷。对施术部位常规消毒，对患者进行心理安慰，消除对火针的畏惧。操作时，患者左手持酒精灯，右手持毛笔姿势，先烧针根部，然后将针徐徐提起，烧灼针尖部，将针烧至通红，速入急出，轻浅点刺。针后无需换药，注意保持局部清洁干燥。

【疗效】 3 日后复诊，头晕明显好转，左右转动头部或夜间睡眠均不引起头晕，颈项强直亦好转。循上法隔 1～3 日治疗 1 次，治疗 10 余次后，患者病情平稳，走路不稳感亦基本消失。

【按语】 新九针疗法治疗各种类型的颈椎病，具有疗效明显、疗程短、复发率低等优势，治疗过程十分安全，针后基本没有不良反应。另外，新九针简便且易于操作，价廉且在任何环境都可进行施治。新九针疗法治疗颈椎病既重视每个针具的特异性，又强调发挥整体特性，打破了针灸治疗中传统的单纯毫针施治的局限性。

二、谢 氏 灸 法

（一）流派代表医家

谢锡亮（1926—2018 年），祖籍河南原阳，山西省名老中医，中国针灸专家讲师团教授，澄江学派的重要代表人物之一。曾任襄汾县政协常委，中国针灸文献研究会理事，中华全国中医学会山西分会常务理事，山西省针灸学会副理事长、中华自然疗法世界总会顾问、中国澄江针灸学派侯马针灸医学研究所所长等职。主要著作有《灸法与保健》《灸法》《家庭实用保健灸法》《针术要领》《长寿与三里灸》等。发表过《用直接灸法防治艾滋病》等 90 余篇文章，还设计了简便易用的"子午流注推算盘"及天干地支用法的说明书，拍摄了《中国传统灸法》电教片等。

谢锡亮早年毕业于河南日文专科学校，后在其胞兄的影响下于 1948 年开始学习中医，并于 1951 年考取中国针灸学研究社实习研究班，师从著名针灸教育家承淡安先生，1953 年以优异的成绩毕业。1956 年 7 月至 1958 年 8 月，谢锡亮在原阳县举办中医进修班、针灸培训班共 5 期，学员 239 人，义务为群众看病，主讲针灸学。针灸班每次培训班结业时，谢锡亮还组织学员下乡进行免费医疗，在方圆 100 多里的 270 个村庄中医治数万人次，在一些疑难病上积累了很多经验。比如 1957 年带领学员下乡时发现疟疾患者 69 例，在发作前 2 小时内，针刺大椎或陶道，使感传达到至阳穴，多数患者能在 1～2 次治愈，证实针刺对疟疾有特殊疗效，并撰写"针灸治疗 69 例疟疾报告"，于 1958 年在《中医杂志》上发表，对当时控制疟疾流行起到一定作用。1961 年 5 月至 1990 年间，谢老在山西省襄汾县人民医院工作，他研究针灸治疗小儿麻痹时，总结出"少取穴、取准穴、用细针、浅刺激、轻手法、加温灸"的治疗方法，并在《中国针灸》上发表《针灸治疗小儿麻痹 2296 例临床报道》。1984 年受山西省卫生厅委托，在曲沃县举办山西省针灸提高班，兼任班主任，并于 1987 年创建襄汾县中医医院。

谢锡亮老先生常说："药贵精而不在多，取穴宜简而不宜繁，简便廉验方为良医""精穴疏针比如用兵，兵贵精而不在多；比如打靶，只要瞄准，一发即可中的；比如开锁，只要钥匙对号，一触即开"。"精穴疏针"体现了谢老希望减轻患者痛苦的仁心和高明的医术。谢老长期在基层工作，深切体会患者尤其是农村百姓看病的难处，因此他潜心研究简便价廉的灸法，期望切实解除患者的困难与痛苦，在晚年时还时刻关注中医针灸事业的发展，特别是灸法。随着临床经验的增长，谢老对自己出版的著作不断修订增补，谢老传道授业解惑的学生及被医治过的患者，无一不为其医道所折服。

（二）学术特色与临证医案

谢锡亮先生临床上针、灸、药并施，针法、灸法并重，尤其善用灸法。谢老认为灸法治病广泛，不仅可以用来养生保健，也可用于常见急性病的治疗，甚至可以治疗一些难治性疾病，对免疫功能低下、失调、缺陷等引起的病症往往有意想不到的调节效果，这在日本 1993 年举办的第三届世界针灸大会上受到高度重视。谢老曾采用麦粒灸治疗乙肝，取得了满意的效果，发表了《中国传统灸法能治乙型肝炎》一文。关玲等对谢锡亮先生麦粒灸治疗乙肝 30 年医案进行回顾分析，发现使用麦粒灸治疗后乙肝表面抗原转阴率可达28.85%，e抗原转阴率为38.46%，核心抗体转阴率为36.54%，接近或优于常规的保肝药和干扰素，而且花费极低。此后，谢老又提出了艾灸防治艾滋病的方法、直接灸防治恶性肿瘤（不论在肿瘤哪个阶段，都可以加入灸法，提高免疫力，减轻放化疗副作用）的新观点。

*案例分析

1. 慢性活动性乙型肝炎

【基本信息】　张某，男，46 岁，农民。

【主诉】　胃部不适 1 年余，加重伴右胁胀痛 3 个月。

【现病史】　患者 1 年前出现食后腹部不适，饮食减少，既往一直按照"胃病"治疗，无效。3 个月前胃部不适症状加重，出现右胁胀痛，夜间尤甚，全身乏力，活动则气短头晕，食量减少，时有恶心、呕吐，小便黄、浑浊，无黑便，近期体重减轻 10kg，舌淡，苔腻，脉沉弱。查体：神清、精神不振、面色青暗无光泽，贫血面容，皮肤巩膜无黄染，胸部可见蜘蛛痣，手掌为肝掌表现，心肺视触叩听（－）；肝肋下 2cm，剑突下 3cm，质中，脾左肋下 3cm，腹部膨隆，脐部突出，有移动性浊音，上腹部浅表静脉曲张，双下肢有凹陷性水肿。

【辅助检查】　腹部 B 超提示：肝大、内部回声增强，光点粗。肝静脉显示欠清，门静脉内径增宽，主干内径 1.6cm；胆囊轮廓规整，6.5cm×2.3cm；脾厚 5.0cm，肋下 4.0cm；肾：两肾大小、形态正常，内部未见异常回声。提示：①肝硬化；②门静脉高压；③脾大。肝功能正常，总蛋白 82g/L，白蛋白 39g/L，球蛋白 43g/L。乙型肝炎病毒标志物：HBsAg（＋），HBsAb（－），HBeAg（＋），HBeAb（－），HBcAb（＋），HbcAb-IgM（＋）。

【中医诊断】　鼓胀（肝肾阳虚证）。

【治则】　温阳利水，活血补虚。

【治法】　针灸处方：主穴为双侧肝俞、脾俞、足三里；配穴为中脘、关元。采用直接灸法，把精细艾绒做成麦粒大小的圆锥形艾炷放置于上述穴位，用线香点燃尖部，待其燃烧至底部时快速按灭，称为 1 壮。每穴 7～9 壮。前 10 日每日 1 次，以后隔日 1 次，长期坚持施灸。

配合中药，处方：黄芪 30g，熟地黄 20g，大腹皮、党参、枸杞子各 15g，白术、泽泻、山茱萸、五味子、当归各 10g，川芎、阿胶（烊化）各 9g，车前子 12g，水煎服，每日 1 剂。

【疗效】　经过 80 多日施灸，服中药 20 余剂，患者食量增大，腹水及水肿消失，体力充沛，面色红润，体重增加 8kg。4 个月后复查乙型肝炎病毒标志物：HBsAg（＋），HBsAb（－），HBeAg（＋），HbeAb（－），HBcAb（＋）。肝功能正常。B 超：肝脏形态大致正常，体积稍大，肝内回声分布尚均匀；胆囊 5.1cm×2.7cm，囊内无异常回声，胆管内径 0.3cm；脾脏体积增大，厚 4.1cm；回声分布均匀。提示病已向愈，嘱其继续施灸，停止服药。再过 1 年后查乙型肝炎病毒标志物：HBsAg（－），HbsAb（－），HBeAg（－），HBeAb（－），

HBcAb（＋）。

【按语】 本例患者表现为虚实夹杂之证，但以肝肾阳虚之虚证为主，选择麦粒灸以温阳利水，活血补虚。肝俞、脾俞为肝经、脾经之背俞穴，是肝脾脏腑之气输注于背部的腧穴，可调理肝脾经气，达行气活血利水之功。足三里是胃之下合穴，是补虚要穴，有调理脾胃、补中益气之功；中脘、关元均为任脉之要穴，中脘为胃之募穴，又是腑会，具有和胃健脾、降逆利水的作用，关元是温阳补元气的要穴。诸穴合用，起到温阳利水、活血补虚的功效。谢老认为，直接灸法适用于各种肝炎，能治能防，常灸即能生效。实践证明，用直接灸法治疗乙肝，优于常规的保肝药和干扰素、抗病毒等药物，灸法能使脾胃强壮，增加营养，调节免疫，抵抗病毒，促进肝细胞及肝功能的恢复，并且具有价格低廉的优势。

2. 强直性脊柱炎

【基本信息】 万某，男，33岁，工人。

【主诉】 颈腰部僵硬疼痛1年余。

【现病史】 患者去年年初开始感觉颈部不适，后来腰部不适数月且逐渐僵硬，活动不便，疼痛明显，晨起痛感加重，需侧身才能起床，起床后感觉背部脊柱边上似有尖物碰擦。当年4月因背部剧痛入上海某医院就医。X线片检查：颈椎生理弧度稍变直，两侧颈椎椎间孔变窄，前纵韧带钙化，腰椎间小关节间隙模糊，双侧骶髂关节周围骨质密度增高，骶髂关节间隙狭窄。检测血液：HLA-B27阳性。确诊为强直性脊柱炎。住院后予益赛普（重组人Ⅱ型肿瘤坏死因子受体-抗体融合蛋白）注射全面抑制免疫功能。从去年5月至今年7月使用益赛普治疗共15个月。患者自诉注射益赛普后逐渐出现易感冒，怕冷，自身健康感极差，乏力。因益赛普价格昂贵，且患者担心不良反应，因此停止治疗。刻下：颈腰脊僵硬疼痛、膝软、畏冷肢凉，口不渴，小便清长，舌质淡红，苔薄白，脉沉迟无力。

【中医诊断】 脊痹（肾阳亏虚证）。

【治则】 补益肾阳。

【治法】 取大椎、关元、肾俞、次髎、足三里等。采用直接灸法，把精细艾绒做成麦粒大小的圆锥形艾炷，用线香点燃尖部，待其燃烧至底部时快速按灭，称为1壮。每日1次，每次每穴灸15～20壮。

【疗效】 灸到10多日，疼痛明显缓解。灸疗半年后，日常生活中可以抬头、转头45°，起床时可以直接靠背部坐起来，走路一如正常人，尝试骑车、打羽毛球、跳绳等体育活动自身感觉很好。后来隔日灸1次，每次只灸3～4个穴位，照常上班，不影响工作。

【按语】 脊痹是因肾虚于先，寒邪深入骨髓，气血凝滞，脊失温煦所致；以腰脊疼痛、两胯活动受限，严重者脊柱弯曲变形，甚至强直僵硬或背部酸痛，肌肉僵硬沉重感，阴雨天及劳累为甚的肢体痹病。患者长期使用益赛普后出现易感冒，怕冷，乏力，膝软，畏冷肢凉，口不渴，小便清长，证属肾阳虚证，舌脉皆为佐证。艾灸能温阳散寒，故取大椎、关元、肾俞以达温补肾阳，补虚散寒的功效，次髎以健腰补肾，加上足三里补益脾胃，调节全身。谢老在治疗乙肝时发现，灸法能调节免疫功能。他考虑到风湿免疫性疾病在很多大医院往往用激素类药物治疗，而且长期大量使用，其效果多为一时减轻症状，其后果并不乐观。根据临床实践经验，用灸法治疗不但安全，无毒副作用，而且可能出现惊奇的疗效，持久而且不易复发，即使长期不施灸病情可能偶有变化，再灸也会很快控制症状。

三、焦氏头针

（一）流派代表医家

焦顺发（1938年生），山西稷山人，主任医师，博士生导师，世界针灸联合会焦氏针灸研究院院长，焦氏头针发明人。曾任运城市卫生局局长、运城地区人民医院院长、山西省针灸学会会长、中国针灸学会常务理事，现任世界中医药学会联合会头针专业委员会会长。

1956年焦顺发于稷山县医院医训班学习，期满后留院工作，从事神经外科、中医针灸临床及理论研究工作。1971 年提出"头针"疗法，在治疗偏瘫等神经系统疾病中获得显著疗效，并迅速传遍国内外。1982 年世界卫生组织正式承认"头针"为中国发明，并在世界各地推广。焦顺发先后举办头针学习班近 200 期，已有 148 个国家应用该疗法。1984 年于山西运城成立国内首家头针研究所，并承担国家级课题"头针治疗脑梗塞临床疗效再评价"。1985 年"头针"获卫生部科技成果奖甲级奖，并被载入国家高等医学院校教材。50 多年来，焦顺发老先生在针刺治病的临床和理论方面进行广泛而深入的研究，撰写《头针》《颈动脉滴注药液治疗脑血管疾病》《针灸原理与临床实践》《针刺治病》《神奇针道》等十余部专著，对于临床上治疗脑血管疾病、颅脑损伤等引起的偏瘫麻木、语言障碍具有重要的参考价值。

（二）学术特色与临证医案

焦顺发先生原本从事神经外科专业，在当时特殊的时代背景下，他离开工作多年的县医院，下放农村劳动。作为一名神经外科医生，在农村无法开刀，也无法用药，治疗严重受限，焦顺发就开始思考能否采用传统针灸为这些患者治疗。由于非中医出身，对中医理论知识了解不深，焦顺发先生从头开始研究针刺疗法的基础理论。白天，他是一个地道的劳动改造者；晚上，则勤奋看书，逐渐熟读《黄帝内经》《针灸甲乙经》《难经》《针灸大成》等著作，积极学习中医经典以及针灸临床理论。研究募穴时，焦顺发发现，十二募穴在胸腹部的位置与相关脏腑在体内的位置大致对应，如胃的募穴是中脘，正位于胃的最近体表部位；大肠的募穴为天枢，与大肠的位置相对应；肝、心、脾、肺、肾等募穴也大多如此。焦顺发受到启发，是否脑部的病变在头皮相应部位有相关的反射区？是否头皮与大脑皮质之间也存在某种联系？焦顺发由此实践，多次在镜子前给自己针刺，体会针感，摸索进针深度与危险性，同时运用头针治疗脑血栓、脑出血、颅脑损伤等患者 20 余例，总结了头针治疗脑源性疾病的经验。通过实践—总结—提高、再实践—再总结—再提高，终于在 1971 年，人民卫生出版社正式出版了《头针疗法》，这本凝结了焦顺发先生几十年心血与智慧的论著很快引起了国内外医学界的轰动。

焦顺发提出的头针治疗脑病具有独特疗效，开启了针刺头部治疗脑病的先河，已在临床中广泛应用，并长期被推广应用于科研与教学。关于头针推广应用中存在的问题，焦顺发老先生提到："人们之所以怀疑中医针刺治病的效果，是因为他们不掌握具体的针刺治病理论。正因如此，我才坚持这么多年记录很多临床疗效资料。"又说："头针不是单独的、孤立的，如果能研究通透，对认识和解决针灸治病的原理有很大的帮助。我相信在这方面深入研究，定能有重大突破。"在焦氏头针的启发下，头针流派不断涌现，相辅相成，促进了头针的传承与推广。

焦氏头针疗法

焦氏头针疗法是在头部特定刺激区运用针刺治病的方法，是在中医针刺理论及实践基础上，结合现代西医学大脑皮质功能定位，融合解剖学、神经生理学等医学知识，通过反复研究及临床验证总结出来的针刺疗法。

焦氏头针疗法在头部共设定了十六个刺激区，分别为运动区、感觉区、舞蹈震颤控制区、晕听区、言语二区、言语三区、血管舒缩区、运用区、足运感区、视区、平衡区、胃区、肝胆区、胸腔区、生殖区和肠区，针刺这些区域，对于脑源性疾病引起的症状和体征效果十分显著（表 3-5）。此外，焦顺发将头针成功地应用于外科手术麻醉，并系统总结出进针快、捻针快、起针快的"三快针刺术"，而后开始对针灸原理探索，并引申出对中医经脉学说的研究，他认为针刺治病时中枢和周围神经起到主要作用；穴位是针刺周围神经的最佳进针点；针刺脊神经节段支配范围内的穴位可治疗全身多种疾病。中国古代医家已经对人体神经系统有了相当的认识和论述，如"脑为髓之海"（《灵枢·海论》）、"上循背里，为经络之海"（《灵枢·五音五味》）等论述说明了督脉与脑髓密切的关系，与现代解剖学中脑与脊髓的功能和部位也相吻合。脊髓作为人体经脉的核心部分，躯肢经脉出入其中，与脊髓相连的是周围神经，这就印证了古人描述的经脉是人体的神经系统。在针刺治病时，也要求刺激到躯肢神经，以针刺部位出现酸、麻、胀等感觉为度，如"刺之而气不至，无问其数；刺之而气至，乃取之，无复针""刺之要，气至而有效"（《灵枢·九针十二原》）。结合现代医学知识可知，只有将针刺刺中在比较大的神经分支上，患者才会出现酸、麻等感觉和反应，医生持针的手才会有沉、涩、紧等感觉，如果没有刺中神经支，就不会出现明显的气至现象。焦顺发老先生在《针灸原理与临床实践》一书的扉页写道："在医学中有个奇迹。这个奇迹就是中国的针刺治病。它的起源之早，理论之科学，方法之绝妙，疗效之独特，经验之丰富，持续之久，皆是如此。"

焦氏头针操作提倡捻转行针：操作前，首先根据患者病情明确诊断，辨证施治，选定头穴线，多取坐位或卧位，在常规消毒后选用 1.5～3 寸毫针，毫针与头皮呈 30°夹角，快速将针刺入头皮，当指下阻力减小，针尖达到帽状腱膜下层时，使针与头皮平行，继续捻转进针，根据不同穴区不同病情可刺入 0.5～3 寸。针刺手法多以拇指掌面和示指桡侧面挟持针柄，食指掌指关节快速连续屈伸，使针身左右旋转，捻转速度以每分钟 200 次为度。进针后持续捻转 2～3 分钟，按病情需要留针 20～30 分钟不等，留针期间反复捻转操作 2～3 次。对于偏瘫患者在留针期间嘱其活动患侧肢体，对于重症患者医者辅助行被动活动，有助于提高疗效。经 3～5 分钟刺激后，大部分患者病变部位处可出现热、麻、胀、抽动等感应。起针时，刺手挟持针柄缓慢、轻柔捻转针身，押手固定穴区周围头皮，针下无沉紧涩感后，根据病情选择快速抽拔出针或缓慢出针。出针后用消毒干棉球按压穴区片刻，以防出血。

表 3-5 焦氏头针疗法

分区	部位	主治
运动区	大脑皮质中央前回在头皮上的投影。上点在前后正中线中点往后 0.5cm 处；下点在眉枕线和鬓角发际前缘相交处，上下两点之间的连线即为运动区。将运动区划分为五等份，上 1/5 是下肢、躯干运动区；中 2/5 是上肢运动区；下 2/5 是头面部运动区，也称言语一区	运动区上 1/5，治疗对侧下肢及躯干部瘫痪；运动区中 2/5，治疗对侧上肢瘫痪；运动区下 2/5，治疗对侧中枢性面神经瘫痪，运动性失语，流涎，发音障碍等
感觉区	大脑皮质中央后回在头皮上的投影。自运动区向后移 1.5cm 的平行线即为感觉区。上 1/5 是下肢、头、躯干感觉区；中 2/5 是上肢感觉区；下 2/5 是面感觉区	感觉区上 1/5，治疗对侧腰腿痛、麻木、感觉异常、后头部、颈项部疼痛、头鸣；感觉区中 2/5，治疗对侧上肢疼痛、麻木、感觉异常；感觉区下 2/5，治疗对侧面部麻木，偏头痛，颞颌关节炎等
舞蹈震颤控制区	运动区向前移 1.5cm 的平行线	舞蹈病，帕金森病，帕金森综合征，一侧的病变针对侧，两侧都有病变针双侧
晕听区	从耳尖直上 1.5cm 处，向前及向后各引 2cm 的水平线	眩晕、耳鸣、听力减退等
言语二区	顶叶角回部。顶骨结节后下方 2cm 处引一平行于前后正中线的直线，向下取 3cm 米长直线	命名性失语
言语三区	晕听区中点向后引 4cm 长的水平线	感觉性失语
血管舒缩区	在舞蹈震颤控制区向前移 1.5cm 的平行线	皮质性水肿、高血压
运用区	从顶骨结节起分别引一垂直线和与该线夹角为 40°的前后两线，长度均为 3cm	失用症
足运感区	前后正中线的中点旁开左右各 1cm，向后引平行于正中线的 3cm 长的直线	对侧下肢瘫痪、疼痛、麻木，急性腰扭伤，夜尿，皮质性多尿，子宫下垂等
视区	枕外粗隆顶端旁开 1cm 处，向上引平行于前后正中线的 4cm 长的直线	皮质性视力障碍
平衡区	小脑半球在头皮上的投影。从枕外粗隆顶端旁开 3.5cm 处，向下引平行于前后正中线的 4cm 长的直线	小脑性平衡障碍

续表

分区	部位	主治
胃区	瞳孔直上的发际处为起点,向上引平行于前后正中线的2cm长的直线	胃痛及上腹部不适等
肝胆区	从胃区下缘向下引与前后正中线相平行的2cm线	肝胆疾病引起的右上腹疼痛
胸腔区	在胃区与正中线之间, 从发际向上下各引2cm长的平行直线	胸痛、胸闷、心悸、冠状动脉供血不足、哮喘、呃逆、胸部不适等症
生殖区	额角处向上引平行于正中线的2cm长的直线	功能性子宫出血、盆腔炎、白带多;配足运感区治疗子宫脱垂等
肠区	生殖区下缘向下引2cm与前后正中线平行的线	下腹部疼痛

*案例分析——脑动脉硬化并发脑血栓

【基本信息】　王某,男,63岁,农民。

【主诉】　右上肢无力伴言语不清3日。

【现病史】　患者3日前在午睡起床后,感到右手麻木,2小时后活动受限,不能写字、打算盘,伴说话不清。经对症治疗后(具体不详),不仅无好转,反而逐渐加重,来求治于针灸。检查:神志清楚,吐字不清,舌体右偏,右上肢能抬平肩,腕关节屈曲受限,屈指时示指距掌心2cm,拇、示二指不能捏合,右手握力9kg(左手握力30kg),右手持笔困难,写字时,右拇、示、中指将笔夹住,写字时手腕不能动,仅肘关节来回活动使笔在纸上移动,字不成形。右侧肱二头肌反射亢进,霍夫曼征(-)。右下肢力弱,偏瘫步态。血压正常。舌淡红,苔薄白,脉细涩。

【中医诊断】　中风病(气虚血瘀证)。

【治则】　补气活血,扶正祛邪。

【治法】　针刺左侧运动区及足运感区,选用0.30mm×40mm毫针,毫针与头皮呈30°夹角,快速将针刺入头皮,深度达到帽状腱膜下层后进针1寸许,进针后持续捻转1分钟,捻转速度以每分钟200次为度,留针30分钟,留针期间捻转操作3次。

【疗效】　第1次针刺后,不仅控制了病情的发展,而且使体征有明显好转。右手立刻能伸屈正常,握力增至16kg,右手拇、示指可以捏合,右上肢抬高160°。说话咬字清。第5次针刺后,已基本恢复正常,右上肢抬高正常,右手伸屈灵活,拇、示指捏合有力,右手握力增至30kg,右手写字时,持笔姿势及字迹都已恢复到病前水平。第6次针刺后,说话咬字清,右上肢肌力正常,右手握力同前,右下肢肌力也恢复正常,行走灵活,无偏瘫步态。

【按语】　本案患者症状主要集中表现在右侧。因此,病损在左侧大脑半球。又因瘫痪是上肢重,下肢轻,且伴有咬字不清,这些症状证明是大脑半球外侧前下部功能障碍,此范围是大脑中动脉供应区,所以诊断为左侧大脑中动脉血栓形成是无疑的。因该部位相对应的头皮部位是运动区和足运感区,选此二区,用强刺激手法。首次治疗后,不仅控制了病情的发展,而且使瘫痪侧手的功能有了明显的恢复,说话也恢复正常。第6次治疗后,已完全恢复正常。这种见效快、疗效好的原因,是选取左侧运动区及足运感区的结果。因该区直下,即是支配对侧肢体运动的中枢部位。在其相对应之头皮部位针刺,可能是其直下的大脑皮层起特殊作用之故。

第十节　管氏特殊针灸流派

管氏特殊针灸流派始创于19世纪末20世纪初,对经络辨证、针刺手法、舌针、耳针、过梁针、子午流注、灵龟八法等均有创见与发展,奠定了流派的理论基础。管氏针灸代代相传,后辈更是继承经典理论，革新特殊针法，创立的管氏舌针疗法、管氏子午流注针法、管氏灵龟八法等在治疗痹证、中风、眩晕等病方面具有独特优势，使得管氏针灸成为中医针灸传承与发展的典范。

（一）流派代表医家

管正斋（1907—1980年），字谨谔，号杏轩，山东高密人，教授，历任主任、所长等职，云南省名中医，著名针灸学家。正斋先生出身于中医世家，先祖父的胞弟管耕汶，舅父王芝升，先家父管庆鑫，均系齐鲁名医。北京朝阳大学毕业后，正斋先生考取官费留学日本。回国后曾任北京短期针灸讲习班教师。1935年应承淡安先生力邀，参加"中国针灸学研究社"，致力发展、推广针灸学术。新中国成立后，正斋先生更以培养中医针灸人才、弘扬祖国医学为己任。从20世纪50年代初，正斋先生先后担任昆明市红十字会医院针灸培训班、昆明市儿童医院针灸培训班、云南省中医进修学校、云南省"西医学习中医研究班"和云南省中医研究班的教师，并受聘于云南中医学院，承担《黄帝内经》及《针灸学》教学工作，兼任学院医经教研组顾问。正斋先生的学生弟子遍布全国，远及英国、美国、澳大利亚及加拿大。

正斋先生针灸临床擅长经络辨证，系统整理和完善了经络辨证理论，所著《经络辨证针灸法述要》连载于日本《中医临床》，受到日本针灸界的高度评价。正斋先生精于针灸手法，他汲取历代名家之长，创立了"管氏针刺手法"，包括下针十法、乾坤刺法、初级补泻手法、高级补泻手法和特殊补泻手法等，完善和丰富了针刺手法理论；在学术思想与操作技巧上，独树一帜，形成了特色鲜明的管氏针灸流派。管老对针灸配穴研究精深，他系统阐发了针灸配穴理论，总结并发展了历代针灸配穴法，使针灸配穴处方更系统化和规范化。他早年的著作《针灸配穴成方》言简意赅，内涵丰富，临证运用，穴精效捷。他对子午流注、灵龟八法等古典时间医学，研究有素，造诣高深，他绘制的五环子午流注环周图，填补了徐氏子午流注纳甲法中的闭穴，使子午流注针法更臻完善；他熟谙《易经》理论，对灵龟八法作了精辟的阐发，制作了《灵龟八法六十甲子逐日对时开穴表》，使初学者执简驭繁，易于运用。管老先生在继承前人经验的基础上，开拓创新，发展和创立了舌针疗法、过梁针疗法等特殊针法，治好了许多疑难痼症，妙手回春，提高了临床疗效。其独到的学术经验是当今针灸宝库中的珍贵财富。

（二）学术特色与临证医案

管氏针灸临床强调辨证论治，规范配穴处方，重视传统针刺手法；提出了"循经辨证为纲，十二经病候是纬"的经络辨证纲要；阐述了奇经八脉、十二经别、十五络脉、十二经筋、十二皮部理论的针灸临床运用和经络辨证方法。

管老先生学习钻研《黄帝内经》《难经》《易经》等经典著作，在《黄帝内经》针刺手法的基础上，继承和发展家传针灸手法；形成了独具特色的管氏针刺手法，提出临证取穴要准，要多下功夫，刻苦钻研，久之自能熟能生巧。至于"骨度折量法""同身寸取穴法"等，只能作为参考。针刺时应该顾虑病家的年龄大小，身体强弱，病史及病势的发展，再结合时令、部位，作为针刺深浅、留针久暂的法度。或补或泻适度而止，过与不及均不能收到良好的效果。医者在施术前应认真掌握疾病的全部情况，在用针时精神集中，持针坚定，细心观察患者在针刺过程中的一切反应，以便随应而动地运用手法，使针气随病情变化而变化。

管氏"下针十法"：进、退、捻、留、捣、弹、搓、努、盘、飞，是管氏针刺手法的重要组成部分。"下针十法"精辟概括了管氏针刺基本手法，是针刺补泻手法的基础。管老对"烧山火""透天凉"手法反复揣摩，感悟颇深。1958年，管正斋先生在《新中医药》上发表《我对针灸手法"烧山火"和"透天凉"的认识与体会》一文，开创了图解"烧山火""透天凉"操作要领的先河。管氏认为，"烧山火"法，要一针下去，热如泉涌，患者立感热流充盈，寒证立愈，此针为补。其术之精巧在行针刚柔缓急之手劲和针端得气之关键。按烧山火补法，应随而济之，即名曰"随"。随者，顺其流而下针，随着经络气血流注的方向徐徐而进，绝不能用推的手劲。总之此手法的关键在针头小幅度提插，使其与气紧紧相接，气随针头而动，针随气动而行，如此则气行加速，瞬间阳气畅达，热流周遍，随吸气缓缓出针。至于"透天凉"法，它能以除热，一针中穴，凉气翕翕，胸中清爽，口唾津津，热疾全消，此针为泻。除了吸气进针，随呼出针之外，要在针端掌握刚柔缓急之手劲，体察进针得气接触之时，乘机施术。此针为泻，法应逆流而下针，迎而夺之。"迎"是对面而来迎接之意，迎的目的在于除热生凉，那就必须赖以针气合一，下针时轻轻刺至深部，得气后行六阴数，使阴气萌动，迎针而至，针气衔接，气针合一，真阴一动，凉源大开。如此则收夺阳长阴之功。出针时不必猛力拔针，不然就达不到除热生凉的功效。亦要塞热流，开凉源，此乃阴阳消长的道理，就是"三寸六分包含妙理"的意义。

管氏从医生涯 50 余年，医术精湛，医德严谨，诲人不倦。对患者有求必应，不论亲疏贫富，一视同仁，精心治疗。诊病施针，一丝不苟。几十年来，他对针灸医术精益求精，学术上有独特的创见，从其学者遍及全国及英国、美国、澳大利亚、加拿大等地，对针灸事业做出了较大贡献。

1. 管氏舌针疗法

《灵枢·终始》云："重舌，刺舌柱以铍针也。"基于舌和全身脏腑器官的整体联系，针刺舌上的穴位，可以治疗全身疾病。舌针疗法是管正斋老中医根据《黄帝内经》舌与脏腑经络关系的理论，结合祖传针法和自己数十年的临床经验，创立的一种特殊针法。管老的学术继承人，嫡系传人管遵惠教授，继承和发展了舌针理论，通过针灸临床的实践与推广，形成了比较完整的管氏舌针学术体系。

管氏舌针，依据《易经》"阴阳之道"的哲理和"阴升阳降"的中医理论，认为舌针必须在辨证前提下取穴，如治疗呕吐，是以寒热诸邪、痰湿、食积、肝气等导致中焦脾胃不和、胃气上逆而致者，当辨为气失和降，胃气上逆，取舌穴之胃穴、脾穴、肾穴（均行补法），金津、玉液（刺出血）。且由于舌针主要取舌体穴位，所以舌针辨证首要验舌，做到辨色分经脉，如舌见青色，主肝胆经；舌见赤色，主心与小肠经。形态辨脏腑，"舌卷卵缩"，多属肝气竭绝，经脉失养，《灵枢·经脉》记载："足厥阴气绝，则筋绝……唇青舌卷卵缩。"管氏舌针，配穴以"经脉所过，主治所及，体舌相应，循经定穴"为准则，包括单独运用法、内外配穴法、上下配穴法、左右配穴法。上法可单独使用，亦可根据病情需要配合运用，例如中风后遗症出现口眼㖞斜，舌强言謇，半身不遂，脉弦，舌青，可选取舌穴之肾穴、肝穴、心穴，配取百会、曲池、劳宫、足三里、照海、太冲等穴。

---

*案例分析——跟痛症

【基本信息】　邱某，女，50 岁，药剂师。

【主诉】　足跟痛 2 月余。

【现病史】　患者双足跟痛 2 月余，跟骨摄片未见骨质改变，多方医治罔效，逐渐加重，着地如坐针毡，难于行走，口燥咽痛，时有舌麻，心中烦乱，夜不能寐，溲赤便秘，脉弦数，舌赤而干。

【中医诊断】　足跟痛（肾阴亏虚证）。

【治则】　滋阴补肾，通络止痛。

【治法】　舌穴：肾穴、肝穴、心穴、下肢穴；选配太溪、照海、太冲、行间、少府、劳宫、神门、三阴交等穴。操作时，肾穴用补法，肝穴、心穴、下肢穴均泻法，每次选用舌穴和经穴各 2~3 穴，间日 1 次。

【疗效】　治疗 10 次后，足跟痛大减，咽痛、舌麻症状消失，共治疗 24 次，步行自如，夜寐佳。

【按语】　跟痛症，是由于足跟的骨质、关节、滑囊、筋膜等处病变引起的疾病。多因年老体弱，肾精不足，气血运行不畅，经脉痹阻，肌肉筋骨失养，不通则痛或不荣则痛；或因过度肥胖，或产后失于调理，损伤了肌肉筋脉甚至筋骨而发。本案患者，天癸将竭，辨之为肾阴不足，水不涵木，实热内蒸，心肝之阳并亢。阴虚水涸，跟骨失去润滑，血脉筋络不通故痛；肝阳上亢，心火上炎，火盛灼津，故口燥咽痛、时有舌麻；心肾不交故夜不能寐。舌针取肾穴行补法以滋阴补肾，肝穴、心穴、下肢穴行泻法以通络止痛，对症治疗。诸穴合用，则肾阴得补，经络可通，则痛得除，寐可安。

2. 管氏过梁针疗法

过梁针源于古代"长针""大针"。管正斋老先生在刺法上汲取了《黄帝内经》"短刺"法中的深针，"输刺"法的取穴精而深刺，以及《黄帝内经》"经刺"法中直刺病变不通的结聚部位等针法特点，结合家传针刺方法，形成了独具特色的管氏过梁针法。管遵惠教授学习继承了其父的学术经验，在针灸临床应用中有所创见和发展，传承了管氏过梁针法。管氏过梁针刺法特点概括为深、透、动、应。深：管氏过梁针选用的奇穴和经穴，较常规刺法进针深。透：管氏过梁针四肢部奇穴，要求透刺到对侧皮下。动：过梁针在进针或行针时，患者肢体会出现不自主抽动或颤动。应：部分过梁针奇穴，须在针刺时出现感应，方能获效。

管氏过梁针常用特定奇穴有 24 个。过梁针补法：行"凤凰理羽"手法 9 次，三九 27 次，或九九 81 次。过梁针泻法：行"凤凰展翅"手法 6 次，六六 36 次，或八八 64 次。留针 30 分钟，行针时，有的患者可能出现无力、出汗等症状，应及时减轻手法和行针次数，以免患者虚脱。起针时，应缓慢退针，出针后休息 20 分钟。

*案例分析——精神分裂症（青春型）

【基本信息】　吴某，男，23 岁，学生。

【主诉】　言行失常半年余。

【现病史】　患者半年前因受刺激出现精神失常，言语增多，行为幼稚，有时大喊大叫，玩脏物，甚至毁物，见到青年女性，常有不文明言行。经某精神病院诊断为：精神分裂症（青春型）。先后经药物治疗、胰岛素休克、电休克等治疗 2 月余，收效不显，就诊时舌质红绛，苔黄腻，脉弦滑数。

【中医诊断】　癫狂（痰火扰神证）。

【治则】　镇心涤痰，清肝泻火。

【治法】　取风府、大椎、陶道、身柱，采用深刺法，每隔 3～5 日针治 1 次，针刺风府穴第 3 次后，出现发热 38.5℃，尿潴留及双下肢不完全瘫痪。经对症处理，24 小时后体温正常，3 日后二便恢复正常，15 日后双下肢运动功能及深浅反射基本恢复正常。又经深刺大椎 2 次，陶道 2 次，身柱 1 次后，患者情绪渐趋稳定，对答基本切题，很少激动，已知羞耻，未再毁物，言语、举止基本正常；间或还会出现神识恍惚，反应迟钝。

【疗效】　诊治 3 个月后疗效评定为基本好转。继续针灸服药调养 1 年。2 年后随访疗效基本巩固，能处理日常事务。

【按语】　精神分裂症是一组病因未明的精神病，多在青壮年发病，起病往往较为缓慢，临床上可表现出思维、情感、行为等多方面的障碍以及精神活动的不协调。中医学认为，精神分裂症归属于癫狂病证。癫病以精神抑郁，表情淡漠，沉默痴呆，语无伦次，静而多喜，善悲欲哭为特征；狂病以精神亢奋，狂躁不安，喧扰不宁，骂詈毁物，动而多怒为特征，但在临床症状上两者可以相互转化，不能截然分开。管老认为，精神病是生物、心理和社会文化等多种因素交互的结果，在治疗精神病时必须根据诊断制定出相应的生物、心理和社会治疗的综合措施，应有较长时间的治疗计划；在过梁针治疗的同时，需配合药物治疗、心理治疗及精神病的症状护理。此外，过梁针有一定危险性，特别是深刺脊髓穴，危险性较大，针刺反应比较严重。治疗时必须得到患者和助手的密切配合，如果没有丰富的临床经验和较高的针灸造诣，不可轻易妄试。

3. 子午流注针法

子午流注是我国古代医学理论中的一种学说。它基于"天人合一"的整体观点，认为人身气血是按一定的循环次序，有规律地如潮涨落，出现周期性的盛衰变化。依据子午流注理论，遵循经络气血盛衰与穴位开阖的规律，配合阴阳、五行、天干、地支来按时开穴的治疗方法，称为"子午流注针法"。管老先生潜心研究子午流注针法 50 余载，补充和完善了子午流注开穴方法，创制了五环子午流注环周图，汲取了五运化合及补母泻子理论，首创将"同宗交错""母子填充"纳入子午流注开穴范围，形成了独具特色的管氏子午流注针法流派。这些成果既丰富了子午流注理论，又拓宽了子午流注针法的临床运用范围。管老创制了"子午流注逐日对时开穴和互用取穴表"，首创了子午流注表解法。开穴表汲取了金代阎明广《流注经络井荥图》的部分理论和开穴方法，填补了徐氏开穴法中癸日九个时辰的"闭穴"，使子午流注开穴方法渐趋完善。

管老结合多年临床经验，总结出提高子午流注临床疗效五要素，对子午流注的临床应用具有指导意义和实用价值。管老认为，子午流注针法的基本特点是"按日起时，循经寻穴，时上有穴，穴上有时"。子午流注针法的临床运用以脏腑经络学说为理论基础。经络辨证是子午流注针法的主要辨证方法，选择开穴、配穴是运用子午流注针法的关键，恰当的补泻手法是子午流注针法获取疗效的重要条件。人与自然的整体观念，是子午流注理论形成的指导思想。临证时必须考虑到自然环境对人体气血的影响，正如《标幽赋》所说："察岁时于天道，定形气于予心。春夏瘦而刺浅，秋冬肥而刺深。"只有因时、因地、因人制宜的灵活施治，才能更好地发挥它的治疗作用。子午流注针法，在长期医疗实践中，以令人信服的特殊疗效，已显示出它的优越性和科学价值，随着近代医学的发展和子午流注理论的深入研究，这颗祖国医学宝库中的明珠，必将绽放出更加夺目的光彩。

*案例分析——慢性前列腺炎

【基本信息】　谢某，男，42 岁，工程师。

【主诉】　腰骶部胀痛不适半年，加重 1 个月。

【现病史】　患者半年前，腰骶部胀痛，会阴部不适，有排尿不尽感等症状，经药物治疗收效不显。近 1 月来会阴部胀痛加重，排尿后有白色分泌液，夜寐不宁，苔薄白，脉沉。直肠指诊：前列腺稍大，压痛明显，按摩后排出少许前列腺液镜检：卵磷脂小体少量，白细胞 15～20 个/μL。

【中医诊断】　精浊（湿浊内蕴证）。

【治则】　利湿化浊，调畅气机。

【治法】　戊午年丙辰月乙巳日乙酉时初诊开穴：大敦，配太溪、中极、膀胱俞。4 月 14 日上午 10 时，丙日巳时，开穴：阴谷、然谷，配蠡沟、会阴。4 月 17 日下午 5 时 15 分，己日酉时，开穴：太溪、太白，配飞扬、长强。

【疗效】　针治 3 次后，会阴部胀痛感消失，排尿通畅，无白色分泌液物。针治 12 次后，直肠指诊：前列腺大小正常，触痛消失。前列腺液镜检：卵磷脂小体增多，白细胞 2～4 个/μL。1979 年 12 月随访，自诉诸症悉除，体健无恙。

【按语】　慢性前列腺炎主要病机为湿浊内蕴，气机失于宣化。因病变主要表现在前阴，故着重足三阴经穴。肝经络阴器，首开肝经井穴大敦，疏经气、泻肝火而镇痛；太溪为肾经原穴，益肾水而清其源；同时取膀胱俞与中极，俞募相配疏调膀胱气机。丙日巳时，开肾合阴谷，按夫妻穴互用原则，同取然谷；足厥阴络脉"上睾、结于茎"，故配取肝经络穴蠡沟；任脉"起于中极之下，少腹之内，会阴之分……"，故取会阴。己日酉时，开肾经俞穴太溪，按"返本还原"原则，同开太白和中焦、调气机，太白是脾经输穴，因阴经无原穴，故以输代原；配飞扬，是主客原络配穴法；又因督脉"其络循阴器、合篡间"，故配督脉络穴长强。

4. 灵龟八法

灵龟八法是以奇经八脉、八脉八穴、九宫八卦、天干地支为主要内容，结合人体奇经八脉气血的会合和穴位的主治效能，按照日时干支的推演变化，采用相加相除的原则，定出按时取穴的方法。管正斋先生设计了"年干支查对表""月干支查对表""日干支查对表""时干支查对表""灵龟八法六十甲子逐时开穴表""飞腾八法开穴表"；使繁复的灵龟八法开穴程序，简化为简单易学的开穴方法；使深奥难学的古典择时针灸理论，转变为简捷便利的现代针灸疗法。

*案例分析——急性扭伤

【基本信息】 洪某，女，47岁，农民。

【主诉】 右足扭伤5日。

【现病史】 患者5日前上午8时许挑菜下坡时，不慎滑跌倒，扭伤右脚及腰部。当天中午疼痛增剧。送某医院，经腰椎摄片及右下肢X线透视检查，未发现骨质损伤。经内服中草药、云南白药、去痛片，并在腰椎施以泼尼松加普鲁卡因棘间韧带封闭、外搽药酒等，治疗5日，仍收效不显，遂至针灸科门诊治疗。查：右踝外侧青肿，局部压痛，不能行走；腰痛不能俯仰转侧，从第一腰椎至骶椎均感压痛，但以第四、第五腰椎压痛明显；腰肌普遍压痛，尤以右侧髂肋肌、腰最长肌、梨状肌及髂后上棘等部位压痛明显；并自诉近3日来少腹气胀，胃脘饱闷气逆。脉象沉紧，苔薄黄。

【中医诊断】 伤筋（气滞血瘀证）。

【治则】 行气活血化瘀。

【治法】 采用灵龟八法取穴，按1976年10月21日干支是丙午，上午8时，临时干支是壬辰；日干支代数丙为7，午为7；时干支代数壬为6，辰为5，四数相加为25。因丙午是阳日，当除九，余数是七。故开兑卦通督脉之后溪穴，行泻法后用半导体电疗机通电20分钟。

【疗效】 起针后，患者腰部已可活动；又加针长强一穴，行龙虎交战手法，留针20分钟，起针后患者腰痛大减，已可俯仰活动。第2日，右踝肿胀全消，自己步行来诊，腰部基本活动自如，又针治1次，病痛完全消失。

【按语】 督脉起于下极之俞，并于脊里上行，督脉经气阻滞，故出现腰痛不能俯仰；阳跷者，足太阳之别脉，其脉气起于跟中，出外踝下足太阳申脉穴，循股外侧上行，阳跷脉气滞血瘀，故见外踝肿胀、腰背强直。按经络辨证，此乃督脉、阳跷经气阻滞所致。故开后溪，配取申脉，此属八会穴中"夫妻穴"配用法。取左申脉穴，一则因为右踝青肿，不便针刺；二则是依《针灸大成》所言："左针右病知高下，以意通经广按摩。"

第十一节　河南邵氏针灸流派

河南邵氏针灸流派是以邵经明教授为创始人，以临床实践为基础、以针灸治病救人为目的、弘扬针灸学术、具有河南特色的针灸流派，是国家中医药管理局公布的全国64家中医学术流派之一。河南邵氏针灸流派在学术上以"崇尚经典，博采众长，继承创新"为原则：重中西合璧、倡病证合参，取穴少而精、巧妙施配穴、重整体辨证、擅长用背俞，针技强调气、手法宜娴熟、治神宜调气、令志应在针，精针药兼施、工内外同治。临床特色技术包括努针运气热感法、邵氏五针法、调卫健脑法、燔针焠刺消瘰疬、泻血清热治咽喉肿痛等。河南邵氏针灸流派在传承的过程中，培养了邵素菊、邵素霞、高希言、杨永清、王民集等众多针灸学术骨干，对针灸学科尤其是河南针灸事业的发展起到了重要的引领和推动作用。

（一）流派代表医家

邵经明（1911—2012年），河南西华人，字心朗，号常乐老人，河南中医药大学教授，主任医师，河南针灸事业的奠基人，河南省中医事业终身成就奖获得者，首批全国中医学术流派传承工作室——"河南邵氏针灸流派"创始人。曾任河南中医学院针灸教研室主任、针灸系名誉主任，中国针灸学会第一届委员会委员，全国高等医药院校针灸专业教材编审委员会委员，中国针灸专家讲师团顾问，张仲景研究会常务理事，河南省针灸学会第一届主任委员、第二届名誉会长，河南省黄河中医药研究奖励基金会理事，享受国务院政府特殊津贴。

邵经明 16 岁即拜西华县名医郭玉璜为师，系统学习中医理论和临床知识，对《黄帝内经》《难经》《伤寒论》《金匮要略》四大经典悉数掌握，并广涉历代医家著作。师承期满后，经郭诚杰教授推荐续拜针学巨擘承淡安先生为师，正式走上研习针灸之路，在承师的指导下通过临床实践理解阴阳、五行、营卫、气血以及经络，很快掌握了针灸治病机理，并将古医书晦涩之奥义细加考证，使之与科学之理相通，临床上取穴、运针及针灸所取得的疗效均得到高度肯定。其后，于 20 世纪 30 年代在西华、周口开设"鹤龄堂"，悬壶应诊，针药并用，尤擅针灸，在豫东大地声名鹊起；解放初期，成立了周口镇联合诊所，1952 年进入周口镇人民医院；1958 年河南中医学院建成，选调至学校任教，为河南中医学院的建院元老之一。邵经明教授担任教学工作 50 余年，曾在国内外期刊发表学术论文 60 余篇，有《针灸锦囊》《针灸简要》《针灸防治哮喘》《中医知要》等著作，曾参编第二、三版全国高等中医院校教材《针灸学》《各家针灸学说》等；担任《中国针灸大全》副主编；参加《中国针灸治疗学》《针灸临证指南》《现代针灸医案》《当代中国针灸临证精要》《当代中国针灸名家医案》《名医名方录》等书籍的撰写。

（二）学术特色与临证医案

邵经明教授精研经典医籍，临证 80 余载，针药并用，刻苦钻研，善于总结，形成了独具特色的针灸学术思想和治疗方法。

邵经明教授精于辨证，诊治疾病重视四诊合参，强调八纲、气血、经络、脏腑辨证，尤其对疑难杂症更应分清在表在里、在气在血、属寒属热、属实属虚，以明辨病证性质，指导临床治疗。辨证在临床中具有不可取代的重要地位，但辨病也是不可忽略的。他在辨证的同时，又注重与辨病有机结合，善于借鉴现代医学诊断及鉴别诊断，参考现代医学相关检查，以求明确诊断。在准确辨病辨证的基础上，邵经明教授取穴精当，他认为选穴配方应力争少而精、简而效，不可冗杂，常以经络学说为指导，依据病情，循经远取和局部近取相结合，以精简取穴为总则，抓主要矛盾，以求治本，临床常取 2～4 穴，有时仅需一穴便可收到奇效，如病邪侵袭不限于一脏、一经，或已波及他脏、他经者，在抓主要矛盾的同时，不忘兼顾其他方面，适当配穴以加强疗效。

邵经明教授师古不泥，注重实践，在进针、行针、补泻手法等方面颇多创见。进针上，他摸索出两种单手进针法，即注射式及指压捻入式进针法，具有简便、快速、省时、无痛等优点。行针上，他探索出许多催气及行气手法，治疗急性剧烈疼痛或痉挛等症，他常用捻捣、颤指等手法强刺激可使疼痛消失、痉挛缓解；对年老体弱、久病虚羸的患者，他常用留针候气、搓捻催气及艾灸等方法促使经气来复，气至病所；对下针后反应迟钝甚至很难找到感觉的患者，他常用进退、探寻、运气逼针等手法促使针感出现，并激发感传。在治疗疾病针刺留针过程中，他还强调要认真行针 2 次，以加强针感。此外，他还将针刺与气功融为一体，创造出一种热感手法，颇有效验。具体操作：针下得气后，将针轻轻提至皮下，然后分段缓缓刺至应针深度，待气复至，左手拇、示指紧持针柄，意在拇指向前，固定不动，聚精会神，以待热感；同时结合静功，以意领气，通过拇示指把气发至针体，以促使针下产生热感。

基于正确的辨病辨证分析、精当的选穴、精湛的手法，邵经明教授一生治人无数，尤其在针灸治疗呼吸系统病、神志病，如"邵氏五针法"治疗哮喘、"通督健脑针法"治癫痫等方面形成了独特有效的疗法，传承至今。

1."邵氏五针法"治疗哮喘

哮喘是一种反复发作、不易根治的慢性顽固性疾病，临床表现为咳喘哮鸣，呼吸急促，胸憋闷胀，甚则张口抬肩，口唇青紫，难以平卧。病理变化则为"伏痰"遇感引触，痰随气升，气因痰阻，相互搏结，壅塞气道，气道挛急狭窄，通畅不利，肺气宣降失常，而致痰鸣如吼，气息喘促。其病初起在肺，病程日久，反复发作，则病及脾肾。相当于西医支气管哮喘、喘息性支气管炎、阻塞性肺气肿等。

邵经明教授自20世纪30年代末始用针灸治疗哮喘，在数十年临床实践中，取穴不断筛选、改进，总结出以针刺肺俞_双、大椎、风门_双为主的"邵氏五针法"。发作期治标，缓解期治本，二者并重，辨证选穴，取得显著疗效。

（1）辨病辨证　邵经明教授应用"五针法"治疗哮喘时，提出要辨病与辨证相结合。辨病准确是使用该法的基础，辨证清晰则可助取穴、操作精准，提高疗效。他将发作期的哮喘分为冷哮证、热哮证、风哮证、虚哮证等证型，缓解期又可分为肺脾两虚证、肺肾气虚证。

（2）治疗方法

1）选穴

主穴：肺俞_双、大椎、风门_双。

配穴：外感诱发配合谷；咳嗽配尺泽、太渊；痰多配中脘、足三里；痰壅气逆配天突、膻中；虚喘配肾俞、关元、太溪；心悸配厥阴俞、心俞；口舌干燥配鱼际；体虚易感冒配足三里。

方义：肺俞属足太阳膀胱经腧穴，又是肺脏精气输注于背部的特定穴。具有调肺气、止咳喘、实腠理之作用，可治疗呼吸系统内外诸疾；大椎属督脉经穴，是手足三阳经与督脉之交会处，又称诸阳经之会穴，具有宣通一身阳气之功，故可宣阳解表、祛风散寒、理气降逆，用于治疗哮喘有宣肺平喘之效果；风门属足太阳膀胱经腧穴，又是督脉与足太阳膀胱经之交会穴，该穴为风寒之邪侵袭人体之门户，针之可散风寒、泻邪热、调肺气、止咳平喘，灸之可振奋阳气，实腠固表，既有镇咳平喘之效，又可预防哮喘之复发。三穴同用，在哮喘发作期可使肺内气道阻力降低，哮喘即时得到缓解；用于缓解期治疗可使肺功能得到改善，以巩固远期疗效。

2）操作方法

ⅰ针刺：选用规格为1寸（0.35mm×25mm）、1.5寸（0.35mm×40mm）、2寸（0.35mm×50mm）的一次性针灸针。嘱患者取端坐位或俯卧位，穴位常规消毒后，医者于大椎、尺泽、关元，直刺1～2寸；肺俞、风门、心俞、厥阴俞、肾俞、中脘，直刺0.5～0.8寸；太渊刺入0.3～0.5寸；足三里直刺1.2～1.5寸；天突，先直刺0.2寸，然后将针尖转向下方，紧靠胸骨后方刺入1.0～1.2寸，小幅度提插捻转得气后不留针；膻中沿皮向下平刺1～1.2寸。

行针时，太渊穴以捻转为主、提插为辅，其他穴位均采用提插与捻转相结合的行针法。根据针刺部位，行针时上下提插幅度为0.3～0.5寸，向前向后捻转角度在360°以内，一般向下插时拇指向前，向上提时拇指向后，对敏感者上述动作操作3次，一般患者操作5～6次。在得气的基础上采用提插捻转补虚泻实的操作。每次留针30分钟左右，根据喘势缓解与否也可延长或缩短，每隔10分钟行针一次。儿童一般刺入6～9mm，少留针，不满周岁的婴儿，可采用点刺不留针。

在哮喘发作期，每日针治1次；若喘已停止，听诊哮鸣音已消失，可改为隔日针1次，一般10次为1个疗程；疗程之间休息3～5日，继续治疗1～2个疗程，有利于疗效的巩固。

ⅱ灸法：对属虚寒患者可进行艾条温和灸，在留针中间或起针之后均可进行。每穴施灸3～5分钟，以局部潮红为度。也可结合患者病情和耐受能力多灸或少灸。一般多为针灸并用，少数阳虚较重的患者则单纯用灸。

ⅲ拔罐：一般于针起之后在大椎、肺俞各拔一大号火罐，留罐10分钟左右。艾条和拔火罐不结合使用，拔火罐多用于感染有热者或肺气郁痹者，而艾灸宜于虚寒者。

（3）注意事项　邵经明先生使用该法数十年，总结出了以下注意事项：①医者在接诊患者时，要进行有关方面检查以明确诊断。同时依据四诊合参，辨清阴阳、虚实、寒热以确定治疗方法。②增强患者对治疗的信心。初诊时要向患者说明哮喘的复杂顽固性，使其了解针灸治疗哮喘疗效确切，无副作用，消除患者顾虑，增强信心，坚持治疗。③注重缓解期的治疗，"发作治标，平时治本"及"冬病夏治"的原则是根治哮喘的一项原则。在夏秋季节，肺、脾气机旺盛，此时治疗以扶正固本，增强肺脾功能，提高机体免疫力，可达减少或预防哮病发作的目的，使远期疗效得到巩固。④治疗过程中，避免接触易引起哮喘发作的过敏物质，如烟、酒、醋、蒜、油、虾、蟹和大荤、生冷食物等才可避免或减少哮喘发作，利于根治。⑤在针灸治疗过程中，若遇哮喘持续发作，合并有严重感染，除坚持针灸治疗外，应根据病情需要，采用综合疗法，配合中西药物及时控制症状，以免贻误病情。

*案例分析——哮喘

【基本信息】 岑某，男，10 岁，学生。

【主诉】 哮喘病史 10 年。

【现病史】 患儿出生 3 个月时，因受凉突然呼吸急促，气短，喉间有痰鸣，素不咳嗽吐痰。经打针吃药，喘势缓解。自此平喘药不能停用，停用喘即发作。曾先后服用麻黄素、氨茶碱、泼尼松、麻黄碱、苯海拉明、异丙嗪等药物，近 1 年来又服"平喘素"，每日 3 次，以及 70 余剂中药，亦仅能缓解症状，始终不能控制哮喘的反复，故来诊。刻下：患儿面色基本正常，形体瘦小，呼吸急促，无咳嗽吐痰，饮食一般，舌淡红稍暗，苔薄，脉稍数。胸部听诊未闻及哮鸣音（就诊前服用了"平喘素"）。

【中医诊断】 冷哮。

【治则】 温肺散寒，化痰平喘。

【治法】 肺俞_双、大椎、风门_双。大椎选用 1 寸毫针，刺入 0.8 寸，肺俞、风门选用 0.5 寸毫针，刺入 0.3 寸，用提插捻转行针法，平补平泻，留针 30 分钟，每隔 10 分钟行针 1 次，起针后在 5 穴中间拔大号火罐，留罐 10 分钟。

【疗效】 治疗结束后患儿述自觉舒服。嘱其暂停服药，若哮喘发作随时就诊。至晚间喘又发作，即刻就诊，患儿呼吸急促，胸闷气短，两肺听诊哮鸣音明显，当即按前法针罐治疗，喘即缓解，两肺哮鸣音明显减弱。次日复诊，哮喘未有发作，仅感胸闷气短，两肺听诊可闻及散在哮鸣音，治疗同前，令服半片"平喘素"。继针 3 次，胸闷气促、哮鸣音基本消失，药已停用。按前法每日治疗 1 次，1 个疗程后休息 3 日。开始第二疗程治疗，期间因天气突变寒冷哮喘大发作 1 次，经治疗很快缓解。前后共针 20 次，体质改善，饮食增加，胸闷气喘消失。次年夏季复诊，按上法继针 20 次，病情控制，随访 2 年未再发作。

【按语】 本例患儿因幼年感受风寒，致寒痰内生成为宿根，此后每遇寒冷外邪侵袭而复发，出现痰鸣气喘。本病辨为冷哮证，治宜温肺散寒，化痰平喘。取肺俞、大椎、风门三穴，肺俞善调益肺气，大椎能温阳散寒，风门可驱邪外出，三穴标本兼顾，疗效显著。本病例提示，年幼者易治，且发作期治疗能即刻显效。同时，为图根治，宜把握缓解期治疗，对于冷哮证，应注意"冬病夏治"，夏季治疗能够顺应自然界阳气升发，疗效更为突出。本病的难点在于缓解期的治疗，而缓解期治疗的根本在于调整患者寒饮伏肺体质，若能坚持针灸治疗，即可像该患儿一样，能够彻底治愈。

2. "通督健脑针法"治癫痫

癫痫是一种发作性神志异常的疾病，以发作时猝然昏仆，口吐涎沫，两目上视，强直抽搐，或喉中有鸣声，醒后神志如常为特征，具有突然性、短暂性、反复性发作的特点，古称痫病，俗称"羊癫风"。其发生多与先天因素、精神因素、脑部外伤及外邪侵袭、饮食失调等有关。常因情志变化、发热、饥饿或过度劳累等因素而诱发。本病病位在脑，与肝、心、脾、肾功能失调有关。基本病机是风、痰、火、瘀导致气血逆乱，蒙蔽清窍，扰乱神明，神失所司。

邵经明教授根据文献记载，广泛收集各家经验，通过个案摸索及分散治疗，在 20 世纪 60 年代末至 70 年代初，进行了系统观察，筛选总结出能控制癫痫发作、减少复发的针灸处方。经多年实践验证，临床效果令人满意，命名为"通督健脑针法"。

（1）辨病辨证

1）发作期

i 大发作（典型发作）：发作前常有头晕头痛、胸闷不舒、神疲乏力等预兆，旋即突然昏仆，不省人事，面色苍白，两目上视，牙关紧闭，四肢抽搐，口吐涎沫，甚则尖叫，二便失禁。短暂发作即清醒，发作过后则觉头昏，精神恍惚，乏力欲寐。

ii 小发作：动作突然中断，手中物件落地，或头突然向前倾下而后迅速抬起，或两目上吊，大多数秒至数分钟即可恢复，且对上述症状发作全然不知。

2）间歇期：多见于痫病日久，发作次数频繁，抽搐强度减弱，苏醒后精神萎靡，表情痴呆，智力减退。兼见胸闷，痰多，舌质红，苔白腻，脉弦滑有力，为风痰闭阻；急躁易怒，咳痰不爽，舌红，苔黄腻，脉弦滑而数，为痰火扰神；头部刺痛，或有脑部外伤史，舌质紫暗，脉涩，为瘀阻脑络；神疲乏力，面色苍白，大便溏薄，舌淡，苔白腻，脉沉弱，为心脾两虚；神志恍惚，两目干涩，健忘失眠，腰膝酸软，舌红，苔薄黄，脉细数，为肝肾阴虚。

（2）治疗方法

1）选穴

主穴：发作期：百会、水沟、合谷。间歇期：百会、大椎、风池、筋缩、腰奇（尾骨端直上 2 寸，骶角之间凹陷中）。

配穴：昼发配申脉；夜发配照海；痰多配丰隆；抽搐不止配涌泉；心烦、失眠配神门；胸闷配内关；久病发作频繁者配肝俞、肾俞；多梦、记忆力减退配四神聪、神门、间使；纳差配足三里、中脘；痴呆者配神门、内关。

方义：百会、水沟同属督脉，具有醒神开窍、清热息风、健脑宁神之功效，为治疗脑源性疾病的要穴；合谷为手阳明大肠经之原穴，属阳主表，通经活络、行气止痛，具升清降浊、调理气血之功。大椎属督脉穴，为诸阳之会，具有宣通阳气、镇静宁神之功；风池属足少阳胆经穴，乃风邪汇集入脑之要冲，具有祛风清热、醒脑开窍之效；筋缩属督脉穴，取之可舒筋活络，镇痛止痉；腰奇为经外奇穴，位于督脉循行线上，尾骨尖上 2 寸（约 50mm）处，具有通调督脉、醒脑开窍、镇静止痉作用，是治疗癫痫的效穴。诸穴合用，以督脉的穴位为主，可通督健脑、宁志定痫、培补正气、平衡阴阳，在控制癫痫发作，巩固远期疗效方面令人满意。

2）操作方法

i 针刺患者取侧卧屈髋屈膝体位，皮肤常规消毒后，百会向后平刺进针 0.5～0.8 寸；水沟用 1 寸毫针，向上斜刺 0.3～0.5 寸；合谷用 1 寸毫针，直刺 0.5～0.8 寸；大椎用 1.5 寸毫针，快速刺入皮下，缓慢进针 1.2～1.3 寸；风池用 1 寸毫针，向鼻尖方向针刺 0.5～0.8 寸，不可向内上方斜刺，以防刺入枕骨大孔，伤及延髓，发生意外；腰奇用 3～5 寸毫针沿督脉（皮下）向上平刺，进针 2.8～4.5 寸，使针感向上传导；背部腧穴均选用 1 寸毫针，直刺 0.5～0.8 寸；余穴均按常规操作。

发作期：百会采用捻转泻法；水沟采用雀啄法；合谷用提插捻转泻法。患者苏醒和抽搐停止即可。间歇期：每日针治 1 次，留针 30 分钟，每隔 10 分钟行针 1 次。根据患者病情，虚补实泻，10 次为 1 个疗程，疗程间休息 3 日。

ii 艾炷灸：一些虚实夹杂的癫痫患者体质虚弱，或不能耐受针刺治疗者，使用艾炷灸治疗。取穴多用中脘、关元、足三里、身柱、肾俞等，每次取 2～3 穴，每穴灸 7～9 壮（麦粒大），小儿可灸 2～3 壮，每天 1 次，连续灸治 10～15 日后，可改为每 2 日 1 次、3 日 1 次，甚至 7 日 1 次。

（3）注意事项：①大椎是较易引发针刺意外事故的常用穴位，不可针刺过深，邵经明教授常将针刺入 1.0～1.5 寸，使针感传到背腰部。若针刺入已超过 1.5 寸，而指下感到有阻力时，或患者出现触电感，并向上肢一侧或双侧放射，则说明针刺深度已到达硬脊膜，此时切勿再行提插捻转，立刻起针或将针提到安全深度，以免发生意外；②风池深部为延髓，为人体生命中枢所在部位，也是临床易发生针刺意外的穴位之一，针刺时需注意深度和方向。邵经明教授针刺时常刺向鼻尖方向，使酸胀感向头部传导；③腰奇穴是邵经明教授治疗癫痫病的经验要穴，针刺腰奇穴时患者取侧卧屈膝位，用 3～5 寸毫针向上平刺 2.0～4.5 寸，使腰骶部有沉胀感，并使针感向上传导为佳，中间行针 2 次，均行平补平泻手法，留针 30 分钟后起针；④对于本病的治疗，既要控制发作，又要重视间歇期的治疗，以巩固疗效，预防复发，可采用针药结合的治疗方式。

*案例分析——癫痫

【基本信息】　郝某，女，20 岁，无业。

【主诉】　患癫痫 4 年余，加重半年。

【现病史】　患者 4 年前暴怒后初发癫痫，之后每遇情志变化发作，经脑电图确诊为癫痫。经药物治疗病情有所控制，但近半年病情加重，每周发作 1～2 次，每次发作 3～5 分钟，服用抗癫痫药效果不显，故来就诊。查其精神抑郁，失眠多梦，记忆力差，食欲不振，舌淡苔白，脉沉无力。

【中医诊断】　痫证（心脾亏虚证）。

【治则】　通督健脑，宁志定痫。

【治法】　取大椎、风池、百会、筋缩、腰奇，配神门、间使、足三里、脾俞。操作：百会向后方平刺 0.8 寸、大椎、筋缩沿督脉向上斜刺 0.5 寸、背俞穴直刺 0.8 寸、神门、间使、足三里直刺 0.5 寸；风池向鼻尖方向刺入 0.8 寸；腰奇用 3 寸毫针沿督脉向上平刺；采用平补平泻法。留针 30 分钟，10 分钟行针 1 次，每日针 1 次，10 次为 1 个疗程，疗程间隔 5 日。

【疗效】　第 1 个疗程治疗期间曾发作过 1 次，但很快苏醒，余症有所减轻。连续针 3 个疗程后，癫痫未再发作，余症基本消失。上方去神门、间使、足三里、脾俞继续针 2 个疗程，病愈停止治疗。随访 10 年未见复发。

【按语】　该例患者因肝火暴盛，横克脾土，使气火痰瘀胶结，上泛清窍，蒙蔽心神而发癫痫。现主要症状为精神抑郁，失眠多梦，记忆力差，食欲不振，舌淡，苔白稍腻，脉沉无力，属于中医癫痫之心脾两虚证。针治取大椎、风池、百会、筋缩、腰奇为主穴。大椎具有宣通阳气、祛邪定志、宁神益髓之功；百会位于巅顶、为通督定痫、开窍醒神要穴；风池位于脑后，乃风邪汇集入脑之要冲，具有除风醒脑、开窍益聪之效；筋缩是督脉穴，取之可舒筋活络，镇痛止痉；腰奇为经外奇穴，有醒脑开窍、镇静止痉作用。该患者伴失眠多梦、记忆力减退，加配神门、间使调神宁志；食欲不振配脾俞、足三里调胃健脾。主配结合，功效相得益彰，获得了满意疗效。

第十二节　燕赵高氏针灸学术流派

　　燕赵区域的主体是南以黄河为界、东以大海为界、西以太行山为界、北以燕山山脉为界的区域。在地质上，这里是一片平原，属华北平原的北部，也可以独立地称作河北平原。高季培为河北省中医院针灸科首任主任，是燕赵高氏针灸学术流派的奠基人，善于运用针灸治疗中风及其他内外妇儿常见病、多发病，疗效显著，其主要传承人高玉瑃教授带领团队开展学术研究，培养了一批特色针灸人才，其成果在全省各级医院中得到了推广和应用，并且通过搭建宣传平台、发表学术论著等方式，增进了与全国同行学术流派的交流与合作，使其学术思想得到了继承和推广，产生了良好的社会效益。

（一）流派代表医家

　　高玉瑃（1930 年生），教授，主任医师，原河北中医学院针灸系主任，河北省中医院针灸科主任，河北省首届针灸大师。高教授出生于中医世家，其父高季培先生早年间曾跟师京津名医肖龙友、郭眉臣、王春园学习，是燕赵高氏针灸学术流派的创始人，高玉瑃教授 16 岁即开始跟随其父学医，尽得其真传，高玉瑃教授与其父共同开创了河北针灸学科发展之先河。高玉瑃教授从事针灸临床与教研工作 60 余年，具备深厚的针灸理论基础，善于治疗不寐、面瘫、中风以及小儿咳嗽、小儿食积等各科疾病。临证重视调整督脉治疗诸疾，重视调理脾胃，提倡子午流注针法及针药并用，重视未病先防和养生保健，传承并发展了"燕赵高氏针灸学术流派"的学术思想，将之用于临床，疗效显著。

（二）学术特色与临证医案

1. 善用督脉治疗诸疾

督脉为奇经八脉之一，总督一身阳气，被称为"阳脉之海"。滑伯仁《十四经发挥》言："督之为言都也，行背部之中行，为阳脉之都纲。"督脉主干行于背部正中，入属于脑。"脑为元神之府"，"头为诸阳之会"，因此，督脉有督领全身阳气、统率诸阳经的作用。《素问·骨空论》曰："督脉者……少阴上股内后廉，贯脊属肾。与太阳起于目内眦，上额交巅上，入络脑……挟脊抵腰中，入循膂络肾……其少腹直上者，贯脐中央，上贯心。"根据其循行可见督脉与冲、任相互交通，下起于胞中，上及于头脑；前贯心，后贯脊。基于督脉的循行规律，本经腧穴主要用于治疗神志病、头部、腰骶病证及相应内脏疾病。

（1）取哑门、风府治疗中风、失眠　高教授临证时，常以哑门、风府配伍以益肾健脑调神，主要应用于中风、失眠等疾病的治疗。高玉瑃教授认为中风病病位在脑，脑为"元神之府"，脑髓的充养又赖于肝肾之精的上乘。故治疗中风病当以调督通脑、滋水涵木为治疗原则。哑门具有利机关、清神志的作用，可以通督扶阳、充脑益髓，而中风病患者常伴有言语不利等症状，哑门具有开音治哑、治疗失语的作用，是不少医家治疗中风后失语的特效穴，风府具有通调督脉经气的作用，可开窍启闭以复元神，治疗神志病。临床上以风府、哑门为主穴，辅以天柱、风池，同时配以中脘、天枢、阴陵泉、公孙等穴位顾护中焦脾胃。同时根据疾病发展的情况选取不同的进针次序及留针时间。中风初期只针健侧，随着患肢气血渐复，则采取患侧快针、健侧留针的方法；中风恢复期，进针时从上至下针刺，使亢盛的风阳下行，使下虚之肝肾得到滋养，出针亦然，留针时间宜短为15分钟，气血渐复后，留针时间增至20分钟。对于不寐的病因病机，高教授认为是营卫失和，脾胃不调所致。以调督安神为治疗原则。选择天枢、中脘、阴陵泉，健脾和胃以安神之本，继而选择哑门、风府、百会、神庭调整督脉，调和营卫以安神，最后针刺心肝肾经之原穴，滋水涵木，养心安神。治疗不寐虚证时采用"补益出针法"，留针时间宜短（不超过20分钟），针刺和出针手法宜轻柔；治疗实证采用"清泻出针法"，留针时间宜长（30～60分钟），可用重手法、强刺激，针刺期间可反复行针，保持较强针感。出针时微提其针，摇大针孔而随即出针。

（2）取百会、大椎治疗面瘫、头痛　因"头为诸阳之会"，手足三阳经皆上注于面，调理督脉经气，可治疗头面部疾病。手足阳经与督脉交会于大椎穴，针刺大椎穴能振奋阳气，疏通督脉，从而达到调节阳经气血之功效。手足三阳与足厥阴肝经于巅顶交会于百会穴，《针灸甲乙经》称之为"三阳五会"，针刺百会补之可温经散寒，泻之可疏通经络，醒脑开窍。高教授临证常使用大椎、百会配伍，调和诸阳通络脉，作为治疗面瘫、头痛的主穴。治疗面瘫以调督通络，健脾和胃为治疗原则，治疗时首先针刺大椎、百会，得气后立马出针，以调理经气、振奋阳气、宣散邪气；再针刺天枢、中脘、合谷、足三里，调理脾胃，以达正气内存、邪不可干之功；最后局部选穴、浅刺头面部丝竹空、承泣、颧髎、地仓、颊车、迎香等穴调整阳明经筋，以引导气血运行，调节气机，最终实现调督通络治疗面瘫的目标。治疗头痛时，以调督通络为治疗原则。在治疗时首先选用百会、大椎督脉腧穴调理督脉经气，直接疏通脑络，再在病痛局部采取合谷刺法以疏通淤塞之经络，对于头痛发作有时者，高教授还会根据头痛发作时间，配以子午流注纳子法开穴进行治疗；对于不定时发作顽固性头痛，根据患者具体情况，配合针刺子午流注纳子法或纳甲法中与病症相合的应时开穴进行治疗，最后根据头痛部位选取燕赵高氏经验组穴进行针刺。

（3）至阳配伍膈俞治疗胸痹和眩晕　督脉不仅是"阳脉之都纲"，还为"经脉之海"，为十二经之纲领及动力源泉，是全身经络、脏腑气血转输的枢纽，高教授常以至阳配伍膈俞治疗胸痹和眩晕。至阳穴位在背部，当后正中线上，第7胸椎棘突下凹陷中，横膈以下为阳中之阴，横膈以上为阳中之阳，至阳穴便是背部阴阳相交的地方，刺之灸之点按之可振奋胸中之阳气，温阳宽胸；膈俞乃八会穴之血会，治疗血分诸症，针刺膈俞、至阳形成"三针齐刺"，旨在行气活血，宣通心阳。治疗高血压（眩晕）时，则以调和气血，平衡阴阳为治疗原则，至阳与膈俞合用以起到调畅督脉、气血双调的作用，临证时再配以中脘、足三里、血海、三阴交等调和脾胃，调理气血；配以太溪、涌泉调理肾阴肾阳；配以风池潜阳息风。高玉瑃教授特别指出，百会穴位于督脉，又是三阳五会，具有较强的提升阳气的作用，当"气血逆乱"出现血压较高或是血压不平稳者，一般只针远端腧穴，当慎用督脉百会等头部腧穴，以免扰动上焦气血致使血压升高。

（4）腰阳关配伍人中治疗痹证 《灵枢·营气》曰："……循巅，下项中，循脊，入骶，是督脉也。"《素问·骨空论》言："督脉为病，脊强反折。"根据督脉循行可治疗相应部位疾病，即经脉所过，主治所及。腰阳关为腰部运动之枢纽，是腰腿痛最常用腧穴之一。人中穴具有疏通经络、疏筋利脊的功效，治疗项背强痛、急性腰痛常有立竿见影之效，是止痛要穴之一。高玉瑃教授治疗项痹，以调督理筋，健脾和胃为治疗原则。以腰阳关、人中对穴配伍为主穴，临证时配合选取大椎、后溪以调和督脉，振奋阳气。配伍中脘、足三里以补益脾胃，运化痰湿，以除着痹；兼用绝骨、阳陵泉调补肝肾，壮骨柔筋益髓。治疗腰痹时，以调督理筋为治疗原则。以腰阳关、人中对穴配伍为主穴，临证时配伍使用命门、后溪、腰夹脊穴、八髎及膀胱经之肾俞、大肠俞以理筋通络，并依据患者疼痛部位，予以相应的配穴。

调督系列针法在长期的临床实践中，逐渐形成"督脉对穴"的经典配伍。以上就是高教授临床常用的独具特色的督脉配穴。高教授临证时还十分注重健脾和胃，治病求本；此外，治疗不同疾病还需重视穴位组方、针法操作、留针出针等，针法操作强调下针有序，调顺气机；重视补泻手法，实现补虚泻实；倡导出针留针，调补泻三者兼施。

2. 子午流注针法

子午流注针法理论源于《黄帝内经》，与天人相应的观念相契合。《黄帝内经》中"人以天地之气生，四时之法成""春夏则阳气多而阴气少，秋冬则阴气盛而阳气衰""月始生，则血气始精，卫气始行；月郭满，则血气实，肌肉坚；月郭空，则肌肉减，经络虚，卫气去，形独居，是以因天时而调血气也""故阳气者，一日而主外，平旦人气生，日中而阳气隆，日西而阳气已虚，气门乃闭"等条文都说明了人体气血随时辰的变化而相应改变的生理特性。针刺治疗也需考虑时间因素，如"凡刺之法，必候日月星辰，四时八正之气，气定乃刺之""月生无泻，月满无补，月郭空无治，是谓得时而调之"等条文说明了月相盈亏对针刺疗法的要求。子午流注针法是在《黄帝内经》理论上发展精炼出来的针刺取穴方法，现代研究已证实了子午流注针法的确切疗效和科学性。

然而并非所有疾病以及任何时间都适用于子午流注针法，高教授经过长期临床观察，总结出了子午流注针法的适用范围和最佳时机。首先，对于发病有时的疾病，运用子午流注纳子法疗效可靠，每日定时发病说明该疾病具有很强的时间节律性，经脉气血日周期的变化是相应的，运用子午流注纳子法往往有显著疗效。那对于发病无时间规律的该如何运用子午流注针法呢？高教授认为可在子午流注开穴时针刺，由于此时穴位本身气血充盈，穴位主要效果虽并未增加，但可大大提高治疗效果，子午流注所开穴位需与患者的病证相符或者是相关，即"穴证相合"，这是取得良效的关键原因之一。

*案例分析——小儿咳嗽

【基本信息】 刘某，女，4岁半。

【主诉】 咳嗽半年。

【现病史】 患儿家长诉其半年前外感后咳嗽，初起时咳嗽重，曾给予抗生素、止咳糖浆等口服，近1个月咳嗽减轻，但仍天天咳嗽，以早晚为多，痰少，无明显发喘，纳差，日夜汗均多。查体：精神可，营养中，咽红，双侧扁桃体Ⅰ度肿大，微红，耳后淋巴结稍大，舌红，苔薄白，脉细。

【中医诊断】 小儿咳嗽（阴虚证）。

【治则】 滋阴清热，宣肺止咳。

【治法】 沙参麦冬汤加减配合针灸疗法。取列缺、照海、大椎、定喘。因首诊日为甲戌日，患儿来诊时逢己巳时，根据子午流注纳甲法开穴：隐白，灵龟八法开穴：申脉，飞腾八法开穴：列缺。隔日针灸1次，视病情而定。

【疗效】 隔日复诊，家属自述咳嗽减轻，针刺双侧大椎、定喘、合谷、太溪。继续口服中药，针刺隔日1次。共治疗5次后，患儿诸症尽除，咳嗽痊愈。

【按语】 高玉瑃教授认为：运用时穴法，一必须根据病情，适应配穴，才可发挥时穴的疗效。针对本证，故选用列缺；二应先刺时穴，再刺他穴。如运用八脉交会穴时，则先刺完对穴后，再刺他穴；三遵循左主气，右主血，男主气，女主血，故女子在运用时穴时应先刺右侧开穴，再刺对侧。故本证针刺顺序为：患儿列缺右、列缺左、照海右、照海左、大椎、定喘双。方中八脉交会穴既治奇经，又治正经，其取穴方法，其实也是根结标本理论的临床应用。根据经脉气血交会相通关系，用以治疗全身疾病；取穴操作方便，疗效显著。列缺此穴为手太阴肺经络穴，通行表里阴阳之气，邪气在表时可借宣散肺气之功祛风解表，邪气入里时又可借表经之道，引邪外出；故具有疏风解表，宣肺理气，止咳平喘之效。照海该穴名意指肾经经水在此大量蒸发，具有滋阴清热、通调三焦之功效。二穴相配共奏滋阴清肺，止咳平喘之功。二诊选用合谷为大肠经原穴，具有宣泄气中之热，升清降浊，疏风散表之功；太溪为肾经之输穴、原穴，既为肾经经水传输之处，又是肾经气血之本源，二穴合用以滋阴清热。

第十三节　湖湘五经配伍针推学术流派

湖湘中医历史悠久，扎根于湖湘中医沃土，融合湘西少数民族医技，以湘楚针推为依托，推动学术思潮，伴随历史车轮，在湖湘大地上经历了漫长的迁徙、交汇、回归与演进，湖湘五经配伍针推学术流派已悄然兴起。自清末民初以来，湖湘针灸名家辈出，或考据古今，或汇通中西，或兴教讲学，或著书立说。在近现代的湖湘名家中尤以刘开运、严洁、谢国荣、王松荣、詹永康、许人华等著名医家为杰出代表。经过众多医家反复的理论和实践研究，湖湘针灸医学的研究深度和广度得到了长足的发展。医家们在"经脉-脏腑相关"这一经络理论核心思想的指导下，采用针刺、艾灸等技术治疗疾病，对促进湖湘针灸医学和学术的发展做出了巨大的贡献。

（一）流派代表医家

严洁（1941年生），湖北武汉人，教授，博士生导师，湖南省首批名中医，第五批全国老中医药专家学术经验继承工作指导老师，湖湘针灸流派掌门人，中国针灸学会常任理事，经络研究会副理事长，享受国务院政府特殊津贴。1963年毕业于武汉中医学院中医专业，后分配至湖南中医学院，从事针灸临床、教学、科研工作50余年，其间任湖南中医药大学针灸系第一任主任、湖南针灸学会荣誉会长，湖南中医药大学针灸学术带头人与负责人。从医期间，先后主持并参加20余项科研课题的研究，获省部级成果奖5项，厅级成果奖8项；先后承担国家"七五"攻关、"八五"攀登及"九五"攀登中预选项目"经络的研究"等课题工作，并担任国家"973计划"评审专家；先后编著出版教材、专著13部，发表学术论文100余篇，出版专著《图解中国针灸技法》，主编《针灸的基础与临床》，担任全国高等中医药院校第六版规范教材《针灸学》副主编，担任《中国针灸》《针刺研究》《中华中医药杂志》编委。

严老作为湖湘针灸流派的掌门人，多年来一直坚持走医教研结合的道路。自20世纪80年代开始，即确立以"经络研究"中"经脉脏腑相关的临床与实验研究"为主攻方向，在国内率先提出"经脉-脏腑肽能神经相关"学说，特别关注"足阳明经与胃相关"研究，为经络学说理论提供科学依据。在此基础上，严老将自己多年来的研究成果总结为"三段取穴法"，用于临床治疗消化系统疾病；治疗急性软组织损伤时，严老多采用对应点针刺法，穴精效显；并在湖南中医药大学创建国内首家针灸陈列馆，收集了大量的文物资料供展出及保存，全面展示针灸学的起源、形成、发展、全盛、衰落、复兴与腾飞的发展历程。严老在针灸科研上独树一帜，在经络脏腑相关的针灸研究领域硕果累累，在针灸教学上诲人不倦，不遗余力，培养了大批栋梁之材。其清晰的学术师承、统一的学术主张与共同的理想信念，形成了中医针灸学术发展史上具有科学学派特质的现代学术流派——湖湘五经配伍针推学术流派，在全国针灸学界享有崇高声誉。

（二）学术特色与临证医案

严老在常年的医疗实践中，师古而不泥古，勇于创新，博采众长，全面发展。以"经脉-脏腑相关"为理论核心，提出"一经（穴）司控多脏、多经（穴）调控一脏"的学术观点。"经脉-脏腑相关"效应主要表现为经穴与脏腑效应的特异性，经穴与非经穴之间作用存在差异，不同经穴之间在功能作用上也存在差异，即某些经（穴）对某脏病或某系统疾病具有明显疗效，其学术观点具体表现为单穴对单一脏器的影响、单穴（经）调控多脏、多穴（经）司控一脏以及多穴（经）对多脏的交互调控。"经脉-脏腑肽能神经相关"学说的研究意义在于针刺体表经穴可激发机体内部的抗病潜能，激活外周到中枢各个环节，从神经-内分泌-免疫网络以及器官、系统到细胞、受体、基因、蛋白质等微观层面，纠正病理紊乱达到缓解或治愈疾病的目的，以此揭示人体自身调节的本质、规律和潜力。其研究成果为现代医学中躯体内脏反射、内脏躯体反射理论的机制提供了科学依据，不仅是针灸传承与现代化的有机融合，体现在中医整体观念指导下医学模式的联系途径，而且得到了医学界的公认，是中医针灸经络理论现代化研究的核心内容。

1. 湖湘五经配伍针法

湖湘五经配伍针推学术流派最主要的学术特色为"五经配伍"，原本局限于小儿推拿的应用，严老将前人的学术理念推广应用至针灸、临床及科研，提倡"针经治脏、灸经调理、五经配伍、五行制化"。其中，"针经治脏"是指以五行生克为理论、五脏为中心对应的我经及相关其他四经（子经、母经、我克经、克我经），统称为"大五经"。

临床上严老十分擅长运用针灸施行五经配伍治疗经脉脏腑病症，基于"一经（穴）司控多脏、多经（穴）调控一脏"的学术观点，以"虚则补其母，实则泻其子"为治疗原则，确立补母、泻子、抑强、扶弱等治疗方法，对五脏进行系统调控，达到治病求本的治疗目的。如在肝经病实时，实泻其子，可以取本经的火穴（行间）而泻之，也可泻子经（心经）的火穴（劳宫）；若肝经虚时，则补其母肾水，可取肾经的水穴（阴谷）及本经的水穴（曲泉）补之。又如治疗不寐病，应先辨其主责脏腑，再根据脏腑之间的关系，选择针刺相应的经络来调节脏腑的阴阳使其平衡；若辨证为不寐病肝火扰心证，主病之脏责于肝，治当疏肝泻火，镇心安神；其母为肾水，其子为心火，其胜为脾土，其不胜为肺金。根据补母泻子的原则，此证当泻肝经及心经，其肾经则当补之以"滋水涵木"，脾经宜补以"培土抑木"，肝经气血已失衡，故泻所不胜之肺经，即泻肝、心、肺，补脾、肾。

*案例分析——急性荨麻疹

【基本信息】 严某，男，29岁，干部。

【主诉】 全身皮肤瘙痒1日。

【现病史】 患者因昨晚与其家人谈话中情绪激动，半夜2点突感浑身瘙痒且全身起风团，尤其以腹部及大腿内侧为甚，遂求针灸治疗。观其颈部、胸腹以及大腿内侧、腰背部均有散在或密集的如蚊虫叮咬、高出于皮面的淡红色疹块，瘙痒难忍。患者既往有食用海鲜过敏史，但此次发作未食任何诱发过敏食物，口干伴有口苦，失眠，舌边尖红，苔薄黄，脉弦细微数。

【中医诊断】 瘾疹（血虚风燥证）。

【治则】 疏肝清热止痒。

【治法】 取血海双、风市双、曲池双、大陵、行间双。刺络拔罐：膈俞双、肝俞双。操作时血海、行间采用毫针泻法，其余各穴位采用平补平泻法，留针20分钟，每间隔5分钟行针1次。刺络拔罐操作：常规消毒后，用梅花针重叩刺后拔罐放血。

【疗效】　针灸治疗后瘙痒立减，紧张急躁情绪逐渐平复，瘾疹消减。二诊：次日患者的瘾疹消退，情绪稳定，未服用抗过敏药物，为巩固疗效，继续选择针灸治疗1次。体针治疗同上法，针后加选耳穴贴压，选穴：心、肝、神门、交感、内分泌、肾上腺，嘱患者每日早、中、晚按压耳穴1次，每次1分钟。

【按语】　瘾疹是一种常见的皮肤疾病，又称"风疹块"，其特征是皮肤出现瘙痒性风团。本病总因禀赋不足，人体对某些物质过敏所致，可因卫外不固，风寒、风热之邪客于肌表；或因肠胃湿热郁于肌肤；或因气血不足，虚风内生；或因情志内伤、冲任不调、肝肾不足，而致风邪搏结于肌肤而发病。本案患者因情绪激动而肝气郁结、心火亢盛，继而诱发全身起风团，肝俞配肝经荥穴行间以疏肝理气解郁；大陵为手厥阴心包经原穴，阴经以输代原，所以又是心包经输（土）穴，为本经的子穴，故泻之能清心火、安心神；风市、曲池乃取疏风清热止痒之功；膈俞为八会穴之血会，配足太阴脾经血海以养血和血、凉血理血，乃取"治风先治血，血行风自灭"之意。

2. 三段取穴法

严老带领其团队在"经穴-脏腑肽能神经相关"学说的基础上，专注于"足阳明经与胃相关"的研究。"三段取穴法"是严老治疗胃肠疾病的临床经验总结，是根据足阳明胃经循行分布在上段（头面部）取四白、中段（躯干部）取梁门及下段（下肢部）取足三里，结合辨证论治，施以针刺补泻手法治疗胃肠病的方法。严老应用"三段取穴法"主要以治疗浅表性胃炎、功能性消化不良为研究方向，开展大量临床试验与动物实验。动物实验研究发现，针刺四白、梁门、足三里穴，可升高血清中前列腺素、表皮生长因子含量，同时增加胃黏膜血流量，对胃黏膜上皮细胞有保护作用；研究还发现，针刺四白穴时，所产生的神经冲动通过眶下神经、三叉神经可到达迷走神经复合体（孤束核、迷走神经背核），通过影响迷走神经传出纤维活动，从而调节胃的功能，推论延髓孤束核可能是足阳明经与胃联系的初级中枢通路；开展了三段取穴（四白、梁门、足三里）对浅表性胃炎、功能性消化不良影响的临床试验，结果显示针刺患者四白、足三里穴可以使胃窦的面积显著增大，增强胃电、胃阻抗总功率，同时增加了血液中胃动素、胃泌素的含量释放，并降低生长抑素的含量。

*案例分析——胃黏膜脱垂

【基本信息】　黄某，男，42岁，干部。

【主诉】　胃脘部不适1年余。

【现病史】　患者平素工作繁忙，压力大时饮食不节，作息无度，近1年来常有胃脘胀满，胃内烧灼感，尤以右侧卧位时症状明显，食不甘味，嗳气反酸，口苦，兼失眠多梦，烦躁易怒。1年前X线钡餐检查，诊断其为：胃黏膜脱垂。观其面色萎黄，目赤，舌红，苔薄黄，脉弦。

【中医诊断】　胃缓（肝气犯胃证）。

【治则】　疏肝理气和胃。

【治法】　针刺取穴以"三段取穴法"为主随症加减：内关双、公孙双、神门双、内庭双、梁丘双、足三里双、行间双及中脘。耳针：神门、胃、肝、胆、心、交感、皮质下、三焦。针刺操作时梁丘、足三里用补法，行间、内庭用泻法，余穴均平补平泻，1日1次，10次1个疗程。每疗程停治3日继续下1个疗程。耳针1日1次，每次3~5穴，两耳交替针刺，10次为1个疗程。

【疗效】　2个疗程治疗后，患者自觉不适症状明显减轻，甚至消失（但未拍X线片复查），由于患者工作较忙，无法坚持每日来针灸科治疗，遂改用耳穴贴压王不留行籽，选用耳穴：肝、胆、心、胃、皮质下、神门、三焦等穴位，左右耳交替贴压。同时内服香砂养胃丸以巩固疗效。

【按语】　《灵枢·本脏》："脾应肉……肉䐃不坚，胃缓。"胃缓多因长期饮食失调，或因劳倦太过等，使中气亏虚，脾气下陷，肌肉瘦弱不坚，固护升举无力，以致胃体黏膜脱垂。患者面色萎黄、目赤、舌红、苔薄黄、脉弦，是由于肝气郁结横逆犯胃，而致肝胃不和。内关是八脉交会穴，通于阴维脉，可主治胃系病证。公孙为足太阴脾经之络穴、八脉交会穴之通冲脉，主治胃脘不适、嗳气反酸。公孙配内关为八脉交会穴的配对应用，也属于上下配穴法，两穴配合使用可以增强治疗胃系病症的功效。内庭为足阳明胃经之荥穴，可以泻胃热。足三里为胃之下合穴，古人云"肚腹三里留"，为胃系病证常用穴位。梁丘为足阳明经郄穴，有调理胃气之作用，且该部位肌肉丰厚，适合针刺，故临床上乃胃痛、胃胀不适常选穴位。中脘乃任脉经穴位，为胃之募穴，八会穴之腑会，主治腹痛腹胀等胃系病证，足三里、梁丘、中脘三穴配合使用，共奏调理胃肠经气之功。行间是足厥阴肝经之荥穴，可以泻肝经之热。神门调心安神，结合针刺和耳穴治疗可以增强疏肝理气、和胃调心、安神之功效。

3. 对应点针刺法

对应点针刺法是严老根据《黄帝内经》中"缪刺""巨刺""远道刺"的理论方法，结合现代经络研究，综合灵活运用的一种治疗方法。《黄帝内经》中有关经络理论探讨中，详细记载了手足同名经的上下贯通，两侧同名经的左右交汇，并阐述了手足同名经在疾病传变和治疗作用上是相互关联的。如《素问·缪刺论》载"愿闻缪刺，以左取右，以右取左……"，《灵枢·官针》载"巨刺者，左取右，右取左"，《灵枢·官针》载"远道刺者，病在上，取之下，刺腑输也"。近代对经络传感规律的研究也证实了经络的传感存在交叉对应制约规律，主要是手足同名经上下与左右交叉对应，而且有交叉遥感效应，在针刺得气时同名经交叉对应部位也有针感出现。

在此基础上，严老根据患者扭伤部位的压痛点，取其相应经脉或部位的穴位或对应点，以上对下，以左对右，相互交叉进行针刺，持续捻转提插，配合深呼吸或吸气短呼气长之呼吸泻法，同时嘱患者活动患处。如左踝关节扭伤，外踝尖申脉处及前下方丘墟穴处压痛明显，可取右腕关节外侧之腕骨、阳池穴施治，针刺得气后以提插捻转泻法为主，留针 30 分钟，每隔 10 分钟行针 1 次，行针过程中嘱患者配合活动患处，运动幅度及时间视患者情况而定；若损伤超过 24 小时者，可局部配合艾灸或刺络拔罐，常有立竿见影之效；若属陈旧性损伤，则针灸效果不如急性损伤，当坚持针灸或配合其他方法综合治疗。与传统的针刺相比，该方法取穴精简，操作方便。

*案例分析——左踝关节扭伤

【基本信息】　吴某，男，15 岁，中学生。

【主诉】　左踝关节扭伤 1 日。

【现病史】　患者昨日在业余体校田径训练时扭伤左踝关节，疼痛，行走困难，由同学搀扶前来就诊。观其左踝关节外侧红肿，皮温增高，外踝尖下申脉穴及外踝前下方丘墟穴压痛十分明显，活动受限，左脚着地时疼痛加剧，余无他症。

【中医诊断】　伤筋（气滞血瘀证）。

【治则】　通经活络，消肿止痛。

【治法】　取穴以"对应点针刺法"为主，取穴腕骨右、阳池右、阿是穴。操作：行平补平泻手法，先针腕骨右、阳池右，每穴持续提插捻约 1 分钟，嘱其配合左踝关节活动，并于深吸气长呼气，患者觉疼痛减轻，活动度加大，局部压痛明显减轻，遂用 1 寸长毫针进行局部围刺，留针 15 分钟左右。艾条悬灸 15 分钟，拔除毫针后，肿大范围缩小，能自行着地稍带跛行。

【疗效】　按上法每日治疗 1 次，共治 3 日痊愈。

【按语】　扭伤是指肢体关节或躯体的软组织损伤，而无骨折、脱臼、皮肉破损的证候，属于中医学"伤筋"范畴。扭伤大多发生于关节部位，其病因多由剧烈运动或持重过度、跌仆、牵拉以及过度扭转，使受外力的关节超越正常活动范围而引起的关节周围软组织损伤，经气运行受阻，气血瘀滞而致局部肿痛，甚至关节活动受限。本例患者因外伤而引起踝关节周围软组织损伤，运用下病上取、左病右取等上下左右交叉对应取穴针刺法，取右上肢对应点处的腕骨穴、阳池穴，进行提插捻转平补平泻手法及呼吸泻法，并配合运动针法，以通经活络，气行血行达消肿止痛之功。

第十四节　四川针灸流派

川派中医作为我国地域医学流派之一，其范围主要集中在四川、重庆等地，旁及云南、贵州，影响遍及全国，是西南地区最具影响力的中医流派。四川错综复杂的地理气候以及巴蜀地区多元的社会文化环境促进了川派中医的繁荣与发展，经过巴蜀历代中医先贤们不懈努力，逐步形成了重视传统、守正传承、粗中有细、辛辣爽利、长于创新、求实开拓的学术精神。与此同时各家学术争鸣，百花齐放，善用热药、针药兼擅等多种风格流派并行于世。

一、李　仲　愚

（一）医家简介

李仲愚（1920—2003 年），四川彭州人。李仲愚 5 岁入私塾，13 岁入医门，师从堂叔李培生，后又跟随天彭名医刘国南、刘锐仁。李仲愚 17 岁即悬壶济世，19 岁考取四川省注册中医师资格，次年入四川国医学院学习。新中国成立后曾任彭县卫生工作者协会主任、彭县人民委员会委员。1966年任本校附属医院针灸指针研究室主任、康复科主任，四川省政协委员，兼任中国针灸学会常务理事、中国医用气功学会副会长、四川省针灸学会会长等职务。1990 年被评为四川省自然科学界精神文明标兵称号。1991 年，被人事部、国家中医药管理局确定为全国老中医药专家学术经验继承工作指导老师。

李老悬壶 50 余载，得名师真传，潜心研究《黄帝内经》《难经》《周易》等古籍，集诸家之长，学术造诣精深，博采新知，医道独具一格。李老精于杵针、传统针灸、指针、气功、方脉，并成立针灸指针研究室。李老善于临床揣摩，精针善药，其针法、选穴和遣方用药因人而异、因病而施，善治外感和杂病，对中风面瘫、癫证、神经官能症（属顽固性）、耳聋耳鸣、瘿瘤等奇难病症有较好的疗效。此外，李老积极开展学术经验的整理研究，承担国家"七五"攻关重点科研项目"李仲愚杵针疗法的研究"，四川省中医药管理局重点科研项目"李仲愚蓝字气功抗衰老的研究"、国家中医药管理局重点科研项目"李仲愚穴位药贴疗法的临床及实验研究"，开展了治疗老年性耳聋、癫证、痹症、痿证的临床观察等研究。著有《气功灵源发微》和《杵针治疗学》，发表学术论文数篇。

（二）学术特色与临证医案

1. 李氏长针深刺透穴疗法

李老善用长针深刺治疗慢性缠绵难愈之风寒湿痹症。临床选穴多以五输穴、背俞穴等特定穴相配伍运用，尤善透穴疗法。李老认为，使用透穴法可以加强局部针感，减少用针数，减轻患者痛苦，对于畏针的患者更为适宜。他常用的透穴有四肢部位的昆仑透太溪、绝骨透三阴交、阳陵泉透阴陵泉、合谷透后溪、外关透内关等；头面部的阳白透鱼腰、颊车透地仓、颊车透大迎，以及李老发现的特殊穴位北辰穴的鱼贯透穴法等。

*案例分析——周围性右侧面神经麻痹

【基本信息】　高某，男，30 岁，厨师。

【主诉】　右侧面部口眼㖞斜 2 日。

【现病史】　患者 2 日前突然感到右侧面部肌肤麻木不适，口角漏水，食停颊部，因工作忙延至今日才来就诊。检查：右侧额纹消失，不能作蹙额、皱眉、鼓颊动作。右眼不能闭合，时有流泪，右侧鼻唇沟变浅，口角歪向左侧，右侧口角向下㖞斜，时感头痛，二便自调，饮食一般，舌苔薄白，脉缓。

【中医诊断】　口僻（风邪犯表证）。

【治则】　祛风，活血，通络。

【治法】　取手、足阳明经腧穴为主。取阳白、鱼腰、颊车、大迎、地仓，以上穴位均患侧，及双侧合谷、足三里。操作时，阳白透鱼腰，颊车透大迎，大迎透地仓，每日1次，针刺平补平泻法，留针20分钟。连续做6次为1个疗程并嘱患者戴上口罩，以免复感风寒之邪。

【疗效】　针刺6次后，患者头已不痛，右眼已能闭合，右侧面部肌肉麻木消失，口角已不漏水，但食物常有停滞于右侧腮部的感觉，口角微向左侧㖞斜，说话、大笑时明显。为加强疗效在初诊时的透穴上再加颧髎透迎香，每日1次，再作6次，手法同上。第2个疗程后，患者面部瘫痪症状已基本消失，为巩固疗效，嘱其再针1疗程（6次），选穴、手法同上。

【按语】　口僻，现代医学称为周围性面神经麻痹，有别于因中风引起的面瘫。中医认为此病多因络脉空虚，风邪乘虚侵袭阳明、少阳经脉，以致经气阻滞，肌肉弛缓而发病。本例重在病变部位取穴，配合循经远端取穴。面部乃阳明经脉循行部位，故取阳白、颊车、大迎三穴，而分别透刺鱼腰、大迎、地仓主穴，实际上达到三针应六穴的针感。再加上手足阳明经的远端取穴，目的在于疏通面部阳明经络脉，以祛风散寒，调和气血。李老采用透穴疗法结合李氏验方乌附星香汤内服、外熏、外洗等综合治疗，一般1个疗程（6次）后即可见效，2~4周后则可痊愈，比单纯采用一种治疗方法治疗所需时间更短，疗效更加迅速。

2. 李氏杵针疗法

杵针疗法是李氏祖传十四代的独门绝技，经李仲愚50余年的临床精深研究和运用而发展起来的一种特殊针灸疗法。一套杵针工具因规格、形状、作用不同而名称各异，如七曜混元杵，五星三台杵，金刚杵和奎星笔。工具可用铜、玉石、牛角及优质硬木等制作。杵针疗法有比较独到的特殊选穴，如八阵穴、河车路、八郭穴等。在治疗手法上有叩法、升降法、开阖法、运转法、分理法等特定的补泻手法。其特点是针具刺与按摩相结合，老弱妇孺易于接受，对临床多种急、慢性疾病的治疗和康复疗效颇佳。杵针疗法原为丹道养生导引之辅助工具，仅秘传口授，在历代医经中未见记载。李老奉献的杵针疗法和《杵针治疗学》，其学术思想源于羲黄古易，其辨证立法、取穴、布阵多寓有《周易》《阴符》、理气、象、数之意，和祖国医学针灸学理论水乳交融。

杵针的手法操作：在持杵和行杵的基础上，常用以下几种手法：①点叩手法：行杵时，杵尖（针头）向施术的部位反复点叩或叩击，如雀啄食，以叩至皮肤潮红为度。②行升降手法：行杵时，杵针针尖接触腧穴的皮肤上，做一上一下的上推下退，上推为升，下退为降。③开阖手法：行杵时杵针头接触腧穴皮肤，逐渐贯力达于杵针尖，渐向下进杵为开，随之将杵针慢慢向上提而不离开腧穴皮肤为阖。④运转手法：行杵针时杵柄紧贴腧穴皮肤，做从内向外、再从外向内（太极运转），或做顺时针、逆时针方向的环形运转。⑤分理手法：杵针针尖紧贴在腧穴的皮肤上，做左右分推为分、上下推退为理的行杵手法。

李老强调，凡杵针诸手法应以杵针行针得气为宜，除酸麻胀等针感外，还会出现刺激部位皮肤潮红、局部温热感及患者特有的轻松、愉悦及舒适感。

杵针的特定腧穴：杵针的特定腧穴八阵穴和河车路，是李老杵针疗法中常用的特殊奇穴。八阵穴常用的有泥丸八阵（同八荒穴）、风府八阵、大椎八阵、身柱八阵、神道八阵、至阳八阵、筋缩八阵、脊中八阵、命门八阵、阳关八阵等。如身柱八阵，即以身柱为中宫，身柱至左右魄户距离为半径所形成的八阵穴为身柱八阵，余八阵穴取法仿此。河车路分为头部河车路、胸背部河车路和胸腹部河车路，其中头部河车路又分为河车印脑段（印堂至脑户段）、河车脑椎段（脑户至大椎段）。

*案例分析——脑梗死（急性期）

【基本信息】　蒋某，女，67岁，退休。

【主诉】　左侧肢体偏瘫5日。

【现病史】　患者5日前晨起时突发左侧肢体偏瘫，意识丧失，家人遂立即将其送往医院，急诊查左上肢肌力近端 2～3 级，远端 1～2 级，下肢近端肌力 3 级¯，远端肌力 1～2 级¯；巴氏征（＋），左中枢性面瘫。CT 示：左腔隙性脑梗死，后于神经内科住院治疗。现患者左侧肢体偏瘫，意识模糊，二便失禁，定向定位障碍，嗜睡。

【中医诊断】 中风（中脏腑）。

【治则】 醒脑开窍，益气回阳。

【治法】 取北辰穴，关元，气海，中极。北辰穴是朝拱北斗星的二十八宿而定位头部的二十八个穴位，分列 4 组（4 段），以应四方列宿。取穴方法：从神庭至百会穴的连线（肾经穴）是北辰正中线，再分别引与目内眦、瞳神正中、目外眦至前额入发际 5 分相对应于北辰正中线的左右对称各 3 条线，共计 7 条经线。由百会至左右率角的连线与由神庭（沿额入发际 5 分）引的连线间距离，即神庭至百会连线分引两条纬线，将经线平分做 3 段，共计 4 条纬线，其与经线相交的 4 段 28 穴，每段构成 7 穴，分别名为北辰 1、2、3、4 段，统称北辰穴。取北辰穴，每日 1 段（7 穴），用 1.5～2.0 寸 26 号不锈钢毫针，交替针刺，用泻法，针刺得气后留针半小时；配悬灸关元、气海、中极等以及支持治疗。

【疗效】 患者 1 周后神志转清晰、二便自调，饮食有所恢复，3 周后瘫肢肌力基本恢复正常，肌力达 5 级¯，面部仍有瘫痪。

【按语】 北辰穴是中医针灸学理论和《周易》理论相结合的李氏头针奇穴，在取穴、针刺手法上具有独到的中医易理学特色。与 20 世纪 70 年代兴起的以大脑皮质功能定位和头皮特定刺激区为针刺取穴方法的头针疗法不同，本法主治中风偏瘫、口眼㖞斜、言语不利、手足瘫痪等中枢神经系统病症，为头针疗法的学术研究注入新的活力。

3. 李氏"十鬼穴"治疗神志病

李氏"十鬼穴"与古籍"十三鬼穴"不同，其大都与手足经脉井穴所处的经络循行部位相关，为脏腑经气输注出入之处，具有平调脏腑经脉气机逆乱的作用。十鬼穴分别名为：鬼眼、鬼鼻、鬼心、鬼耳、鬼听、鬼哭、鬼口、鬼意、鬼胆、鬼头。鬼眼穴的位置同少商穴，鬼鼻穴的位置同商阳穴，鬼心穴位于中指桡侧指甲角旁 0.1 寸，鬼耳穴的位置同关冲，鬼听穴的位置同少泽穴，鬼哭穴的位置同隐白穴，鬼口穴的位置同厉兑穴，鬼意穴位于足中趾端外侧去爪甲约 0.1 寸，鬼胆穴位置同足窍阴穴，鬼头穴位置同至阴穴。十鬼穴临床上主治郁证、失眠、癔病、癫证，以及现代的神经官能症，更年期综合征、抑郁性精神病、癔病、癫痫等。应用时一般每次取一对穴作一组穴，如取鬼眼则双鬼眼同取，余穴仿此。一般辨证取数组穴或十鬼穴依次取穴。

*案例分析——神经官能症

【基本信息】 袁某，女，48 岁，工人。

【主诉】 失眠、头晕头痛 1 年余，加重 2 个月。

【现病史】 患者 1 年前因家庭纠纷出现失眠、头晕头痛等症状，曾经服用抗焦虑、镇静安眠药物及对症支持治疗无效。近 2 个月来颜面部浮肿，偶有心悸，遂要求入院治疗。入院时见：头晕，头胀痛，颜面皮肤浮肿，按之凹陷，纳差，不思饮食，心烦善悲，健忘失眠。舌淡，苔白，脉濡缓。

【中医诊断】 郁证（肝郁脾虚，气血逆乱）。

【治则】 疏肝解郁，调畅气机。

【治法】 每日取 1 组（1 对）鬼穴，先取手鬼穴，次取足鬼穴，依次交替。于入院当日即取手鬼眼穴艾灶灸。取米粒大小艾灶，置于皮肤穴位上，点燃艾灶，勿吹其火，待艾火燃至皮肉、按之，勿令烧灼肌肤，如是为 1 壮。共灸 3 壮。

【疗效】 灸后感心烦好转，当晚能入睡 2 小时。连续治疗 1 周后头晕心烦、心悸诸症大减，已停服镇静安眠西药，调以解郁化湿之剂，如越鞠丸合六君子汤或胃苓汤随证化裁，于 3 月 9 日痊愈出院，随访工作生活已如常，甲状腺功能正常。

【按语】 郁证是中医学上的一个病证名，是由情志不舒、气机郁滞导致，以心情抑郁、情绪不宁、胸部满闷、胁肋胀痛、喜怒无常、咽中有异物梗塞为主要临床表现的病证。《黄帝内经》云："百病生于气也。"李老认为十鬼穴具有很好的调节脏腑十二经脉气机升降出入的功能。本例患者属于肝郁脾虚，气血逆乱，故交替使用十鬼穴可以有效地调节逆乱的气机，从而使疾病得到恢复。

二、吴棹仙

（一）医家简介

吴棹仙（1892—1976 年），名浦，字显宗，重庆巴县人，中国近现代著名中医医经学家、中医教育家，针灸学家。1905 年入巴县医学堂，1915 年毕业于重庆存仁医学校，1916 年悬壶于重庆。1929 年，国民政府发布"废止旧医案"，激起全国中医药界强烈反对，重庆市中医药联合分会成立，吴棹仙被推举为负责人之一，此间他创办了《商务日报·医药周刊》，撰写《东方生风辨》《阴阳学说》等文，驳斥余云岫等人消灭中医之谬论，为祖国医药学之生存而作有力抗争。1935 年，吴棹仙创立重庆国医药馆，兼任馆长，搜集道地药材，改良炮制方法，以应社会需要，并设施诊、施药处，普惠贫困病人。1939 年，吴棹仙创办重庆中医院和巴县国医学校。新中国成立后，自 1953 年起吴棹仙先后任重庆市第一、第二中医院院长，1957 年调至成都中医药大学，任医经、针灸教研室主任。曾先后当选重庆市政协第一、二届委员，四川省政协第二届委员、四川省第三届人大代表等。著有《灵枢经浅注》《子午流注说难》《国医生理学》《国医病理学》《中医处方学》《养石斋诗稿》等。1962 年受卫生部特邀，作为卫生部四大中医顾问之一，指导了全国中医学院统编第一版教材的审定发行。

（二）学术特色与临证医案

吴棹仙先生善于使用子午流注针法，即根据十二经脉的气血流注盛衰规律，择时选穴以治疗疾病。虽然自古至今运用时间针法的医家并非少数，但在近现代把这种古典针法的学术特色发扬光大的，吴老算是第一人，在其著作《子午流注说难》中系统地介绍这一特殊的针治手法。

1. 吴氏逐日按时开穴法

子午流注的定穴方法，明代至今，大多数医家皆是沿用《针灸大全》中的《子午流注逐日按时定穴歌》，吴氏逐日按时取穴法也是从中演变而来。吴氏逐日按时开穴法是以本日的起始时辰首开本经井穴，并按照经生经、穴生穴的原理进行开穴，到本日值日的最后一个时辰，气纳三焦或血纳心包为规律的开穴计算方法。"甲丙戊庚壬开腑之井穴，乙丁己辛癸开脏之井穴"，"阳日阳时开阳穴，阴日阴时开阴穴"。即时干属阳主进，从甲进乙，从乙进丙，从丙进丁……时干属阴主退，从戌退酉，从酉退申，从申退未……即甲日戌时，开胆井窍阴穴，胆为阳木，流注到乙日甲申时，取三焦水穴液口，木为水之所生，为生我者之意思。乙日酉时，开肝井大敦穴，肝为阴木，流注到丙日乙未时取心包络火穴劳宫，木能生火，为我生者之意思。提供了此推算十二井穴接时开穴的方法。一日之中共十二时辰，而每条经脉每日只值日十一个时辰，如果根据干进支退的原则，流注从甲日起开穴，前后经过九日，而每日值一经，每经值日十一时，十日共一百二十时，但十日仅值一百一十时，相差十时，就是阴交于阳，当每交一次，即差一时，最后交到癸日，就空下十个时辰，癸日与地支丑相配则经脉无法与新一轮值日经脉与首开穴接轨，因此肾经井穴开穴时间不能起于癸丑，这是流注当中天然的缺点，吴老也提出了解决办法，并指出了癸日不按"阳日取其生我者，阴日取其我生者"的原则，而其具体方法则是在癸日开肾经亥时开井穴涌泉，这样新一轮值日经脉与首开穴即能接轨。并且在临床运用时，他不为"时间"所困，随病变化，活用逐日开穴法，打破子午流注针法的运用局限性，增强了时间针法的临床适用性。

2. 吴氏特色针刺手法

子午流注针法，是根据气血盛衰的周期性去择时开穴针治，以调和气血，补虚泻实，纠正阴阳盛衰的治疗手法，观其不足者导而补之，扶其正；太过者疾而泻之，以祛其邪。因此，治疗既要顺其时，使经气顺行无阻，还需要配合适当手法，以提高疗效。

（1）催气手法　《针灸大成》中记载："若针下气至，当察其邪正，分清虚实。"说明针下得气，尚有正气、邪气之分。如何分辨，则根据《灵枢·终始》所说"邪气来也紧而疾，谷气来也徐而和"的不同，辨别机体的气血、阴阳、正邪等盛衰情况，施以补泻的刺法。针刺必须得气，而吴老所论得气非一般医家所述的酸麻胀重感而已，他是如此描述得气之象：进针后停针 10 分钟内，出现针下胀痛，穴位周围皮肤红晕，即表示邪气已从病所至针下，此时当立用手法泻之。但当得气效果不好，邪气不能到达针下时，则需要使用催气法，以推动经气循行，引邪外出。他所做的催气法具体操作：针内转时令患者吸气，外转时令患者呼气。阳日用偶数，用至六数时，令患者颠倒呼吸，呼气时针内转，吸气时针外转，重用六数，如法重复，直到邪气至针下，阴日则反之。吴老催气手法的特色在于他的得气论，即针刺后的胀痛表示邪气到达针刺穴位之下，当针刺后没有出现胀痛表示邪气受阻无以外出，行催气手法的目的是引邪外出，再行补泻手法即可达到扶正祛邪的治疗效果。

（2）男女午前午后分治法

1）午前男女补法：午前男女补法各不相同。午前针男子左手足，针向外转，令患者用口鼻呼气（针手用鼻，针足用口），阳日用偶数，阴日用奇数，名曰午前男子补法。午前针女子右手足，针向内转，令患者用口鼻吸气（针手用鼻，针足用口），阳日用偶数，阴日用奇数，名曰午前女子补法。

2）午前男女泻法：午前男女泻法各不相同。午前针男子左手足，针向内转，令患者用口鼻吸气（针手用鼻吸气，针足用口吸气），阳日用奇数，阴日用偶数，据病轻重而用奇偶各数，名曰午前男子泻法。午前针女子右手足，针向外转，令患者用口鼻呼气（针手用鼻呼气，针足用口呼气），阳用奇，阴用偶，名曰午前女子法。

3）午后男女补法：午后针男子左手足，用针同女子午前补针手法，左右虽不同，然而针内转、吸气则相同，称为午后男子补法。午后针女子右手足，用针同男子午前补针手法，左右虽不同，而针外转、呼气则相同，称为午后女子补法。

4）午后男女泻法：午后针男子左手足，用针同女子午前泻针手法，左右虽不同，然而针外转、呼气则相同，称为午后男子泻法。午后针女子右手足，用针同男子午前泻针手法，左右虽不同，而手法针内转、吸气则相同，称为午后女子泻法。

总之，男子午前，针内转、吸气为泻，针外转、呼气为补。男子午后，与午前相反。女子午后，与男子午前相同；女子午前，与男子午后相同。

（3）寒热手法　吴氏之寒热手法，是在烧山火、透天凉的手法基础上，配合时辰而用。

烧山火是指在施行手法过程中，患者自觉针下发热的感觉。吴氏在《说难》中对烧山火的治疗作用如此描述："振振恶寒之证，用此手法，阳日用偶数，阴日用奇数，必能使之发热。"表示烧山火具有治疗寒证的作用。吴氏的具体操作则是如下：三提一插，提针呼气，插针吸气。盖提数多，则气之出于卫分者多。即先把针刺入穴位天部，按阳日偶数，阴日奇数行提插，次进针到人部，施术同前；再进针入地部，仍用前法提插，最后从地部退至天部。如此反复操作，当针下产生热感后，出针，急按针孔，使真气内留。

透天凉是指在手法施行过程中，患者自觉针下寒凉的感觉。吴氏在《说难》中对透天凉的治疗作用如此描述："蒸蒸发热之证，用此手法，阳日用奇数，阴日用偶数，必能使之热退。"表示烧山火具有治疗热证的作用。其治疗原理则是通过手法使阴气向外，可使病人出现凉感的一种针刺手法，而吴氏对透天凉的具体操作则如下：三插一提，插针呼气，提针吸气。盖插数多，则气之入于营分者多。即先把针一次刺入穴位地部，按阳日奇数，阴日偶数行提插；次退针到人部，施术同前；再退针至天部；仍用前法提插，最后从天部进针至地部。如此反复操作，当针下产生凉感后，出针，摇大穴孔，使邪热外出。

此两种手法运用的时辰，分别是男子午前，女子午后。但如男子午后有大寒证、大热证，须要用烧山火，透天凉则反而用之。如女子午前有大寒证、大热证，须要用烧山火，透天凉亦反而用之。

（4）升降手法　《素问·气交变大论》中云："应常不应卒，此之谓也。"而吴老认为五运有倾移之时，有太过与不及之时，有常有变。而当人体五运有太过与不及之时，则会出现病理状态，即为变。气不及则郁在其中，不得上升，此时则需等待流注之日，择时开穴，取五脏五腧以发其郁而上升；而气太过则郁在其中，不得下降，此时无需等待流注之时，折其所胜者，刺脏之井、腑之合即可。

具体操作如下：五脏脏气上升之法，肝木之气郁而不升时，于乙庚日酉时刺足厥阴之井穴大敦；心火之气郁而不升时，于丙辛日未时刺包络之荥穴劳宫；脾土之气郁而不升时，于丙辛日丑时、己日酉时刺足太阴之输穴太白；肺金之气郁而不升时，于丙辛日卯时刺手太阴之经穴经渠；肾水之气郁而不升时，于丙辛日巳时刺足少阴之合穴阴谷。而按吴老所描述的，于脏气上升之取穴配合上刮针柄及引经之气之法，即可使气上行，续用补法或多补少泻法即可解因条达不畅致脏气郁于其中之病理状态。五脏脏气下降之法，当肝木之气欲降而不下时，折其所胜，刺手太阴肺之井穴少商和手阳明大肠之合穴曲池；心火之气降而不下时，折其所胜，刺足少阴之井穴涌泉和足太阳膀胱之合穴委中；脾土之气降而不下时，折其所胜，刺足厥阴肝之井穴大敦和足少阳胆之合穴阳陵泉；肺金之气降而不下时，折其所胜，刺心包络之井穴中冲和手少阳三焦之合穴天井；肾水之气降而不下时，折其所胜，刺足太阴脾之井穴隐白和足阳明胃之合穴下陵三里。按吴老所描述，降五脏气太过而郁，无需等候开穴之时，行针之时配合右手大指甲下刮针柄，使气下行，纯用泻法。

（5）调和营卫手法　吴老认为升降寒热补泻等针刺手法用毕后，于出针前必须行调和营卫手法，营行脉中，卫行脉外，调和营卫，使营有余而潜于内则濡养筋骨，滑利关节；使卫有余而散于外则温分肉，充皮肤，肥腠理，司开合。其具体操作如下：不分阳日阴日，和营用六数，调卫用九数。和营之针，针深入地部，用口呼吸，先呼后吸，吸气时针内转，呼气时针外转，不必轻提，和营之法用毕后，即令患者用鼻呼吸，行调卫之针。调卫之针，针仍在地部，用鼻呼吸，吸气时针内转，呼气时针外转，外转时把针徐徐退至天部，停针后即刻出针，出针时令患者吸气数口，将针左右轻轻旋转出针。如此之法可融和筋骨之间的营血，调匀肌膜间的卫气。

（6）卧针迎随补泻手法　《难经·七十九难》中云："迎而夺之者泻之，随而济之者补之。"即对于营卫有余或不足的时候运用迎随补泻法调和。反欲泻者，用针尖向其经脉所来之处迎而夺其气，如男子午前，针左手阳经，针芒从外往上。反欲补者，用针芒向其经脉所去之路，以济其气，如男子午前，针手阳经，针芒从内往下。迎随补泻法可调和营卫运行的有余或不足，故能治疗血气壅滞、经脉不通等病。吴老的卧针迎随补泻法，是根据针刺方向与经气的关系，结合男女午前午后经气运行的差异来调整针刺，从而实现调和营卫之气的作用。

用此法按补泻手法的男子午前、女子午后用之。如女子午前、男子午后，则与之相反用之。男子午前，针左手阳经，针尖从外往上为随，针尖从内往下为迎。针左足阳经，针尖从内往下为随，针尖从外往上为迎。针左足阴经，针尖从外往上为随，针尖从内往下为迎。针左手阴经，针尖从内往下为随，针尖从外往上为迎。凡针起穴，针尖向上气顺行之道；凡针止穴，针尖向下气所止之处。左外右内，令气上行；右外左内，令气下行。而午前补泻与午后相反，男子补泻与女子相反。因为男子之气，早在上而晚在下；女子之气，早在下而晚在上。

*案例分析——癫证

【基本信息】　田某，女，21岁，农民。

【主诉】　精神失常3月余。

【现病史】　患者3月余前因家中突发变故导致精神受刺激后出现神识不清，沉默呆滞、精神抑郁、表情淡漠，时而喃喃自语、语无伦次，时而忽悲忽喜、哭笑无常，胡思乱想，多疑易惊，夜卧不宁，心中烦热欲去衣被，不思饮食。舌红苔薄腻，脉弦细。

【中医诊断】　癫证（气郁痰阻证）。

【治则】　豁痰健脾，养心安神。

【治法】　针取流注开穴右神门甲己日卯时开，针刺右手选取之穴位，令患者用鼻呼气，针向外转行泻法，留针30分钟，隔日治疗1次，5次为1个疗程。

【疗效】　初次针后患者神识不清，哭笑无常稍减。二诊、三诊针后，患者神识较前清晰，自言自语减少，胃口已开。三诊、四诊后，患者性情较前开朗，对答自如，夜寐安，胃纳馨，二便调。五诊针后，患者神识已完全恢复正常，情绪稳定，无大悲大喜，纳可，寐安，病已基本痊愈。

【按语】　本例患者因精神刺激，所愿不遂，忧愁郁结，气郁而致津液流通不利，酿生痰涎，气痰互阻，心窍为之蒙蔽，神志因而失常。吴老选取的治疗方法，于甲己日卯时开穴右神门穴。根据明朝徐凤《子午流注逐日按时定穴歌》，神门于甲日卯时开穴，甲日与己日合用，故甲日与己日的卯时皆可取神门治疗。吴老根据病情选取相应的定时开穴法进行治疗，而定时取穴法，因对治疗时间较为严格，于临床上比较适合慢性疾病。神门为心经输穴，主治癫狂等疾病，此病病位在心，吴老根据穴位主治选取神门以收健脾安神之效，并根据《子午流注说难·补泻手法》，选取"女子午前泻法"。

第十五节　岭南靳三针流派

岭南针灸是在继承传统针灸理论的基础上，积极吸收现代西医理论，所形成的具有岭南地域特色的针灸学术理论和针灸方法。岭南针灸学术源流起源于葛洪《肘后备急方》，历经千年，其传承模式由过去单一的家传师承发展为院校教育、名医工作室传授、公开办学函授等多种模式并存，且针灸学术交流活跃，百家齐放，不断涌现出一大批优秀的岭南针灸医家，在全国的针灸学术领域中影响深远。其中以靳瑞为创始人的靳三针流派是当代岭南针灸学派的突出代表。该流派形成于20世纪80年代末，以"三穴为主，辨证配穴"的针灸处方原则为特点，以弱智、自闭、多动症等脑性疾病为临床和科研主要研究方向，在临床取穴、针法操作上独树一帜，特色鲜明，且疗效显著，在岭南地区享有盛誉。

（一）流派代表医家

靳瑞（1932年生），广东广州人，岭南针灸新学派"靳三针"疗法创始人。靳瑞出身于中医世家，幼承庭训，1955年毕业于广东中医药专科学校，留校从事医、教、研工作近50年。现任全国老中医药专家学术经验指导老师，广州中医药大学首席教授，治疗儿童弱智症首席教授。博士生导师，广东省名中医，广州中医药针灸研究会会长，广州中医学院针灸系主任，针灸研究所所长，"211工程"学术带头人。享受国务院政府特殊津贴。历任国务院学位评定委员会学科评议组组员、中医专家组员，中国针灸学会常务理事，中国国际针灸考试委员会委员等全国性重要学术团体要职。

"靳三针"疗法是靳瑞教授集历代针灸名家临证经验之精华，结合40余年临床实践总结的最新研究成果。靳瑞教授出版学术专著近30部，发表学术论文100余篇，其中部分还被翻译成英、日、德、法、意大利文在国外出版。自1985年至今靳瑞教授已培养了24个硕士和42个博士，主持的"青蒿素治疗脑型疟""智三针为主治疗精神发育迟滞""颞三针治疗脑血管意外后遗症"等研究于1979年、1997年、1998年先后获省级、国家级科研成果奖。靳瑞教授虽然年事已高，但现在还指导着10多位博士，继续从事着针灸治疗脑病的研究，向世界医学难题孤独症、弱智、多动症、脑瘫等疾病挑战，目前已取得了阶段性成果。"靳三针"疗法以其独特的组方配穴，卓著的疗效蜚声海内外。靳瑞教授多次受邀出国讲学，被美、英、法、日等十几个国家和地区聘为医学顾问或名誉会长。

（二）学术特色与临证医案

"靳三针"，顾名思义是取三个穴位来治疗各种疾病，最初是因为某些疾病治疗三次就可以治愈。如鼻炎，取鼻三针，一般治疗三次就可以控制症状，这是三针叫法的最初由来。随着靳瑞教授临床经验的积累，很多病种都总结出三个最重要、最常用、最有效的穴位组合。"靳三针"之名又体现了医易同源的理论。"三"为阳数，属少阳，阳之初生，朝气蓬勃，经久不衰，"三"有生生不息、无限扩展之意。因此，"三针"的叫法有一定的寓意。靳瑞教授始终以临床疗效为根本，尊古而不泥古，以三针为纲，去繁从简，临床上不断思考摸索，使其日趋完善，形成了现在较完整的靳三针治疗体系。靳老指出，虽然叫做"三针疗法"，但也未必要拘泥于"三"，许多疾病还要采取灵活的组穴、配穴方法，所以，"三针"只是一种思想、一个体系，临床上更重要的是辨证准确、精心施治。

"靳三针"疗法共包括37组穴，其组穴方法主要包括4个方面。第一，对于局部症状突出，或病变所涉及的组织较为局限时，靳瑞教授常以病灶的周围或其上、中、下三部选穴配方。如耳三针位于耳廓前、后方；鼻三针位于鼻柱之两侧上、中、下缘；坐骨三针则位于坐骨神经干分布的上、中、下部。这类组方，往往力专效宏。第二，根据脏腑辨证组穴配方。如定神针、定神三穴，均位居额前之阳位，主动。凡阳热有余之症，均可主治。定神Ⅱ、定神Ⅲ针，内属于胆经，胆主决断，且胆与肝相表里，肝为将军之官，开窍于目、藏魂；定神Ⅰ针处于督脉中，督脉内连于脑。故三穴合用，尤适宜于阳热有余引起的神志不宁、注意力不能集中、记忆力差等症。第三，根据经脉循行组穴。如足智针，即是在肾经"起于足小趾之下，斜行于足心"循行所过之处，故泉中、泉中内可加强涌泉穴的治疗作用，对治疗脑神醒而不清之类的疾病有非常明显的效果，如孤独症等。第四，根据腧穴协同功能组方。如智三针由神庭、本神组成，这三个穴位均含有"神"之意，"神"乃情感智力的源泉，此三穴合用，可主治神志、智力障碍性疾病，常用于治疗儿童弱智及老年痴呆，效果满意。

靳瑞教授认为，为医者第一要谦虚，人有一技长于我，则不论尊卑均应虚心求教，此为求实；第二应该勤于思考，要有自己的主见和创见。"靳三针"疗法也就是在博采众之长，结合靳瑞教授数十年临床经验的基础上，不断求实、创新而形成的。靳三针自成体系，法度严谨，主要体现在其取穴、配穴、进针方向、补泻手法、留针时间甚至加用电针的方式都有自己的规范，这些规范有其理论基础，但最终确定是以临床疗效为根本的。如眼三针，原为眼眶与眼球之间，眼球之上、下、内、外侧各一针，即"眼四针"，但靳瑞教授在临床中发现，眼球外侧一针不仅疗效不甚理想，且针刺后易出血，于是废而不用，仅取其上、下、内各一针，即现在的"眼三针"。治疗坐骨神经痛时，靳瑞教授发现，要想获得较好的疗效，一定要通电，采用连续的密波，强度以患者感到舒服为佳，通电时间可达30分钟。

靳瑞教授充分借鉴和吸收现代医学的内容，使传统针灸配方更趋于合理化、科学化和现代化。如中风偏瘫，传统针灸多以阳明、少阳经穴为主，以祛风活络为总的治疗原则。而靳瑞教授的三针则取支配患侧的脑区为主，即颞三针，再配以阳明、少阳经穴；又如治疗小儿弱智，根据人脑的记忆、思维中枢在头皮的投影区域，所以取智三针、四神针为主穴，又因为弱智患儿多有肢体功能障碍，所以再加脑三针，这样的穴位组合。使临床疗效明显提高。

1. "靳三针"精妙用穴，解疑难力起沉疴

"靳三针"疗法自创立以来，治愈众多疑难病症，以其卓著的临床疗效，得以在临床迅速推广，尤其在防治儿童弱智、脑瘫、老年性痴呆、中风等难治性脑病方面进行了系列的研究，并取得了一定的成就，显示了其潜在优势。靳瑞教授在临床上对此类患者多采用弱智四项（四神针、颞三针、脑三针、智三针），因这些穴位的分布位于大脑皮质相关的记忆、思维、躯体感觉和运动等中枢在头皮的反射区内，此种组合对大脑的治疗较有针对性，有促进大脑发育、提高智力、改善适应性行为障碍等疗效。脑的研究是一个重大的课题，"靳三针"疗法对治疗上述难治性脑病所作的努力和贡献为保护大脑开辟了新的途径。

*案例分析——智力障碍

【基本信息】 伍某，男，9 岁，学生。

【主诉】 智力低下 9 年伴癫痫 3 年。

【现病史】 该患儿足月难产，破羊水 3 日后应用催产素催生，现智力低于同龄人，不识字、不会计数、多动难静、语不连贯。自 6 岁始发作癫痫，至今仍有耸鼻、瞪目凝视，甚则手足抽搐、躯体强直、牙关紧闭、口吐白沫。查体：智商 60 分，脑电图异常。

【中医诊断】 痴呆（心肾不足证）。

【治则】 益脑充髓，交通心肾。

【治法】 以智三针、四神针配合申脉双、照海双、陶道、哑门为主。智三针为前发际与头部正中线交界为第 1 针，左右旁开 3 寸各 1 针，共 3 针。四神针位于百会穴前后左右各 1.5 寸，共 4 针。智三针用 30 号 1.5 寸毫针，针尖向下，沿前额方向垂直进针 1 寸左右，得气后留针 30 分钟，间隔 5～10 分钟捻转行针 1 次，平补平泻。四神针以 1.5 寸针，针尖向外方向平刺，入针 1～1.2 寸，得气后行捻转补泻。申脉直刺 0.3～0.5 寸，照海直刺 0.5～0.8 寸，陶道斜刺 0.5～1 寸，哑门朝下颌方向缓慢刺入 0.5～1.0 寸，好动难静加四关、劳宫、神门；喜静少动加水沟、足三里、三阴交；语言障碍加哑门、通里；运动障碍加曲池、肩髃、外关、环跳、委中、阳陵泉、悬钟等。

【疗效】 针 30 次后智商达 80 分，1 晚可做 70 道算术题，20 以内加减随口可答，语言流利，可写字及数数至 100，癫痫已不发作。嘱其服"真人益智宝"以善其后。1 年后随访已正常入学。

【按语】 儿童智力低下，《左传》称为"童昏"，祖国医学称之"痴呆""愚笨""解颅"等，症属"五迟""五软"等范畴。靳瑞教授认为，本病以脑髓不充、神识昏蒙为基本病理，病位在脑与五脏六腑。智三针相当于神庭、本神穴，古代医籍定义为其治疗神志病之要穴，因而谓之"神"。现代医学以额叶主管智力，与上三穴的古代定位不谋而合。四神针位于当脑之输，督脉交巅入络脑，膀胱经其直者从巅入络脑。该组穴位扩大了百会穴及四神聪的取穴区域及功能主治，刺之可调整"元神之府"（大脑）的功能，又可振奋阳气，益脑充髓以治疗本病。

2. 善调神安心定智，巧补泻神御气和

靳瑞教授认为医生面对的不单纯是一个疾病，同时是面对一个活生生的人。《素问·宝命全形论》云："针有悬布天下者五，……一曰治神。"将调神摆在很高的地位。这里的神，一指患者精神状态，一指医生精神专一。《类经·针刺类》曰："医必以神，乃见无形，病必以神，血气乃行，故针以治神为首务。"

靳瑞教授指出针刺治疗的内在关键就是"治神"，常用"凡刺之法，必先本于神"来教导学生，并提出了治神"九字诀"：针刺前定神、察神、安神、聚神；针刺中持针入神、进针合神、行针和神、留针实神；针刺后养神。

靳瑞教授在施术前，会让自己和患者同时调整好身心状态，如呼吸均匀稳定。针刺前他也会细心体察患者精神状态的变化，用温暖的语言宽慰患者的紧张情绪及病情，帮助患者放松心情，建立战胜疾病的信心。待患者神安后，再进一步引导其精神集中朝会。靳瑞教授认为治疗疾病其实是医患之间互相作用的"动态场"，通过医患双方的"定察安聚"可形成强大的积极力量，一直贯穿整个施治过程。靳瑞教授年过七旬，却健朗豁达，虽每日求医者络绎不绝，临诊施治，总不厌其烦，靳瑞教授常说针刺应做到"有根""有神"，所谓"有根"，即指针体应能直立固定，不可松松垮垮，东倒西歪；"有神"，是指针下要沉涩紧，即得气，若如针破棉絮，则应候气、催气。靳瑞教授施针时，必神闲气定，专心致志，持针方式亦较为独特，常以右手拇、示、中指挟

持针柄，将针垂直放于穴位上，然后将拇示二指互相推前退后，捻动针柄，在捻转时适当用力压下，边压边捻边体会手下针感，得气即止。靳瑞教授认为，这种进针方式，随着针尖接触皮肤至针入皮下、肌层，患者精神亦高度集中于所刺激之穴位，这样医患二者神气贯通，疗效往往更为显著。

除了治神，靳瑞教授也非常注重补泻手法。靳瑞教授的补泻手法以《黄帝内经》的"疾徐补泻"手法为基础，分为大补大泻和小补小泻，以及导气同精法。大补大泻以疾徐补泻法为主，具体操作是在得气后，三进一退为补，一进三退为泻。总的原则应以慢入快出为补，快入慢出为泻。进退次数并不硬性规定，可以增减。靳瑞教授提出，疾徐补泻成功的标准就是对临床体弱神倦，肢冷，脉微细等症的患者进行针刺后，应有温暖、神充、脉起的好转现象。小补小泻多在补泻的早期应用，适宜于病情较轻浅，正气较旺的病症，小补法为得气后慢慢用腕力和指力将针推到地部，然后紧压穴位 30s，迅速出针。泻法操作是得气后，快速将针插至地部，然后慢慢用力将针退出，补泻手法均只操作一次，即一度。导气同精法的要点是缓慢入针，缓慢出针以导其气，不补不泻与身体自然的营卫相同称为同精，治疗标准以不寒不热，调和为度。"补之泻之，以意和之"。靳三针行针手法治神要求心手相应，神御气和。

*案例分析——记忆力下降伴便秘

【基本信息】　郑某，女，45 岁，会计。

【主诉】　记忆力下降 1 个月。

【现病史】　患者诉 1 个月前，开始出现记忆力下降，逐渐明显，无法集中精神，头昏蒙不清，天气变化尤甚，平日睡眠时间约 12 小时，但未曾至医院诊治，未服用药物治疗。现症见：患者神志清，精神较疲倦，头昏沉感明显，无头痛、眩晕感，食纳尚可，眠多，每日午睡约 2 小时，夜眠约 10 小时，大便干硬，每 2 日解 1 次，小便调，脉细涩，舌尖红，苔白。

【中医诊断】　失神、便秘（阴阳失调证）。

【治则】　助阳化气。

【治法】　针刺四神针（位于百会穴前后左右各 1.5 寸，共 4 针）、智三针（前发际与头部正中线交界为第 1 针，左右旁开 3 寸各 1 针，共 3 针）、定神针（定神Ⅰ针位于印堂穴上 0.5 寸，定神Ⅱ针位于左阳白上 0.5 寸，定神Ⅲ针位于右阳白上 0.5 寸）、神门、足三针（足三里、三阴交、太冲）、肠三针（天枢、关元、上巨虚）、阴三针（关元、归来、三阴交）、公孙双、内关双、申脉双、照海双、涌泉双，留针 40～50 分钟，每 15 分钟行捻转补泻手法；同时温和灸四神针、肠三针、阴三针约 10 分钟。每周 2 次。

【疗效】　连续治疗 2 次后复诊，患者自觉平日头昏沉明显减轻，精神较前改善。连续治疗 6 次（3 周）后，患者诉大便较前通畅，每日解大便 1～2 次，平日精神可，每天睡眠时间约 10 小时，不午睡亦可较好地完成工作。

【按语】　本例患者于 1 个月前出现失神状态，主要表现为记忆力下降、头昏欲睡，而后导致脏腑功能失调，表现为大便干硬。本例运用靳三针调神理念为其辨证施治，四神针加灸法以升提其阳气，智三针、定神针以醒神定神，选用手三针中的神门（行补法）、内关，以安心神；选用足智针中涌泉穴以醒神通窍；配合申脉、照海调和阴阳。因患者伴有大便干硬、难解的症状，故增加温和灸肠三针、阴三针中腹部穴位以更好地助阳化气，推动胃肠运动。但考虑患者平素大便干硬，故缩短温和灸时间，避免邪热内生，加重症状。配合足三针、公孙、内关以加强行气之效，调和胃肠之功。针刺 6 次后，患者精神面貌改善，无昏沉感，排便通畅，虽未完全治愈，患者已觉神清气爽，未再复诊。

第十六节　广西黄氏壮医针灸流派

广西壮医针灸历史悠久，起源于原始时期，盛行于春秋战国，是壮族先民在长期生活生产过程中与疾病斗争的智慧结晶，且其种类繁多，极具浓厚的壮民族特色和地方特色。经过一代代人的口耳相传，壮医针灸得到了继承和发展，而广西黄氏壮医针灸流派是壮医针灸流派内部学术争鸣、理论与技术创新的结果，是壮医针灸流派的一个重要支脉。黄瑾明教授自 1965 年开始对壮医各种针刺术和灸法进行深入挖掘、系统整理和全面总结，并将针法和灸法有机结合，最终整理出系统的壮医针灸疗法并形成体系，开创壮医针灸流派。2012 年，广西黄氏壮医针灸流派传承工作室建设项目获国家中医药管理局立项，广西黄氏壮医针灸流派传承工作由此翻开崭新的一页，并对壮医针灸的传播起到积极的作用。

（一）流派代表医家

黄瑾明（1937 年生），广西贵港人，教授，硕士研究生导师，广西黄氏壮医针灸流派第一代传承人、国家级非物质文化遗产名录"壮医药线点灸疗法"传承人。首批全国名中医，第二、第六、第七批全国老中医药专家学术经验继承工作指导老师，享受国务院政府特殊津贴。黄瑾明 1965 年毕业于广西中医学院医疗专业，广西壮族自治区科学技术协会"科技兴桂"优秀科技工作者，2012 年获"桂派中医大师"称号，2017 年获"全国名中医"称号。曾任广西科学技术协会常委、广西中医学院壮医药研究所所长，现任中华中医药学会理事、中国民族医药学会理事、广西民族医药协会副会长、广西民族医药协会壮医药线点灸疗法专业委员会主任、广西中医学会学术顾问。

黄瑾明教授主攻壮医药的发掘研究和推广应用，在壮医药线点灸疗法和壮医针刺疗法方面做了大量的临床及科研工作，把壮医民间疗法引进医学殿堂，积极参加创建广西中医学院壮医门诊部，并在国内外大力推广应用壮医药线点灸疗法和壮医针刺疗法，成果卓著，开创了壮医临床研究先河。黄瑾明教授致力于壮医药的搜集、整理和研究，将壮医临床研究和实验研究有机结合，深入探讨壮医针刺疗法和壮医药线点灸的客观规律及疗效机制，体现了壮医特色，将壮医与针灸学科相结合，开创了壮医莲花针拔罐逐瘀疗法。黄瑾明教授还进一步对"壮医针刺脐环穴疗法""壮医药线点灸疗法"和"壮医莲花针拔罐逐瘀疗法"这三项特色疗法进行整合，使其优势互补，配合应用，最终形成了独具特色的广西黄氏壮医针灸流派综合疗法。黄瑾明教授 1992 年荣获国家中医药科技进步奖二等奖和广西医药卫生科技进步奖一等奖，1994 年"壮医药线点灸疗法"在美国获首届世界传统医学"生命力杯"金奖等，出版《壮医药线点灸疗法》电视录像片一部，发表壮医相关学术论文 30 余篇，出版了《壮医药线点灸疗法》《壮医药线点灸临床治验录》《中医学导论》《奇难杂症食疗便方》《伤寒六书》《中国壮医针灸学·特定穴位图解应用手册》等多部医药学专著。

黄瑾明教授曾感言："壮族医药是壮族历史文化的杰出代表，有着非常宝贵的经验和极强的实用性，如果任其湮没于民间，是对世世代代壮族先人医学成果的浪费，如能进一步挖掘并加以推广应用，将是一件利国利民的好事。"几十年来，经黄瑾明教授治愈的患者不计其数，古稀之年的黄老仍然工作在医疗的第一线，坚持每周定期出门诊，治愈了大量患者，完美诠释了"壮医临床第一人"。

（二）学术特色与临证医案

黄瑾明教授通过大量的临床和实验研究，逐渐认识到，气行则血行，气滞则血瘀，瘀久必成积，积久不散便是肿块、瘀斑、疼痛，并总结出壮医气血失衡病机，认为"疾患并非无中生有，乃系气血不均衡"，创立壮医气血理论，而黄教授在气血失衡的病机学说基础上，总结出具体病机七条：第一，诸病瘀滞，皆属于气；第二，诸病肿瘤，皆属于瘀；第三，诸病瘫痪，皆属于瘀。第四，诸病瘙痒，皆属于瘀；第五，诸病疼痛，皆属于瘀；第六，诸病疮疖，皆属于瘀；第七，诸病痿痹，皆属于瘀。并且黄瑾明教授在"调气、解毒、补虚"的壮医治疗原则的基础上提出了"祛瘀"这一基本治疗原则以此来指导临床治疗。以"气血均衡理论为核心理论"是广西黄氏壮医针灸流派的理论特色。

黄瑾明教授在临床实践中十分重视应用综合疗法，注重各种疗法间的互补，认为当代社会的疾病病因大都复杂多变，采用单一疗法无法达到预期的疗效。黄教授在长期的临床工作中摸索出一套中医与壮医相结合，而以壮医针灸为主、内治法与外治法并举、补法与泻法相兼、药物治疗与非药物治疗同用的综合疗法来治疗疾病。如治疗带状疱疹后遗神经痛，黄教授先后应用中药外敷法、壮医莲花针拔罐除瘀法、壮医药线点灸和壮医针刺等疗法疏通三道两路，调节气血。不同的疗法在临床中互相配合、相辅相成、收效甚佳。

1. 壮医针刺疗法

壮医针刺疗法历史悠久，且由于壮族地区显著的民族特色和地域特点，壮医针刺无论是指导理论，还是取穴方法或临床应用原则等，均与传统中医针刺有着明显的区别。壮医针刺法取穴区别于传统针灸选穴，它不按十四经络的取穴方法取穴，而有其独特的取穴规律和方法，主要是以点、线、面、环等取穴，面多以穴位群的形式表现，形成一个穴位面。其中，以环为穴是最具特色的命名方法，即以一个比较明显的体表标志或肢体部位为中心，环其一周取穴，并按一定的方位或方向进行命名。黄瑾明教授在整理发掘壮族民间疗法的过程中，发现了肚脐疗法。后受《六桥医话》以肚脐疗法治疗小儿惊风的案例及药线点灸疗法"脐周四穴"的启示，黄教授开始对肚脐疗法进行深入研究。经过不断的实践和总结，逐渐整理形成了一整套壮医脐环穴理论体系，并于 2010 年在第一部壮医针灸专著《中国壮医针灸学》中首次明确提出"脐环穴"穴位名。

黄教授认为脐是人整体的缩影，人体各脏腑器官在脐部均有相应的投影，可用来诊断和治疗疾病。临床上取脐环穴可以疏通三道两路、调节气血平衡。脐环穴分为脐内环穴和脐外环穴两类，均位于脐周。因脐的形态不一，有圆形、卵圆形、纵形和不规则形，在定位时，根据脐的形状，以脐窝的外侧缘旁开 0.5 寸做一圆环，称脐内环，环线上均是穴位，临床习惯取 8 个穴位，若以钟表位，把脐内环当作一钟表，以脐中央（神阙穴）为钟表表盘的中心，分别在 12 时、1.5 时、3 时、4.5 时、6 时、7.5 时、9 时、10.5 时 8 个点上取穴，习称脐内环八穴。脐外环穴以脐窝的外侧缘旁开 1.5 寸做一圆环，环线上均是穴位，根据不同的病症选取环线上不同的穴位，其主治范围包括了各科的常见疾病。

*案例分析——失眠

【基本信息】　于某，女，56 岁，文员。

【主诉】　入眠困难 5 年余。

【现病史】　患者 5 年前因不明诱因出现睡眠障碍，每晚上半夜基本不能入睡，直到下半夜 2 点以后才能入睡。长期服用阿普唑仑助眠，平时常感神疲乏力，伴右侧偏头痛，心悸不宁，心烦易怒。脉滑，舌体胖，舌质淡白，苔薄白。

【中医诊断】　不寐（脾虚肝郁证）。

【治则】　健脾化湿，清肝泻火。

【治法】　取脐内环穴（心、肝、肾、脾）、安眠三穴、发旋穴。针脐环穴，运用壮医针灸调气法。如果留针过程中身体某个部位出现疼痛，提示三道两路受阻，随即在痛点加 1 针，疼痛即可缓解，以利于调气继续进行。针其他穴位用无痛进针法，进针后不做提插捻转，不强求酸麻胀等针感，留针 30 分钟。尽可能做到自始至终毫无痛感。每日针灸 1 次，10 次为 1 个疗程。

【疗效】　针灸治疗 1 个疗程后，睡眠质量很好，神疲乏力、偏头痛等症状已逐渐消除，治疗近 2 个疗程后，睡眠正常。

【按语】　患者平时常感神疲乏力，脉滑，舌体胖，舌质淡白，苔薄白，可判断患者平素脾虚，湿邪停滞于内，故取脐环穴（脾）以健脾化湿。患者右侧偏头痛，心悸不宁，心烦易怒，说明患者心肝火旺，故取脐环穴（心、肝、肾）以泻心肝之火，交通心肾。

2. 壮医药线点灸疗法

壮医药线点灸，是流传于我国广西壮族民间的一种独特的医疗方法，黄瑾明教授在民间壮医祖传经验的基础上，开展了对壮医药线点灸疗法的发掘、整理、研究、提高及推广等工作。壮医药线点灸疗法，是采用经过药物泡制的苎麻线，点燃后直接灼灸患者体表的一定穴位或部位以治疗疾病。壮医药线点灸刺激局部穴区，通过经络传导，调整气血使之归于平衡，从而恢复人体各部正常功能。壮医药线点灸的取穴原则，可高度概括为以下四句口诀："寒手热背肿在梅，痿肌痛沿麻络央，唯有痒疾抓长子，各疾施治不离乡。"其原则包括以下几个要点：

1）凡畏寒发冷的疾患，选取手部穴位为主。

2）凡发热体温升高的疾患，选取背部穴位为主。

3）凡痿废瘫痪诸症，选取该痿废瘫痪之肌肉处的穴位为主。

4）凡痛症，选取痛处及邻近穴位为主。

5）凡麻木不仁症，选取该部位经络的中央点为主。

6）凡瘙痒诸症，取先痒部位的穴位为主。

7）凡肿块取局部梅花穴，癣及皮疹类疾患取局部莲花或葵花穴。

壮医药线点灸疗法在治疗疾病上不仅有着显著的疗效，且优势明显。首先，其无毒副作用，而且还有很强的协同性，与西药或者中药等联合应用可以较好地提高临床治疗的效果而且无各种不良反应；其次，壮医药线点灸不仅经济低廉，操作简单易学，对环境不会造成污染，燃烧药线不会产生烟雾，适合临床推广应用。临床医疗实践证明，壮医药线点灸疗法具有通痹、止痛、止痒、祛风、消炎、活血化瘀、消肿散结等功效。其适应证范围非常广泛，凡内科、外科、儿科、妇产科、皮肤科、男科、五官科等临床常见病、多发病均可治疗，还可治疗不孕不育症等疑难杂症，对某些疾病有立竿见影之功效。

---

*案例分析——小儿厌食

【基本信息】 罗某，女，3岁。

【主诉】 不思饮食半年余。

【现病史】 家属诉患儿不思饮食半年有余，常发脾气，自己不主动要求进餐，就餐时间因父母催促进食啼哭不止。各检查无殊。舌淡红，苔白腻，脉细滑。

【中医诊断】 小儿厌食症（脾胃不和）。

【治则】 调气扶正，健运脾胃。

【治法】 取谷线、四缝、足三里、百会穴。谷线穴：位于剑突尖端与脐窝连线的中点处，做一条与腹正中线垂直的连线，两端距前正中线4寸，一般将此线分为6等分，每两等分之间和两端各取一穴，共7穴。四缝穴：仰掌伸指，在示指、中指、环指、小指掌面近端指关节横纹中点处。操作：医师右手示指和拇指持药线的一端，露出线头1~2cm，将露出的线于酒精灯上点燃至线头有圆珠状炭火星，有炭火星线端对准穴位，顺应手腕和拇指的屈曲动作，拇指指腹稳重而敏捷地将有圆珠状炭火星线头直接点按于穴位上。谷线、足三里、百会穴施以补法，即药线炭火星点按于穴位上之后，迅速用手指揉按该穴位数秒，此时有一股热气向穴位深处传导；四缝穴用泻法，即药线炭火星点按于穴位上之后，不施加任何按压或其他手法。四缝穴每次点灸3壮，谷线、足三里和百会穴每次点灸3壮，点灸每日1次，5日为1个疗程。

【疗效】 当日上午点灸后，患儿中午饭量增加。继续每日点灸1次，并每天口服中药2次，连续治疗5日，以巩固疗效。此后随访半年，患儿饮食正常。

【按语】 厌食症是小儿常见病，常见于1~6岁的儿童，城市儿童发病率较高。黄瑾明教授认为小儿厌食是由于暑湿之毒阻滞谷道，或机体虚弱，谷道功能不足，谷道的化生和调节枢纽（肝、胆、胰）功能失职，谷道不畅，故天、地、人三气不能同步运行所致。黄教授提出治疗首先要调气，气调则谷道畅通，瘀滞暑湿之毒易于祛除，气调则化生及调节枢纽脏腑功能易于恢复。黄教授采用多种珍贵壮医药材制成药液浸泡过的药线，点灸小儿的谷线、四缝、足三里及百会穴，达到了健运脾胃、清热化积、扶正培元、提神醒脑、通调谷道的治疗作用。

3. 壮医莲花针拔罐逐瘀疗法

壮医莲花针拔罐逐瘀疗法是第一代传承人黄瑾明教授挖掘整理、创新形成的一种极具民族地方特色的外治疗法。莲花针拔罐逐瘀疗法是将针、罐佐以壮医特制药酒联合作用于体表，通过特制梅花针浅刺从而激发正气，周流三道两路，疏通瘀滞，使气血自和，天、地、人三气平衡协调的治疗方法。

黄瑾明教授认为单一的针刺或拔罐无法直接排出体内各种毒邪，而莲花针叩刺时不仅刺激了相关穴位，直接作用于龙路、火路在体表的网结，还可将体表皮肤毛孔打开，提高局部皮肤的通透性，刺激皮肤神经网络；拔罐时，一方面可将体表微循环内的代谢产物、瘀滞的气血直接从毛孔中吸出，另一方面，瘀血和毒血排出后可改善局部血液循环，缓解局部痉挛的肌肉和血管，调节血管壁紧张度，改善组织缺血缺氧，促进新陈代谢，增强网状内皮系统的吞噬作用，有利于消散炎症。火罐的负压作用还可使局部组织充血，皮温升高，产生类组胺样物质，增强器官功能，提高机体免疫力。负压和莲花针叩刺所产生的机械刺激可通过中枢反射，发挥对神经体液及精神活动的良性调节，从而改善血管功能及血液成分，促使有毒有害物质排出。黄氏壮医莲花针拔罐逐瘀疗法常取壮医针灸特定穴位，包括天部穴位、人部穴位、地部穴位三大类，以患部取穴及背部取穴最常用，患部喜用梅花穴、莲花穴、葵花穴、长子穴、膝关穴等，背部喜用背廊穴、夹脊穴、龙脊穴、项棱穴、背八穴等。

---

*案例分析——急性腰扭伤

【基本信息】　陈某，女，46岁，保姆。

【主诉】　腰扭伤疼痛1个月，加重1周。

【现病史】　患者自诉1个月前因提重物扭伤腰部，先是出现闪电样疼痛，继之出现腰部板硬强直，弯腰受限。近1周来疼痛加剧，不能起床，不能端坐大小便，不能转侧及弯腰，由人扶持前来就诊。

【中医诊断】　腰痛（气滞血瘀证）。

【治则】　活血祛瘀，通络止痛。

【治法】　取腰龙脊、骶龙脊、肾俞、大肠俞、膝弯、委中、环跳、后溪、骶鞍环。采用特制梅花针浅刺肾俞、骶鞍环穴，配以拔罐疗法，隔日1次，连续10次。壮医药线点灸腰龙脊、骶龙脊、膝弯、大肠俞、委中、环跳、后溪穴等，每穴点灸3壮，均用泻法。隔日治疗1次，10次为1个疗程。

【疗效】　经一诊治疗后，疼痛明显减轻，以后日见好转。连续治疗10次后，患者腰痛由减轻直至消除，诸症亦完全消除。随访半年，疗效巩固。

【按语】　急性腰扭伤中医学属实证"腰痛"范畴，该患者为腰部经络气血运行不畅，气血阻滞不通，瘀血留着而发生疼痛。壮医认为，急性腰扭伤是由于外感、外伤或内伤，使腰部龙路和火路瘀阻不畅而引起的，以腰部一侧或两侧疼痛为主症的一种病证，病属壮医的"龙路病""火路病"的范畴。拔罐疗法是利用罐内的负压，使罐吸附于施术部位，造成瘀血现象来治疗疾病的方法。具有温经活血、通络止痛之功，加用莲花针叩拔结合，可祛瘀生新、增强疗效，此法以泻为主、活血祛瘀之法，凡属气血瘀滞者均可应用，上法中取肾俞穴温经通脉，阿是穴祛瘀止痛之功，大肠俞则为下腰椎损伤之常发点，取其能活血通络，取委中穴仍为"腰背委中求"之义，用其刺络更泻其邪，祛瘀止痛。

第十七节　新疆徐氏针灸流派

新疆徐氏针灸流派由徐占英创立，流派注重针刺手法操作，提出以"神阙为十字中心取穴"方法为基础的"针刺调阴阳论"，推崇透刺、艾灸等方法治疗中医内科疾病、脑病、妇科病等，尤其对中风后遗症、各种痛症、月经病的辨证、选穴与配穴方面颇有建树，并在中医治未病方面具有独到见解。徐氏针灸流派始终如一地坚持继承、发展和弘扬中国传统医学，坚持"中西结合、融西贯中"，形成了独特的针灸学术体系。

（一）流派代表医家

徐占英（1941年生），河北泊头（原交河县）人，中共党员，新疆医科大学中医学院直属医院主任医师，教授，硕士研究生导师，新疆维吾尔自治区名老中医，新疆首批老中医药学术经验传承导师。曾担任第一届新疆针灸学会常务理事，第二届新疆针灸学会副会长，自治区中医民族医药高级职称评委，民族医药专家学术经验继承工作指导老师，全国高等中医院校针灸教学研究会理事，新疆医科大学中医学院针灸教研室主任、临床教学部副主任等。

徐占英教授1967年毕业于北京中医学院，1967～1968年参加周恩来总理派出的626医疗队，赴甘肃张掖开展中医针灸临床工作。1974～1980年，在温泉县人民医院工作，担任党支部委员，主管青年医生工作。运用中医药针灸简便廉效的特点，在基层用一把草、一根针为各族农牧民治疗疾病，各种疑难杂症得到有效治疗，被当地农牧民誉为"神针"。1980年因工作需要调到乌鲁木齐，在新疆中医学院担任针灸学教学工作，组建针灸教研室，并担任第一届副主任（常务）。1986年创建了第一个针灸临床教学实训基地——中医学院直属医院针灸科，任临床教学部副主任。在教学和临床工作中多次与第一附属医院进行科研合作，1991年参编出版《单穴临床集锦》一书（任副主编），1994年此书荣获中国中医研究院首届"医圣杯"三等奖。同年，成为新疆首位针灸硕士研究生导师，治学严谨，带教有方。徐占英教授讲授针灸经典，深入临床实践，充分利用医院、研究所的设备与资源，并与地方病研究所、新疆医科大学第一附属医院建立业务关系，带领研究生完成了《针灸治疗地方性甲状腺肿的临床研究》《维筋相交理论指导针灸治疗中风后遗症的研究》等，为新疆医科大学中医学院针灸硕士点建设奠定了基础。在针灸理论及临床研究方面均有深厚的造诣，长期致力于研究针灸治疗中风后遗症、肝炎、强直性脊柱炎、类风湿关节炎、消化系统疾病等，发表论文十余篇。1998年荣获"全国医药界精英"荣誉称号。

（二）学术特色与临证医案

1. "针刺调阴阳论"治未病与已病

徐占英教授认为，疾病的症状表现虽然各不相同，但究其根本原因是由于阴阳失调、正虚邪胜。正如《素问·生气通天论》所言："阴平阳秘，精神乃治；阴阳离决，精气乃绝。"针灸的治疗作用在于"调和阴阳""扶正祛邪""疏通经络"三个方面。在人体疾病未形成之前，针灸通过疏通经络以扶助正气，进而预防疾病的发生；患病之后，针灸亦可通过疏通经络，使失调的阴阳恢复协调，阻止疾病的发展，达到治愈疾病的目的。

经过多年临床经验，徐占英教授总结出了以"神阙为十字中心取穴"方法为基础的"针刺调阴阳论"。具体取穴方法如下：纵行取穴——中脘、下脘、神阙、气海、关元；横行取穴——神阙、天枢、大横。神阙为先天之根蒂，后天之气舍，有培元固本、回阳救逆、健脾益气、和胃理肠之效。中脘乃胃之募穴，又为八会穴之腑会，有健脾和胃、调理胃肠功能之功。气海为肓之俞，可扶正固本、培元补虚、温阳益气。关元为足三阴经与任脉交会穴，小肠之募穴，有补肾固脱、补阳益气、通调三阴、泌别清浊的功能。天枢属足阳明胃经，大肠之募穴，有行气活血、理气止痛、调理肠胃的功效。大横属足太阴脾经，为足太阴、阴维脉交会穴，有健脾益气、通调肠胃的功能。而从经脉循行路线来看，纵向穴位均隶属任脉，与督脉、冲脉共系"一源三歧"，督脉的分支与任脉并行，督脉"总督诸阳"，任脉乃"阴脉之海"，冲脉为"十二经之海"和"血海"，纵行之中脘、下脘皆有健脾和胃、益气理肠之功，关元、气海、神阙皆有培元固本、补肾益气之效，故取此纵行的诸穴，可达协调阴阳的目的。而冲脉与阳明、少阴并行。胃为"水谷之海"，脾胃为"后天之本"，天枢为胃经穴，大横为脾经穴，与前五穴同用，可共同调整督、任、冲脉及脏腑功能，气血同补，通调先后天之阴阳之气。

　　而徐占英教授的治未病思路是在十字取穴的基本处方基础上，结合选取督脉、膀胱经背俞穴——大椎、风门、肺俞、心俞、膈俞、肝俞、脾俞、肾俞，以及足阳明胃经穴足三里、足太阴脾经穴三阴交。大椎属督脉，亦为手足三阳经与督脉之交会穴，风门属足太阳膀胱经，亦为督脉与膀胱经之交会穴，有提高免疫力、固卫补虚的作用。膈俞为血会，可用于养血活血。肺俞、心俞、肝俞、肾俞为五脏背俞穴，是协调脏腑阴阳、气血运行的重要俞穴。加之胃经合穴足三里、脾经腧穴三阴交，共奏健脾养胃、益气养肾的作用。诸穴均施以平补平泻手法，以激发经气，提高抗御外邪的能力，达到阴平阳秘、补益正气的目的。

2. 善用透刺法

　　在众多针灸疗法中，徐占英教授尤擅运用毫针透刺法治疗各类疾病。透刺法是指毫针从某一个穴位刺入后，针尖沿着某一个特定的方向，直至另一穴位，从而获得较强的针感，使针刺疗效得以提高。早在《黄帝内经》中即有对直针透刺、横针透刺、一针多向透刺等刺法的描述。清代周树冬所著的《金针梅花诗抄》云："人身之经脉既是纵横交叉，而孔穴更是鳞次栉比，或前后相对，或彼此并排。相对者则直针可贯通也，并排者则斜针可连串也……一针直透也，不但双穴可以前后互通，而且两经亦可彼此连贯矣……"徐占英教授认为，在透刺法的运用过程中，需根据患者的年龄、体质等情况的不同，施以不同的针刺强度，避免晕针等针刺意外的发生。在手法操作的过程中，需要借助押手的配合，以期准确透达目的穴位，防止断针或滞针的发生。另外要注意透刺部位的解剖关系，避开大的神经干和血管，避免刺伤重要脏器。透刺针法的作用，不仅是对起始穴位和所透达的穴位起到了治疗作用，而是透刺过程中所有经过的穴位和穴性共同发挥治疗作用。若运用得当，其在某些疾病的治疗中所取得的疗效，确非一针一穴的针刺方法所能达到的。

　　*案例分析——经间期出血

　　【基本信息】　张某，女，22岁，学生。

　　【主诉】　月经间期出血半年。

　　【现病史】　患者每次月经经期7日，经量较多，色暗，近半年来，每次月经后1周即有血性白带，月经后2周开始少量出血，色暗，白带多，伴有小腹及腰部疼痛，肠鸣音增多。舌体微胖、舌苔薄白，脉细。辅助检查：未见明显异常。

　　【中医诊断】　崩漏（气血亏虚证）。

　　【治则】　温肾助阳，补气摄血。

　　【治法】　以神阙为中心的十字取穴（神阙、中脘、下脘、关元、气海、天枢、大横）、中极、郄门、足三里、阴陵泉、三阴交、内关、太冲、交信、地机。神阙温罐灸，足三里、地机、三阴交、关元、气海温针灸，余穴平补平泻法。治疗每日1次，留针20分钟，10次为1个疗程。

　　【疗效】　经治疗1个疗程后，患者月经恢复正常，经间期未见出血，诸症消失。

　　【按语】　本例患者原由肾阳不足，脾气虚损，致气不摄血，血不循经而行，出现崩漏之症。肾为先天之本，主藏精。脾胃乃后天之本，气血生化之源。肾气足，精乃藏，则生化充而气血强，则气有所摄血有所归矣，月经可如期而至。脾胃健运，气血充于冲任二脉，营血调和，充养胞宫。若肾气不足，脾胃虚弱，运化失司，气血生化乏源，则人体气血亏虚，或脾气虚损无力统摄血液，而发为本病。徐教授本着通调督、任、冲、带奇经的作用，贯通足少阴肾经和足阳明胃经，取穴中以任脉腧穴神阙、气海、关元为主，加上调脾胃的基本穴位构成了以神阙为中心的十字取穴基本处方，诸穴合用，先后天通调，共奏健脾补肾、理气止血之功。

第十八节　台湾董氏奇穴流派

（一）流派代表医家

　　董景昌（1916—1975年），祖籍山东平度。年少时跟随父亲系统学习针灸，18岁即在乡里独立行医，曾在青岛悬壶数载，一时声名鹊起。后入伍从军，在部队中行医 30 多年，先后医治数万人。1949 年董景昌举家迁往中国台湾地区，在台北传授家传针法，由董景昌传授的穴位有别于传统十四经穴系统，是以董氏家族数十代的针灸经验精华加以创新而自成一派的学说，因此被称为"董氏奇穴"。1971 年他为柬埔寨总统朗诺治疗半身不遂，只施了四次针后，朗诺的半身不遂即愈，让外国人见识到了中国针灸的神奇。因感其针术高超，台湾地区时人盛誉其为"当代针圣"。

董景昌将其一生所学整理成《董氏针灸正经奇穴学》，于 1973 年首次公开出版，在书中，董先生自述："景昌先祖所传针术异于十四正经脉络，所设穴道部位也与三百六十五穴大不相同，且重针轻灸，治法简便而功效显著，甚多诊断为难治之症，均经以祖传针术神速治愈。故董氏奇穴乃宗奇法，循奇道，致奇用，另有渊源，自成一派。"董景昌先生虽自成一套独特的经络思想，但他并没有摒弃传统经络腧穴，临床时仍常以十四经穴位搭配董氏奇穴而发挥奇效。

为弘扬董门绝学，董先生摒弃门户之见，打破先祖不传外姓之常规，开门授徒，传授董门针灸绝技，拜入门下者 70 余人，其徒弟以《董氏针灸正经奇穴学》为蓝本，再加入自己所闻及经验，编写《董氏奇穴穴位诠解》《董氏奇穴治疗析要》《董氏奇穴原理解构》《董氏针灸奇穴经验录》《董氏针灸全集验证》等著作，打破了董氏针灸"只有实际效能，而无具体理论"的局面，也由过去的董氏奇穴之称谓变成了董氏针灸，使得董氏针灸之理论和临床经验不断丰富完善。

（二）学术特色与临证医案

董氏奇穴属于经外奇穴，奇穴的分布及应用，既源于传统的经络系统和针灸方法，又有所创新而独具特色。董氏所称共有 740 穴，首次公开了 180 多个穴位，后来又补充到 200 多个穴位，穴位之间没有经络相接，也没有所属脏腑，广泛分布于人体手掌、手指、上下臂、足底、足趾、大小腿、耳朵及头面和躯干等部位，大致分为 12 组。手指部称"一一部位"，手掌部称"二二部位"，前臂部称"三三部位"，后臂部称"四四部位"，足底部称"五五部位"，足背部称"六六部位"，小腿部称"七七部位"，大腿部称"八八部位"，耳朵部称"九九部位"，头面部称"十十部位"，另有"后背部位"及"前胸部位"，共 12 个部位。

1. 董氏奇穴穴位分布及取穴规律

（1）命名朴素　董氏奇穴之命名，朴素直观，容易掌握。如正筋、正会、肩中（以部位命名），木火、水金、土昌（以五行命名），明黄、天黄、肺心（以五脏命名），妇科、眼黄、肝门（以主治命名）。

（2）贴骨分布　董氏奇穴多近骨缘分布，讲究贴骨进针，以骨膜传导体现针刺效应，疗效显著。如"一一部位"及"二二部位"的穴位均贴骨；"三三部位"的心门穴、肝门穴、肠门穴；"五五部位"的海豹穴、木妇穴；"六六部位"的火主穴、门金穴；"七七部位"的四花上穴、足三重穴等，均贴骨缘。尤其在治疗久病，重病及病位在骨的疾患时，多贴骨取穴。如妇科、还巢二穴贴骨进针，治疗年久不孕有特效；灵骨、太白贴骨缘进针，治疗偏瘫及坐骨神经痛。

（3）穴位组合　董氏奇穴多应用组合穴，即多个穴位为一组，多穴一名，针刺效应相同。如胸腹及后背穴位，均以组合穴出现，多用刺血针法。再如驷马穴、上三黄，下三皇、外三关等，均为三穴并列，跨越身体某一区段。而在治疗脏腑病变时，多在大腿部取组合穴施治。如通关、通山、通天三穴组合称为三通穴，治疗各种心血管系统疾病均有特效。

（4）全息通应　在中医天人合一学说中认为，每一个局部均与全体相关，每一个局部均能反映全体，也皆能以之治疗全体，这就是全息理论的观点。董氏奇穴针灸属于多层次的全息针灸学，认为整体中任何一个独立部分都是整体的缩影。诸多特效奇穴的创立均与此原理有关。例如位于口唇边的水金、水通二穴，正当面部全息倒像之肺及气管所在处，其全息正像则为下焦之肾脏所在，故以"金""水"命名，有补气益肾的作用，治疗久病肾不纳气之哮喘有特效。

（5）脏腑旁通　脏腑旁通理论来源于《黄帝内经》中六经之开阖枢变化。《素问·阴阳离合论》及《灵枢·根结》言："太阳为开，太阴为开；少阳为枢，少阴为枢；阳明为阖，厥阴为阖。"基于

"同气相求"，与脏腑经络相配合，如此便构成了肺与膀胱通，脾与小肠通，心与胆通，肾与三焦通，除五脏别通外，心包络也应与胃通，因此确立了五脏六腑全能相通的六脏别通论。

2. 董氏特色针法

董氏不甚强调补泻刺法，同一穴位如果采用不同的针刺方向和不同的进针深度，其治疗的病症也不同，如同"肾关穴"（阴陵泉下 1.5 寸），正刺可补脾，而如果向后方向刺入，则可补肾。总结其特色针法主要有以下几种：

（1）倒马针法　于一个部位同时取一组穴位刺之，一般情况下同时取 2～3 穴，为加强疗效的一种特殊针法。两针并用为小倒马针，三针并用为大倒马针。具体操作可依序扎针，均以得气为度。董氏奇穴中的很多组合穴，需要倒马应用。每穴均以得气为要。十四经穴亦可应用倒马针，如内关、间使同时取穴。倒马针法的应用，是董氏奇穴的独创，临床用于治疗各种痛症及脏腑病变。

（2）动气针法　即动引其气之义，即在某个特定穴位进针得气后，边捻针边令患者活动患处的方法，病痛往往可立即减轻，表示针穴与患处之气相互通应，起到疏导与平衡作用，停止捻针后，视情况留针或出针。如果病程短，治疗效果好，可立即出针；若病程较久，则宜留针，其间必须捻针数次以行气，同时令患者不断活动患处以引气。如果病在胸腹部或在脏腑，或属气郁、神志病变，则可同时配合按摩胸腹，亦可令患者作自然的深呼吸，或用意念引导，使针穴与患处之气相引。动气针法适用于肢体病变、脏腑疾患及各种神经、精神疾病。

（3）牵引针法　即先以健侧远端取穴为治疗针，再于患侧远端取相关穴位做牵引针，然后两端同时捻针，交互感应，遥遥相引，这样患处必在两穴之间，再配以动气针法，通而调之，往往立见奇效。如治疗膀胱经型的坐骨神经痛，先取健侧手上的灵骨、大白二穴为主治穴，再于患侧远端取膀胱经之束骨穴作牵引针。牵引针法真正起到了"牵一发而动全身"的作用。

（4）不定穴针法　体现了董氏针法的灵活性。不论病轻或重，必有其治法。董氏云："病非人身素有之物，能得亦能除，言不可治者，未得其术也。"此针法讲究治病无定穴，取穴无定处，注重疾病的外在感应（知象则理在其中），正所谓"睹其应，而知五脏之害"。遇到疑难杂症，必凝神入定片刻，待心境澄明而迅速查明其显示穴位并下针，往往针到病除，立显其效。

（5）刺血针法　古法针灸，最重刺络放血。董氏奇穴针灸有独具特色的"络病理论"，认为"久病必瘀""怪病必瘀""重病必瘀""痛症必瘀""难病必瘀"。凡病经数次针治，未见病情改善，这时董氏认为必有瘀血阻滞气机，当在相关区域寻找瘀络，刺络放血，以决凝开滞、涤痰祛瘀、泻热活血、排毒利湿，使恶血邪气尽出，立起沉疴痼疾。所谓"祛一分瘀血，则存一分生机"。董氏针法将毫针与三棱针完美结合，达到了"气至病所"和"邪有出路"两层目的，真正体现了身心合一、形神兼调的治疗原则。

＊案例分析——多囊卵巢综合征

【基本信息】　唐某，女，35 岁，教师。

【主诉】　月经不调 7 年余。

【现病史】　患者 7 年前无明显诱因出现月经不调、闭经半年或月经持续 1 个月不净，量少，咖啡色。于外院诊断为"多囊卵巢综合征"，间断口服达英 35、二甲双胍、黄体酮，停药后月经不能自行来潮。刻下：体重 61.6kg，纳可，二便调，夜寐可。舌暗苔薄黄腻，右关脉尺沉。辅助检查：性激素，黄体生成素 12.74mIU/mL，卵泡刺激素 4.56mIU/mL，睾酮 3.55nmol/L。阴道超声提示：右卵巢约 3.5cm×2.5cm×2.2cm，左卵巢约 3.7cm×2.7cm×2.2cm，双卵巢可见多个小卵泡，单切面数目多于 10 个，直径小于 1cm。

【中医诊断】　闭经（脾肾气虚，痰瘀互阻）。

【治则】　健脾益气，祛瘀化痰。

【治法】　取妇科穴（大拇指第一节近尺侧面）、还巢穴（环指中节桡侧的中点）、天皇穴（阴陵泉）、人皇穴（三阴交）、照海。操作时，采用 1.5 寸毫针施术，妇科穴、还巢穴、天皇穴、人皇穴均贴骨进针，针刺得气后，不施加补泻手法，留针 30 分钟，双侧照海穴附近有小瘀络予点刺放血。每次治疗 3 分钟，每周 2 次，连续治疗 12 周，月经期间不予针刺。

【疗效】 治疗 12 周后体重 58kg，复查各项指标：性激素，黄体生成素 6.91mIU/mL，卵泡刺激素 7.57mIU/mL，睾酮 0.42nmol/L。阴道超声提示：右卵巢约 3.8cm×2.4cm×2.2cm，左卵巢约 2.9cm× 2.2cm×1.8cm，右卵巢可见多个小卵泡，单切面数目多于 10 个，左卵巢单切面可见 8~9 个小卵泡，直径小于 1cm。治疗期间患者共来月经 3 次，1 次月经为咖啡色，量少，持续 20 余日，2 次月经量正常，色红有血块，持续 5 日左右。半年后电话随访，患者每 2 个月来 1 次月经，量正常，色红。

【按语】 多囊卵巢综合征属中医学"月经量少""闭经""不孕""月经后期""崩漏"等范畴，肾虚血瘀是根本病机。肾气充盛是任通冲盛的基础，而冲任流通，气血畅达，卵子才能顺利排出。冲任之流通，取决于肝之疏泄，气血畅达。冲为血海，任主胞宫，足厥阴肝经络阴器，循少腹，与冲任二脉互为沟通。肝之疏泄功能正常，调畅气机，条达气血，冲任二脉得其所助，则二脉通畅，卵子得以顺利排出。

根据董氏针灸穴位解剖与五脏对应的规律，还巢穴的解剖部位与肝、肾副神经相通，故能疏肝理气、补益肾气。还巢穴位于环指，循行于三焦手少阳之脉，能够理三焦之气。三焦一则通行诸气，二则运化水湿，三焦利则气运正常、瘀血得去。妇科配还巢穴，是董氏奇穴中治疗妇科疾患的一组特效穴。根据全息通应理论，妇科穴区段对应子宫，可以调节诸多女性生殖器相关疾病，该穴在肺经上，依据五行相生理论，金生水，意在纳气补肾。天皇穴和人皇穴乃董氏针灸下三皇穴中的两穴，两穴相配，运用"倒马针法"，有温肾运脾、清利湿热之效。基于董氏针法的"络病理论"，以毫针通经调气，以三棱针刺络放血，气通血活，疾患得除。多囊卵巢综合征主因肝脾肾失调所致，而小腿及脚踝内侧为足之三阴脉所过，故寻其所过之瘀络反应点照海点刺放血可决凝开滞、泻热活血、祛瘀通络，使邪有出路。

第一节　程莘农

一、医家简介

程莘农（1921—2015 年），原名希伊，号莘农，江苏淮安人，中医、针灸专家，中国中医科学院教授，主任医师，博士研究生导师，中国工程院院士，首届国医大师，联合国教科文组织人类非物质文化遗产代表作名录"中医针灸"代表性传承人。

程莘农先生年幼时便随父学习中医，1936 年拜当地著名老中医陆慕韩为师，19 岁时便独立挂牌行医，1947 年获得医师证书。1955 年，程莘农先生考入江苏省中医进修学校第一期进修班，次年毕业后留校任针灸教研组组长。此后，程老先后调任北京中医药大学任针灸教研组组长和中国中医科学院针灸研究所临床经络研究室主任，从事针灸临床、科研、教育工作多年，取得了极为丰硕的成果。程老拓荒针灸早期教育，编写了《针灸学》《针灸临床取穴图解》《简明针灸学》等教材，他还与杨甲三教授合作，为北京电影制片厂拍摄了《十四经点穴法》科普电影，在全国公演，并获得了卫生部科技成果奖乙等奖。程老也是中医针灸国际传播的开拓者，1975 年国务院批复在北京、上海、南京建设国际针灸培训中心，为国外来华医生举办各种层次的中医针灸学习班，程老被任命为北京国际针灸培训中心副主任，负责临床带教和对外教学。

程老说："经络研究最重要的是探讨古代经络学说中所揭示的人体上下内外联系规律的科学价值与现代生命科学之间的关系，而不能完全只对经络学说中的理论进行验证，更不能按图索骥寻找人体经脉循行线路。如果我们孤立地只研究经络的循行轨迹，就忽视了经络的整体系统性，得出的结论只是片面的。"他从经典文献入手，以客观务实的态度开展现代经络实质研究，20 世纪 80 年代起，主持了由卫生部牵头的、全国几十所院校和单位参加的"循经感传和可见的经络现象"的研究。从人体群普查、各种生物学指标研究以及现代物理学（如声、光、电、热、磁、核等）研究等方面进一步证明了经络的客观存在，获国家中医药管理局科技进步奖乙等奖。1990 年，主持的"经络的研究"列入国家攀登计划，程老被聘为首席科学家。

二、学术思想与针灸验案

（一）注重经络辨证

程老注重经络辨证，对经络辨证理论有比较全面系统的认识。认为经络辨证能以经知脏，是其捷径。尤其对十二经辨证有许多独到的见解，认为只有熟记经络循行，认清病候归经，才能够准确地进行经络辨证。经络循行和病候归经在经络辨证中具有重要作用。"有诸内必形之于外"，任何疾病都以其一定的"病候"表现于外，"经络所通，病候所在，主治所及"，各经脉病候与其经脉、络脉、经筋、皮部的循行分布特点密切相关。通过对病候进行分析，判断病在何经、何脏（腑），据此进行处方配穴，或针或灸，或补或泻。

在经络辨证中，程老还重视奇经八脉辨证。奇经八脉是经络系统的重要组成部分，与十二经脉密切联系，对十二经脉气血起着统率、联合和溢蓄、调节的作用。因此，临床中多经同病的复杂疾病状态，多反映于奇经，奇经八脉辨证方法与规律，也就成为解决疑难问题的重要方法。

（二）强调穴性理论

程老作为中医专家，对于中药的药性有比较透彻的认识，后学习针灸，对腧穴与中药、中药处方与针灸处方做到了融会贯通，进而提出穴性理论。他认为用药用穴都是在中医学基础理论指导下进行的，穴位和中药的作用常有异曲同工之妙。例如，"补中益气"，用药则用补中益气汤，用穴则用百会（升麻、柴胡）、关元、气海（人参、黄芪）、足三里（白术）。心肾不交，方剂选用交泰丸以交通心肾，以黄连为君，肉桂为臣，而针灸即可选取心经和肾经原穴，神门为君，太溪为臣，也可取心经经穴神门和肾经经穴太溪，还可取心包经八脉交会穴内关和足三阴经交会穴三阴交，又可取背部的心俞和肾俞。他认为一位针灸大夫对每种病症至少要会开三张方子，治疗时方可随机应变，左右逢源。

程老结合穴性理论还总结出了很多用之有效的临床用穴经验。如"一窍开，百窍开，窍闭不开取百会"，百会为手足三阳，督脉之会，升清举陷，醒脑开窍，百会刺法宜轻浅。"手足震颤取手三里、足三里"，阳明者水谷之海也，滋水涵木，息风止颤。《素问·调经论》云："人之所有者，血与气耳。"合谷调气，太冲和血，"调和气血取合谷、太冲"等，用之指导临床，疗效好，且容易记，为后学者总结了宝贵的临床经验。

另外，程老对特定穴的认识与应用，也有其独特的经验，总结了络穴、任脉会穴、募穴和背俞穴等的作用特点和治疗规律。他认为辨证益精，治疗益专，坚持守法方治疗，不宜轻易变更。因为治疗疾病是由量变到质变的过程，慢性病需坚守原方治疗较长时间才能获效。针灸临床取穴的多少亦应以证为凭，以精为准，以适为度，以效为信，取穴多少，当以大、小、缓、急、奇、偶、复为原则，不能胶柱鼓瑟。

（三）改良三才针法

程老在明代针灸名医徐凤所著《针灸大全》收录的《金针赋》所载三才针法的基础上，经临床改良，形成了自己独特的针刺方法——程氏三才针法，包括动手探穴之后的指实腕虚持针法、三才进针法、震颤催气法和飞旋补泻法，四步一体，动作连贯，得气为先，快速有效。程老指出，腧穴定位是针刺环节中重要操作，是疗效保证的基础，必须经过"经验取穴"和"动手探穴"两个步骤，即先据常规取穴法定出穴位的大概所在，然后施以循、摸、按、压等手法以精确定位。正如《针灸资生经》中记载："须按其穴疼痛处灸之方效，按其穴之酸疼处即受病处。"压痛点既可用于诊断，也可用于治疗，因此临证中他尤重视压痛选穴法，即取压痛点作为针灸治疗点的方法，是以《黄帝内经》中"以痛为腧"和"在分肉间痛而刺之"等刺法演变而来的。

持针、进针、运针的指力是针刺手法的基本功，贯穿于整个针刺过程中，包括持针方法、进针时的用力方向、针刺角度、行针力度和频率等。"持针之道，坚者为宝。"持针之手要指力实而腕力虚，以右手拇、示二指持针，中指端靠近穴位，单手进针，进针时悬指、悬腕、悬肘，切循经络，针随手入，为三才针法的动作基础。"三才法"首见于《金针赋》："初针，刺至皮内，乃曰'天才'；少停进针，刺入肉内，是曰'人才'；又停进针，刺至筋骨之间，名曰'地才'。"把人体穴位分为天、人、地三部，以皮内为"天"，肉内为"人"，筋肉之间为"地"，即浅层、中层和深层三层，分层针刺。先针 1~2 分深，通过皮肤的浅部，为天才，再刺 5~6 分深，到达肌肉为人才，三刺 2~4 分深，进入筋肉之间为地才。程老对古代三才法进行了改进和简化，形成了三才进针法，三才进针法第一阶段关键点在于"快"，快速刺透皮肤，避免进针过慢刺激皮肤神经末梢造成的较长时间疼痛。之后再徐徐进入相应层次，调引气机之升降，体会酸麻胀痛之针感。进针遇到阻碍时提针至皮下，改变针尖方向及进针角度后再进针至有针刺感。

三才进针法轻巧简便，由浅入深，得气迅速，而后可以实施补泻手法。程老在传统补泻手法的基础上，形成了震颤催气法和飞旋补泻法两种运针手法，程老在常用的循、捏、按、弹、刮、摇、颤等多种辅助行气手法中，选择了震颤法，即进针至天、人、地部后，手不离针，施以快速震颤手法，针体可直立，亦可顺经或逆经，以明补泻或催气速达病所，这种震颤催气法使一次得气率达到了 80% 以上。得气后，如需进一步施以补泻手法，则手指在离开针柄的一瞬间，施加飞旋动作，拇指向前为补，拇指向后为泻，称为飞旋补泻法。

疗效的取得与针具选择、进针方法、针刺深浅等方面有关。程老强调要根据穴下解剖结构特点和患者具体情况决定三才针刺深浅，灵活掌握针刺方向。病情是决定针刺浅深的关键，腧穴所在部位是决定针刺浅深的基础，患者年龄、体质是决定针刺浅深的重要条件。在掌握针刺浅深时要因病、因穴、因人制宜。采取适当的针刺方向，是为了适合在不同腧穴部位针刺，也是构成导气、补泻手法的主要组成部分，特别是在针刺某些腧穴时，只有通过不同的方向针刺才能较好地发挥其治疗作用。

*验案撷英

1. 脑梗死后遗症期

【基本信息】　马某，男，72 岁，退休。

【主诉】　右侧半身不遂 9 个月。

【现病史】　患者 9 个月前如厕时突发右侧肢体偏瘫，活动受限，家人发现后立即将其送往北京某医院就诊，经 CT 检查诊断为脑梗死，经治疗出院，但患肢屈伸不利，指趾麻木，手握力差，步履艰难，沉重如坠，面赤眩晕，两目昏花，少寐，恶心纳减，舌质红少苔，中有裂纹，脉象沉细弦尺弱。

【中医诊断】　中风后遗症期（肝肾阴虚，风阳上扰证）。

【治则】　滋补肝肾，平肝息风。

【治法】　取百会、风池、太阳、四白、肩髃、曲池、外关、合谷、内关、环跳、足三里、阳陵泉、三阴交、悬钟、太溪、太冲。操作时，风池、内关、环跳、足三里、阳陵泉、三阴交、太溪行飞旋补法后留针 20 分钟，其他穴位留针 20 分钟。

【疗效】　治疗 1 个疗程（6 次），右侧肢体沉重感大减，活动较前灵活，眩晕恶心亦见好转，效不易方，连续治疗 4 个疗程，患侧肢体已活动自如，诸症尽消而病痊愈。

【按语】　本例患者处于中风后遗症的恢复期，证属中风病的中经络。患者肢体屈伸不利、指趾麻木，是为肝阴亏虚，气血不足。因为肝主藏血，阴血能够濡润人体的筋目。"肝生筋"，正常情况下，肝血充足，筋的韧性、弹性正常，强健有力，才能运动灵活，能耐受疲劳，并能较快地解除疲劳。如果肝精肝血亏虚，则会导致筋的运动能力减退。阴血不足、不能养筋，则患者肢体屈曲不利，手的握力减弱、步履艰难。肝肾阴虚，则头晕、目花、少寐、舌质红少苔、脉沉细弦尺弱。面赤，则是肝肾阴虚，不能涵木，导致肝阳上亢的表现。相应的治疗方法就是滋补肝肾、平肝潜阳，并且配合疏通经络、促进肢体经脉的畅通。纵观整个处方，既有补益肝肾精血的穴位，又有疏通肢体经脉气血运行的穴位，还有醒脑开窍、祛风通络的穴位，是一个标本兼治的针灸组方。程老在程氏三才针法的基础上行飞旋补法，再加上选穴精良，能够填精益髓、补益肝肾，使患者本身的真元能够得到培补，正气充足，从而使中风病证的内因"肝肾亏虚"得到根本性的解决，在连续治疗 4 个疗程，共 24 次后，即能够经脉畅通、肝肾充实，诸症得愈。

2. 哮喘

【基本信息】　李某，男，79 岁，退休。

【主诉】　哮喘 30 余年，加重 1 个月。

【现病史】　患者于 30 年前因外感风寒感支气管哮喘，近年发作频繁，每逢冬春季必发，发作时胸闷气促，呼吸困难，张口抬肩，不能平卧，冬天寒冷时病情加重。1个月前发作后静滴消炎平喘解痉药物治疗，症状有所缓解，但仍动则即喘，张口抬肩，气短不足以吸，有痰难以咯出，动则汗出，形寒肢冷，懒言乏力，面色㿠白，舌淡红，苔白，脉沉细。

【中医诊断】 哮病（肺肾两虚证）。

【治则】 补肺益肾，培土生金，纳气平喘。

【治法】 取肺俞、脾俞、肾俞、太渊、太溪、太白、定喘、天突。背俞穴与原穴均补法，背俞穴针上加灸，定喘与天突用平补平泻法。

【疗效】 针灸3次后，症状即缓，两疗程共1个月后，虽天气日冷，但诸症未犯。

【按语】 本案患者既有动则汗出、喘促短气的肺气不足之症，又有形寒肢冷、懒言乏力、面色㿠白、肾不纳气的肾气虚损之症，故辨证为肺肾两虚之证。治则当以补肺益肾、纳气平喘为法，但考虑肺为贮痰之器，脾为生痰之源，若患者脾虚湿痰素盛，恐痰火内壅于肺而致哮喘复发，所以取脾经原穴和脾之背俞穴以健脾化痰，防病由正虚转为邪实而加重，同时取"培土生金"之义。肺俞、脾俞、肾俞为三脏的背俞穴，用灸以补益脏腑之气。太渊、太溪、太白为三经之原穴，针用补法可培补原气。定喘、天突，为平喘效穴，针用平补平泻。以上各穴共用，实为虚喘之经典处方。

3. 痛经

【基本信息】 张某，女，25岁，文员。

【主诉】 痛经8年余。

【现病史】 患者8年前开始出现经行末期或经净之后小腹疼痛，痛势绵绵，喜暖喜按，月经色淡量少，质清稀，伴有腰酸腿软，手足不温，经中药、西药治疗都不能断根。刻下：患者神疲乏力，面色蜡黄，四肢冰凉，心悸，头晕，食欲不佳，大便溏泻，小便清长，舌淡苔少，脉细无力。

【中医诊断】 经行腹痛（气血两虚证）。

【治则】 调补气血，温养冲任。

【治法】 关元、脾俞、肾俞、足三里、三阴交，针刺用补法并加灸。

【疗效】 针灸2个疗程后，月经来潮时小腹疼痛较前明显缓解，精神可，乏力较前好转，胃纳尚可，二便调。针灸6个疗程后，诸症较前好转。

【按语】 本案例中患者气血虚弱，血海不足，导致胞脉失养，故小腹绵绵作痛，得按则减；由于气血两虚，故月经量少，色淡质清稀；患者气血虚甚以致心失所养则心悸，头面失其所荣则头晕、面色苍白；也可能是由于久病伤阳，阳气不振，故见形寒怕冷。脉细无力为气血俱虚之象。在本案中程老选择了如下处方：关元、脾俞、肾俞、足三里、三阴交。脾俞、肾俞、足三里、三阴交可益气养血，关元是人体阴阳气血的关口，归任脉，可调理冲脉、任脉。配以肾俞，灸之可暖下焦、益精血，以温养冲任，脾俞与足三里、三阴交相配可补脾胃而益气血。气血充足，胞脉得养，冲任调和，则痛经自止。

4. 失眠

【基本信息】 吴某，男，59岁，退休。

【主诉】 顽固性失眠30余年。

【现病史】 患者入睡困难30余年，梦多，劳累后病情加重。近3年来完全依赖安眠药睡觉。胃脘胀满，矢气频作，大便日2～3行，食用牛奶后易引起腹泻，腰部酸痛不适，2年前曾于北京某医院查肝功、胆红素指标偏高，诊断为"胃肠功能紊乱"，舌质淡紫，尖红苔白，脉象弦。

【中医诊断】 不寐（脾虚胃气不和证）。

【治则】 健脾和胃，宁心安神。

【治法】 中脘、天枢、气海、内关、神门、足三里、三阴交、太溪，行平补平泻手法。

【疗效】 治疗4个疗程（6次为1个疗程），脾胃功能渐复，脾胃诸症明显减轻，睡眠渐趋安稳，安眠药已减半服用。再间断巩固治疗4个疗程，患者停服安眠药，每晚能够安睡6～8小时。

【按语】 本案例中患者胃脘胀满，矢气频作，舌质淡紫，乃是脾虚胃气停滞所致的气滞之象。腰部酸痛不适，乃是病程 3 年，脾胃虚弱，后天化源不足，而损伤至肾，致使肾气亏虚所致。在本案中程老取中脘、天枢、气海、足三里，健脾消胀，和胃降浊，脾虚则心失所养，胃气不和，浊气不降，上扰神明，故失眠。内关、神门、三阴交，为程老治疗不寐的经验选穴，内关是心包经络穴，神门为心经原穴，三阴交是脾肝肾三经的交会穴，三穴合用，宁心安神。太溪为兼症选穴，配神门又可交通心肾。

5. 郁证

【基本信息】　宋某，女，47 岁，下岗。

【主诉】　经常烦躁不休，易怒。

【现病史】　患者下岗后情绪即不稳定，烦躁易怒，多疑，善惊，且病情与情绪关系密切，西医神经系统检查无阳性定位体征，故求助中医。问诊得知患者睡眠不好，且伴有心悸、五心烦热等症，舌红，苔薄白，脉弦细。

【中医诊断】　郁证（阴血不足证）。

【治则】　养血疏肝，宁心安神。

【治法】　巨阙、神门、三阴交、太冲，行平补平泻手法。

【疗效】　治疗 1 次 1 周内无烦躁易怒现象，又巩固治疗 4 次，症状完全消失，随访 2 年无复发。

【按语】　本案例中患者适逢下岗，忧思过度，情志不畅，以致阴血暗耗，不能奉养心神而出现神志异常。肝主疏泄气机，忧思暗耗阴血，故用疏肝养血，使心有所养而宁心安神。本案中程老选择如下穴位：巨阙、神门、三阴交、太冲。巨阙为心之募穴，神门为心之原穴，两穴配伍可养心血而安心神；三阴交通肝、脾、肾，助前两穴养血、宁心、安神；太冲为肝之原穴，以疏肝理气，散结开郁。本案表现似实证，实为阴血不足，故行平补平泻法。

6. 头痛

【基本信息】　李某，男，52 岁，工人。

【主诉】　右侧头顶部发作性疼痛 4 日。

【现病史】　患者呈痛苦状前来就诊，自述因工作着急，出现右头顶部疼痛，痛势剧烈，每次痛作数秒钟，间隔时间为 10 分钟到半小时不等，发时痛势难挡，甚以头撞墙为快。伴头晕，心慌，夜不能寐，性急，烦躁不宁，大便略干，口苦，舌边尖红，中有黄苔，脉弦。

【中医诊断】　头痛（肝郁化火上炎证）。

【治则】　清泻肝胆，通络止痛。

【治法】　百会、风池、内关、合谷、太冲、阳陵泉。另取右侧率谷局部阿是穴。针用泻法。

【疗效】　就诊时适逢头痛发作，遂施针治，起针而痛止。次日复诊，自述针后仅发 2 次，且痛轻微，3 次而痊愈。为巩固疗效，继针 2 次，随访未复发。

【按语】　本案例中患者性急，烦躁不宁，是为肝胆火旺，而致疏泄太过，情绪变得较易激动。而口苦，为肝胆火气上炎所致，头晕、心慌、夜不能寐，为肝胆火盛，上扰心神脑窍所致。右头顶部疼痛，是为厥阴经和胆经循行部位的疼痛，亦与他证相符，脉弦，舌边尖红，为肝胆火旺之证。取合谷、太冲、阳陵泉清泻肝胆之火，降其冲逆；风池祛风通络；阿是穴"以痛为腧"；百会为诸阳之会，能清泻诸阳而降逆，亦有上下呼应之功；内关宁心安神；肝得疏泄，火炎自灭。通则不痛，诸症告愈。

第二节　郭　诚　杰

一、医　家　简　介

郭诚杰（1921—2017 年），陕西富平人，陕西中医药大学教授、主任医师，研究生导师，中国著名针灸专家和中医乳腺病专家。郭诚杰教授为第二批国医大师、国家第一批中医传承博士后合作导师、全国首批名老中医学术指导老师，国家级名老中医，享受国务院政府特殊津贴，联合国教科文组织人类非物质文化遗产"中医针灸"代表性传承人之一，国家非物质文化遗产针灸项目的代表性传承人之一。曾任中国针灸学会荣誉常务理事，陕西针灸学会副会长、陕西省中医学会常务理事、陕西省科学技术委员会委员，陕西中医药大学针灸系主任等职。

郭诚杰教授先后发表学术论文 50 余篇，主编、参编全国高校中医药教材《刺法灸法学》《针灸学》《针灸治疗学》《针灸同步练习册》《针灸自考辅导》《针灸医籍选》以及《乳腺增生的针灸治疗》《针药结合治疗乳房病》《针灸治疗学》等著作 19 部。郭诚杰教授对乳癖、面瘫、月经不调及不寐等病症见解独到，形成自己独特的诊疗经验。特别是对针刺治疗乳腺疾病的研究，起到了引领、示范的作用。从 20 世纪 70 年代开始，他就带领的团队从事"针刺治疗乳腺增生病的临床和机理""针刺的免疫调节机理"等领域的科学研究，极大地促进了国内针灸科学技术的发展：其主持的"针刺治疗乳腺增生疗效及机理研究"1979 年获陕西省科学技术委员会一等奖；《现代经络研究文献》1980 年获陕西省人民政府一等奖；"针刺治疗乳腺增生的临床及机理研究"1987 年获卫生部中医药重大科技成果奖一等奖；"针灸对小白鼠移植性乳腺癌抑制作用研究"获 1993 年陕西省卫生厅科技进步奖二等奖；"乳腺增生治疗仪"获国家发明专利一项，并获 1992 年国际科学与和平周医疗保健卫生用品科技成果金奖；2016 年获得中国针灸学会"中国针灸传承贡献奖"。

二、学术思想与针灸验案

郭诚杰教授深研经典，博学笃行，秉承中医"实者泻之，虚者补之"的原则，结合自己多年的临床经验积淀，形成了辨病辨证相结合的学术思想与"疏、通、补、调"的治疗特色。郭教授每次治疗前，要对患者进行细心问诊，观察舌脉的变化，四诊合参，辨别病情变化，取穴要随时根据病情变化予以加减。他认为，取穴不在于多，而在于精。每次取穴不多于 10 个，做到一穴多用，配穴处方严谨而恰当，这是取得良好效果的关键之一。另外，郭教授主张分组取穴，前后照应，这样选穴的好处是：既避免了单纯取穴造成的见效慢，收效差的问题，又避免患者对反复针刺一组穴位产生耐受及损伤，从而使脏腑调达，经络通畅，气血阴阳平衡。针刺时，郭教授多采用斜刺，意在针向病所，针刺后常采取提插捻转等行针手法，或配合相应的补泻手法，以获得针刺感应，同时患者感到针感向针尖所指方向传导，达到气至病所。对于气血虚的患者，郭教授主张少针，浅刺，速刺，得气后行补法，不留针；对于气盛及实证的患者，主张针刺手法重，留针时间长。从选穴到进针再到行针手法的选择，皆体现了郭诚杰教授对"整体观念、辨证论治"核心思想的践行。

（一）郭诚杰教授治疗乳腺增生经验

郭诚杰教授以针、药或针药结合治疗乳腺疾病见长，在中医基础理论的指导下，继承和发扬张仲景调肝以治四脏的理念，创新性地提出"肝为枢"，通过通气血、补肝肾、调冲任治疗乳腺疾病，率先创立乳腺增生病的中医辨证分型，开创国内外针刺治疗乳腺增生病的先河。

乳腺病治疗强调以肝为枢，"枢"即"疏"，调理肝经经气为先。足厥阴肝经经脉分布于胸胁，乳头属肝，若肝气郁滞，胸胁经脉阻滞不通，气滞血瘀发于乳则见乳癖。乳房是足阳明经脉所行之处，胃经是多血多气之经，乳房是气血渗注之处，若肝气郁滞，横克脾土，必然导致脾胃气机失司而见水湿内停，痰浊内生，气血痰湿互结乳络，形成乳腺疾病。郭诚杰教授认为乳腺病的病机以气、血、痰、湿、火、瘀阻为多，从"疏、通、补、调"出发，治疗以调肝为先，配合脏腑辨证和气血辨证从而确定处方用药、选穴。临床选穴以疏肝健脾，调畅阳明之气为主，并随证加减而补泻之。郭诚杰教授经临床反复筛选，多次实践，最终将针刺治疗乳腺增生症的主穴确定为甲乙两组，其中甲组穴取屋翳、合谷、膻中（或乳根），均双侧。乙组穴取肩井、天宗、肝俞，均双侧，两组穴位交替使用，并随证加减用穴。这些主穴的操作上，郭诚杰教授有自己独特的方法，如针刺屋翳、乳根、天宗穴时，针身与这些穴位的局部皮肤均呈 25°斜刺，屋翳、乳根二穴分别在锁骨中线平第二肋间隙和锁骨中线平第五肋间隙处各向外斜刺 25°，深度均达 1.5 寸，捻转行针，使局部产生酸胀的得气感；肩井穴由后向前呈 25°斜刺 1.5 寸，捻转行针，一方面局部易于产生酸胀感，针刺的疗效较好，另一方面也防止了直刺时针尖刺伤肺脏的弊端；向下平刺膻中 1 寸，再加捻转行针，这时针刺局部可出现较为明显的胀感，有的患者针刺本穴后，原有的乳房胀痛、胸胁胀满等症状则可较快地得到减轻。此四个穴位的独特刺法与其他穴位常规刺法结合，共奏疏肝理气，宽胸散结，调节冲任，通乳络，止乳痛，消乳块之功。

*验案撷英——乳腺增生

【基本信息】 张某，女，30 岁，工人。

【主诉】 两侧乳房肿块伴疼痛 2 年。

【现病史】 患者 2 年前发现两乳房有肿块，伴阵发性刺痛，有时向上臂放散，经前疼痛加重。曾服中药疼痛略减，月经正常，性情急躁，并伴有胸胁胀痛，头晕目眩，咽干，喉中有梗阻感，既往有伤寒病史和头痛作呕史。查体：一般情况好，面部红润，舌边尖红，苔薄白，脉弦数。双乳呈杯状对称，乳头乳晕及乳房皮色无异常。右乳外上象限扪及 4.5cm×4.0cm 片状包块，外下象限有 3.5cm×1.5cm 条索状包块，左外上象限扪及 3.0cm×5.0cm 包块，内上象限有 2.0cm×2.0cm 包块，内下象限有 3.0cm×2.0cm 片状包块，两侧乳房包块边界尚清，活动可，与皮肤无粘连，包块均有压痛，颈腋淋巴结不大，肝脾未触及。病检示：乳腺增生症；热图像示：肿块中心温度为 36.5℃，周围温度 34.5℃。钼靶拍片：乳腺增生病。

【中医诊断】 乳癖（肝气郁结证）。

【治则】 疏肝理气。

【治法】 甲组取膻中、屋翳双、足三里双、外关双，乙组取肩井、天宗、肝俞，均双侧，两组穴交替使用。10 次为 1 个疗程，每日 1 次，平补平泻手法。

【疗效】 经过 5 个疗程针刺，经来乳痛减轻，包块变软缩小。2 个月后在此基础上，又开始针刺 4 个疗程，双乳刺痛及包块消失而痊愈。

【按语】 乳腺增生症属祖国医学"乳癖"范畴。中医认为肝脉布胸胁，乳头色青属肝，若肝气不舒，胸胁之脉络不通，乳部气机不畅，故乳房胀痛。乳房又为胃经所过，阳明多气多血，故乳房又是气血、乳汁流注的器官，易于气滞血瘀痰凝。若肝气横逆而克脾土，则脾失健运而胃纳差，其脉失降，痰湿气血随经互结于乳络而成块。本案选取膻中、屋翳以畅乳部的经气而活血；足三里为足阳明胃经之合穴，具有养胃健脾，补后天之本，加强抗病能力，防止肝火犯胃；外关位于手少阳三焦经，三焦之气不畅可导致胁肋胀痛，选取外关可疏通少阳经之气。肩井可以疏通胆气，天宗虽为小肠经穴位，但以治乳病而功著，肝俞可疏肝利胆。本案患者肿块较大，且双乳有 5 个增生包块，兼之在治疗中一直参加重体力劳动，多次间断治疗，先后经 9 个疗程，共 5 个月之久方获愈。故此说明凡是肿块较大，症情较重，要坚持治疗，才能获得良好的疗效。

（二）郭诚杰教授治疗周围性面神经麻痹、失眠、痹症、月经不调的经验

除乳腺疾病外，郭诚杰教授还擅长针刺治疗周围性面神经麻痹、失眠、痹症、月经不调等疾病。周围性面神经麻痹，是茎乳突孔内急性非化脓性面神经炎引起的周围性面神经瘫痪，是临床上常见的面神经功能障碍性疾病，属于中医风中经络之"口眼㖞斜"范畴。中医认为面瘫是正气不足，脉络空虚卫外不固，寒邪乘虚而入，筋络失养所致。郭教授在此基础上，根据多年临床经验，总结出：①面瘫的出现与其部位经常暴露在外得不到保护有关，正气不足，脉络空虚时，易被邪气侵扰而发病；②颜面部有多气多血的手足阳明经分布，故当脉络空虚时，面部阳明经和少阳经气血逆乱，故见口眼㖞斜。郭教授根据面瘫的病因病机，针刺取穴多选择患侧阳明经和少阳经，并随证加减补泻之。郭诚杰教授的经验选穴依旧是两组穴交替选穴。甲组穴：地仓、颊车互透，阳白透鱼腰，颧髎透迎香，合谷，均为患侧。乙组穴：下地仓（距地仓穴下 2 寸）、牵正互透，丝竹空透鱼腰，四白透地仓，合谷，均为患侧。上唇明显歪斜，可改用地仓透人中；下唇明显歪斜，可改用地仓透承浆；

眼睑不能闭合，多选用丝竹空透鱼腰。当病初发，邪在面部经脉，经筋浅部，故用斜刺、浅刺法，仅将针刺入皮下，或达浅部肌肉层即可，以祛除浮在肌表上之邪气。五六日后可用电针，宜用疏波，电量不宜大，以患者耐受为度。颊车透地仓，宜透刺在咬肌的上层，用中等刺激量，带电时电量不宜太强；颧髎透地仓也要刺在颧肌的上层（最外层）。针刺手法宜用中刺激，体虚患者更宜用轻刺激。

对于失眠，郭教授根据病因病机，在中医脏腑经络理论指导下，总结出一套独具特色的诊疗方案。"心主神明"，郭教授认为失眠病位在心，心神扰乱是核心病机，然后根据脏腑辨证及虚实辨证分析，使心与他脏共治，补虚泻实。临床上，郭教授通常以针药结合治疗失眠。在针刺取穴上，必选手少阴心经之原穴神门，配合经外奇穴印堂，以达调和阴阳、畅达气机，安神助眠。另郭教授认为失眠多属阴阳失调，心肾不交，故常配伍足少阴肾经原穴之太溪，交通心肾。郭教授还经常配用两组穴位处方，交替使用，一组取心俞、肝俞、肾俞之背俞穴，另一组取胸腹部巨阙、期门、京门等募穴，达到交通阴阳，调理脏腑的功能。

痹症是以疼痛为主要症状，针刺有很好的止痛效果，郭教授治疗痹症也有独到的见解。《素问·痹论》中提出："风寒湿三气杂至，合而为痹也。其风气胜者为行痹，寒气胜者为痛痹，湿气胜者为着痹也。"说明痹症的外因主要与风、寒、湿邪有关。"邪之所凑，其气必虚"，郭诚杰教授认为痹病发病基础首先是人体禀赋不足，素体气虚，或因饮食、起居失调，引起气血不足，肌肤失养，腠理空虚，卫外不同，外邪易于入侵，阻塞气血经络，留注经络、关节、肌肉，而致本病。气血亏虚、肝肾不足为本，风寒湿热、瘀血痰浊为标，在此基础上，郭教授提出应注重扶正培本，常选取手三里、足三里、肾俞等具有补益作用的穴位，再根据痹症发生的部位，选取相应的阿是穴。组穴方面，依旧是采取分组取穴，前后顾及，交替使用。

月经不调为妇科常见病，是指妇女月经的周期、经量、经色、经质等发生改变，或是表现为月经的、经期时的腹痛及全身症状。中医一般将月经不调归纳为月经先期、月经后期、月经过多成月经过少，但临床上往往不是单纯一种症状出现。月经是天癸、脏腑、经络、气血协调作用的结果于子宫的生理现象。郭教授治疗月经病，强调肝的作用，"女子以肝为先天"，肝气调达则血脉通畅，经期如常。肝气郁结，血脉瘀滞，冲任不能相滋则月经异常。同时，气血不足是月经不调的又一大病机。因此郭教授将月经不调分为：气滞血瘀，肝郁血虚，气血亏虚三型。气滞血瘀以疏肝理气，通经止痛为治则，穴取三阴交、太冲、地机、子宫；肝郁血虚者以养血和血，疏肝解郁为法，穴取阳陵泉、地机、三阴交、太冲、子宫等；气血亏虚者，以养血补气，多采用中药治疗。月经不调伴有寒邪，针后多在关元施灸。

*验案撷英

1. 面神经麻痹

【基本信息】　常某，男，36岁，司机。

【主诉】　左侧口角㖞斜2日。

【现病史】　患者2日前受凉后出现左眼迎风流泪，自感左侧面部肌肉活动不利，无头痛、头晕等不适，无明显耳后疼痛，无咳嗽、咳痰，无恶寒发热，家人发现其左侧口角向右歪斜，无言语不利，无半侧肢体麻木及活动不利，食纳可，睡眠可，二便调畅。遂来我科门诊。一般检查：患者左侧闭目无力，挟食漏饮、鼓腮漏气，无语言不利，无肢体麻木及活动不利，舌质淡，苔薄白，脉浮。

【中医诊断】　口僻（风寒袭络型）。

【治则】　疏风散寒，通经活络。

【治法】　针刺以局部取穴及循经取穴为主，包括大椎、风池、阳白、四白、地仓、翳风、颊车、下关、足三里、合谷、太冲。初期，大椎、翳风采用艾条温和灸，每穴每次灸15分钟，余穴针用平补平泻法。每日1次，留针30分钟，配合远红外线照射，8次为1个疗程，治疗期间避风寒，勿揉眼，畅情志，注意休息，加强患侧面部功能锻炼。

【疗效】　针刺10次后，患者诉无明显迎风流泪症状，左侧闭目无力抬眉无额纹，稍有挟食漏饮，鼓腮漏气，无恶心、呕吐、心慌、胸闷，食纳可，二便正常，夜寐可。在原治疗基础上加强针刺，配合电针以四白、下关1组，地仓、颊车1组，以连续波通电20分钟，留针30分钟。2个疗程后，患者自诉左侧面部肌肉活动灵活自如，左侧闭目稍显无力，鼻唇沟稍浅，无耳后疼痛，无咳嗽咳痰，无头晕、头痛，无恶寒发热，无心慌胸闷，胃纳可，睡眠可，二便调畅。针刺以轻刺激为主，取穴为：丝竹空、阳白、地仓、翳风、颊车、下关、合谷、太冲。不带电针，每10分钟行针1次，每次留针30分钟。配合面部闪罐，嘱患者加强面部肌肉锻炼。治疗2个月后，患者自诉无任何不适，左侧闭目有力，无挟食漏饮，无鼓腮漏气，无耳后疼痛，无咳嗽咳痰，无头晕、头痛，无恶寒发热，无心慌胸闷，食纳可，睡眠可，二便调畅。

【按语】　面瘫是针灸科的一种常见病，本案证属风寒袭络型，风寒者多面部拘紧板滞可在常规针刺治疗的基础上，加用灸法以温经散寒祛风，故初期灸大椎、翳风以达到祛风散寒，通经活络之效。郭教授认为在治疗时，当病初发，邪在面部经脉，经筋浅部，故用斜刺、浅刺法仅将针刺入皮下，或达浅部肌肉层即可，以祛除浮在肌表上之邪气。因此初期以轻手法选取面部3~5穴加以针刺，施平补平泻法，随着治疗次数的增加刺激量也可适当加强，并配合四关穴、足三里等远部取穴，最后随着病情的好转刺激量也随之减轻，本病治愈后应避风寒，勿揉眼，畅情志，注意休息，加强患侧面部肌肉功能锻炼，如有不适及时就诊。

2. 失眠

【基本信息】　雷某，女，52岁，律师。

【主诉】　入睡困难3年。

【现病史】　患者于3年前因生气诱发入睡困难，夜不能寐，常于凌晨一两点方可入睡，睡后易醒，醒后头晕胀痛，难以入睡，睡眠质量差，服用氯氮平后能入睡6小时，若不服安眠药，自述心内有恐惧感，胸闷不舒，伴头晕耳鸣，腰膝酸软，潮热盗汗，手足心热，咽干少津，昼夜精神不佳，饮食尚可，二便正常，已绝经。查体：精神不振，语言清晰，舌质红，苔薄白，脉弦细，血压110/70mmHg。

【中医诊断】　不寐（肝郁兼心肾不交型）。

【治则】　滋阴降火，疏肝理气，宁心安神。

【治法】　针刺治疗穴取双侧神门、内关、安眠、三阴交、涌泉、太溪，在患者安静状态下常规针刺，皆行平补平泻手法，留针30分钟，每日1次。

中药处方：熟地黄10g，山萸肉10g，山药10g，泽泻10g，茯苓10g，丹皮10g，黄连10g，肉桂10g，酸枣仁10g，远志9g，柴胡10g，甘草6g。5剂，水煎服，每日1剂。

【疗效】　5日后，患者经过上述治疗后，饮食、精神状况较就诊时明显改善，夜间入睡可达到6个小时，睡后较安稳，自醒次数减少，醒后头晕胀痛症状减轻，腰膝酸软、手足心热、胸闷诸症略有缓解，患者舌体胖，舌质红，苔薄白，脉细缓，故在原方基础上将熟地黄、山萸肉、山药用量增加至15g，以增强滋补肾阴功效，从而改善腰膝酸软诸症，继续以上述针灸处方，维持治疗。

【按语】　患者因情志失常，导致心神不安，神不守舍，而肾阴不足，不能上制心火，水火失济，心肾不交以致不寐，加之年老体弱，肝阴本有不足，后导致肝胆失和，心中惊恐。郭诚杰教授从心出发，根据心与他脏同治的诊疗思路，选取心经原穴神门、心包络之络穴内关宁心安神；安眠为治疗失眠经验有效穴；再加上三阴交调理肝肾气机，使心安而不寐除，太溪、涌泉滋阴降火、宁心安神。又配合以六味地黄丸加交泰丸加减治疗心肾不交，前方以滋补肾阴为主，用于头晕耳鸣，腰膝酸软，潮热盗汗等肾阴不足之症，后方以清心降火，引火归原，用于心烦不寐等心火偏亢证，共奏滋阴降火，疏肝理气之功。

第三节　贺　普　仁

一、医　家　简　介

贺普仁（1926—2015年），字师牛，号空水，河北涞水人。首届国医大师、人类非物质文化遗产"中医针灸"代表性传承人、首都医科大学附属北京中医医院针灸中心教授、中国科协全国委员、中国针灸协会高级顾问、北京针灸学会会长、北京针灸三通法研究会会长、原中国国际针灸考试中心副主任。贺普仁14岁师从于京城针灸名家牛泽华，深得老师真传。8年后，以精湛的医术独立应诊，解放后声名鹊起。1956年，贺普仁调入北京中医医院，任针灸科主任达26年之久。贺普仁教授临证之余，著书立说。1976年，贺普仁教授在上沃尔特工作期间，为许多患者解除了病痛，因此获得了总统颁发的金质"骑士勋章"，为祖国医学争得了崇高的荣誉。

贺普仁教授精研《黄帝内经》《难经》，熟读《针灸甲乙经》《针灸大成》，他博采众家之长，用全新的治疗学思想，创立了"病多气滞，法用三通"的中医病机学说和"贺氏针灸三通法"，即微通法、温通法、强通法。贺老将毫针、放血、火针三种疗法联合运用，临证中有机结合，或三法联用，或独取一法、二法，随证选用，得心应手，对一些疑难杂症、陈疾旧疴，主张毫针、火针、三棱针三法配合，力求改变单一疗法治病的新思路，使临床针灸适应证的数量及疗效均有了大幅提高。对针灸治疗高血压、白癜风、风湿性关节炎、发热、儿童智力低下、子宫肌瘤、外阴白斑、慢性小腿溃疡、下肢静脉曲张、静脉炎等病均有显著疗效。贺普仁教授为了让更多的人掌握针灸疗法，造福于患者，他把自己的研究心得倾囊而出，先后发表论文20余篇，著有《针灸治痛》《针具针法》《针灸歌赋的临床应用》《毫针疗法图解》《火针疗法图解》《三极针疗法图解》。

二、学术思想与针灸验案

贺普仁教授从事中医针灸事业60余载，"贺氏三通法"是他在长期的医疗实践中，将理论探讨和临床实践相结合而提出的针灸学术思想。尽管三通法以三种方法命名，但并非三种疗法，其蕴含了贺普仁教授对中医药学、针灸医学深刻的理解和认识。"三通法"主要包含了四个特点：①在于以"通"体现了针灸治病的根本原理。贺老认为，针灸的治病基础是经络，经脉以通为畅，经脉通则血气和，则无病；若经脉不通，则百病生。针灸治疗的关键也在于通经络、行血气。②在于重视多种疗法有机结合。贺普仁教授一直强调："必须掌握丰富多样的干预手段才能应对变化多端的疑难杂症"，因此临床工作者要善于灵活运用不同的治疗方法，并针对不同的疾病和病变的不同阶段将三法有机组合应用，才能提高疗效，扩大针灸治疗适应证。③在于概括现代常用的针具。"贺氏针灸三通法"所选的毫针、火针、三棱针为主的针具也是现代常用针具的高度概括，是针灸诸法的代表，吸收了其他各法的精髓。如果掌握了三法，也就从根本上掌握了其他诸法使用的核心技术和理论精要。贺普仁教授就是利用不同的针具和刺法，来达到"通"的治疗目的。④在于精妙在"术"。针灸是一门技术性很强的实践医学，临床选穴、手法等操作技术性很强。贺普仁教授将数十种针灸疗法的精髓凝练为"三法"，并制定详细操作规范，简化了学习掌握的难度，也为深入掌握"三通法"奠定了基础。

（一）微通法

微通法指的是以毫针针刺为主的一种针法。所谓微痛，即为以下四种含义：一指毫针刺法，因其所用毫针细微，故古人称之为"微针""小针"，"微"代表此法的主要工具是毫针。二有微调之意，用毫针微通经气，好比小河之水，涓涓细流，故曰微通。三则指针刺精微奥妙之处。从持针、进针、行针、补泻直到留出针各个环节都要求运用正确针法，掌握气机变化的规律，从而真正理解针刺的精微奥妙之处。四为手法轻微之意，贺老的临证下针，强调手法轻巧是取得理想疗效的关键，针刺应给予患者感觉舒适的良性刺激。

贺老还认为，微通法的实质也就是研究和探讨在针刺过程中刺激形式、刺激量和刺激效应，以及这三者之间的相互关系。具体治疗时，以针为根，以刺为术，以得气为度，以补泻为法，随证应变，从一针一穴做起，到掌握腧穴处方的综合效应，以期取得理想的疗效。微通法以中医理论为指导，也是一切针法的基础。从现代看，腧穴有相对的特异性，又具有双向调节作用，若经络阻滞，则信息反馈障碍，导致双向调节作用及机体内环境紊乱，从而出现各种病症。微通法就是通过刺激腧穴并用手法进行微调，来恢复机体的自稳调节机制，达到邪去正复的目的。

"微通法"经过不断地发展传承，目前已被广泛用于临床各科，涉及呼吸、消化、循环、免疫、神经等多个系统的常见病、多发病，以及疑难病症，其疗效有目共睹。可治疗 300 多种疾病，其中有确切疗效的约有 100 多种。此法不仅适用于治疗慢性疾病如半身不遂、哮喘、眩晕、麻木、皮肤病、月经不调等，也可以治疗一些急症、重症，如晕厥、中风、脑震荡等，还能有起死回生之效。

*验案撷英

1. 梅尼埃病

【基本信息】 朱某，女，54 岁，纺织工人。

【主诉】 头晕耳鸣 1 年。

【现病史】 患者 1 年前无明显诱因出现耳鸣，时轻时重，或如雷声大作或尖响如蝉鸣，听力明显下降，约 2 个月后出现耳聋，头目眩晕，视物旋转。自述天旋地转，不能睁眼，不能起床，胸满呕恶，经中药、西药治疗效果不佳。现患者头晕耳鸣时作，纳可，便调，寝安。面黄白，舌质胖大，苔白稍厚。脉沉细。

【中医诊断】 眩晕（痰浊上蒙证）。

【治则】 化痰除浊，通畅少阳，滋养清窍。

【治法】 取四神聪、合谷双、太冲双、听宫双、中脘。均以毫针刺法，施以泻法，每日针治 1 次，每次留针 20 分钟。

【疗效】 二诊后患者诉头晕症状好转，余症同前。约五诊后，耳鸣、胸中满闷、呕恶欲吐感减轻，针法方穴不变，治疗同前。七诊后，患者诉天旋地转感基本消失，头晕短暂，耳鸣、胸中满闷等症均明显减轻。经十余诊，主要症状均已消失。予巩固治疗。

【按语】 本案为梅尼埃病患者，因脏腑病与经络病合病，痰浊内蕴，脾失健运，中焦不化而出现头目眩晕。少阳循行于耳。经气不通出现耳鸣耳聋。运用微通法，针刺合谷、中脘，并施泻法，以化痰解郁；针刺四神聪、太冲、听宫，得气后行泻法以定眩开窍。诸穴合用，针刺以泻之，可奏化痰除浊，通畅少阳，荣养清窍之效。

2. 癔病

【基本信息】 吕某，女，23 岁，学生。

【主诉】 全身抽搐 9 小时。

【现病史】 患者昨晚因吵架气恼，胸闷不舒，自觉气滞于内，少言不语，不能入睡。至凌晨 4 时开始流泪，伴有抽噎，胸中苦满，嗳气有声，气郁不舒，头痛如裂，咽喉不利，欲咽不能，时发四肢抽搐，舌苔黄厚，脉沉弦有力。

【中医诊断】 脏躁（肝气郁滞证）。

【治则】 平肝降逆，理气宽胸，疏调经气。

【治法】 取素髎、内关双、合谷双、太冲双。以毫针刺法，施用泻法，留针 1 小时。

【疗效】 初诊针刺施用手法后，患者感到胸中气机稍有通畅，四肢抽搐缓解。嘱回去后将心放宽，好生休息，明日再诊。二诊来时诉抽搐未发，睡眠尚好，胸闷口苦得解，咽喉通利，余症均减，惟头痛仍有，且不思饮食，针法不变。三诊来时除身倦、稍有头痛外，余症均消。针法不变。再针治 1 次，诸症悉平。

【按语】 癔病是神经官能症之一。患者以年轻女性多，绝大多数患者在精神因素刺激后发病，多呈阵发性发作，临床症状复杂多样。贺老认为，本证虽病因错综复杂，临床变化多端，但究其根本，乃是"气"和"郁"。而气郁之病因导致的最根本的病机是"郁而不通""气机逆乱"。正是由于这种郁而不通，气机逆乱，才会导致周身气血失调，脏腑不和，精神不宁，经脉不通等各种临床表现。

就脏腑气血而言，气郁不畅，肝脏首当其冲，气郁于内，肝失疏泄，气机不能条达而致肝阴不足，心脾失养。肝郁不舒，横逆犯土而出现相应症状。就经络而言，手足厥阴循行乃"历络三焦""循胸""出胁""属肝络胆，布胁肋""上注肺"。说明厥阴之脉对阴血濡养脏腑、筋脉有着重要意义。由于厥阴脉循行与胁、肋、胸、目、咽等部位有关，因此，厥阴经脉不畅则上述部位容易出现各种症状，如心痛、胸闷、心悸等。鉴于上述特点，贺老治疗脏躁首选内关穴以平肝理气、疏通气机、通调经络，使厥阴调畅，气血得和。而后根据脏躁的不同症状表现及不同性质、病机酌情选用其他腧穴。本案患者，主诉抽搐，取素髎以醒脑开窍；胸中满闷、气郁严重，取合谷、太冲、以宽胸理气。

治疗癔病除了选穴以外，贺老认为针刺内关穴的手法也是十分重要的。即常规进针后将针体卧倒，使针尖向郗门方向沿皮透刺，并根据患者病情不同施以捻转补泻手法，多数患者在施术过程中就会感到胸中豁然开阔，如释重负，增加了患者就诊治疗、战胜疾病的信心。且由于本病是精神因素而致的高级神经中枢功能失调的疾病，在治疗过程中，贺老还常给患者以必要的安慰鼓励，重塑患者信心。充分利用患者的视、听等感觉器官沟通外界信息，提高他（她）们的信念，从根本上治愈本病。

（二）温通法

温通法是以火针和（或）艾灸施于腧穴或一定部位，借火力和温热刺激，激发经气，疏通气血，以治疗疾病的一种治疗方法，此法好似冬春之季，河面浮冰得阳春之暖，而渐融之，河水通行无涩也，因其得温而通，故名温通。温通法包括火针疗法和艾灸疗法，这两种方法有共同的特点，即都与火有关。火针疗法是将针加热烧红后迅速刺入人体一定腧穴或部位的治疗方法，火针古称之燔针、焠刺、白针、烧针，它的施术是将针体烧白，然后刺入人体一定的腧穴或部位，从而达到祛除疾病的目的。而艾灸则是用火将艾绒或艾卷点燃，在一定腧穴或部位上，通过不同方法的烧灼、熏熨来治病。它们的治疗作用都是利用温热刺激，温阳祛寒、疏通气血，是通过经络和腧穴的作用来完成的。

贺普仁教授临证之时，较之艾灸更多使用火针，一方面火针同微通法可针刺腧穴，本身有调整作用；另一方面，温热属阳，阳为用，人体若阳气充盛，则阴寒之气可得驱除，即火针有祛寒助阳的作用。贺普仁教授认为，火针因其有针有热，集中了针刺与艾灸的双重优势，借助针力与火力，无邪则温补，有邪则胜邪。火针之热力大于艾灸。且其针具较一般毫针粗，所以可温通经脉，引邪外出，使经络通畅、气血调和，诸疾自愈，故火针除了有借火助阳、温通经络、以热引热等作用外，还具有疏导气血的作用。其所消之症结包括气、血、痰、湿等积聚凝结而成的肿物、包块、硬结等。瘀血、痰浊、痈脓、水湿等均为致病性病理产物，它们有形、属阴、善凝聚，一旦形成就会停滞于局部经络，致气血瘀滞，脏腑功能低下，引起各种病症，日久形成痼疾、顽症。火针借助火力，焠烙病处，出针后针孔不会很快闭合，如《针灸聚英》所云："盖火针大开其孔，不塞其门风邪从此而出。"加之针具较粗，又可加大针孔，故使瘀血痈脓等有形之邪直接排出体外。

贺普仁教授在继承先人的经验基础上，苦心钻研，对火针在临床上的运用又有新的发展。第一，丰富了火针疗法的病机学说，突破热病不用火针的禁忌。贺老在临床研究中证明，热毒内蕴，拒寒凉之药不受，清热泻火之法没有发挥作用之机，而火针疗法有引气和发散之功，因而可使火热毒邪外散，达到清热解毒的作用。临床可治疗乳痈、颈痈、背痈、缠腰火丹及痄腮等症。第二，贺教授又扩大火针施术的部位，突破了面部不用火针的禁忌，认为面上并非绝对禁针区，在操作时可选用细火针浅刺，不但可以治疗如三叉神经痛、面神经麻痹、面肌痉挛等症，而且还可用于针灸美容如祛斑、祛痣，只要掌握操作要领，不会出现永久性瘢痕，因此在面部禁用火针不是绝对的。第三，贺教授归纳了火针刺法，突破火针不留针的禁忌。总结出火针留针问题上有快针法和慢针法：火针治疗大部分不留针，以快针法为主；也有部分病症需要留针，留针时间在 1~5 分钟，留针期间还可行各种补泻手法。再者，贺普仁教授还将火针疗法的适应证进一步扩大，使火针疗法的治疗病种达到 100 多种，并规范了相应的操作流程。

＊验案撷英

1. 脑梗死后遗症

【基本信息】　胡某，女，56岁，农民。

【主诉】　左手指不能屈伸3年。

【现病史】　患者3年前因血压增高导致左侧半身不遂，平素血压高达170/110mmHg。经各种中西药物治疗后，左上下肢活动大致恢复正常，血压平稳。现患者仍左手指不能屈伸，局部肿胀，发凉，颜色较暗，皮肤粗糙，纳可，二便调，舌苔白。查体：左手指肌力3级，肌张力高，局部皮肤营养不良，扪之发凉、粗糙。

【中医诊断】　中风病——中经络（气虚血瘀证）。

【治则】　调和气血，活血化瘀，通经活络。

【治法】　取列缺双、太溪双、局部阿是穴、听宫双。列缺、太溪以毫针补法，听宫以毫针补泻并用，先补后泻。用火针点刺局部阿是穴，每次5穴左右，隔日治疗1次。

【疗效】　三诊后患手麻木、发凉、发僵、肿胀等均有好转，穴法不变。五诊后肌张力过高明显缓解，麻木、发凉等症基本消失，肌力增加至5级。10余诊后手部症状基本消失，肌张力缓解明显，肌力大致正常，结束治疗。

【按语】　人体疾病不论外感内伤，其致病原因虽有各种各样，但病机所在，不外气血不通、上下不达、表里不和，火针因其有针有热，集中了针刺与艾灸双重优势，可借助针力与火力，无邪则温补，有邪则祛邪。火针借助火力焯烙病处，可治本排邪，同时借火助阳鼓舞血气运行，促使脏腑功能恢复，有事半功倍之效。此时若以毫针，功效则微；若以三棱针，只有刺络排邪而不能温经助阳、鼓舞气血运行。根据以上思路，本案患者为中风后遗症期，肌张力明显增高、关节活动度差甚至拘挛变形，多因气虚血瘀、脉络痹阻所致，给予关节周围局部火针疗法，可降低肌张力，缓解挛缩。

2. 下肢慢性溃疡

【基本信息】　徐某，男，64岁，退休职工。

【主诉】　右小腿溃疡30余年不愈。

【现病史】　患者于1977年患右下肢静脉炎，经多方治疗，服用中西药，不仅静脉炎未见好转，反而右侧小腿前侧肿胀，继则发紫、溃烂，时好时坏，走路时小腿酸胀沉重，症已持续10年。纳食一般，二便正常。右小腿前侧皮肤紫肿，有渗液形成痂覆盖在疮口上，肢体发凉。舌苔白，舌质淡，脉沉细。

【中医诊断】　臁疮（寒凝血瘀证）。

【治则】　温通经脉，调和气血，利湿驱寒。

【治法】　取局部阿是穴。以中粗火针，用快速法刺入局部1～3分深，不留针。根据面积大小不同，可刺10～20针，使其恶血出尽，后用消毒棉球按压针孔。

【疗效】　该患者共治疗15次，临床痊愈。

【按语】　下肢溃疡是外科常见病之一。无论急性或慢性溃疡，均不易愈合。患者终年下肢糜烂流水，病苦不堪，且影响行动。贺老认为，此例患者病久不愈乃因气亏血少，寒湿凝聚所致，疮口流水溃烂，肤色紫肿，已成阴寒之证，其治之法，可借助火针疗法之温补气血，疏通经络，祛除寒湿的功效，以改善局部的血液循环，增加营养，提高机体抵抗力。大凡阴寒之证，多有气血之瘀滞，有滞则气血流通迟缓或不通，可根据病灶大小或病情轻重，以火针速刺溃疡面或疮面周围数针至数十针，一般每周1～2次为佳。患者初诊时，常有气血瘀滞之征象，可以火针速刺泻其恶血，恶血既出，新血流通，则局部血脉通畅，疮口得养，以利于驱除邪气而病愈。

（三）强通法

强通法的典型方法就是放血疗法，即用三棱针或其他针具刺破人体一定部位的浅表血管，根据不同病情，放出适量血液，通过决血调气，通经活络以达治疗疾病的针刺方法。放血疗法历史悠久，随着各朝代的发展，放血疗法得到了广泛的应用。其作用特点可以概况为操作简单、副作用少、适应证广、起效快捷等。贺普仁教授20世纪60年代初将放血疗法应用于高血压、高热、白癜风、风湿性关节炎等的临床研究中，均取得了较好的疗效，对现代放血疗法的研究和应用具有启发作用。

强通法的治病机制可以从经络学说和气血学说两方面分析。经络具有由里及表，通达内外，联络肢节的作用，经络联系了人体各脏腑组织器官，并将气血运达全身，以保证人体正常生理活动。如经络不通可致脏腑失和，阴阳失衡，从而引发各种病症。气血是人体脏腑、经络等组织器官进行活动的最主要的物质基础。气血的异常是人体发生病症的重要病机之一。当病邪侵袭人体或脏腑功能失调以致气血瘀滞时，络脉本身也会出现相应的瘀血现象，所谓"病在血络"。放血疗法正是以此理论为指导，使恶血外出，迅速祛除邪气，又可通过直接刺血而调气，气血调和，则经络通畅，脏腑平衡，疾病可愈。现代研究亦发现，放血疗法可以调节人体多个系统，治疗疾病途径多样。如可扩张血管，改善血管弹性，促进微循环；对神经、肌肉的生理功能也有良好的调整作用。还可以调动人体的免疫机制，激发体内防御功能等。

*验案撷英

1. 银屑病

【基本信息】 石某，女，17岁，学生。

【主诉】 四肢、躯干起皮疹，瘙痒已1月余。

【现病史】 患者既往有牛皮癣史，1月余前无明显诱因出现全身皮疹，渐增大如斑块状，皮肤红，瘙痒，口苦咽干，不欲饮，大便秘结，夜寐不安，烦躁气急。舌尖红，苔薄白，脉弦细。查体：四肢、躯干部均有斑状皮损，搔之脱屑，皮肤红。

【中医诊断】 白疕（血热风热证）。

【治则】 调理气血，清热疏风。

【治法】 取委中双、膈俞双。以火针缓刺委中放血；以火针点刺膈俞出血后拔火罐，以使出血充分。

【疗效】 患者每周治疗2次，二诊后痒减，七诊后皮损消失，临床痊愈。

【按语】 银屑病，此病大致相当于祖国医学中的"白疕"，又名"蛇虱"。祖国医学关于本病的记载和描述较详，如《外科大成》说："白疕，肤如疹疥，色白而痒，搔起白屑，俗呼蛇虱，由风邪客于皮肤，血燥不能荣养所致。"《外科证治全书》中说："白疕（一名疕风）皮肤燥痒，起如疹疥而色白，搔之屑起……"此病由气血不调、营卫空虚、腠理不密、外感风邪所致，如因病久血中郁热，血燥亦可生风，故本病与风有直接关系，又有内外之别，然所生之风皆与气血失调有关，故气血失调为患病之内因，贺老治疗本病，多从调理气血入手，采用强通法临床上以委中、膈俞、耳背青筋等放血，在调气血的同时又可祛除血中邪气，从而达到消除皮损、止痒等目的。

2. 舌体肿大

【基本信息】 费某，女，60岁，退休职工。

【主诉】 舌下方肿物疼痛1周。

【现病史】 患者体胖，平时喜食辛辣之物，并有饮酒嗜好。1周前患者舌下方生一肿物，如枣大，红肿疼痛，影响说话及咀嚼功能。面微红，舌质红，苔薄黄，舌下稍偏右侧有一肿物如枣大，色红赤，坚硬。脉滑数。

【中医诊断】 舌肿（心胃火盛证）。

【治则】 清热泻火，通调气血，散结通络。

【治法】 取阿是穴（肿物局部）。以锋针速刺肿物局部5针，放出恶血数口，肿物顿时消退。

【疗效】 针刺后，患者即感觉疼痛减轻，次日即敢说话及咀嚼食物，肿物消失。

【按语】 舌肿一病，病位在心，心属火，故舌肿多与心火炽盛有关，舌为心窍，位居口腔之中，脾开窍于口，与胃相表里，吃入食物，口先受之，再传入脾胃，故舌肿一病多兼有口臭口干等症，故实为心胃火盛合邪致经脉气血壅滞而发病。治疗方面，火热之病耗气伤津最为迅速，故应以锋针刺舌根下之金津、玉液、病灶局部（阿是穴），使之放出恶血，祛除邪热，通其壅滞之经络，调和气血而达却病之目的。

第四节　石　学　敏

一、医　家　简　介

石学敏（1938 年生），天津人，中共党员，主任医师、教授，博士生导师，国家中青年有突出贡献专家，天津市政府授衔针灸学专家，天津中医药大学第一附属医院名誉院长，享受国务院政府特殊津贴，中国工程院院士，第二届国医大师。1962 年毕业于天津中医学院（现天津中医药大学）。1965 年参加卫生部举办的高级针灸研究班，1968～1972 年赴阿尔及利亚，参加中国医疗队工作。回国后，组建天津中医学院第一附属医院针灸科，目前已拥有 28 间门诊治疗室，治疗常见病种达 100 余种，开放床位 600 张，日均门诊量 2000 余人次，病床使用率超过 100%，是国家中医临床研究基地，教育部、国家中医药管理局、天津市教委的重点学科、国家临床重点专科。被国家中医药管理局确定为"全国针灸临床研究中心""全国针灸专科医疗中心"。并在全国建立了 48 个针灸临床分中心，培养院内院外师承人员 30 余人，培养博士研究生 100 多名，其"开辟教学新途径，培养针灸新人才"项目获得 1993 年国家教育委员会国家级一等奖。

石学敏院士主持完成各类科研项目，承担多项国家"973 计划"项目、国家自然科学基金项目、省部级重点课题等。其中"醒脑开窍针刺法"获国家科技进步奖三等奖，被评为科技部和国家中医药管理局十大医药推广项目之一，"石氏中风单元疗法"成为国家中医药管理局科技成果推广项目。共获得国家及省部级科技成果奖 19 项，获何梁何利基金科技进步奖。香港"求是"科技成就奖，首届中医药传承特别贡献奖，2017 年获得天圣铜人奖。主编《中医纲目》《石学敏临证实验录》《针灸治疗学》《石学敏针刺手法》等 40 部著作；发表《从针刺人迎穴降压谈针灸学的原始创新》《针灸临床适应病证与未来展望》等论文 300 余篇。在他的带领下，天津针灸学科建设成为全国最大的中医和针灸学科医、教、研基地。他的精湛医术、高尚医德被海内外患者和中外媒体誉为"华夏第一针"。

石院士创立"醒脑开窍"针刺法治疗中风病、脑外伤、多发性硬化、帕金森病、周围神经疾病、抑郁症、焦虑症、疼痛病症以及各种疑难杂症，临床取得显著疗效。醒脑开窍针刺法治疗中风病的研究于 1995 年获得国家科技进步奖三等奖，1998 年获天津市科技兴市突出贡献奖，并被国家中医药管理局确立为十大科技成果推广项目，2009 年获天津市科技进步奖一等奖。2013 年被列入"财政部、科技部科技惠民计划推广成果库"。此针法被写入《针灸学》《针灸治疗学》等多部国家统编教材。率先提出针刺手法量学理论，使传统针刺手法向规范化、剂量化、标准化发展；他提出治疗中风病的"石氏中风单元疗法"，提高了临床疗效。他创立的"通关利窍"针法治疗吞咽障碍，"活血散风、调和肝脾"治疗高血压，"调神益智"治疗血管性痴呆，"经筋刺法"治疗周围性面神经麻痹等特色针法，为患者解除了痛苦，在针刺治疗中风病、高血压病、针灸标准化研究等方面形成了稳定的研究方向。他辨证辨病相结合，将"喑痱""面瘫""痴呆""郁证""胸痹""心悸""哮喘"等数十个中医病症进行整理，根据疾病的基本病机，制定出规范性治疗方法，为临床常见病、疑难病的针灸治疗归纳了规范化、科学化、程序化的中医针灸治疗方案。

石学敏 1983 年担任天津中医学院第一附属医院院长，带领全院大力弘扬针灸特色，积极走科技兴院之路，针灸疗法深入全院各病区科室，既推动了针灸的学术和人才梯队的培养，也推动了医院办院规模、临床疗效、学术声誉和海内外影响力的大幅提升，拓宽了针灸学科发展模式和中医院办院思路。此外，自 1968 年率领中国医联队赴阿尔及利亚援外以来，先后赴世界 30 多个国家及地区讲学和诊疗，开设学术讲座 100 余场，为海外针灸的发展起到了显著的推动作用。同时，还就针灸临床及机制研究，与德、法、日等多国开展国际合作，为中医针灸走向世界做出突出贡献。

二、学术思想与针灸验案

（一）尊崇《内经》，多有阐发

石学敏教授非常重视中医基本理论的学习和研究，尤其尊崇《黄帝内经》，认为《黄帝内经》是中国传统医学理论与实践的渊源。他深入研究《黄帝内经》，融会贯通，多有阐发。

1. 阐释"是动""所生" 他针对《灵枢·经脉》"是动病"和"所生病"深入研究，结合大量临床研究进行探讨，提出"是动病""所生病"是一个广义的概念，是对十二经脉及其相联属脏腑由生理转变为病理所产生的各种症状、体征、转变和转归的综合性记述，应包括病因、病程、病位、正气与邪气消长、性质、转归、预后（表 4-1）。

表 4-1 "是动""所生病"概念分析

分析项目	是动病	所生病
病因	多为外因引动而诱发	（1）是动未愈转化而来
		（2）脏腑自病
病程	发病急，病程短	发病缓慢，病程长久
病位	多在外，在表	多为里证
正气与邪气消长	正气一般不虚，多为正盛邪实	多为损伤正气，成正虚邪盛，邪减正衰
性质	多为阳热实证	多为里虚寒证
转归	可因邪气盛或正气虚而入里，损及脏腑转为所生病	有时为是动病的加重
预后	多为良好	多为不良

十二经脉的"是动""所生"之间并非不相关的两个体系，而是按照一定规律相互传变。一般"是动病"可因正气虚弱或邪气太盛，损及脏腑而转为"所生病"，其转归有二：一是病情加重，更损正气，如手太阴肺经是动病的"膨膨而喘咳"，为表实证，是疾病的早期，若损及肺、肾二气，则发展为所生病的"咳、上气、喘渴"。二是病情减轻，邪减正盛而变为慢性阶段，如脾经是动病有"一身体皆重"，是湿邪重着之实证，损及脾阳，则转变为所生病的"体不能动摇，食不下"，是脾虚的慢性阶段。

2. 对"厥"证概念的认识 石学敏院士认为，对于六经之"厥"的概念，应从文理和医理的结合去考虑，提出这六经之厥不是六经"是动病"诸证的归结性总论，而是"是动病"的病候之一。"是为""此为"的"是""此"二字如果作为指示代词，则其所指应是本经的经脉，而不是对本经经脉"是动病"中症候群的病名结论。以肺经为例，是动病表现为胸部胀满，咳声洪亮，由于频繁的咳嗽，致缺盆部疼痛，病情加重可出现视物昏花，甚至晕厥的"瞀"证，本经的是动病可出现手臂逆冷，肤色变紫，无脉，腕下垂的臂厥病。而决不能把肺部胀满，膨膨喘咳，缺盆中痛和瞀统称为"这就是臂厥病"。

3. 对十二经脉的病候体系进行了破译和阐发 "是动病""所生病""厥"证的概念澄清后，石学敏院士结合现代临床实践对每一条经脉的病症群进行剖析、划分，并与现代相关疾病进行了对照研究，对十二经脉的病候体系进行了破译和阐发，确定了治疗大法和针灸处方，用之指导临床尤对于各种厥证（无脉症、大动脉炎）、痹证（坐骨神经痛、臂丛神经痛）、面瘫等经脉、经筋病变效果显著，发展了经络学理论。

兹举例以见一斑：对手太阴肺经的病候，《灵枢·经脉》云："是动则病肺胀满，膨膨而喘咳，缺盆中痛。"《铜人腧穴针灸图经》注云："膨膨，谓气不宣畅也。"马元台说："膨膨肺胀者，虚满而喘咳"等，众说纷纭。石院士指出"肺胀满"，是患者的自觉症状，是患者的主诉，是指憋气、短气、动则气不够用。"膨膨而喘咳"，是形容咳喘时声音的洪亮有力，咳则面部青紫，喘则张口抬肩。这些气机升降方面的病变，主要是由于肺失肃降所致。"缺盆中痛"，缺盆指锁骨上窝，是两个肺尖部；作为肺的发病，首先反映的是肺尖部，但也反映到下部，出现胸痛；从经络学说讲，缺盆部虽为十二经之通路，然距肺尤近，故在剧烈而频频的喘咳振动下出现缺盆疼痛。这组病候病因上为外邪诱发，发病急，病程短，其性质属热属实。临床见于大叶性肺炎、支气管炎、哮喘性支气管炎、支气管扩张、上呼吸道感染、肺结核等。石学敏院士相应提出以下治法。

（1）咳嗽治则：宣肺止咳。选穴：①鱼际、太渊、列缺。②孔最、天突、尺泽。操作：鱼际直刺1寸，太渊直刺0.5寸，列缺逆经而刺1～1.5寸，孔最直刺1.5寸，尺泽直刺0.5～1寸，诸穴均施捻转提插相结合的泻法。天突针尖与胸骨柄呈平行线直刺1.5～2寸，施捻转的泻法。以上二方可对症选用。

（2）喘证（急性期，属热属实阶段）治则：宣肺平喘。选穴：①背部大杼至膈俞华佗夹脊穴。②风门、肺俞部刺络拔罐。操作：华佗夹脊穴均施捻转的泻法，刺络拔罐疗法以每罐出血量5～10ml为度。对二方同时施术。

（二）重视识神与治神

中医历代典籍中，有许多关于脑主神明和心主神明的记载，如《素问·脉要精微论》指出："头者精明之府"，《三因极一病证方论》也提出："头者，百神所集。"《东医宝鉴·外形篇·头》则指出："头为天谷以藏神。"而中医"心主神明"的理论主要源于《素问·灵兰秘典论》"心者，君主之官，神明出焉"，亦为后世医家所尊崇。近代医家张锡纯在《医学衷中参西录·治癫狂方》中提到："神明之功用，原心与脑相辅而成。"石学敏院士认为脑主神明与心主神志是并存的，但是脑所主之神是广义的神，它包括机体的外在生命活动和内在精神活动，起着决定性作用。心主神志指狭义的神，是广义神的一部分，是在心主血脉的基础上派生出来的。脑是人体耗氧量最多的地方，它对血液的要求也非常多，所以脑功能的正常发挥与心把血液推动到脑密切相关。《灵枢·营卫生会》曰："血者，神气也。"《灵枢·平人绝谷》曰："血脉和利，精神乃居。"石院士通过大量的临床观察指出，血是精神活动的重要物质基础。心血虚，常出现惊悸、失眠、多梦等症状，甚至出现烦躁、恍惚、昏迷等神志失常改变，说明血与精神、神志、情志活动密切相关。正如《素问·八正神明论》所言："血气者，人之神，不可不谨养。"可以说心通过主血脉来完成其主神志的功能，而人体一切精神、思维、记忆、神志、情绪、意志等心理活动都受脑神的统配，心神功能的发挥，隶属于脑主神明的功能之下。

《素问·宝命全形论》云："凡刺之真，必先治神。"石学敏院士尤为推崇，强调在针灸临床工作中"治神"具有重要作用，并指出脑主神明的功能对针刺"治神"有着重要的意义。他指出脑主神明的功能包括了针刺的"治神"。脑主神明首先是指脑主机体的内在精神活动。所以治神要求医生精神专一，把精神全部集中于整个操作过程中，细心体察针下经气之虚实强弱变化，调整针刺手法；注意观察患者的表情与反应，审慎从事，使神与气相随，神至气至。此时首先注意病者，细察施术处有无瘢痕、血管以避之；其次注意术者刺手与针之着力点，以便于施术；最后意守针尖，细细体会针下得气的情况和经气的盛衰，决定或补或泻，同时观察施术后患者神应与否，以判定施术的成败。同时，也要创造安静而舒适的治疗环境，积极开导和努力消除患者对疾病和治疗方面的疑虑，调整和稳定患者的情绪，只有当患者心情平静、身体放松时，其心理负荷显著下降，心理能量消耗明显降低，通过改变人体中枢神经系统特别是大脑皮质功能状态使机体对针刺的排斥性达到最低，从而获得最佳效果。

同时，石学敏院士认为得气与否对于治神十分重要，针刺之"得气"即是治神而神应的一种表现，而得气与否，以及得气的迟速，不仅关乎针刺的疗效，而且也可据此判断疾病的预后。得气为神应，神应而有效，神旺而效速，神弱而效迟。如临床治疗中风病急性期病人时，应用"醒脑开窍"针法，除选穴重在醒神、调神外，明确规定了操作及得气的量化规定，如针刺水沟，必须施雀啄手法达到以眼球湿润为度，针刺极泉、委中、三阴交，以肢体抽动 3 次为度，都在于强调得气而完成"治神"。

（三）选穴精当，讲究配伍

在针灸处方配穴方面，石院士主张用穴要少而精。他在辨证分析的基础上，归纳和运用同名经配穴法、交汇经配穴法，善用特定穴。

同名经配穴法是在同名经"经气相通"的理论指导下，在手足同名的两条经脉上各取一穴，组成"穴对"而应用于临床。石学敏院士常运用同名经配穴法来组成不同的配穴处方。如：高血压、癫、狂、痫取两厥阴的内关、太冲；胁肋痛取两少阳经的支沟、阳陵泉等。

交汇经配穴法即按经脉的交叉、交汇情况来配穴。某一病变部位有数条经脉交汇或某一病症与数条交汇经脉有关，都可按此法配穴。石学敏院士临床常运用此法，如其创立的醒脑开窍针刺法就是依此法配穴的。中风病的总病机是"窍闭神匿，神不导气，肝肾阴虚"。督脉起于胞中，上行入脑达巅，故泻督脉与手、足阳明经之会穴水沟，调督脉、开窍启闭以醒神安神；补足厥阴肝经、足太阴脾经、足少阴肾经的交会穴三阴交以滋补肝肾、醒脑开窍，且足厥阴肝经上入颃颡，连目系，上出额，与督脉汇于巅；内关为八脉交会穴，通于阴维，属手厥阴心包经之络穴，泻内关以宁心安神、疏通气血。又如：髋枢部有足太阳、足少阳经交汇，故临床髋枢部疼痛常取环跳配秩边、承扶、阳陵泉、承山。泌尿、生殖系疾病多与任、冲脉以及足三阴经病理变化相关，临床常取气海、关元、中极，配太冲、太溪、三阴交治之。

善用特定穴：临床上如急性热病，肢端麻木，昏厥，常用各经井穴刺络放血；喘逆气急，多取肺经的郄穴孔最，配八会穴中气会膻中；咳嗽、喘急的呼吸系统疾病，多取肺脏的背俞穴肺俞和募穴中府。石学敏院士十分肯定"经络所过，主治所及"的观点，认为循经取穴，远近相伍，是针灸治病的重要原则。

（四）创立"醒脑开窍"针刺法，开辟中风病治疗新途径

1972 年石学敏院士通过总结多年的临床经验发现，首先提出和创立"醒脑开窍"这一以治疗中风为主的针刺方法，其认为中风的基本病机为蒙蔽脑窍，病理因素多为瘀血、肝风、痰浊等，由于"窍闭神匿、神不导气"而发为中风。根据中风的病因病机，在辨证论治和辨病论治相结合的基础上，确立了"醒脑开窍、滋补肝肾为主，疏通经络为辅"的治疗原则。"醒脑"包括醒神调神双重含义，醒神调神为"使"，启闭开窍为"用"，对于中风病无论昏迷与否均可运用。"醒脑开窍针刺法"是针对中风病的基本病机为瘀血、肝风、痰浊等病理因素蒙蔽脑窍致"窍闭神匿，神不导气"而提出的治疗法则和针刺方法。在选穴上以阴经和督脉穴为主，并强调针刺手法量学规范，有别于传统的取穴和针刺方法。其主要作用是保存最大量的脑细胞，使萎缩变性的细胞恢复正常的形态结构，保证组织存活，并增强日渐衰弱的脑生物电活动，使其能发出正确的神经信号。

针刺治疗分为"主方一"和"主方二"两种处方。"主方一"取内关、人中、患侧三阴交为主穴，主要用于中风病心神昏瞆、意识丧失及某些疾病的急性期，注重对神的调整，随症加减配穴。"主方二"取印堂、上星、百会、内关、三阴交诸穴，主要用于中风病的恢复期及非器质性的心悸、遗尿、阳痿、遗精等。在"醒脑开窍"针刺法操作中针刺内关穴可宁心调血安神，雀啄人中穴可开窍启闭、醒元神、调脏腑，两穴均为"调神"要穴。操作时二者的针刺顺序存在着一定的规律性，先刺双侧内关穴，在捻转提插泻法 1 分钟后，继刺人中穴，用重雀啄手法，至眼球湿润或流泪为度。内关穴和人中穴均为"醒脑开窍"针刺法中的"调神"要穴，起着举足轻重的作用，针刺顺序亦具有自身规律。

石学敏院士根据多年临床经验，于 1972 年创立了以针刺阴经和督脉穴为主的"醒脑开窍"针刺法，配以规范的手法量学标准治疗中风病，临床疗效显著，该针法还用于脑外伤、多发性硬化、帕金森病、周围神经疾病、抑郁症、焦虑症、疼痛病症以及各种疑难杂症。"醒脑开窍针刺法"治疗中风病的研究于 1995 年获得国家科技进步奖三等奖，1998 年获天津市科技兴市突出贡献奖，并

被国家中医药管理局确立为十大科技成果推广项目，2009 年获天津市科技进步奖一等奖。2013 年被列入"财政部、科技部科技惠民计划推广成果库"。历经 40 余年，通过学术的继承和发展以及临床和基础的不断探索与研究，现已形成以"醒脑开窍"针刺法为主的中风治疗单元，此针法被写入《针灸学》《针灸治疗学》等多部国家统编教材。"醒脑开窍针刺法"治疗中风的研究先后取得 6 项成果，其中 3 项获得市、部级成果奖，被国家中医药管理局列为重点科研成果推广项目之一。

醒脑开窍针刺法

1. 主方一：大醒脑

主穴：双侧内关（手厥阴心包经），水沟（督脉），患侧三阴交（足太阴脾经）。

副穴：患侧极泉（手少阴心经），患侧尺泽（手太阴肺经），患侧委中（足太阳膀胱经）。

配穴：吞咽障碍加风池、翳风、完骨；手指固握加合谷；语言不利加廉泉，金津、玉液放血；足内翻加丘墟透照海。

操作方法：刺双侧内关，直刺 0.5～1 寸，采用捻转提插相结合的泻法，施手法 1 分钟；继刺水沟，向鼻中隔方向斜刺 0.3～0.5 寸，用重雀啄手法，至眼球湿润或流泪为度；再刺三阴交，沿胫骨内侧缘与皮肤呈 45°角斜刺，进针 1～1.5 寸，用提插补法，使患侧下肢抽动 3 次为度。

2. 主方二：小醒脑

主穴：双侧内关，上星，百会，印堂，患侧三阴交。

副穴及配穴同主方一。

操作方法：先刺印堂穴，刺入皮下后使针直立，采用轻雀啄手法（泻法），以流泪或眼球湿润为度。继选 3 寸毫针由上星穴刺入，沿皮至百会穴后，针柄旋转 90°，转速 120～160 次/分，行手法 1 分钟。极泉穴沿经下移 1 寸，避开腋毛，直刺 1～1.5 寸，用提插泻法，以患侧上肢抽动 3 次为度。尺泽，屈肘成 120°角，直刺 1 寸，用提插泻法，使患者前臂、手指抽动 3 次为度。委中，仰卧直腿抬高取穴，直刺 0.5～1 寸，施提插泻法，使患侧下肢抽动 3 次为度。风池、完骨、翳风均针向喉结，进针 2～2.5 寸，采用小幅度高频率捻转补法，每穴施手法 1 分钟。合谷针向三间穴，进针 1～1.5 寸，采用提插泻法，使患者示手指抽动或五指自然伸展为度。上廉泉针向舌根 1.5～2 寸，用提插泻法。金津、玉液用三棱针点刺放血，出血 1～2ml。丘墟透向照海穴约 1.5～2 寸，局部酸胀为度。

一般在应用调神法之初首选"大醒脑"，而后与"小醒脑"穴交替使用。

3. 后遗症治疗

口眼㖞斜：风池、太阳、颊车、迎香、地仓、下关、合谷。刺络拔罐：选下关、颊车、四白。风池针尖刺向喉结，进针 1.5～2 寸，施捻转补法 1 分钟；太阳沿颧骨弓内缘进针 3～3.5 寸，透向颊车；迎香横刺或斜刺 0.5～1.5 寸，施捻转泻法；下关进针 1.5 寸，捻转泻法；地仓横刺 3～3.5 寸，透向颊车，地仓至颊车部 1 寸 1 针，深度 0.3～0.5 寸，施提插泻法；合谷捻转泻法。刺络拔罐，穴位常规消毒后用三棱针点刺 3～5 下，用闪火法拔罐，出血量 5～10ml，隔日 1 次。

失语：风池、上星、百会、金津、玉液、廉泉、通里。风池刺法同前，上星平刺 0.5～1 寸，施平补平泻手法 1 分钟；百会斜刺 0.3～0.5 寸，施平补平泻手法 1 分钟；金津、玉液用三棱针点刺放血；舌面用 2 寸毫针点刺出血，廉泉直刺 1～1.5 寸，施合谷刺法，以胀感达舌根及喉咽部为度；通里直刺 0.5 寸，施捻转泻法。

手指固握：合谷、八邪、曲池、外关、肩髃。合谷针刺方向先透向大指，继透向三间处，施提插泻法，以患侧大指、次指抽动 3 次为度；八邪、曲池、肩髃刺法同前；外关直刺 1～1.5 寸，施提插泻法。

上肢不遂：风池、肩髃、极泉、尺泽、曲池、合谷、八邪、外关。风池、极泉、尺泽刺法同前；合谷针刺方向先透向大指，继透向三间处，施提插泻法，以患侧拇指、示指抽动 3 次为度；八邪直刺 0.5～1 寸，施提插泻法，以患侧手指抽动为度；曲池屈肘取穴，直刺 1～1.5 寸，施提插泻法，以麻胀感到达示指为度；肩髃直刺 1～1.5 寸，施提插泻法，以麻胀感达肘关节为度；外关直刺 1～

1.5 寸，施提插泻法。

下肢不遂：环跳、委中、三阴交、阳陵泉、昆仑。委中、三阴交，针刺方法同前；环跳直刺 2～3 寸，以触电感传至足底为度；阳陵泉直刺 1～1.5 寸，施提插泻法，令触电感传至足趾为度，昆仑直刺 0.5 寸，施捻转泻法。

足内翻：解溪、丘墟、照海、筑宾、昆仑。解溪直刺 0.5 寸，施捻转泻法；丘墟透照海，直刺 2.5～3 寸，施捻转泻法；筑宾、昆仑，直刺 0.5～1.5 寸，施提插泻法。

4. 并发症治疗

假性球麻痹：针风池、完骨、天柱、翳风，向喉结方向，深刺 2 寸，施小幅度高频率捻转补法；或咽后壁点刺。

吞咽困难及呼吸衰竭：翳风、天柱、风池。针翳风，用 2～3 寸毫针刺向咽喉方向，用捻转补法施术 1～3 分钟；天柱直刺 1～1.5 寸，施捻转补法 1 分钟；风池手法同前。呼吸衰竭：针刺双侧气舍。

便秘：丰隆、左水道、左归来、左外水道、左外归来。先取双侧丰隆穴，直刺 1～1.5 寸，施捻转泻法；左水道、左归来、左外水道（左水道外开 1.5 寸）、左外归来（左归来外开 1.5 寸）均直刺 1.5～3 寸，施捻转泻法 1 分钟，留针 20 分钟，留针期间，每隔 5 分钟运针 1 次。

小便异常：癃闭（尿潴留），针中极、秩边、水道。中极直刺 1.5～2 寸，施提插泻法，令胀感传至会阴；秩边直刺 2.5～3 寸，针尖方向透向水道，施提插泻法，令胀感达前阴。小便淋漓，取关元、气海、太溪。关元、气海直刺 1～1.5 寸，施呼吸补泻之补法，而后置 1 寸艾炷于针柄上，施温针灸，每次 2～3 壮；太溪直刺 0.5 寸，施捻转补法 1 分钟。尿失禁或尿潴留，针中极、曲骨、关元、三阴交。局部施灸、按摩或热敷。

共济失调：针风府、哑门、颈椎夹脊穴。

失明或复视：失明取风池、天柱。风池，针尖方向与双目系对角相交，直刺 1～1.5 寸，施捻转补法；天柱直刺 1～1.5 寸，施捻转补法。复视，上穴加睛明、球后。

癫痫：针水沟、大陵、鸠尾、内关、风池。

肩关节痛：天鼎、肩髃、肩内陵、肩外陵刺 0.5～1.5 寸，施提插泻法。肩贞、肩中俞、肩外俞、阿是穴。天鼎，直刺 1～1.5 寸，施提插泻法，令触电感直达肩肘或手指；肩髃、肩内陵、肩外陵、肩贞直刺 1～1.5 寸，施捻转提插相结合的泻法；肩中俞、肩外俞均横刺 1～1.5 寸，施捻转泻法；阿是穴刺络拔罐方法同前。

肩周炎：针肩髃、肩髎、肩内陵、肩贞、肩中俞、肩外俞，痛点刺络拔罐。

血管性痴呆：针内关、水沟、百会、四神聪、风池、四白、合谷、三阴交、太冲。

睡眠倒错：针上星、百会、四神聪、三阴交、神门。

（五）提出"针刺手法量学"，量化传统捻转补泻手法

早在《黄帝内经》中就已有诸多论述针灸治疗剂量的问题。尽管在"量"的描述上面还很模糊，却反映了手法量学的思想，体现了萌芽状态的针刺量学观。后世历代医家在实践中不断发展和创新，完善并丰富着针刺的手法，如《灵枢·官能》记载"微旋而徐推之"及"切而转之"等补泻手法，《标幽赋》"迎夺右而泻凉，随济左而补暖。"将捻转分左右而为补泻。但在具体施行手法操作时，仍有许多迷惑之处。限定条件不足及捻转幅度的大小，及用力轻重程度都缺乏具体的量学概念，令操作者难以正确掌握，补泻在于疑似之间，致使操作者处于随意或茫然状态，限制了针刺手法不断发展。而各种针刺手法从性质上来讲，均属于机械性刺激，所以无论是补法还是泻法都涉及一个刺激量，即治疗剂量的问题。各种补泻手法在操作时采用多大的"剂量"，这是历代医家未能搞清的问题。施术者或据师承之法，或凭有限的经验来确定针刺的量，欠规范操作，往往带有片面性和盲目性，后学者难以掌握。而影响针刺对机体刺激的反应的一些因素应归属于手法量学的范畴。包括处方与腧穴的有效性、体位与取穴的准确度、针刺方向与进针深度的标准、选择规范手法与施术时

间的标准、针刺效应在机体内持续时间与衰减过程等。

有鉴于此，石学敏院士认为属于自然科学范畴的针灸学，应该具备明确、科学的量学观。他率先提出了"针刺手法量学"理论，认为针刺治疗疾病应在辨别虚实、确定穴位的基础上运用各种手法，针刺与药物治疗不同，是通过对机体特定部位的刺激（经络、腧穴、经筋、皮部等）来调整、调动、修复、改善自身平衡和祛除疾病的方法，最终完成机体的康复。以捻转补泻手法作为研究的突破口，对针刺作用力方向、大小、施术时间、两次针刺间隔时间等针刺手法的四大要素进行了科学界定，提出在临床治疗过程中，辨证准确，取穴合理和操作规范是取得临床疗效缺一不可的重要环节。

针刺手法量学的"4大要素"，即：①作用力的方向是决定补和泻的重要因素之一，即捻转补泻手法第一定义，十二经脉以任督二脉为中心，两手拇指开始捻转时作用力切线的方向为标准，医生采用面向患者的体位，规定作用力的方向向心者为补，离心者为泻，即左侧捻转的方向为顺时针（相对患者而言），右侧捻转方向为逆时针为补，具体操作为捻转时加作用力，倒转时自然退回，一捻一转连续不断，至于捻转泻法与补法正相反，其作用力起始的方向左右两侧均为离心，即左侧为逆时针，右侧为顺时针，任督二脉腧穴则采用迎随补泻、呼吸补泻或平补平泻，这一临床研究，较之古代医家"迎夺右而泻凉，随济左而补暖"，及近代"大指向前为补，大指向后为泻"等论述更加具体化、规范化。②捻转补泻与作用力的大小有直接关系，即捻转补泻手法第二定义：捻转时，小幅度、高频率其限度为1/2转，其频率为每分钟120次以上为补；捻转时，大幅度、低频率，其限度为1转以上，频率在每分钟50～60次为泻。在施行补法时，术者手指轻轻地捻转，然后自然退回，形成一个有节奏的捻转频率，以达到徐徐地激发经气的作用。在施行泻法时，术者手指、腕及全臂协调用力，其作用力较大，能迅速激发经气，以达到气至病所的目的。此观点的提出使古人"捻转幅度小，用力轻为补，捻转幅度大，用力重为泻"的论述，从宏观进入到有数据可循的量学范畴。③施行捻转补泻手法所持续时间的最佳参数是，每个穴位1～3分钟这一参数是经过对正经361穴，经外50余穴的逐一考察对比提出的。④两次施术间隔时间的最佳参数为3～6小时。针刺治疗后其持续作用时间因病而异，为找出针刺治疗有效作用的蓄积时间，经50余病种的逐一勘测，提出每个穴位在治疗不同病种中所持续时间的最佳参数，如针刺人迎穴治疗脑血管疾病，施术3分钟其脑血流图改变最为明显，施术后6小时其脑供血开始衰减，因此对此疾病应该6小时蓄积1次治疗。再如，针刺治疗哮喘施捻转补法3分钟后，肺内哮鸣音减少，病人症状缓解，最佳有效治疗作用持续3～4小时，此后继续针刺治疗才能达到有效的蓄积作用。

石院士带领课题组成员从临床到基础研究，完善"针刺手法量学"理论。团队将针灸治疗有效的30余种病症逐一分析、逐个穴位进行手法最佳量学标准的筛选研究，在醒脑开窍针刺法治疗中风病的手法量化研究基础上，总结了椎基底动脉供血不足、无脉症、冠心病、高血压、支气管哮喘、颈椎病及腰椎间盘突出症等多种病症的针刺量学规律。石学敏院士首次针对针刺作用力方向、大小、施术时间、两次针刺间隔时间等四大要素对针刺手法进行了科学界定，并开展相关研究，改变了既往针刺手法忽视剂量的状态，使针刺疗法更具有规范性、可重复性、可操作性，从而使针刺治疗由定性的补泻上升到定量的水平，填补针灸学历史上的一个空白。

（六）阐释经筋病症，拓展经筋刺法

经筋是经络系统的组成部分，是十二经脉之气结、聚、散、络于筋肉关节的体系。经筋的概念最早见于《灵枢·经筋》："经筋之病，寒则筋急，热则筋弛纵不收。"对于经筋的实质，石学敏教授认为，其不仅仅指现代医学中的神经、肌肉、关节或软组织，而是拥有一定形态、分布、感知及运动功能的有机整体。对于经筋病候，《素问·生气通天论》云："大筋软短，小筋弛长，软短为拘，弛长为痿。"石学敏教授认为，经筋为病可概括为"筋急"与"筋纵"两大类。经筋之病多表现为其循行所过之处的运动障碍（弛缓、痉挛、强直、萎缩等）或伴有感觉障碍（麻木、疼痛、烧灼感等）。临床许多运动与神经系统疾病，如面神经麻痹、软组织损伤、脊髓空洞症、运动神经元疾病等，皆可归结为经筋病症。石学敏教授还认为"维筋相交"理论是古代中医对大脑支配对侧肢体功能的初步认识。在《黄帝内经》的许多篇章中讲到"眼系""跷脉"，并提出了"维筋相交"理论。"跷脉"与"维筋相交"理论都是古代医家用来解释人体左右交叉的生理和病理现象的。基于"维筋相交"理论的交叉取穴疗法亦是经筋病证治疗的特色之一。

石学敏教授经筋刺法具有如下特点：①将"以痛为腧"作为临床治疗经筋病的原则。临床中以十二经筋循行分布为纲，以患者感觉不适的部位或病变部位为穴，直取病位，直达病所。经脉所过，主治所及，配合本经经穴、特定穴、远端穴等，组穴严谨有序而变化灵活。②重视"取阳明"。脾胃为后天之本，气血生化之源，人体经络依赖阳明化生的气血得以濡养，才能运动自如；阳明经多气多血，上至头颅，下至足趾，阳明虚则诸经不足，筋肉关节失养。因此，"取阳明"尤其是足阳明经成为治疗经筋病的重要法则。如面神经麻痹多由正气虚弱，卫表不固而外邪侵袭所致，石学敏教授多在面部足阳明经筋循行部位针刺；肌萎缩侧索硬化症而见四肢无力患者，气血本虚，髓海失养，石学敏教授于四肢手足阳明经循行所过之处针刺，以补气生血，濡养周身。③针刺手法：《灵枢·经筋》有云："治在燔针劫刺，以知为数，以痛为输。"石学敏教授临床较少运用"燔针"。他认为这里的"劫刺"，首先是指针刺的速度，即快速地进针。其次是进针的强度、深度。经筋行于体表，治疗宜轻刺、浅刺。石老多使用震颤进针法，手法轻柔，患者少有痛感。最后是指补泻手法，《灵枢·卫气失常》提到："筋部无阴无阳，无左无右，候病所在。"经筋为病无阴阳之分，少虚实之别，石学敏教授在治疗经筋病症时少用补泻，或采用平补平泻。石学敏教授基于《黄帝内经》理论，综合了《灵枢·官针》中的关刺、恢刺、合谷刺等方法，临床多采用循经排刺、多针浅刺、一针多向透刺等特色针法，收到良好疗效。具体而言，石学敏教授沿筋病所涉及或病位所在经筋，直刺或斜刺，每隔0.5寸或1寸进针，进针2～5分，以针刺入皮内，保持针体自然直立为度。结合现代解剖学，于病变涉及肌肉的丰厚处及沿肌肉边缘多针浅刺，如沿肱二头肌、股四头肌边缘排刺治疗相关部位的肌肉萎缩、屈伸不灵。石学敏常用透刺法，每用一针透达于两个或多个腧穴或组织部位之间，起宣散气血，疏通经络之效。如太阳透地仓、阳白四透、四白两透治疗面神经麻痹、面肌痉挛；丘墟透照海治疗中风后足内翻；下关透颊车治疗三叉神经痛等。此外，石学敏教授常配合使用刺络、拔罐及电针等辅助疗法，加强疗效。

另外，石学敏教授将头皮针、刺络放血疗法、筋骨针疗法、水针刀法、圆利针疗法、钩针疗法、芒针疗法等针刺疗法列为经筋刺法的范畴。

（七）推崇刺络法，扶正祛邪

刺络法是指通过针刺血络经脉泻出邪毒，使脉道恢复通畅，从而鼓动正气，防治疾病的一种方法。石学敏教授对刺络法情有独钟，广泛将其运用于多种疾病，并描述其为"历史悠久，涉及病种广，疗效独特，是一种十分重要不可丢弃的方法"。明确指出刺络法具有活血祛瘀，通络止痛，清热解毒，消肿排脓，醒神开窍，祛邪扶正，解表发汗等功效，故适用于多种临床病症，如瘀证、痛证、热证、痈疮肿毒、昏厥、神志病、虚证、表证等。

对于刺络法的施术部位，石学敏教授认为一般取经络邪聚部位，病在局部取局部，病在本经取本经或表里经，病在多经辨证取相关经，病在脏多取井荥。对于刺络方法的选择，石学敏教授认为《黄帝内经》对刺法论述十分丰富，有刺络、赞刺、豹文刺、毛刺、缪刺、巨刺等，刺法的选择宜依据病变深浅及邪毒聚集状态，一般情况宜络刺，痈肿疮疡宜赞刺、豹文刺，邪毒在表宜毛刺，"络病""躁厥"宜缪刺，某些"经病"宜巨刺、深刺中经。对于出血量的控制，石学敏教授指出，控制出血量是刺络法疗效的关键，临床上应结合刺络部位、患者病程、自身条件及四时节气加以考虑。具体来说，井穴出血宜少，如《素问·缪刺论》中多处载有刺井穴应"见血立已"。而刺动脉出血宜多，如《素问·刺腰痛论》中记载刺解脉治疗腰痛应"血变而止"，又如《灵枢·厥论》记载治疗厥头痛应"刺尽出血"。对于新发热病，刺血量宜少，如《素问·刺热》记载治热病应"出血如大豆，立已"。对于重病癫狂，刺血量宜大，如《灵枢·癫狂》中多处记载应"血变而止"。此外，刺血量还与患者自身条件相关，"适肥瘦出其血。""瘦者浅刺少出血，肥者深刺多出血。"从季节上分析则有"春刺散俞，及与分理，血出而止。甚者传气，间者环也。夏刺络俞，见血而止。尽气闭环，痛病必下。秋刺皮肤循理，上下同法，神变而止。冬刺俞窍于分理，甚者直下，间者散下"。

（八）形成以"人迎穴"为主的针刺高血压处方

石学敏院士认为高血压导致脑小动脉痉挛，继之脑动脉硬化、脑供血不足等病理改变，主要表现为体循环动脉压升高引发一系列症状的临床综合征。究其根本，高血压是一种血管病变，故中医病因病机也应立足于血脉，提出以"气海"失司为高血压病的主要病机，认为"气为血之帅"，气可"生血""行血""摄血"，使血液充足、行于脉中，故气是维持血压稳定的重要因素。气海为气之海，是人体一身之气聚于胸中之处，对调节一身气机有着至关重要的作用。若气海过盛，气迫血行，可致血在脉中运行过亢，甚至血不循经，出现胸满、面赤、头晕等高血压常见症状，而"气海失司"则是高血压形成过程中病理基础。因此通过对"气海"的调节，确立了在以"活血散风，疏肝健脾"的治疗原则下"通调气海"，达到以气为主、以脉为通道，推动血液环绕周身运行，使得机体气机条达、血脉通利进而降低血压，改善患者的高血压症状。

人迎穴，最早载于《灵枢·本输》，是足阳明胃经经穴，"足阳明少阳之会"，亦是"气海"所出之门户，与肾、脾、肝、心、三焦、胆、小肠、冲脉、任脉、阴跷脉等经脉相通，是调节气海的"营运之输"。正如《灵枢·海论》所说："膻中者，为气之海，其输上在于柱骨之上下，前在于人迎""气海，运营之输，一在颃颡之后……一在颃颡之前，谓足阳明之人迎也"。因此，人迎穴是"气海"之门户，通过针刺人迎穴可以调畅气海，从而调节血压。人迎穴位于拥有气街的足阳明胃经之中，为气海之门户，同样作为头气街与胸气街的连接处，发挥调气海，和气血的功能。此外，人迎为足阳明胃经之穴位，为经脉所发之处，阳明经为多气多血之经，故人迎穴有调整机体阴阳，疏通气血的功能。

而在西医学看来，人迎穴的特殊断层解剖特点决定了它的即时调节血压效应。人迎穴深层的颈动脉窦是压力感受器。当刺激感受器时，兴奋传导到延髓心血管中枢，兴奋心迷走中枢、抑制心交感中枢、交感缩血管中枢使心率降低及血管舒张，来降低外周阻力，达到调整血压的目的。从生化层面，针刺人迎穴可刺激颈部压力感受器和化学感受器能够调节血管内皮细胞的内分泌功能，以调节自主神经功能和心脑血管的舒缩，从而有降压、抑制动脉粥样硬化形成的功能。但压力感受器会随着刺激时间的增长，降低感觉冲动的发放频率，产生一定的适应力。且颈动脉窦压力感受器适应慢，仅在刺激作用的初期频率下降，而此后感受器发放冲动的频率很少改变。因此运用正确的针刺手法，使降压效果持久稳定，在治疗过程中尤为重要。石院士选取人迎穴，并且应用小幅度、高频率的捻转补法针刺人迎穴时，可以达到最佳的降压效应，更能够改变或者重塑因内外环境变化引起的血管继发性的损伤，防治靶器官损害，有效减免心脑血管意外事件的发生。

石学敏院士在针灸临床中，总结不同疾病的针刺处方，并对穴位的应用及手法操作有独到的见解。如针对高血压，石学敏院士提出高血压的主要病机为"气海失司"，遂确立了以"活血散风、疏肝健脾"为治疗原则的针刺降压方法，取穴治疗以人迎为主穴，配以合谷、太冲、曲池、足三里，并具有明确规范的手法量学标准和量效关系。

针刺方法：①人迎穴：患者取平卧位，充分暴露颈部，以手触及动脉搏动处，以手拨开动脉，穴位常规消毒后，垂直进针，缓缓入针1.0～1.5寸，见针体随动脉搏动而摆动，行石院士捻转手法第二定义之补法，即小幅度（捻转幅度小于90°）、高频率（120～160次/分钟），施术1分钟，留针30分钟。②合谷、太冲穴均垂直进针0.8～1.0寸，行石学敏院士捻转手法第一定义之泻法，医者面对患者时，以患者任督二脉为中心，医者两手拇指捻转时作用力切线的方向离心，施术 1 分钟，留针 30 分钟。③曲池、足三里穴均垂直进针 1.0 寸，行石学敏院士捻转手法第一定义之补法，医者面对患者时，以患者任督二脉为中心，医者两手拇指捻转时作用力切线的方向向心，施术 1 分钟，留针 30 分钟。石院士的"活血散风、疏肝健脾"针刺降压方法不仅取穴精妙、疗效确切，而且操作简便，医者易于掌握，方便推广应用。

目前以人迎为主穴的针灸治疗处方在临床已逐渐广泛应用，并已取得了令人满意的疗效，针对高血压这种多基因、多水平、多因素协同作用引起的临床综合征，逐渐形成了以针刺降压为主，辅以天麻钩藤饮、半夏白术天麻汤、三仁汤、虑烦汤剂等随症用药的针药并用格局。研究表明，该疗法不仅起效迅速，在降压的持续性方面同样效果显著。经过该处方的治疗后，部分患者甚至可以停用药物，从而减少药物副反应，保证了降压疗效的同时，突出了针灸疗法治疗高血压的优势。石学敏院士提出的科学、明确的量学标准及量效关系更是使此处方及手法操作可以得到更好的推广，使更多的人可以从中受益。上述处方在继承传统理论的基础上，拓宽了穴位的治疗路径，为针灸治疗高血压的后续研究提供了方向，奠定了基础，为高血压的防治提供崭新的思维模式。

*验案撷英

1. 脑梗死

【基本信息】　李某，男，65 岁，退休。

【主诉】　半身不遂伴语言謇涩 4 小时。

【现病史】　患者于 2008 年 12 月 4 日受凉，突然出现左侧肢体活动不利，伴语言謇涩，当时神清，头晕，无恶心呕吐及二便失禁，就诊于我院急诊，测血压 140/80mmHg，左上下肢肌力 3 级，查颅脑 MRI 示：右基底节脑梗死，予静脉滴注奥扎格雷钠注射液，为进一步治疗收入我病区，由平车推入病房。现症：神清，精神弱，语言謇涩，饮水咳呛，左侧肢体不遂，左上肢无主动运动，左下肢稍抬离床面，轻度头晕，呼吸平稳，纳可，寐安，二便自控。

【辅助检查】　左侧中枢性面舌瘫，左上肢肌力 0 级，左下肢肌力 3 级，左侧巴宾斯基征、查多克征（＋）。舌淡红、苔白腻，脉沉弦。

【中医诊断】　中风——中经络（肝肾阴虚证）。

【治则】　醒脑开窍，滋补肝肾，疏通经络，补益脑髓。

【治法】　取内关、水沟、三阴交、风池、完骨、天柱、极泉、尺泽、委中、太溪、翳风、金津、玉液。内关捻转提插泻法 1 分钟；水沟雀啄泻法至眼球湿润为度；三阴交提插补法至肢体抽动 3 次为度；风池、完骨、天柱捻转补法 1 分钟；极泉、尺泽、委中提插泻法至肢体抽动 3 次为度（不留针）；太溪捻转补泻 1 分钟；翳风穴向结喉方向深刺 2.5～3 寸，做捻转补法 1～3 分钟，针感要求咽喉部麻胀；金津、玉液点刺放血。

【疗效】　采用上法，每日 1 次，治疗 1 周后，左上肢可轻微平移，左下肢可抬离床面 30°。治疗 2 周后，患者左上肢可抬离床面 10°，左下肢可抬离床面 30°并坚持 10 秒不下落。

【按语】　金津、玉液点刺放血，刺血以调血，以血调气，活血祛瘀，疏通经络，平衡阴阳。

2. 脑梗死后遗症期

【基本信息】　康某，女，59 岁，无业。

【主诉】　左侧肢体瘫痪 11 个月。

【现病史】　患者 11 个月前晨起时发觉左半身无力，不伴有头晕、呕吐等，至某医院急诊查看，诊为脑梗死超早期，符合溶栓要求，建议溶栓治疗，未同意，后在家属要求下收住入院。当晚症状加重，左侧肢体瘫痪，经脱水降颅压、营养神经等对症治疗好转出院。现症：神志清，精神可，语言流利，左半身瘫痪，上肢挛缩，手指握固，下肢膝屈伸不利，足下垂内翻，舌淡红、苔薄白，脉细弦。既往有高血压病史 20 年。

【中医诊断】　中风——中经络（气血亏虚证）。

【治则】　醒脑开窍，滋补肝肾，疏通经络，补缓泻急。

【治法】　取内关、水沟、风池、完骨、天柱、极泉、尺泽、合谷、委中、复溜、丘墟透照海、解溪、足临泣、手甲根点刺、头针运动区。配合三阴经推拿和筋骨针。先进行三阴经推拿手法，再针内关、水沟、风池、完骨、天柱，按照醒脑开窍针刺法量学标准操作。极泉采用从阴引阳针刺法，合谷分别向二间和拇指方向透刺，丘墟透照海用3寸针深刺，头针平刺至帽状腱膜下，接电针。筋骨针选取肘关节肱二头肌肌腱处和腕关节内侧。

【疗效】　治疗15次后肢体张力明显缓解，放松状态下肘关节、手指可伸展，足下垂改善。治疗35次后，患者上肢肘关节伸直状态下可上举超过90°，仅在精神紧张时屈曲，足内翻下垂明显改善。

【按语】　脑梗死属中医"中风"范畴。阴虚阳亢，肝风内动，挟气、血、痰、火上侮清窍，神明被扰，窍闭神匿，神不导气，中风乃发。经临床实践表明，醒脑开窍针刺法适用于脑梗死各期的治疗，且针刺介入越早疗效越好。很多患者经本法治疗1次，即能产生效果。对于后遗症期，肌张力明显增高者，可配合三阴经推拿和筋骨针法，可收良效。另外，此病患者多为老年人，合并症较多，应同时积极治疗。

3. 顽固性疼痛

【基本信息】　张某，男，24岁，程序员。

【主诉】　右大腿前外侧疼痛5年，伴右足趾凉麻不适4年。

【现病史】　患者曾于2005年胸椎MRI检查时发现第12胸椎占位病变，被诊断为脊髓海绵状血管瘤。于2006年行摘除血管瘤手术，术后患者出现右大腿前外侧疼痛、右足趾发凉、麻木感觉障碍等症状，并且以右脚大趾为甚，每天中午开始至夜间加重，持续5~6小时，以刺痛为主，吃止痛药止痛，后来需要早晚各服1粒芬必得才能止痛，就诊时患者神清，精神略差，右下肢大腿前外侧疼痛，右足感觉凉麻。

【查体】　第12胸椎至第2腰椎间背部有陈旧性瘢痕，生理反射存在，病理反射未引出，右足趾皮温略低于左侧，浅感觉障碍。

【中医诊断】　痹症（气滞血瘀证）。

【治则】　调神导气，疏通经络，祛瘀止痛。

【治法】　内关、水沟、百会、上星、印堂、三阴交、环跳、阳陵泉、八风、背俞穴及局部痛处。双侧内关提插捻转泻法，水沟雀啄泻法，三阴交提插补法，环跳、阳陵泉提插泻法，余穴平补平泻，背俞穴及局部痛处排刺，针刺得气后接电针仪，疏密波，留针30分钟。起针后痛处选择2~3个痛点做刺络拔罐，出血3~5ml，留罐5~10分钟。

【疗效】　5次针刺治疗后疼痛明显缓解，患者不再服止痛药，疼痛时间明显缩短，只夜间偶有疼痛，约2~3分钟。继续巩固治疗2周，疼痛基本缓解，临床治愈。

【按语】　顽固性疼痛，可见于多种疾病，缠绵难愈。古代医家认为疼痛为经脉气血不通，取穴多以局部为主。石学敏院士根据《素问·灵兰秘典论》"主不明则十二官危，使道闭塞而不通"之意，认为疼痛病机在于各种原因引起的经脉气血运行不畅，而经脉气血的流行又与心和神关系密切，神能导气，气畅则道通，通则不痛，"心寂则痛微"。故"治旷调神法"，重用内关、人中理气调神，"调其神，令气易行"，能收"以意通经"而镇痛之效。

4. 癔症

【基本信息】　李某，女，41岁，无业。

【主诉】　四肢麻木无力3个月。

【现病史】　患者3个月前与家人生气后，突发四肢瘫痪，曾去当地医院治疗，无明显效果，血象、脑脊液及头颅CT检查结果正常，拒绝做胸椎MRI检查。患者就诊时神清，精神弱，语声低微。

【查体】　上肢肌力2级，下肢肌力2级；腹部自第10肋骨以下深浅感觉均减弱，双下肢深浅感觉均减弱，皮肤温凉。生理反射存在，病理反射未引出。

【中医诊断】　癔病（气机郁滞证）

【治则】　调神开窍，调和阴阳。

【治法】 取内关、水沟、三阴交、委中。采用较强刺激手法，并同时进行心理暗示，本法有效。

【疗效】 治疗1次后患者肌力至3级，治疗3次后患者能下床站立，上肢肌力4级。治疗1周后患者可在家人搀扶下缓慢行走，上肢恢复正常功能，巩固治疗1周，痊愈出院。

【按语】 癔病发病多由情志因素所诱发，病机关键在于心窍闭阻，心神郁逆。临床表现变化多端，症状繁杂，主要包括精神意识，运动感觉及自主神经和内脏等功能障碍方面病证。根据临床出现的不同症状及病情的程度随症加减穴位。癔病究其病机，气机郁闭，神窍失宣，情迷志乱是为关键。治疗开窍启闭、宣发神气、调神定志，可以直对病机、直达病所，使其心神复明，神转志移，动则精神饱满，静则志定神宁。

5. 小儿难治性面瘫

【基本信息】 王某，女，2岁4个月。

【主诉】 口眼㖞斜2年。

【现病史】 患儿出生4个月时由家人带其外出游玩后，发生口眼㖞斜。右侧不能抬眉，闭目露睛，饮水从右侧口角流出。两年中家人于多家医院寻求治疗，曾采用糖皮质激素、利巴韦林、维生素B₁₂、推拿理疗等方法，疗效不佳。现症：患儿右侧额纹消失，眼睑闭合不全，右侧鼻唇沟变浅，人中沟偏向左侧，鼓腮漏气，流涎。舌淡苔薄黄，脉数。

【中医诊断】 卒口僻（风热袭络证）。

【治法】 取阳白、四白、攒竹、丝竹空、太阳、水沟、承浆、颊车至地仓、下关至迎香排刺（均为患侧）、颧髎（健侧）、合谷（健侧）。选用0.25mm×25mm毫针，阳白、四白穴采取一穴多向刺法，阳白针向上星、头维、丝竹空、攒竹，四白针向目内眦、目外眦。与皮肤呈15°角，进针2～3分。下关至迎香、颊车至地仓每隔0.5寸1针，以针刺入皮内为度。常规针刺健侧颧髎、合谷。合谷穴实施捻转泻法，其余各穴位施平补平泻法1分钟，留针30分钟。1次/日。刺络拔罐：一次性采血针轻刺地仓、阳白穴3～5下，出血量1～3ml，1号罐吸拔1分钟后取下，1次/日。

【疗效】 患者治疗7日后口角㖞斜明显好转，人中沟位置正中，双侧口角基本对称，无流涎。1月后右侧闭眼正常，眼裂比左侧稍小，抬眉可见额纹出现，左右侧鼻唇沟对称。巩固治疗2个月后痊愈。

【按语】 特发性面神经麻痹又称贝尔麻痹，由茎乳孔内面神经非特异性炎症导致，中医称为"吊线风""口㖞"等。患者常有受风、受凉或病毒感染史，是临床常见病症。本例患者年龄小，病程长，病情重，依从性差，发病后未进行有效治疗，疾病迁延不愈，发展为顽固性、难治性面瘫。《诸病源候论》有云："偏风口㖞，是体虚受风，风入于夹口之筋也。足阳明之筋，上夹于口，其筋偏虚，而风因乘之，使其经筋偏急不调，故令口僻也。"石氏多年研究认为，针刺手足阳明经穴对面神经有良好的调整作用，能够改善局部炎症、水肿、受压的现象，使受损的神经纤维得到有效的恢复。本病病位在颜面，属阳明经筋循行所过，阳明本虚，经筋失于濡养；复感风邪，导致经气阻滞，故选穴应以阳明经筋为主，采用多针浅刺法。阳白、四白穴一针多向透刺，有宣散局部气血，改善抬眉不能、闭目露睛的功效；地仓刺络拔罐可以活血通经，治疗口角㖞斜、流涎；颧髎、合谷采取巨刺法，刺健侧颧髎平衡阴阳，起牵正作用，合谷穴善治头面诸疾。共奏疏风通络、活血之功。

6. 腓总神经麻痹

【基本信息】 刘某，女，5岁。

【主诉】 左足下垂1个月。

【现病史】 患儿1个月前无明显诱因出现行走时左腿麻木无力，左足下垂拖拽在地。X线片、脊柱MRI未见异常。患者体弱，瘦小，纳差，二便尚调，家长否认外伤史。肌电图示：左侧腓总神经损伤。

【查体】 双腿肌容量大致相等，左下肢肌力3级，右下肢肌力5级，小腿前外侧及足背感觉减退，左足下垂不能背屈，行走呈跨越步态。生理反射存在，病理反射未引出。

【中医诊断】 足痿（脾胃亏虚证）。

【治法】 取委中、阳陵泉、足三里至解溪排刺、丘墟、太冲。患者仰卧，直腿抬高取委中穴，使用0.30mm×40mm毫针直刺0.5～1寸，施提插泻法，使患侧下肢抽动3次为度。足三里至解溪使用0.25mm×40mm

毫针每隔 1 寸 1 针，直刺进针 0.5 寸，施捻转泻法。丘墟、太冲常规针刺。

【疗效】 治疗 5 次后患儿足下垂明显改善，可轻度背屈，自述麻木感减轻。巩固治疗 12 次后左下肢肌力 4⁺级，行走步态正常。

【按语】 腓总神经是坐骨神经分支之一，起于腘窝上外侧，向外下侧斜行经股二头肌肌腱内侧，绕腓骨颈行于前外侧，穿过腓骨长肌分为腓浅神经与腓深神经下行。因其走形位置表浅，周围软组织少，易因外伤、手术、压迫受伤，产生疼痛、麻木、无力等症状。《素问·调经论》曰："病在筋，调之筋。"病变所在部位为足阳明经筋，故沿足阳明经筋排刺，直取病位，直达病所。根据局部解剖学，足阳明胃经循行于小腿前外侧，其深部分布有腓浅、深神经分布。石氏认为沿阳明经排刺可以刺激局部感受器，改善神经麻痹症状。委中穴是石氏"醒脑开窍"针刺法中的经典配穴，采用石氏量学规范操作，可收通经活络之效。阳陵泉为胆经合穴、八会穴中的"筋会"，针刺可调畅胆经经气；阳陵泉深部为腓总神经分叉之处，针刺局部可促进神经传导，从而使疾病康复。

7. 带状疱疹后遗神经痛

【基本信息】 郭某，女，57 岁，教师。

【主诉】 头部疼痛 1 月余。

【现病史】 患者于 1 月余前因劳累、失眠，头部出现小疱疹样丘疹，伴疼痛，于外院就诊，予口服抗病毒药等治疗后疱疹消退，遗留有头部疼痛、烦躁及失眠等症状。后于天津中医药大学第一附属医院心身科住院治疗，予抗焦虑药后好转，现仍感头部皮肤疼痛，为进一步治疗就诊。现症：神清，精神可，呼吸平稳，语言清晰流利，头部疼痛，以头顶与其周围及双侧颞部疼痛为主，四肢活动正常，纳可，寐欠安，二便调。

【查体】 头部皮肤正常，无丘疹等，面色萎黄，舌红苔白，脉弦。

【中医诊断】 蛇串疮愈后痛（气虚血瘀证）。

【治则】 益气化瘀，通络止痛。

【治法】 百会、四神聪、头维、角孙、风池、翳风、上星、合谷、太冲及头部经筋排刺。

【疗效】 治疗 6 次后，即告痊愈。

【按语】 患者现以头顶与其周围及双侧颞部疼痛为主，循其病所，主要为阳明、少阳、厥阴及督脉四经。百会、上星属督脉，督脉为"阳脉之海"，统率全身阳气，针刺二穴可激发机体正气；四神聪属经外奇穴，为局部取穴，百会、四神聪同取又可醒脑调神，神动有助于气行，气行则血行，络通则痛止；头维属足阳明胃经，足阳明为多气多血之经，可通调气血、疏利经筋；风池属足少阳胆经，角孙和翳风属手少阳三焦经，可疏通少阳枢机、通络止痛；合谷属手阳明经原穴，"面口合谷收"；太冲为肝经原穴，配合谷又称为"四关"，可疏经通络、化瘀止痛。

第五节 吕 景 山

一、医 家 简 介

吕景山（1934 年生），河南偃师人，中共党员，山西中医药大学教授、主任医师，第二届国医大师。全国第三、四批老中医药专家学术经验继承工作指导老师，享受国务院政府特殊津贴。曾任山西省中医药研究所针灸科主任、山西省针灸研究所所长。历任中国针灸学会第三届理事会理事、中国针灸学会腧穴分会副理事长、中华全国中医学会山西分会常务理事、山西省中医药管理局高级顾问、山西省针灸学会理事长，山西省政协七届委员会委员。

吕景山师从北京"四大名医"之一施今墨先生及其嫡传弟子祝谌予教授，1962 年毕业于北京中医学院（现北京中医药大学）中医专业后分配到山西省中医研究所（山西省中医院）工作。1964～1965 年曾进修于卫生部举办的针灸研究班；1975～1977 年参加援喀麦隆共和国医疗队工作，疗效显著，受到当地人民的喜爱；1978～1979 年在北京协和医院进修；1986 年调入山西中医学院执教，任针灸系主任；1991 年调入山西省针灸研究所任所长。著有《施今墨对药临床经验集》（荣获 1982 年度全国优秀科技图书一等奖，1984 年度山西省科研成果二等奖）、《施今墨对药》、《吕景山对穴》、《针灸对穴临床经验集》、《单穴治病选萃》、《糖尿病证治掣要》等 10 部著作，发表论文 50 余篇。

二、学术思想与针灸验案

吕景山教授系统总结施今墨先生"对药"学术思想和临床经验，填补宋代以来药对配伍的空白。受"对药"学术思想的深刻影响，吕景山教授作为针药并用的大师，在精研"药对"的基础上，首次提出了针灸"对穴"理论；此外，吕景山教授还创立了"同步行针"手法。

（一）针药并用，各施所宜

吕景山教授认为，中医治疗手段很多，均有其特长而不可偏废，孙思邈曾言"若针而不灸，灸而不针，皆非良医也；针灸不药，药不针灸，尤非良医也。知针知药，固是良医。"在中医临床中，若重药轻针，或重针轻药，都很难发挥中医综合治疗的优势，使临床疗效大为减弱。吕景山教授结合多年临床经验，反复论证了针药并用的观点，认为由于致病原因不同，邪客人体部位殊异，而针药治疗各有所长，或针或药或针药并举，均应根据临床实际灵活掌握。如曾治一胆结石致胃脘疼痛患者，针药并用，处方：①茵陈 30g，栀子、黄芩各 10g，大黄 10g（后下），芒硝 10g，海浮石 15g，香附 10g，郁金 10g，橘叶 10g，炒三仙各 12g，水煎服。②胆俞、日月，均以单手快速进针法，在得气的基础上，加用电针，连续通电 30 分钟。治疗 3 次，结石排出达 50g。前后治疗月余，经医院检查证实结石已排出。

（二）用穴精当，创立对穴

吕景山教授临床精简选穴，常根据证候，选取要穴，少则 1 穴，多亦在 10 穴以内，他认为只有选穴精当，才能达到效专力宏的目的。尤其提倡"对穴"的使用。吕景山教授早年拜师施今墨先生，临床善用"对药"，在师门药对理论的影响下，他借鉴古人经验，结合自己的临床体会，于 1986年编著出版了《针灸对穴临床经验集》，收录 223 组对穴，分为 23 类。书中介绍每组对穴的组成，有前人已用者，有今人独创者，有吕景山教授临床所得者；还注明了单穴功用、伍用功能、主治病证、操作方法、使用经验等内容。

"对穴"是指两个穴位的配伍应用，"对"者含义有二，其一为成双、配对之意；其二表示"相互"之意。吕景山教授的对穴配伍有以下规律：①同类相从，即把功用、主治相同或相近的腧穴配伍，相须为用，使疗效更强。根据"腧穴所在，主治所在"的治疗规律就近配穴，如风池配风府；根据"经脉所通，主治所及"的规律，结合经脉循行，在同一经脉上进行配穴，如列缺配尺泽。②异类相使，即两个分属不同脏腑、经脉的，功用、主治各有侧重的腧穴配伍，各取所长，使疗效增强。根据同名经脉，同气相通的理论，以手足同名经腧穴相配，如手三里配足三里；根据阴平阳秘，阴阳平衡的理论，把分属身体前后、内外的腧穴进行配伍，如肺俞配天突；根据"从阴引阳，从阳引阴"的理论，以脏腑、经脉的阴阳表里关系为依据进行配穴，如阳陵泉配太冲。③补泻兼施，根据腧穴主治功能补泻的不同配伍，如内关配三阴交，内关清上，三阴交滋下；根据疾病的虚实性质结合脏腑、经脉的五行属性进行配穴，虚则补其母穴，实则泻其子穴，如经渠配太渊以治疗肺虚证的本经子母配穴、经渠配太白治疗肺虚证的异经子母配穴；根据对腧穴的不同操作配穴，如使用列缺配足三里治疗慢性咳嗽、气喘等症，操作时列缺针刺用泻法，足三里针刺用补法并可加用艾灸或温针灸。④升降并调，即根据腧穴升降性质的不用予以配穴，如曲池配中冲，曲池主降、中冲主升。

"对穴"是吕景山教授针灸临床最主要的特色之一，辑录于表 4-2 中，以供参考。

表 4-2 吕景山教授"对穴"

类别	对穴
1. 启闭醒脑开窍类	百会、隐白；百会、水沟；水沟、风府；水沟、合谷；涌泉、足三里；素髎、内关；膻中、内关；水沟、会阴；曲池、中冲；印堂、上脘；曲泽、委中；水沟、委中；内关、内庭
2. 疏风解表清热类	风池、风府；风门、肺俞；风门、身柱；合谷、曲池；大椎、束骨；天柱、束骨；孔最、合谷；大都、经渠；二间、阴郄；合谷、复溜；少商、商阳；期门、温溜；陶道、肺俞；膏肓俞、百劳；膏肓俞、足三里；内关、三阴交；鱼际、太溪
3. 祛风止痒类	肩髃、曲池；曲池、血海；屋翳、至阴
4. 和表里调气血疏肝胆类	大椎、间使；大杼、间使；支沟、阳陵泉；梁门、阳辅；外关、阳辅；太溪、商阳；外关、足临泣；胆俞、日月
5. 清热解毒消肿止痛类	太溪、中渚；液门、鱼际；合谷、内庭；足三里、二间；二间、太溪；下关、合谷；手三里、太溪；廉泉、中冲；阳谷、侠溪；身柱、委中；委中、膈俞；归来、太冲；承山、三阴交；委中、承山；委阳、天池；三间、后溪
6. 清热明目类	足三里、肝俞；攒竹、三间；攒竹、商阳；睛明、行间；睛明、合谷；合谷、光明；天柱、养老；风池、合谷；风池、水泉；支正、飞扬；肝俞、少冲；丝竹空、攒竹
7. 通窍亮音益聪类	翳风、听会；天牖、四渎；听会、金门；听会、迎香；迎香、合谷；迎香、足三里；上星、迎香；廉泉、通里；哑门、涌泉；哑门、关冲；哑门、廉泉；天鼎、间使
8. 止咳平喘类	天突、尺泽；肺俞、天突；天突、膻中；肺俞、中府；乳根、俞府；璇玑、气海；膻中、气海；璇玑、巨阙；中脘、丰隆；关元、肾俞；列缺、足三里；肺俞、孔最；身柱、大杼；列缺、照海；丰隆、列缺；大椎、内关；俞府、云门
9. 清热凉血止血类	上星、禾髎；上星、素髎；天府、合谷；膈俞、足三里；长强、承山
10. 清热利湿退黄类	胆俞、阳纲；至阳、涌泉；中脘、腕骨；足三里、太冲；阳陵泉、足三里；行间、少冲
11. 醒脾开胃增食类	璇玑、足三里；中庭、中府；脾俞、胃俞；魂门、胃俞；脾俞、膀胱俞
12. 调整胃肠止泻通便类	天枢、足三里；合谷、足三里；大肠俞、阴陵泉；百会、长强；建里、足三里；支沟、足三里；支沟、照海；丰隆、阳陵泉；命门、太溪
13. 调和脾胃理气止痛类	中脘、足三里；梁门、足三里；内关、公孙；足三里、三阴交；劳宫、章门；期门、中脘；足三里、内庭；内关、厉兑；手三里、足三里；下脘、陷谷；阴谷、行间；内庭、足临泣
14. 开胸顺气利膈畅中类	神藏、璇玑；劳宫、足三里；承山、阴陵泉；膻中、巨阙；阴交、承山；中府、意舍；天突、列缺
15. 强心止痛类	中脘、大陵；心俞、内关；膻中、内关；巨阙、心俞；心俞、通里
16. 宁心安神类	神门、三阴交；通里、照海；通里、大钟；厉兑、隐白；申脉、照海
17. 镇静镇惊抗癫痫类	上脘、神门；鸠尾、后溪；劳宫、涌泉；水沟、间使；四神聪、涌泉；本神、身柱；水沟、少商；后溪、申脉
18. 平肝息风通络止痛类	合谷、太冲；太溪、太冲；百会、涌泉；行间、涌泉；二间、厉兑；内关、足三里；足三里、悬钟；百会、风府；风池、后溪
19. 利尿消肿类	水沟、前顶；足三里、阴陵泉；气海、足三里；水分、复溜；水分、阴陵泉；水分、气海
20. 固精止带摄尿类	气海、三阴交；中极、三阴交；命门、肾俞；气海、然谷；心俞、白环俞；心俞、肾俞；志室、三阴交；大赫、太溪
21. 舒筋活络祛风止痛类	承浆、后溪；后溪、束骨；列缺、后溪；风池、悬钟；水沟、曲池；承浆、风府；悬钟、昆仑；水道、筋缩；白环俞、委中；天柱、大杼；肾俞、三间；尺泽、曲池；尺泽、合谷；肾俞、委中；水沟、哑门；环跳、阳陵泉；后溪、环跳；曲池、阴陵泉；后溪、昆仑；横骨、大都；阳陵泉、悬钟；阳陵泉、太冲；环跳、委中；阳陵泉、阴陵泉；曲泉、膝阳关
22. 散结消瘰类	少海、天井；曲池、臂臑
23. 妇人杂病类	关元、气海；中极、子宫；曲池、三阴交；合谷、三阴交；气海、天枢；归来、三阴交；大敦、隐白；交信、合阳；足三里、至阴；外关、照海；光明、足临泣；乳根、少泽

（三）无痛进针，同步行针

吕景山教授在刺法上采用"无痛进针，同步行针"法，屡见良效。无痛进针即速刺进针，右手拇指、示指呈屈曲状态持针，露出针尖3～5分，中指伸直，按压在穴位的旁边（起押手作用），进针时拇指和示指由屈曲变为伸直，中指向下用力，由伸直变为屈曲，在这一瞬间即可迅速刺入穴位。这种进针法的优点是：进针速度快、痛苦小、得气速、针感强、后劲大。尤其是对小儿与畏针者更为适宜。

同步行针，是吕景山教授受共振现象启发而形成，即左右两手持针同时捻转行针，捻转的角度以不超过90°为宜，捻转的频率一般是每分钟200次左右，行针的时间为3～5分钟，其间也可休息5～10分钟，再行针2～3分钟，结合多种配穴法，以增强腧穴治疗效应。具体操作方法是：①同经同步行针法：是指在同一条经络线上取2～3穴，术者左右手各持一针同步捻转行针。如阳明热盛所致的牙痛、咽喉肿痛等症，取曲池、合谷，运用同步行针法，清泻阳明，消肿止痛。曾治一位中年男性患者，左上牙（第1、2磨牙）疼痛3天，取右侧曲池、合谷，施以同步行针法，持续捻转2分钟，疼痛缓解，又行针3分钟，痛处麻木酸胀，并留针30分钟，行针3次，痛止病愈。②同名经同步行针法：是指取上下肢同名经的穴位，术者左右手分别持针同步捻转。如治疗少阳病胁肋疼痛、肋间神经痛、习惯性便秘、妊娠期便秘、经前乳房胀痛、经行不畅等症，选用支沟、阳陵泉（均左侧），运用同步行针法，和解少阳，调理气机，通络止痛，清热通便。曾治一位青年妇女，妊娠4月余，近2个月来，大便秘结，3～5日一行，腹部胀满，苔白腻，脉弦滑。证属热郁于内，腑行不畅，守上方，施以同步行针法后，顿觉轻快，腹胀减轻，当晚大便畅行一次。嗣后，每见便秘，均以前法施治而愈。③左右交叉法同步行针法：是依据八脉交会穴的原理，选取上下肢左右侧相关的穴位配伍，采用同步行针法。如后溪、申脉，用于治疗癫证、狂证、脏躁证（癔症）。1972年曾治一位中年妇女，因惊恐而致心神不安，下肢软弱无力，不能行走，舌淡、苔薄白、脉弦细。证属心神失养，血脉不和，取申脉、后溪，针1次，患者自觉下肢有力，可下地行走。上方加神门、三阴交，又针3次，诸症悉除。④前后对应同步行针法：是依据俞募配穴的原理，选胸腹与腰背，四肢内侧与外侧的对应点为针刺治疗点，施以同步雀啄行针法。适用于治疗各种扭伤、挫伤、肢体局部疼痛等症。1976年夏日，一位男性青年学生，因打球将腰扭伤，以致腰痛不已，行动不便，以手扶腰直立而行，按压右侧大肠俞穴处有明显压痛。急取大肠俞与其腹部的对应点，依上法行针3分钟，疼痛减半，又行针2次，共留针30分钟，痛止病愈，腰部活动自如。⑤异区同步行针法：是依据头皮针之刺激区，结合病情选区、配区，采用同步行针法。如中风肢体瘫痪者，取相应的运动区为治；感觉障碍者，取相应的感觉区施治等。1972年春，吕景山教授在全国头针学习班任教时，一位中年男性农民，患下肢不遂2年余，西医诊断为脑梗死，经多方治疗，仍行动不便，下肢不能抬举，足尖拖地行走，根据病情选下肢运动区、感觉区，施以同步行针法，前后捻针3次，每次5分钟。针后，患者感觉良好，当第2次行针时，患者自觉有一股热流传至足趾，患肢已能抬高30cm。依前法治疗5次，行走如常。

*验案撷英

1. 过敏性鼻炎（季节性）

【基本信息】 李某，女，26岁，学生。

【主诉】 过敏性鼻炎规律发作2年余，加重5日。

【现病史】 患者2年前突发阵发性鼻塞、流清涕、打喷嚏，确诊为"过敏性鼻炎"，予曲安奈德鼻喷剂，每侧2喷，每日1～2次，效果明显，流鼻涕、打喷嚏次数减少。次年9月复发，患者自行购买曲安奈德鼻喷剂治疗，自述效果不如从前。今年9月10日，鼻炎复发，鼻痒、鼻塞、流清涕、打喷嚏症状严重，晨起和睡前更为明显，常常导致夜不能睡，眼痒、眼红，眼部不适感甚重，严重影响学习与生活，经人介绍遂来就诊。患者诉今年自发病以来，鼻塞、鼻痒、流清涕、打喷嚏症状不断，日达数十次，眼痒，眼红，咽干，咽痒，少气懒言，精神差，睡眠差，食欲尚可，二便正常。舌红，苔白干腻，舌下静脉略迂曲，脉浮缓。

【中医诊断】 鼻鼽（肺虚感寒证）。

【治则】 温肺散寒，兼以培补正气。

【治法】 方药：乌梅15g，五味子15g，银柴胡15g，炒防风10g，桂枝10g，苍耳子10g，辛夷10g，黄芪6g，赤芍15g，白芍15g，白术10g，苍术10g，生甘草6g。7剂，每日1剂，水煎服，分早晚温服。

针灸：取穴：双侧风池、迎香、合谷、足三里。操作：常规操作得气后采用同步行针手法行针3分钟，后即留针30分钟，每日1次，每周6次。

【疗效】 二诊时：药后自觉良好，眼痒、眼红等眼部不适基本消失，打喷嚏次数明显减少，鼻塞、流清涕症状明显好转，精神好转，舌红，苔薄白，脉浮缓。原方去赤芍，7剂，每日1剂，水煎服，分早晚温服。针灸治疗同前。治疗2周后，总体疗效明显，鼻塞、流涕、打喷嚏症状基本消失。嘱其避风寒，禁冷饮，多锻炼，提高体质，出门尽量戴口罩，远离过敏原。

【按语】 过敏性鼻炎属于中医学"鼻鼽"的范畴，其发病主要责之于肺、脾、肾三脏。鼻为肺之外窍，协助肺行呼吸。脾主运化，津液的正常输布要靠脾的健运，脾气虚弱，清阳不升即影响肺气通畅，使鼻窍失于通利。肾阳为一身元阳之本，肾阳衰弱，水液气化不利，则清涕增多，影响鼻的正常生理功能。该病案辨证为肺虚感寒型。治疗过程中采用"对药"与"对穴"相结合的方式，针药并用，以期在最短的疗程内取得最好的疗效。方由吕景山教授常用方"过敏煎""桂枝汤"和"玉屏风散"化裁而来。针灸处方中，迎香、合谷配伍使用源自《针灸大成》："面痒肿，迎香、合谷。"迎香为手阳明大肠经穴，位于鼻旁五分处，有宣肺气、通鼻窍、散风邪、清火热之功；合谷为手阳明经脉气所过，为本经原穴，有通经活络，疏风解表，清泄肺气，通降肠胃，镇静止痛之力。迎香以舒调局部经气为主，合谷以宣通经络之气为要。二穴相合，一上一下，通经接气，开窍启闭益彰。迎香、足三里配伍使用，因迎香以疏调局部经气通鼻窍为主，足三里有培补后天之功，二穴相合，一上一下，通降合力，启闭通窍，治标与治本相结合。"风从上受"，风池为风寒之邪侵入的门户，以针刺之，可以祛风散邪，而治一切风疾。吕景山教授认为经常点按风池穴，可疏经通络、固表抗邪，以达预防伤风感冒之功，尤其营卫不和、表气不固、常易感冒之人，更宜选用。针刺手法上选用"同步行针手法"，得气速，针感强而持久。

2. 癔症性晕厥

【基本信息】 焦某，女，32岁，保育员。

【主诉】 神志不清，抽搐1小时。

【现病史】 患者昔日精神抑郁，最忌惊恐刺激，1小时前，正值上班之际，一妇人从背后惊叫恐吓，以致突然昏倒，不省人事，牙关紧闭，胸高气满，四肢握固，抽搐，状如鸡爪，急送我院就医。查体：面色红润，呼吸气粗，舌淡暗，苔白腻，脉弦滑，四肢僵直，不温，瞳孔对光反射存在。

【中医诊断】 气厥（肝气不舒，气机逆乱证）。

【治则】 调气散郁，宣窍启闭。

【治法】 取膻中、内关₍₍进行针刺，快速刺入后行泻法。

【疗效】 当行针半分钟后，患者逐渐苏醒，惟四肢作抽，僵直不除。留针10分钟后，又行针半分钟，四肢转温，亦可自行屈伸。前后留针半小时，行针3次，病即愈，回家静养。

【按语】 本例患者由肝气不舒，气机逆乱，上壅心胸，阻塞清窍，遂有突然昏倒，不省人事，口噤，握固。肝气上逆，气机闭塞，以致胸高气满，呼吸气粗。阳气被郁，不得通达四末，筋脉失养，故见四肢不温，作抽。其治法，宜顺气开郁，醒神开窍，苏醒之后，宜调理肝脾，培补气血。在救急方面，吕景山教授取用膻中、内关。膻中为八会穴之气会，又是心包络的募穴。穴居胸之中央，两乳之间，其功善调胸中之气，而理气散瘀，宽胸利膈，降气平喘，清肺化痰。内关为手厥阴心包经输穴、络穴，又是八脉交会穴之一，通于胃、心、胸，功专宽胸理气，镇静安神，强心定志，活络止痛。二穴合用，并走上焦，协力为用，开胸散结，降气化痰，通窍醒神之功益彰。

3. 右肩关节周围炎（急性期）

【基本信息】　王某，女，54 岁，清洁工。

【主诉】　右肩部疼痛不适伴活动受限 15 日。

【现病史】　患者于 15 日前无明显诱因出现右肩部疼痛，昼轻夜重，受寒及阴雨天加重，伴活动受限。无上肢麻木、无力及放射痛，无颈部不适等。间断口服布洛芬缓释胶囊及外敷膏药等治疗，效果不佳。为进一步诊治遂来诊。刻下症见：右肩部疼痛、活动受限，纳寐可，二便调。查体：右肩关节无畸形，皮肤未见破溃，局部皮温不高，右肩关节周围压痛明显，以喙突、肱二头肌长头腱结节间沟处明显，搭肩试验（＋），臂丛牵拉试验（－）。右肩关节前屈 45°，外展 50°。舌质暗，苔薄白，脉弦紧。疼痛评分（VAS）：8 分。

【中医诊断】　肩痹（风寒湿痹证）。

【治则】　祛风除湿，舒筋活络。

【治法】　取患侧阳陵泉、悬钟、肩髃、肩髎、肩前进行针刺。操作方法：患侧阳陵泉、悬钟分别直刺 1寸，以患者有较强的酸麻重胀感为得气，左右手各持一针，施以快速的、同一频率的捻转手法。捻转角度不超过 90°，捻转频率为 200 次/分，行针时间约 3 分钟，同时嘱咐患者各个方向活动患侧肩关节，活动幅度以患者能耐受之程度为主，活动时间与同步行针时间相同。行针结束后，针刺患侧肩髃、肩髎、肩前。进针深度 1～1.5 寸，得气后留针约 30 分钟。1 日 1 次，7 次为 1 个疗程。

【疗效】　患者首次治疗后肩部即觉轻快，针刺 1 个疗程后右肩部疼痛感好转，VAS 评分：5 分，活动度较前改善，前屈 90°，外展 120°。针刺 2 个疗程后患者右肩部疼痛消失，VAS 评分 0 分，活动度基本恢复正常。遂停止治疗，嘱患者自行锻炼右肩关节，避免受寒。此后 3 个月随访，未复发。

【按语】　本例患者治疗以对穴阳陵泉、悬钟为主，施用同步行针法。阳陵泉为足少阳胆经下合穴，乃本经脉气所入，为合穴，又是八会穴之筋会，按"筋会阳陵"之理，本穴具有舒筋活络，缓急止痛之功；悬钟为足少阳胆经输穴，又是八会穴之髓会，即髓之精气聚会的处所，它具有通经络，祛风湿，利关节，止疼痛，壮筋骨之效。阳陵泉以治筋病为主，悬钟以治髓病为要。二穴同属足少阳胆经输穴，合而用之，有通经接气舒筋活络，缓急止痛之功。

第六节　孙　申　田

一、医　家　简　介

孙申田（1939 年生），黑龙江呼兰人，中共党员，黑龙江中医药大学主任医师、教授、博士生导师，黑龙江省针灸学科创始人之一。第四届国医大师，全国名老中医专家学术经验继承工作指导老师，国务院政府特殊津贴获得者。1961 年毕业于黑龙江中医学院中医专业，中国针灸学会理事，全国优秀教师。第一、二、三、四、五批全国老中医药专家学术经验继承工作指导老师。曾任黑龙江中医学院附属医院针灸科主任；针灸教研室主任；黑龙江中医药大学附属第二医院院长等职。现任中国针灸学会理事，黑龙江针灸学会副会长，临床专业委员会主任委员，东北针灸经络研究会常务理事，黑龙江省中西医结合神经病学会副主任委员，黑龙江省中医学会神经专业委员会主任委员，全国中医中风防治中心主任等职。从医至今，共发表学术论文百余篇，出版专著十余部，获省部级、厅局级科研奖项 20 余项。先后在国家级核心期刊发表学术论文百余篇，获全国高校科技进步奖 1项，省科技进步奖 11 项，厅局级奖 10 余项，曾担任全国统编教材《经络学》副主编，出版《一针灵》《神经系统疾病损害定位诊断及检查方法》《新编实用针灸临床歌诀》《孙申田针灸医案精选》《孙申田针灸治验》等十余部专著。

孙申田教授医技精湛，治学严谨，从事针灸临床、教学、科研工作 60 余载，临证经验丰富。自 20 世纪 70 年代始，孙申田教授为揭示头针疗法治疗脑病的机制做了大量的临床及科研工作，从神经领域多系统、多层次对头针治疗机制进行了探讨，采用 CT、MRI、分子磁共振成像（mMRI）等影像学和体感诱发电位、运动诱发电位、脑电地形图等神经电生理技术，从形态学和机能学等方面对头针治疗脑病的机制进行了系统研究，并组织进行了头穴针刺治疗脑病的神经生理学、病理学、免疫学方面的一系列实验研究，将针灸与现代神经病学相结合，在针灸学教学、临床及科研模式方面取得了重大成果。

孙申田教授说："过半生之时都与病人交往，治愈者无数，无效者也有之，治而无效去之者，也皆而有之。喜病人之所喜，忧病人之所忧，毕生经历都融于病人之喜忧哀乐中了。"又说："科学之发展若百花盛开，各抒己见，这样才能保持花的不断盛开，促进科学繁荣发展。中医是几千年历史留给我们的财富，继承是必经之路。所以，学者要诵读、精读，进入浩如烟海的书山，从中汲取精华，还要在实践中验证其疗效及理论的华翠，创造出具有中国特色的新医之路。"60 余年的临床生涯，经他治好的患者不计其数，虽然孙申田教授现年事已高，仍每天坚持诊治患者，治愈许多疑难杂症，誉满黑龙江。

二、学术思想与针灸验案

孙申田教授博采中西，汲众家之所长，发现针灸学科与现代医学的交叉点，将神经内科引入中医领域，逐渐形成了自己独到完整的学术思想体系，建立了针灸临床的新模式，形成了独具一格的孙氏针灸流派。并确立了该派"重诊断、精辨证，中西结合""精针灸、熟方药，针药结合""继传统、求创新，古今结合"的学术思想。

孙申田教授认为精确辨证是治病的前提，他综合运用中医学和现代诊断学对患者做出准确的诊断，强调中医辨证及西医病名两者缺一不可。孙教授熟记经络，注重经络辨证，根据经络循行、主治及对应脏腑，对四诊内容进行辨别分析。如治疗肩痹，孙教授根据疼痛部位将肩痹分为手太阴型、手阳明型、手少阳型、手太阳型以及混合型进行局部取穴，并配合选用循行经脉上的远端穴位；对于络脉病症，孙申田教授将其与经脉病症相区别，遵循古人缪刺其络的原则进行针对性治疗，如邪犯太阳络脉，孙教授则会选取病变对侧至阴、金门穴；面对以肌肉、肌腱、筋膜和韧带损伤为主的经筋病变，他以《灵枢·经筋》为理论指导，如治疗足太阳经筋病变时，采用火针速刺法，取痛处阿是穴，针刺疗程以痛愈为度。

孙申田教授还注重针刺操作，强调针法与手法的灵活运用。对于项背筋膜病，孙教授认为局部肌肉的肌纤维粘连、硬化为病痛出现的根源，因此多采用循经透刺法，进针时呈 15°角循经平刺，相邻背俞穴间形成透刺，施以平补平泻手法，针刺部位皮肤发红或出现条状反应效果最优；治疗带状疱疹后遗神经痛、肋间神经痛、脊神经损伤时，孙教授多采用平刺透刺法，根据病变部位对应的肋间神经区域或脊神经损伤节段平刺、透刺，诸穴得气后首尾接电针，频率 20Hz，强度以患者耐受为度；孙教授治疗面神经麻痹（恢复期）及脏器脱垂性疾病时多采用滞针提拉法。面部平刺进针约 2 寸，即逆时针捻转针柄，待针体与肌纤维缠绕手下有针滞感则向外提拉，并在进针局部选取穴位刺入另一根针以固定提拉针。针刺脱垂脏器体表区操作同理，如治疗胃下垂，多采用中脘透刺天枢，子宫脱垂应用气海透刺维道。此外，操作过程中，孙教授常根据得气与否采用不同的手法以提高针刺临床疗效。气未至时，多持续行针以催气导气，每次 3～5 分钟，间隔 5 分钟后重复刺激；针刺得气后，他主张小幅度上下提插针体以扩散针感，或采取循经按压的手法促进经气传导至病所；针刺后期，患者症状平稳，则根据体质强弱、病情虚实施以单式补泻手法，如提插补泻法和捻转补泻法，而对于病情复杂的患者可采用阴中隐阳、青龙摆尾等复式补泻手法。

在孙申田教授的带领下，孙氏针灸流派在中医诊疗领域获得了较高的临床评价及学术地位，其中孙氏腹针疗法、经颅重复针刺刺针法是针灸学与西医学有机结合的两大突出成果，在治疗中枢系统及周围神经病变、内分泌紊乱、泌尿生殖障碍、认知功能异常、运动功能障碍等诸多方面疗效卓著。

（一）孙氏腹针疗法

孙氏腹针疗法由孙申田教授创立，是一种以腹脑学说为核心，中西医多种理论学说为指导的全新微针疗法。中医认为，腹乃人体五脏六腑之宫城，腹部不仅包括了许多重要的脏器，还分布着丰富的经络穴位，为气血向全身输布、内联外达提供了较广的途径。脑为髓海，人体生命之主宰，统筹调控腹部脏腑功能，脏腑之气皆上通于脑，若腹部脏腑功能失调亦会影响脑的功能。西医解剖学也指出，前腹壁由多层次的空间结构组成，丰富的深、浅动静脉、淋巴管、肋间神经、腰神经走行于此，对全身功能调节有重要作用。在德国汉堡《地球》杂志发表的一文提出："人类的感觉和知觉都是从肚子里传出来的，肚子里有一个非常复杂的神经网络，因此称之为'第二大脑'，也称腹脑，它拥有大约1000亿个神经细胞，比骨髓细胞还多。"孙申田教授受到这篇文章启发，开始设想通过针刺腹部促进或改善大脑的功能治疗多种疾病。

孙申田教授以腹脑学说为切入点，汲取中医针灸、脑肠肽、大脑皮质功能定位的理论精髓，通过大量的临床实践，探索出腹脑全息反射及其在腹部功能定位，并确立孙氏腹针取穴方案、操作手法及临床诊疗思路。孙氏腹针定穴与传统针灸取穴完全不同，孙教授将肚脐看成头部百会穴在腹部的投影，取穴定位以肚脐为中心展开，通过腹正中线和脐中线（以脐为中点与腹正中线垂直）将腹部分为四个部分，肋弓和剑突为上界，髂嵴和腹股沟为下界，脐以上对应大脑额叶、顶叶，分为情感一区、自主神经调节区、椎体外系区、运动区四个针刺部位，脐以下对应大脑顶叶、枕叶，分为感觉区、运动区、视区三个部位，脐旁穴区对应顶叶、颞叶，分为情感二区、腹足运感区、平衡区。因腹部有重要脏器，孙教授强调除了情感二区可直刺，其余穴区均以15°~30°斜刺进入皮下，捻转时手法轻，必要时可加用电针。

孙申田教授认为神志病与脏腑气血损伤关系密切，如长期忧虑则会损伤心脾，以致心脾血虚，出现悸动不安、神不守舍的表现；肝郁化火则会气血上逆扰乱心神，表现为躁动不安，卧不安席；倘若肾阴亏损，阴精不能上承，亦会引起心火妄动，气血失调，出现烦热多虑之症。因此他创造性提出"调神益智法"，通过腹针刺激特定穴区使腹部与大脑和谐相配。如孙氏腹针中情感一区位于剑突下0.5寸及左右旁开1寸，共3穴，对应大脑额叶的额前区，大脑额叶和人类的情感及认知密切相关，额叶受损或各种原因导致的额叶功能障碍均会表现出一定的精神症状。此外，孙教授指出孙氏腹针临床作用的发挥与神经内分泌调节关系密切，针刺腹部穴区可以通过兴奋肠神经系统的神经元调节脑肠肽的分泌、释放和利用，因此除了中枢系统症状，对于改善内分泌系统、心血管系统、泌尿生殖系统症状也具较好的调节作用。

*验案撷英

1. 脑梗死后认知障碍

【基本信息】 李某，女，68岁，退休。

【主诉】 右侧肢体活动不利伴记忆力下降1月余。

【现病史】 患者于2个月前无明显诱因出现右侧肢体不利，随后逐渐出现记忆力减退，注意力分散，言语混乱欠流利，定向力下降，使用日常工具困难等症状，舌质红，苔黄腻，脉弦滑。蒙特利尔认知评估量表（MOCA）评分18分，简易智力状态检查量表（MMSE）评分17分，诊断为卒中后认知障碍。辅助检查：头MRI示：①左侧额顶叶皮下层白质、半圆中心及放射冠左侧侧脑室三角部室旁白质多发性脑梗死。②左侧大脑中动脉M1段、大脑前动脉A1段局限性狭窄。查体：右侧肢体查体肌力3级，左侧肢体肌力4级，右侧腱反射亢进，病理征检查阳性。

【中医诊断】 卒中后认知障碍。

【治则】 醒脑开窍，健脑益智。

【治法】 腹针取穴：情感一区（第一穴位于剑突下0.5寸，第二、三穴为其旁开1寸）、情感二区（脐上下左右各旁开 0.5 寸的四穴）、运动区（肚脐到腹区上界平分四等分,第四等分段区距前正中线 1.5 寸的左右两穴）；百会、肩髃、肩贞、曲池、手三里、内关、合谷、足三里、阳陵泉、三阴交、内庭（均患侧取穴）。操作：选用规格为 0.30mm×50mm 一次性针灸针进行针刺,腹针情感一区、情感二区、运动区直刺 1.5～2 寸,针刺得气后连接电子针疗仪 30 分钟以增强针感；局部穴位选用 0.30mm×25mm 一次性针灸针进行针刺,百会斜刺 30°直达帽状腱膜下层,快速提插捻转 2 分钟,一般要求每分钟捻转 200 次左右；余穴刺入得气后,医者运用指力、腕力进行均匀力度的提插捻转,使患肢有肌肉蠕动感或不自主抬起为度。留针 45 分钟,每日 1 次,6 次为 1 个疗程。

【疗效】 1 个疗程结束后,患者视空间/执行能力稍有提高,神志清楚,精神尚可,MOCA 评分 20 分,MMSE 评分 19 分；5 个疗程结束后,患者记忆力明显改善,语言思维能力基本恢复正常,仅稍有迟钝,但不影响日常沟通,使用工具能力恢复至病前状态,肢体功能也得到了明显改善,查体右侧肢体肌力 5 级,左侧肢体肌力 4 级。MOCA 评分 25 分,MMSE 评分 23 分。

【按语】 针对卒中后认知障碍,孙申田教授选取腹部情感一区、情感二区及运动区进行对症治疗。情感一区对应于人体大脑的额极部,此区的治疗作用等同于头针的智三针,可以对患者的精神意识状态进行调节。情感二区的功能主治类似于头部四神聪穴,有醒脑开窍、健脑益智的作用。同时针对卒中后的肢体运动功能障碍选取腹部的运动区予以治疗。腹针的应用可以从调节肠道菌群的状态改善与认知功能相关的各因子水平,改变机体内环境,达到从根本上缓解疾病的目的。配合对患肢的局部针刺,可以达到标本兼治的目的。临床上对于各种神志疾病及神经症如失眠、癫痫、抑郁、焦虑等的治疗均可以联合选用情感一区和情感二区。而对于肢体的运动症状如偏瘫、肌张力障碍性疾病、原发性震颤、抽动秽语综合征、迟发性运动障碍等可以通过针刺运动区改善。同样电针和头针经颅重复针刺激法相配合,三法并用,杂合以治,各得所宜。

2. 神经性呕吐

【基本信息】 吴某,男,27 岁,学生。

【主诉】 呕吐间断发作半年余。

【现病史】 患者半年前因学业压力大,劳累过度,情绪抑郁而出现呕吐症状,食入即吐,当时自认为饮食不节所致,未予治疗。此后每因情志不畅,即发呕吐,家人遂带其至哈尔滨医科大学附属第一医院就诊,消化道钡餐造影及胃镜检查无异常,诊断为神经性呕吐,给予西药治疗,具体用药不详,疗效不显,半年以来呕吐之症间断性、反复发作。为求中医针灸治疗,今来我院门诊就诊。刻下：神疲倦怠,面色少华,形体消瘦,间断性、反复呕吐,时常嗳气吞酸,伴胸胁胀满,胸闷气短,善太息,睡眠欠佳,二便正常,舌质红,舌苔薄腻,脉弦。既往健康,无家族史。胃部触诊无压痛及反跳痛。消化道钡餐造影及胃镜复查亦未见异常,血、尿常规等检查也无诸症。

【中医诊断】 呕吐（肝胃不和证）。

【治则】 调神益智,降逆止呕。

【治法】 取穴：以百会、情感区、腹一区为主穴,完骨、内关、中脘、足三里、三阴交、太冲为配穴。操作：百会、情感区手法要求捻转稍加提插,由徐到疾,捻转速度达 200 转/分以上,连续 3～5 分钟。腹一区针刺时要求与皮肤表面呈 15°角平刺入腧穴、切勿伤及内脏,手法以小幅度捻转为主,不提插,得气为度。其余腧穴常规针刺,施以平补平泻手法,诸穴得气后使用 C6805-Ⅱ型电麻仪,连续波刺激 20 分钟。每日 1 次,每次 40 分钟,2 周为 1 个疗程。

【疗效】 针灸六诊痊愈。

【按语】 本病的发病率较高,多见于青壮年,以女性居多,临床表现以胃部症状为主,患者常有反酸、嗳气、恶心、呕吐、食后饱胀、上腹不适或疼痛,可同时伴有神经官能症的其他常见症状如倦怠、健忘、头痛、心悸、胸闷、忧虑等。本案患者系因所欲不遂,情志不畅,肝失条达,横逆犯胃,胃失和降,胃气上逆,发为本病。治宜调神益智,降逆止呕。根据辨证论治的原则,结合大脑功能定位与头皮表面对应关系,主方选取百会、情感区及腹一区,采用经颅重复针刺法可使针刺信号作用于相应大脑皮质的神经细胞,起到调神益智、理气通络的作用。完骨配内关可宁心安神,理气活络；中脘配足三里可和胃降逆,宽中理气；三阴交配太冲可疏肝理气,和胃降逆。诸穴合用,使病得解。

（二）经颅重复针刺刺激法

头针疗法从 20 世纪 70 年代开始运用于临床，孙申田教授治疗脑病时尤其重视头针的运用，但仍有很多情况采用头针疗法不能验效。80 年代中期全球第一台经颅磁刺激仪问世，经颅刺激技术的推广应用给孙申田教授改进头针技术提供了新的方向，他通过开展"经颅重复针刺运动诱发电位研究""电针运动区不同强度对脑影响"等一系列研究，从实践与理论研究中证实了大脑功能定位与头皮对应关系选穴正确性，强调手法刺激量与疗效的紧密关联。孙教授提出的经颅重复针刺刺激法是头针疗法的一种，是继经颅重复电刺激与经颅重复磁刺激之后，又一种应用针灸针刺入头皮与颅骨之间的结缔组织层，治疗脑及周围神经疾病的方法。

经颅重复针刺刺激针法遵循"凡刺之法，必本于神"的原则，将头针与调神结合，形成独特的"神安病减"理论，孙教授同时把摩擦力、生物电场等概念引入针灸应用中，又结合现代神经定位诊断学、神经病学将头针分区重新划分为 15 个功能区，在针刺选穴配方基本原则与方法上首次提出根据疾病损伤部位与解剖生理学相对应选穴方法，为临床针灸选穴配方提供了新的理论依据。

经颅重复针刺刺激法提倡捻转行针，但行针力度、频率、时间三个因素作用相叠加才能达到所需的刺激量。操作时，针灸医师需凝神静气，将长 40mm 的针灸针平刺或斜刺入帽状腱膜下层，然后用拇指、示指前后快速捻转针柄，同时采用小幅度提插法增强针感以达到最大力度；针刺频率对脑功能影响有明显差异，大于 200 转/分为高频刺激，可兴奋大脑皮质神经元，低于 200 转/分为低频刺激，能抑制大脑皮质神经元兴奋，因此对于不同的疾病需选用合适的刺激频率；经颅重复针刺激法一般留针 5～6 小时，因针刺效应可维持 30 分钟，故临床每 30 分钟行针一次，每次持续捻转 3～5 分钟。大量临床实践证明，通过合理搭配以上三要素，经颅针刺刺激疗法才可具备双向调节、刺激量累积、针感持续等特点，刺激信号方能透过颅骨作用于大脑内部。因该疗法刺激量明显强于普通头针，且作用时间长，体质虚弱或不能耐受针刺力度，无法配合长时间的患者需谨慎采用。

总体而言经颅针刺刺激疗法操作方便无需特殊仪器，不会产生电磁辐射损害医患双方身体健康，临床安全性优于经颅重复电刺激与经颅重复磁刺激疗法。几十年来孙申田教授运用经颅重复针刺刺激法取得了可喜的成绩，在大脑皮质及深部病变、周围神经损害、自主神经功能障碍、耳鸣、眩晕、梅尼埃病等多种疾病的诊疗中效果彰显，对于拓展头针疗法的临床应用范围、减少社会和医疗资源负担产生了积极而深远的影响。

*验案撷英

1. 脑梗死

【基本信息】　赵某，男，60 岁，退休。

【主诉】　右侧肢体活动不利 2 日。

【现病史】　患者 2 日前出现右侧肢体活动不利，步态笨拙不稳，鼻饲饮食，流涎，语言艰涩，大小便失禁。针灸科会诊时见：患者面色晦暗，形体适中。神志清楚，语言欠流利，双侧瞳孔等大同圆，对光反射存在，眼球各向运动灵活，伸舌困难，右侧角下垂，伴有失眠，记忆力差，二便失禁，舌质淡，舌白，脉弦。既往高血压病史 3 年，糖尿病病史 3 年。有家族性高血压病史。

【中医诊断】　中风——中经络（气血亏虚型）。

【治则】　疏通经络，行气活血。

【治法】　取穴：运动区双侧、足运感区、情感区为主穴。风府、完骨、风池、地仓、廉泉、腹二区、肩髃、曲池、手三里、外关、合谷、外劳宫、中渚、髀关、梁丘、阳陵泉、足三里、阴陵泉、悬钟、丘墟、太冲等为配穴。操作：取穴处常规皮肤消毒，采用 0.35mm×40mm 一次性针灸针，运动区、足运感区、情感区手法要求捻转稍加提插，由徐到疾，捻转速度在 200 转/分以上，连续行针 3～5 分钟。腹二区针刺时，针尖向外以 15°斜刺入皮下 1.0～1.5 寸深，小幅度提插捻转泻法为主。风池穴针刺时应用长为 3.0～3.5 寸毫针，从一侧风池穴向另一侧风池穴透刺，然后施以快速转手法，故转速度达 200 转/分，连续行针 3 分钟左右，不留针。双侧翳风穴、完骨穴针刺时针尖方向朝向咽喉部刺入 1.5 寸，其余腧穴常规针刺，施以平补平泻手法。诸穴得气后使用 C6805-型电麻续波刺激 20 分钟。每日 1 次，每次 40 分钟，2 周为 1 个疗程。

【疗效】 针灸 5 个疗程显效。

【按语】 本案患者乃因年老正气衰弱，气血不足，气虚不能鼓动血脉运行，血行乏力，脉络不畅，瘀阻清窍，发为中风。治宜疏通经络，行气活血。主穴取双侧运动区、采用"拮抗运动针法"针刺双侧大脑运动区，并给予一定的手法刺激，可激发皮质脊髓束的功能，促使其更快地发挥代偿作用，从而促进偏瘫肢体的功能恢复。经颅重复针刺双侧足运感区，手法达到一定的刺激量后，针刺信号可穿过高阻抗的颅骨，作用于大脑皮质二便中枢，以调节和改善其二便功能。经颅重复针刺情感区，手法达到一定的刺激量后，以调神益智改善情志。配以双侧风池穴，可达豁痰利窍、通经活络之效。风池穴针刺时要透向对侧风池穴，方法是应用长 3.0～3.5 寸的针。从一侧风池向另一侧风池穴透刺，当针尖达到另一侧风池穴时可触及针到达穴位的感觉，然后以 200 转/分以上快速捻转的手法，连续捻转 3 分钟左右，不留针，只有按此操作方可获显效。双侧完骨穴位于耳后乳突下后方，该穴双侧取穴加以通电，其电场正好作用于小脑顶核部位，可增加脑血流量，改善脑血管弹性，对脑缺血有很好的治疗作用。双侧翳风穴对治疗吞咽困难、发音障碍均有较好的治疗作用，其针刺时针尖方向双侧均向咽喉方向刺入 1.5 寸深后加电针治疗。三穴相配，共达疏经通络、利咽开窍之效。腹二区以调控血压，维持血压之平衡。配患侧肢体局部取穴，以行气活血，通经活络。诸穴合用，使病得缓。

2. 膈肌痉挛

【基本信息】 王某，男，44 岁，司机。

【主诉】 呃逆 3 日。

【现病史】 患者 3 日前因和家人生气，自觉胸闷，不久即见打嗝不止，连连作响，自行采取喝水、吃东西等方式以求缓解症状，但未见成效。夜间入睡困难，睡觉时打消失，次日又现。刻下：神志清楚，面色暗黄，形体适中，伴胸胁胀痛，烦闷不舒，眠差，纳差，大便 3 日未行，舌质淡，舌苔白腻，脉弦而有力。既往健康，无家族史。

【中医诊断】 呃逆（肝胃不和证）。

【治则】 疏肝和胃，降逆止呃。

【治法】 以百会、情感区为主穴，翳风双、内关双、足三里双为配穴。操作：百会、情感区施以经颅重复针刺法，手法要求由徐到疾捻转，捻转速度达 200 转/分以上，连续 3～5 分钟。内关、足三里，施以捻转泻法。翳风针刺时，针尖朝向喉的方向，刺入 1 寸深，得气为度。诸穴得气后使用 G6805-II 型电麻仪，连续波刺激 20 分钟。每日 1 次，每次 40 分钟，2 周为 1 个疗程。行针 5 分钟，呃逆明显减轻，间歇时间变长，呃声减小，胸闷减轻。行针 40 分钟，呃逆消失。

【疗效】 一诊即痊愈。

【按语】 呃逆，又称为"哕"，俗称"打嗝"。本案患者乃因情志所伤，导致肝气上乘犯胃，胃失和降，胃气上冲，故呃逆连声。肝脉布两胁，又主疏泄，肝气不舒，而见胸胁胀满，烦闷不舒。治宜疏肝和胃，降逆止呃。主穴百会、情感区可调神通络，安神理气。据《医宗金鉴》载："足三里穴歌：能除心胁痛，腹胀胃中寒，肠鸣并泄泻。"《针灸聚英》载："中满心胸痞胀……积块坚横胁抢，妇女胁疼心痛，结胸里急难当……疟疾内关独当。"可知内关配以足三里穴针用泻法，可和胃降逆，宽胸理气。诸穴合用，疗效奇佳，呃逆即止。

3. 脑梗死伴抑郁神经症

【基本信息】 张某，男，52 岁，无业。

【主诉】 左侧肢体活动无力 1 周。

【现病史】 患者 1 周前逐渐开始左上肢活动不灵活，握拳无力，不能持物，左下肢痿软无力，不能行走。伴沉默少言，善悲欲哭，不思饮食，饮食、饮水正常，小便正常，大便两三日一行。既往高血压病史 10 余年，有家族遗传高血压史。察其神志清楚，精神不振，面色无华，左侧口角下垂，形体适中，抱入病室。双侧瞳孔等大同圆，对光反射存在，眼球各向运动灵活，左上肢抬举无力，上肢远端手指功能活动尚可，左下肢肌力Ⅲ级，肌张力正常，腱反射活跃，病理征（+）。舌质紫暗，舌苔黄腻，脉弦滑。

【中医诊断】 中风——中经络（痰瘀互结证）。

【治则】 调神益智，通经活络。

【治法】 取穴：主穴包括运动区、情感区、印堂、腹一区。配穴：完骨、地仓、廉泉、腹二区、肩髃、曲池、手三里、外关、合谷、外劳宫、中渚、伏兔、阳陵泉、足三里、阴陵泉、悬钟、丘墟、太冲。操作：取穴处常规皮肤消毒，采用0.35mm×40mm一次性针灸针，运动区、情感区、印堂穴手法要求小幅度、轻捻转，伴提插法，捻转速度达200转/分以上，连续3～5分钟。腹一区针刺时要求与皮肤表面呈15°角平刺入腧穴，切勿伤及内脏，手法以小幅度捻转为主，不提插，得气为度。腹二区针刺时，针尖向外以15°斜刺入皮下1～1.5寸深，以小幅度提插捻转泻法为主。其余腧穴常规针刺，施以平补平泻手法。诸穴得气后使用G6805-Ⅱ型电麻仪连续波刺激20分钟，强度以患者耐受为度。每日1次，每次40分钟，2周为1个疗程。

【疗效】 第一次行针3分钟后，患者患侧肢体可抬离床面，嘱家属将患者扶坐床边，患者可自行站立。行针5分钟后，患者可自行走动，倍感高兴。行针40分钟后，测血压已降至140/85mmHg。行针结束，患者自己走出病室。一共针灸2个疗程痊愈。

【按语】 本案患者因平素嗜食肥甘，酗酒无度，日久脾失健运，聚湿生痰，痰郁化热，扰动肝风，致气血运行失调，痰瘀内结，阻于脑络，故发为中风；痰瘀互结，蒙蔽清窍，脑失所养，则见沉默少言，善悲欲哭，不思饮食之症。治宜调神益智，通经活络。对于患者情志障碍的治疗，根据现代神经解剖学与脑功能定位可知，大脑额叶额极区与情志密切相关，通过针刺该区施以一定的手法达到一定的刺激量后，针刺信号可穿过高阻抗的颅骨而作用于大脑相应的额极部位起到调大脑功能、改善情志的作用。情感区、印堂穴即为额叶及额极在大脑皮质表面对应区域，针刺后可影响大脑额叶的功能活动，以调神益智，明显改善患者的抑郁状态。对于患者运动障碍的治疗，根据足少阳胆经之"维筋相交"理论，结合现代神经解剖学与脑功能定位，运用"经颅重复针刺法"针刺双侧大脑运动区，可激发皮质脊髓束的功能，促使其更快地发挥代偿作用，从而促进偏瘫肢体的功能恢复，即刻效应明显。并据"治痿独取阳明"之理，配地仓、廉泉及患侧肢体阳明经腧穴，以疏通经络，调畅气血，促病恢复。

第五章

针灸特色疗法代表人物

第一节　刺法、灸法技术创新

一、王　乐　亭

（一）医家简介

王乐亭（1895—1984 年），名金辉，河北香河人，中国农工民主党成员。曾任北京市第二中医门诊部顾问，北京中医医院针灸科医师，北京第二医学院（现首都医科大学）教授，北京中医学会委员、针灸委员会理事等职。

1919 年，王乐亭拜北京针灸名医陈肃卿为师，正式踏上学习针灸的道路，在陈老的教导下，王乐亭学识增长，针灸技术也日益提高。王乐亭在继承前人经验的基础上创造性地提出"六寸金针""老十针""手足十二针""督脉十三针"等许多针灸处方；制定了偏瘫经验方"十二透刺方"，治疗遗尿的"固源节流法""养阴清肺方"经验配方，"华佗夹脊穴"治疗类风湿性关节炎等法。先后曾多次发表论文，并撰写了《金针王乐亭经验》《王乐亭指要》等著作。

王乐亭教授一生致力于针灸临床工作，他曾教导弟子"工作如战场，紧张严肃而待"。王教授亦集百家之长，独创了王氏金针流派，并以"金针王乐亭"的名号享誉海内外。在高龄时仍然坚持在家办公，撰写论文、修改稿件、传授知识等，对中国针灸事业做出了重大的贡献。

（二）针灸特色

王乐亭教授要求临床上的针灸处方需准确地进行辨证立法，在整体观的指导下，从疾病的发生发展的过程中去分辨疾病的走向，做到在临床中辨证立法有理有据。王乐亭教授认为穴位是人体经络、肌肉、骨骼、脏腑交会衔接之空隙，古人称之为"气穴"或"腧穴"，而通过对穴位施加针刺、按压等刺激可调整脏腑、经络、气血等功能，因此对腧穴、经络的位置和循行路线的定位十分重要，故取穴需精确。而对于针刺方向，王乐亭教授也有自己的思考，如治疗经络病时，针尖方向应对准足太阴脾经合穴阴陵泉；而治疗脏腑疾病时，针尖方向应指向足阳明胃经合穴足三里。王乐亭教授在配穴上也很有心得，认为若辨证已经明确，治法已经制定，配穴处方即为治病的关键。辨证配穴，首先要掌握阴阳经脉和其腧穴的特性及与其他相关穴位的作用，按照一定的配方原则相互组合，使之取得较好的疗效。对于内科杂病，王教授采用"五脏俞加膈俞"的针灸处方，调节五脏之气；对于虚损性疾病，创立了"刺募补虚法"和"十全大补方"，仿十全大补汤 10 味中药的性能而采用章门、曲池、内关、合谷、中脘、关元、阳陵泉、足三里、三阴交和太冲等 10 个穴位以助阳补气、养血疏肝，健脾益胃；对于消化系统疾患，王教授总结出"老十针"针灸处方，具有调中健脾、理气和血、升清降浊等功效；对于瘰疬，则是采用六寸金针刺曲池透臂臑的方法；对于半身不遂、小儿麻痹症等病证，王教授多选用"手足十二针"或"督脉十三针方"等针灸处方。

1. 六寸金针

六寸金针曲池臂臑透刺法是北京私塾先生乔书阁先生口头所授，王乐亭教授将口传之法应用于实践，愈人无数。该疗法由曲池穴进针，经肘髎和手五里，向臂臑透刺，起到"一针四穴"的刺激效果。王氏六寸金针曲池透臂臑起初仅用于治疗瘰疬，之后王老用金针透刺结合其他疗法，将治疗范围扩展至多种疾病，而在后续的临床实践中，此疗法主要应用于头颈部腺体疾病的治疗，如甲状腺结节、流行性腮腺炎、急性扁桃体炎等。

王氏六寸金针曲池透臂臑治疗瘰疬，针法独特，施术时，患者肘关节呈 90°屈曲与肩相平，医者循按上臂手阳明大肠经，消毒曲池穴处皮肤后，取 6 寸金针，针尖呈向心性 45°角斜刺入曲池穴内，然后将针尖提至皮下，将针卧倒，针体对准臂臑方向，沿皮下缓慢透刺进针，直至针尖抵达臂臑穴，仅留针柄于皮外，刮针柄 9 次，出针。王乐亭教授认为曲池、手五里、臂臑穴均为手阳明大肠经穴，以针刺之，对其经脉所过的硬结肿核，使气血流通，从而起到消肿散结的作用。因瘰疬多属劳损阴虚之证型，曲池为阳明经合穴，有清肺降逆、调补气血的作用，且曲池擅宣通气血、通经活络、逐瘀散结、化腐生肌。故应视其虚实而行补泻手法，手法适当，收效则速。在临床上应用曲池透臂臑为手阳明大肠经的本经卧刺，同时采用了"随而济之"的补法和"合担用法担，合截用法截"的担法，疗效突出。另外，肺与大肠相表里，大肠为肺之腑，曲池为手阳明大肠经合穴，故曲池具有调整肺气之功能；阳明经为多气多血之经，针曲池透臂臑旨在肺经、大肠经共调。而该法之所以能治瘰疬，是从整体观念和调脏腑气血着手，对肠系膜淋巴结核之所以能够奏效，也是由于肺经可以"下络大肠"。

王乐亭教授所用的六寸金针是由九成黄金一成黄铜煅制而成的金质针具，其长度约 15cm，最大直径约 3mm，针体呈椎体状由粗到细，具有针体柔软、硬度适中、表面顺滑且针孔不易感染等特点。王乐亭教授推崇金针，认为金针不随天时、四季冷热而变化，与人的体温适合。经过几十年的临床实践，王教授认为金针的弹性好，韧性大，不易发生折针等现象；其次，金针的表面光洁度好，较滑利，容易进针，对皮肤、肌肉等组织的刺激性小，可减少进针给患者带来的痛苦。六寸金针的针体长，便于透刺，治疗作用好，且六寸金针针体较一般毫针粗，透刺时患者会有酸胀感、沉重感而无任何痛感。王乐亭教授治疗"神志病"如抑郁症、失眠等，采取安神定志法或通督安神法，多使用金针，手法轻柔，认为手法越轻则疗效越显著，患者倍感舒适，利于稳定情绪，因此王乐亭认为金针具有明显的镇静安神效果。

2. 老十针

脾胃学说是中医学重要的理论体系之一，王乐亭教授治疗胃肠病，将李东垣《脾胃论》中"元气之充足，皆由脾胃之气无所伤，而后能滋养元气；若脾胃之气既伤，而元气亦不能充，而诸病之所由生也"的学术观点应用于针灸临床实践，在针灸组方、刺灸法、治疗范围、预防等诸多方面皆有体现。

王乐亭教授根据李东垣《脾胃论》中的补中益气汤拟定"老十针"，据其方义而施以针穴，起到调中健脾，升清降浊，调理胃肠的功能。"老十针"组方：中脘、足三里、上脘、下脘、气海、天枢、内关。其中中脘、足三里为主穴，其余为配穴。中脘为六腑之会、胃之募穴，取之可助胃消化水谷、温通腑气、升清降浊、调理中州；足三里为胃之下合穴，用补法有健脾和胃、益气升清之功，用泻法有降逆化浊、通调肠腑之效；上脘、中脘与下脘统称三脘，三者配合，具有调理胃腑受纳、腐熟和吸收水谷之功；气海（丹田），生发元气，可温固下元、调理下焦气机；天枢为大肠募穴，可分理水谷之糟粕，消导积滞；内关为心包络之穴，可守神和胃、理三焦气机、助升清降浊。诸穴相配，共奏调中健脾、升清降浊、调理胃肠、理气和血之效。一方之中，蕴含调补先后天，培土生源，着重于胃肠之义。对于上述穴位的针刺方法，主要以毫针直刺为主，采用平补平泻手法，留针 30 分钟，此外，对于脾胃虚寒等虚性疾病，亦可在穴位上使用灸法或温针灸，以奏温补脾胃之功。

"老十针"主要用于胃肠疾病，但并不局限于此，脱发、头痛、面瘫、颈性眩晕等凡伴有体质虚弱、脾胃不足者，以"老十针"加减化裁进行治疗均可收到满意效果；也可应用于神经衰弱、慢性病的恢复阶段以改善体质，协同发挥镇静安神之效。因此，"老十针"临床应用广泛，可用治多系统、多种类疾病。

3. 督脉十三针

基于"治痿独取阳明"的观点，王乐亭教授在治疗痿痪患者过程中，采用督脉穴位针刺取得的疗效甚佳，于是开始探索以督脉为主的治疗方法，逐渐形成"治痿首重督脉"的学术思想。

督脉共有腧穴 28 个，根据每个腧穴的功能特点，王教授最终精选 13 穴组成"督脉十三针"，是在应用督脉生理功能的基础上，结合自己的临床感悟上形成的治疗脑和脊髓相关病变的基本法则。"督脉十三针"组穴包括百会、风府、大椎、陶道、身柱、神道、至阳、筋缩、脊中、悬枢、命门、腰阳关、长强。本处方中百会、风府培补真阳，醒脑开窍；大椎、陶道宣通阳气，补阳通络；身柱、神道镇惊健脑通脉；至阳、筋缩、脊中安神志，强腰脊；悬枢、命门、腰阳关为元气之根、命门之火，补阳益肾、强健腰脊；长强乃督脉起始穴，王乐亭教授称之为"大梁之底座，督脉之根基"，可鼓动人体阳气沿脊柱上升。取穴规律从百会、风府开始，自大椎、陶道以下，隔一椎取一穴，以达到疏通督脉、补髓健脑、镇定安神的作用。王教授认为针刺督脉上的穴位均有一定的危险性，针刺时可通过体会进针时的阻力，判断针灸针到达的层次。一般情况下，针尖首先透过皮肤、皮下组织，继续进针到达棘上韧带（项韧带），这时会有一定阻力，保持进针力度继续进针，会感到阻力突然减小，有"空"的感觉，此时针灸针透过了棘上韧带（项韧带），进入了棘间韧带。继续进针，但要适当减小进针力度和拇指、食指持针力度，当针尖到达黄韧带时会感到阻力增大，此时应马上停止进针，以针灸针刚刚刺透棘间韧带为佳，此时患者多伴有酸胀感。督脉位于脊柱，针刺深度应注意，如百会为平刺，深度为 0.5～1 寸；风府进针深度约 0.5～1 寸；大椎至腰阳关各穴进针深度为 1～1.5 寸，以毫针刺透棘间韧带为佳；长强可进针 1.5～3 寸，平刺为主，以患者在毫针刺入后不自主喊"啊"为佳。

从"治痿独取阳明"到"治痿首重督脉"，王乐亭教授所创制的"督脉十三针"多适用于脑和脊髓病变或损伤引起痿证、神经官能症、抑郁症、癫狂痫等疾病。

4. 手足十二针

王乐亭根据手不过肘、足不过膝的原则，选择临床常用且具有特殊作用的合谷、曲池、足三里、阳陵泉；又根据"阴阳互根"和"孤阴不生，孤阳不长"理论，选用内关、三阴交以阴配阳。以上穴位双侧共十二穴，共同组成"手足十二针"方，具有调和阴阳，通经活络，调气和血，清热开窍的功效，主要着眼于整体机能的调节，纠正人体气血阴阳的偏颇。

二、方 云 鹏

（一）医家简介

方云鹏（1909—1990 年），字翔九，河南淮阳人，西安市政协第八届委员，中国农工民主党西安市委员会委员，西安市中医医院针灸科主任医师，西安微型针灸研究所所长，中国针灸学会头皮针研究组顾问，中国全息生物学研究会顾问，中国针灸专家讲师团教授，阿根廷中华针灸学会顾问。

方云鹏出生于耕读世家，1927 年考入河南大学医学院，毕业后适逢抗战爆发，方云鹏奔赴沙场，抗御日寇，曾担任国民党军政部十三兵站医院戒烟所所长，九二后方医院、七七后方医院院长兼外科主任。1948 年方云鹏加入中国人民解放军华北兵团卫生部，任手术组组长。新中国成立后，他被分配到西安市第一人民医院，担任外科主任，是西安有名的"手术一把刀"。1948 年他开始自学中医针灸，1952 年党中央号召"西医学习中医"，方云鹏参加了中央卫生部针灸实验班，系统学习中医针灸，此后又兼任针灸科主任。1955 年起，受针灸止痛的启迪，方云鹏悉心钻研并开展了不同病症的针灸疗效观察，将针刺技术应用于术后止痛，取得了显著疗效。1961 年方云鹏调入西安市中医医院工作，偶然间发现针刺头部承灵穴可以治疗腰痛，历经 10 余年艰辛探索，方云鹏创立了"陕西头皮针"，并于 70 年代初开始在陕西省乃至全国推广。1978 年，陕西头皮针在"全国医药卫生科学大会"上被授予卫生部及科学大会奖，被誉为陕西中医科技史上"三大发明"之一。在此基础上，方云鹏将经络循行与西医神经节段支配等理论相结合，提出人体"体环运行"的新理论，构建了新型针灸体系，并成立了"微型针灸研究所"。方云鹏还对中医传统时间医学疗法进行整理总结，设计编制了《子午流注环钟图》《灵龟八法环钟图》和《针灸万年历》。1980 年，方云鹏先生与计算机技术人员合作，率先成功地将传统针灸取穴方法输入电脑，使中医针灸和现代科学技术结合起来，获得陕西省科技进步奖。

方云鹏在从事针灸工作 40 年间撰写了多篇重要论文，并被收入《当代中国针灸临证精要》《中国现代名中医医案精华》《中国当代针灸名家医案》《针灸临证指南》等书；方云鹏先生还出版了《头皮针》《手象针与足象针》《体环针》《方氏微型针灸》等专著。方老为祖国医疗事业做出了重大贡献，在国内外享有盛名。

（二）针灸特色

1. 方氏头皮针

方氏头皮针由中枢刺激区、皮质功能刺激点、头皮上的在经腧穴和经外奇穴组成，是方云鹏先生经过长期的临床实践，不断探索和总结的一种疗法，被誉为陕西中医科技史上"三大发明"之一。

（1）头部刺激点的发现及理论阐述 头皮针由 4 个中枢刺激区——"倒象""倒脏""伏象""伏脏"组成，这些头部刺激点均是源于方云鹏先生临床中的偶然发现。20 世纪 50 年代末，方云鹏在选用头部承灵穴治疗感冒患者的头痛症状时，意外发现该患者腰痛也有改善。然而依据传统经络理论，承灵穴所属胆经未循行至腰部，这一现象引起了方云鹏的好奇心，经过长期临床观察，方云鹏逐渐发现了头部覆盖的许多刺激点具有特异功效。方云鹏将这些头部刺激点与西医大脑皮质功能的理论相结合，摸索出采用针刺大脑皮质功能定位在头皮外表投影的特定刺激点以治疗全身疾病的新方法。这些头部刺激点构成了方氏头皮针穴名体系中的"倒象""倒脏"，以及皮质功能刺激点。

1970 年，方云鹏在蓝田县塘塬地段医院工作期间不慎跌倒伤及尾骶骨右侧，疼痛伴行走困难，自觉头部人字缝尖右侧压痛，于是请同事针刺其压痛部位，头部疼痛及尾骶骨伤处的疼痛大大减轻。同年，一位农民大腿内侧被犁刺破深达肌层，引发剧痛进而休克，方云鹏主任在常规治疗的同时在患者头部人字缝尖行针刺，患者立即苏醒，大腿疼痛亦减轻。方云鹏基于前期头皮刺激点的研究经验，再次挖掘头部冠状缝、矢状缝、人字缝以及额上发际部位，发现亦有许多可以治疗全身病症的刺激点。方云鹏主任将这些刺激点一一连接，构成一个在冠状缝、矢状缝、人字缝上的人体缩形和在额上发际部位的人体缩形，并将其命名为"伏象""伏脏"。

1973 年，方云鹏初次发行的《头针》初步概括方氏头皮针理论，明确提出头针是在经络学说及西医大脑生理解剖理论的基础上发展而来。20 世纪 80 年代，张颖清创立的全息生物学亦给予方云鹏许多启发，1985 年方云鹏撰写《新型针灸体系与生物全息律》一文，指出头皮针穴区分布符合生物全息律，如头皮针进针浅深不同疗效存在差异的现象，即是由于身体每一部分不同层次相对应的反应点的反馈效应不同，同时也解释了神经交叉支配理论不能解释的临床现象，如头皮针同侧取穴的临床效果优于对侧。

（2）穴区定位及功效 方氏头针疗法的穴区，主要由 4 个中枢刺激区（伏象、伏脏、倒象、倒脏）和 11 个皮质功能刺激穴（思维、记忆、说话、书写、运平、信号、听觉、嗅觉、视觉、平衡、呼循）所组成。伏象和思维为单穴区，其余均为双穴区。以下内容对各穴区定位及功能作简单介绍：

1）伏象（总运动中枢）：该区分布着许多与全身各部位相应的刺激点，连接这些刺激点，则形成一个伏着的人体缩影，故而命名为"伏象"，主治神经系统、血管系统和运动系统疾病。伏象穴区位于冠状缝、矢状缝和人字缝之间。穴区按人体部位命名而分为头颈部、上肢部、躯干部和下肢部四个分区：

头颈部：在冠矢点前，总长 3cm。其中头部上、下长为 2cm，左、右宽为 2cm；颈部上、下长为 2cm，左、右宽为 1cm。头部下面和颈部上面有 1cm 左右的相互重叠。

上肢部：分肩、肘、腕、指四点。部位为从冠矢点沿冠状缝向下，至翼点，总长 11cm。其中，肩点至冠矢点长为 2cm，肘点至肩点长 3.5cm，腕点至肘点长为 3.5cm，指点至腕点长为 2cm。

躯干部：分背部、腰部、臀部三段。部位为由冠矢点到人字缝尖，总长约为 14cm。背部由冠矢点起分上、中、下三部分，各部分长为 2cm，总长 6cm；腰部分上、下两部，各部分长为 2cm，总长 4cm；臀部分上、下两部分，各部分长为 2cm，总长 4cm。各部左右宽度为：背部 3cm，腰部 2cm，臀部 3cm。

下肢部：分髋、膝、踝、足四点。部位为从人字缝尖沿人字缝向下，至足点，总长约为 9cm。由髋点至人字缝尖长为 1.5cm，膝点至髋点长 3cm，踝点至膝点长 3cm，足至踝点长为 1.5cm。

2）伏脏（总感觉中枢）：该区内也分布许多与全身各个部位相应的特异刺激点，连接起来则左、右两侧各分别构成与人体左、右相应的半侧人体内脏、皮肤缩影图，故称为伏脏穴图。伏脏有三大功能，一为全身感觉功能，主要是皮肤感觉的集中反映区；二为内脏功能的代表区；三对精神、智能、情绪、记忆、思维等活动有调节作用。伏脏穴区在前额上部，具体位置为额正中线至左、右额角间区域，每侧各分上、中、下三焦，伏脏穴区总长 6.5cm：

上焦：指横膈以上的胸部内脏，还包括胸部以上（胸、上肢、颈、头）的皮肤感觉和大脑思维。上焦总长 3cm，其中思维穴位于左右额骨隆凸之间；头部位于上焦前 2cm，发际下 0.5cm，发际上 1cm 之区域，颈部重叠于其内。伏脏上肢系额正中线旁开 2cm 与前额发际上 2cm 的交点，和额正中线旁开 1cm 与前额发际上 3.5cm 的交点之间的连线，分上臂、下臂、手部，约各占 0.5cm。胸部位于上焦后 1cm，发际下 0.5cm，发际上 2cm 之区域。

中焦：指脐以上，横膈以下腹部内脏，还包括躯干皮肤感觉。中焦占伏脏 1.5cm。腰部位于发际下 0.5cm、发际上 1cm 之区域。

下焦：指脐以下的腹部内脏，还包括泌尿、生殖系统及脐下皮肤感觉。下焦长 2cm。在下焦前 1.5cm、发际下 0.5cm、发际上 1.5cm 之区域为小腹、臀、髋部。在下焦后 0.5cm、发际下 1cm、发际上 2cm 为膝至踝部；发际下 1cm 向下 0.5cm 之区域为足部。

3）倒象：系运动中枢在头皮上的投影区，穴区内所有刺激点基本上按人体倒置排列，如一倒立人形缩影，故称"倒象"，以管理躯体、四肢运动功能为主。以眉顶枕线的中点后 1.25cm 为 A 点，眉耳枕线中点前 1.25cm，并由此点向上引一 4cm 长垂直线，以垂直线上端为 B 点，A、B 间连线即为该区位置。穴区分上、中、下三部，每部长 3cm，上部管理头颈部、颈部运动器官；中部管理对侧上肢运动功能；下部管理对侧躯干及下肢的器官运动功能。

4）倒脏：为大脑皮质感觉中枢在头皮的投影。亦因其与人体实际部位上下倒置，故称倒脏。中央沟之 AB 连线向后 1.5cm 做平行线，此两线间区域即为倒脏穴区。和倒象一样，长度亦为 9cm。倒脏穴区分上焦、中焦、下焦三部，每部约长 3cm。上焦管理对侧面部感觉器官和腹内消化道器官；中焦管理对侧上肢感觉功能；下焦管理对侧内脏和头、颈、躯干、下肢等器官和感觉功能。主治和伏脏基本相同。

5）思维：系思维中枢头皮投影区（额下回、额中回的前端正中处），位于额骨隆突之间，即由眉间棘直上 3cm 处，管理精神、思考、意想、计算、记忆、语言等生理活动，主治智力减退、精神分裂症、神经性头痛、共济失调等病症。

6）说话：系运动性语言中枢的头皮投影区，在眉中与耳尖连线的中点。多取左侧，习惯用左手者，在右侧，主治运动性失语、口吃、舌肌麻痹、假性延髓麻痹、大脑发育不全等病症。

7）书写：系书写中枢在头皮的投影区。以冠矢点为顶点，向左后方和右后方各画一条线，使分别与矢状缝呈 45°夹角。此两条线上距冠矢点 3cm 处，即为书写穴，每侧 1 穴，共 2 穴，主要管理运动的调节和维持身体的姿势。

8）记忆：是识字和阅读中枢在头皮的投影区。在顶角隆突，以人字缝尖为顶点向左前下方和右下方分别画一直线，与矢状缝分别呈60°夹角，在此两缝上，离人字缝尖7cm处，即为该穴。一侧1穴，共2穴。主治失读症、记忆力减退、头痛、头鸣、大脑发育迟缓、脑炎后遗症等病症。

9）信号：位于耳尖至枕外粗隆上3cm处连线的前1/3与后2/3的交接处，为感觉性语言中枢，主治感觉性失语症、癔症、精神病、健忘性失语、大脑发育迟缓等病症。

10）运平：系缘上回（环曲回）在体表投影，从人字缝尖引两条与人字缝线呈30°夹角的直线，每条直线距人字缝尖5cm处即为穴区，共2穴，主管人体手的精细动作，及协调动作的平衡。

11）视觉：系视觉中枢在头皮之投影区，位于枕骨粗隆尖上2cm，向左右各旁开1cm处，每侧1穴，共2穴，主治视觉障碍。

12）平衡：即小脑后叶的位置，位于枕骨外粗隆尖下2cm，旁开3.5cm处，负责维持姿势平衡，调节肌张力，协调身体随意运动。

13）呼循：是呼吸中枢和循环中枢在头皮的投影区，循环中枢在枕骨大孔之上，呼吸中枢在枕骨大孔之上下。呼循穴区位于枕骨外粗隆尖下5cm，旁开4cm处，即在风池穴之内上方，主管心肺功能。

14）听觉：听觉穴区在耳尖上1.5cm处，主治听觉障碍。

15）嗅觉：在耳尖前3cm处，主治嗅味觉迟钝或丧失症。

2. 方氏手象针与足象针

方云鹏在头皮针"伏象""伏脏"的启发下，以传统经络学说为基础，结合全息生物理论，经过类比推理和临床实践，方云鹏发现手、足骨周围深浅组织内有规律地分布着一些刺激点，按体位顺序连接这些刺激点则形成4个整体的人体缩影，纵横排列于手足部。手象针和足象针完整全息框架最早见于1986年方云鹏先生撰写的《手象针和足象针》中。

（1）手象针 ①定位：把手伸出，手背朝上，中指伸起，其余四肢屈曲，可以得到一个爬行动物的雏形，中指为头项，示指、环指为上肢，拇指、小指为下肢，第三掌骨为脊柱。伏象主阳，其即为身体外侧器官的对应图，称为手伏象；手心朝上，掌面的各部分与前面手伏象的全息图相对应，其即为身体内侧器官的对应图，称为手伏脏；把手示指、小指伸出并朝下着地，拇指、中指、环指缩起，又可以得到一个爬行动物的雏形，桡骨小头及第一掌骨为头项，示指为上肢，小指为下肢，掌面及掌背分别为躯干的内、外侧，其外侧为横伏象，内侧称为横伏脏。②取穴原则：包括相应取穴、仿体取穴、同侧取穴、对侧取穴。相应取穴则根据人体病变发生的部位，在手象针"脏""象"缩形区域相同部位上取穴，相当于体针的阿是穴法。如胃痛取"桡倒象"的相应胃部等；仿体取穴即模仿体针的多种取穴方法，在手象针"脏""象"部位上，灵活地进行辨证取穴。如左肩有病可取"桡倒象"的左肩部相应部位，也可以取"桡倒象"的右肩部针刺（左右交叉取穴法）；还可以取髋关节的部位治疗（上下交叉取穴法）。根据中医阴病取阳、阳病取阴的理论，"象"代表的部位有病，可取"脏"侧相对的部位补泻之；反之，"脏"侧部位有病，可针"象"侧相应穴。同侧取穴其一指在患病侧的手部取穴（如左侧瘫痪则在左手取穴）；其二指在"脏""象"部位的相应病侧上选穴。如左侧肢体瘫痪主要取手伏象左下肢相应穴位。对侧取穴其一指在患病的对侧选穴；其二指在手"脏""象"部位的相对病侧上交叉取穴。

（2）足象针 足部作为与手部同级别、同来源的全息元，足部及手部相同的遗传部位经过临床验证确实存在基本一致的作用区域。方云鹏发现足象针与手象针一样，同样存在人体缩影的反应区域。足象针与手象针在相似特征部位上所代表的脏器或部位，大致是相同的。例如，手大指代表的是人体下肢部位，而足的大趾也是下肢的反应部位。而且足象针三个人体缩形反应区域系统与手象针相同，亦是以阴阳分线为界，划分为6部分：足伏象、足伏脏、胫倒脏、胫倒象、腓倒象、腓倒脏。足象针与手象针在穴位分布规律和定位上大同小异。但是，手足的"脏""象"穴位之头部定位稍有区别：足针"胫倒象"，头部位置是在足舟状骨与第1楔状骨近侧1/2面之上；而手针"桡倒象"的头部，则是位于腕背面桡骨茎突之上。足针"腓倒象"穴区的头部，位于骰子骨之上；而手针"尺倒象"穴区之头部，则是在腕背面尺骨茎突之上。

3. 方氏体环针

方云鹏先生对头皮针、手象针、足象针的发明虽然立足于传统针灸，且有部分相关西医理论为支撑，可分布于头、手足部位的微经络系统并未被古籍或现代科学所证实，但临床疗效却真切反映了其存在。头、手足部位这些有规律的刺激点，在"体表广阔处散开，于狭窄处合拢，彼此衔接，移行过渡，以通达表里，贯穿全身"，在体表各部位形成点、线、带或区。因其大多属经络又不完全是经络，有着类似西医神经节段的支配功能却又不等同于神经的特性，方云鹏为了解释这些效应点、线、带或区，提出了体环针的理论，用以阐释人体所存在的一种新的径路传导系统。体环针以体环为特色，临床上的体环分为纵向和横向两种。纵向的环又称传导环，或纵环、大环，左右两侧共有 5 对，无论外界刺激，还是局部病痛，都可以依据它而表现出来，其可确定治疗方向；横向的环又称作用环或横环、小环，从外观上看与传导环互相交叉、支撑，形成了人体的整体双环的交叉点，进而确定了取穴点及穴位。

体环针的体系概括来说包括两面、五部、十环和二十带。

（1）两面　体环针遵循传统中医观点，阴面指躯干、上肢及下肢的屈侧面（用 F 表示），躯干、上肢及下肢的伸侧面为阳面（用 M 表示）。阴面与阳面交界的部位为阴阳面（用 N 表示）。

（2）五部　在人体肩关节和髋关节处，各画一条剖断线，分别称为肩分线和髋分线。通过肩分线和髋分线，以头与躯干为一部，上下肢（左上肢、右上肢、左下肢及右下肢）合四部，共为五部。

（3）十环　传导环同侧、同面与相对部位的传导带相互移行连接，形成一条大的传导带。阴阳相对、前后相应的两条大传导带在人体的四肢末梢相连接，就形成一个封闭的环，这就是传导环。如右上肢 M3、右躯体 M3、右下肢 M3 相互移行连接，成为右 M3 传导带。它与相对应的右 F3 带相接，就成为右 3 环。左右各有五环，总数为十环。

肢体接受和传导刺激比较敏感的地方，是以一定的宽幅横向环绕于人体四肢关节及躯干的某一部位的；所呈现之区域形如短节的管环束缚于人体特定部位周围，故称为小环，也称作用环。比较常用的有头颈环、颈胸环、胸腰环、肩环、肘环、腕环、髋环、膝环、踝环。

（4）二十带　指躯干及头颈部、上下肢部阴阳两面的每一面各分为五带，则一侧肢体面共分为十带，左右共计二十带；躯干及头颈部各十带，合计亦为二十带。

1）头颈部：阴面：以天突至肩峰由外向内共分为 5 段，形成 F1～F5 5 个传导带；阳面以大椎至两肩峰，由外向内也各分为 5 段，形成 M1～M5 5 个传导带。

F1：矢状缝中点到前发际，止于两锁骨 1/5。

F2：前发际到眉间棘，止于两锁骨 2/5。

F3：眉间棘以下至两鼻翼以上，止于两锁骨 3/5。

F4：两鼻翼以下到嘴角，止于两锁骨 4/5。

F5：两嘴角以下到两锁骨 5/5。

M5：矢状缝中点到人字缝尖，止于肩椎 1/5 和 F1 对称。

M4：人字缝尖刀枕骨外粗隆，止于肩椎 2/5 和 F2 对称。

M3：枕骨外粗隆到后发际，止于肩椎 3/5 和 F3 对称。

M2、M1 后发际到第 4 颈椎，止于肩椎（肩峰大椎）4/5、5/5。

2）躯干部：以左右阴阳分界线为界，纵向分身体阴阳两面，各位等距五带。对右上肢而言，从右向左依次分别为 F1 至 F5 与 M5 至 M1；对左上肢而言，从左向右依次分别为 F1 至 F5 与 M5 至 M1。

3）上肢部：由手指阴阳分界线上行，止于腋窝前缘和后缘阴阳分界线。以手 5 指纵向向上，把上肢阴阳面各分为 5 带，依大拇指到小指顺次排列为 1～5 带，阳面带依次为 M5 至 M1 带，阴面带依次为 F1 至 F5 带。

4）下肢部：由足趾阴阳分界线上行，止于骶尾骨尖和大转子阴阳分界线。以足 5 趾纵向向上，把下肢阴阳面各分为 5 带，依大拇趾到小趾依次排列为 1～5 带，阳面带依次为 M5 至 M1 带，阴面带依次为 F1 至 F5 带。

方云鹏先生运用体环针治病时，以"宁失环束，勿失环线"为基本原则。选穴针刺时并非以得气的程度如何来判定，而是取决于所选点、线、带区是否准确，以针刺方法和手法运用作为主要依据。针刺深度主要考虑人体耐受情况和病变位置。体质虚弱的患者或首针患者宜浅刺，反之可深刺。浅感觉障碍，取表皮和真皮组织；深感觉或内脏感觉疾病，宜针刺肌肉组织为佳；运动障碍、本体感觉或疼痛类疾病，以针刺至骨膜为佳。体环针适用范围广泛，可用于各类痛症、骨关节疾病、脑血管疾病或是感冒、头痛、耳鸣、癔症等某些内科疾病。但方云鹏先生强调怀孕、急症和外科适应证、出血性疾病不宜采用体环针治疗，临证之时需谨慎辨证，合理使用。

三、朱 琏

（一）医家简介

朱琏（1909—1978 年），江苏溧阳人，中共党员，现代针灸学家，曾任中央防疫委员会办公室主任、卫生部妇幼卫生局副局长、卫生部针灸疗法实验所主任、卫生部中医研究院副院长、针灸研究所所长、中共中央妇女委员会委员、中华全国妇女联合会执行委员、中国人民政治协商会议第五届委员。

1927 年，朱琏考取苏州志华产科学院，接受过系统的西医教育，在此期间与共产党员陶希晋结为夫妇。1931 年朱琏与陶希晋一同来到安徽省明光中学，担任校医和兼课教员。1932 年，朱琏夫妇来到石家庄，在正太铁路医院妇产科当了医生，并参加了正太铁路员工救国会。1936 年，朱琏辞去正太铁路医院的工作，开办"朱琏诊所"治病救人。1942 年，朱琏被任命为军委总卫生部门诊部主任。1944 年，朱琏参加了毛主席在陕甘宁边区的文教工作者会议，认识到了中医的重要性，并在随后边区政府召开的中西医座谈会上，拜延安针灸医生任作田先生为师，从此步入了中医针灸的大门。

1945 年，朱琏被任命为晋冀鲁豫边区政府卫生局局长，兼边区医院院长。为了解决边区人民和部队缺医少药的困难，朱琏大力推广针灸疗法，开办了三期针灸训练班，培养针灸人才。1949 年2 月，朱琏在平山县创办华北卫生学校，兼任校长。学校分设四个班，各班都开设了针灸课程，她亲自编写教材和讲课，为解放区培养医务人员达 200 多名。新中国成立后，中央人民政府任命朱琏为卫生部妇幼卫生局副局长，朱琏先生不断用她所学到的西医知识去阐释、解读针灸的作用原理，1952 年 3 月出版了新中国第一部针灸专著《新针灸学》。同年 7 月，创立了卫生部针灸疗法实验所（现中国中医科学院针灸研究所前身），以现代科学的方法和理论来验证、研究针灸疗效和作用机制，由此拉开了中国针灸科研之序幕，成为中国针灸科研事业的开拓者。1960 年，朱琏随爱人陶希晋来到了广西南宁，任南宁市委常委、副市长，主管文教卫生工作，创办了南宁市针灸研究组。1976 年，南宁针灸研究所成立，朱琏担任所长，同年 3 月又主持创办了我国第一所针灸大学——南宁市七·二一针灸大学，担任校长并授课，后于 1978 年因劳累过度突发脑溢血去世。

（二）针灸特色

朱琏先生在其从事针灸事业的 30 年中，搭建了国内首个针灸科研平台，推广"新针灸"疗法，用现代科学方法阐明针灸的作用机制；组建科研团队，系统规划针灸临床、基础、文献理论和梅花针疗法的主要研究任务；响应国家"团结中西医"的号召，积极与北京大学医学院、湖南医学院等西医机构开展合作；大力开展针灸临床研究，对针灸治疗常见病、多发病进行了疗效分析和机制研究，摸索出了针灸作用的部分效应原理和规律。此外，朱琏先生还重视针灸防治传染病的临床研究，鼓舞了众多临床工作者攻克肺结核、疟疾等传染病的科研斗志，对当今针灸临床及科研工作具有重要的参考价值。

1. 构建"新针灸"理论

朱琏先生基于现代医学生理、病理、解剖等知识，重新认识经络、腧穴理论。她使用神经理论解读针灸作用的整体联络规律，认为经脉上的腧穴位置与神经解剖大致相符，且应是先有腧穴，后由腧穴连线成经脉，形成"重腧穴，轻经络"的思想。朱琏先生指出古人的局限性在于不懂得高级神经的作用，经穴与脏腑的联系只是一种经验总结，与事实不能完全相符。在腧穴方面，朱琏先生强调解剖的重要性，在其著作《新针灸学》中，每个腧穴定位都增加局部解剖内容，采用通用解剖名词。她从刺激神经的角度阐释腧穴作用，将腧穴的作用分为局部性和全身性两类：局部性穴位位于病灶处或其附近，也可有远端调节作用；全身性穴位，通过神经系统的高级部位发挥治疗作用或增强体质。刺激穴位后不仅可以作用于局部神经通路，也对相应的大脑皮质有刺激作用，这或许可以解释针灸对远端或无直接神经通路病灶的治疗作用。基于以上思考，朱琏先生提出了一些新穴，如新建穴，位于髂骨外侧，股骨大转子与髂前上棘之间的凹陷处，主治感冒、发热等疾病。

"新针灸"理论还体现在针灸操作和治疗理论方面。与传统理论中纷繁复杂的针刺补泻理论不同，朱琏先生从神经生理学角度将针灸补泻阐释为兴奋与抑制神经，将针灸手法简化为"强刺激"和"弱刺激"。她还对针灸作用特点作了新的解读，如毫针针体细，几乎不会损伤内脏组织，临床适用性最广，但需要缓慢进针穿透组织以刺激神经；皮肤针是在皮肤表面给以轻微的浅刺，通过刺激感觉神经末梢引起的反射作用来调整中枢神经机能；艾灸的温热刺激主要集中在穴位上，通过神经系统的反射作用起到防治疾病的效果，对于需要缓解、镇静和抑制作用的疾病，温和灸法最为适合。临床上朱琏先生以现代医学疾病分类方法制定诊治思路，注重辨病而非辨证，疾病分型方法与传统中医有所区别。朱琏先生从神经生理学角度阐释针灸治病原理，并率先指出针灸治病离不开大脑皮质高级中枢的参与。

2. 总结"三个关键"思维

朱琏先生总结出针灸治病的"三个关键"，其是贯穿针灸临证全过程的重要思维，体现其临床特点。

（1）刺激手法　分为兴奋法和抑制法。兴奋法采取弱刺激，针刺取穴较多，刺激量不大，时间短暂，患者感觉轻（或短暂的较重刺激）。此法对于身体机能处于过度抑制或衰退状态者，可以起到促进机能兴奋，解除过度抑制，恢复机体正常生理功能的作用。具体又分为兴奋法Ⅰ型、兴奋法Ⅱ型：①兴奋法Ⅰ型：适用于休克、虚脱、中毒昏迷的急救、瘫痪、麻痹、感觉减退或丧失、反应迟钝和精神运动过度抑制等病症。取穴多，一般4～20个穴位，主要取末梢敏感部位的穴位，如十宣、十二井穴等。刺激量大，时间短促，在几秒钟至数分钟内若出现痛、胀或触电样感觉，即可起针。灸法用雀啄灸10～30下或0.5～2分钟，使机体产生多个兴奋点传导冲动，可兴奋大脑皮质。②兴奋法Ⅱ型：取穴一般较兴奋法Ⅰ型少，刺激量较轻，时间较短促，灸法可用温和灸和熨热灸3～5分钟，雀啄灸约50下，适用于兴奋法Ⅰ型的适应证和末梢神经、血管运动障碍的疾病，一般婴幼儿治疗亦用此法。抑制法则采取强刺激，选穴少，刺激量大，持续时间长，频率快，患者感觉刺激重，可以抑制身体机能的亢进状态，具体又分为抑制法Ⅰ型、抑制法Ⅱ型：①抑制法Ⅰ型：对运动、感觉、分泌机能异常亢进的病症，可以起到镇静、缓解、控制其异常兴奋（亢进），促进正常抑制的作用。取穴少，刺激时间长，频率快，有节奏。取穴"少而精"，只取1～2个主要的穴位，取穴要准，手法要到位。②抑制法Ⅱ型：用于一般的疼痛、痉挛和慢性疾病，以及患了抑制法Ⅰ型一类病症的老年人和儿童，对一些一时诊断不明的疾病，亦可用此型。此型取穴较抑制法Ⅰ型稍多，刺激较抑制法Ⅰ型稍轻，频率保持平稳，时间为15～30分钟，灸法用温和灸和熨热灸10分钟左右。

（2）刺激部位　需根据疾病的诊断、穴位的特殊性和彼此之间的作用来决定。朱琏先生将穴位分为局部性穴位和全身性穴位两类。局部性穴位即按照神经节段支配的原则选穴；全身性穴位则是依据高级中枢神经支配的原则选穴。可以单独用局部性的穴位或全身性穴位，也可以全身性穴位和局部性穴位并用，还可以结合临床经验，选用特定的配穴，根据患者和疾病的具体情况来选取刺激部位。

（3）刺激时机 需根据疾病的具体情况、患者的生活条件、体质状况、神经功能状态等而定，主要按照以下几种情况设定：①按疗程。一般慢性病或者需要长期治疗的疾病，每日针灸1次，连续针灸10日至半个月，休息几日后，再行下1个疗程的针灸。②按病情急缓。急性病症1日针灸数次，慢性病症隔数日针灸1次。③按周期性定时发作的疾病，或在特定环境中产生的某种病态。症状发作前一段时间进行针灸治疗，直至超过以往发病时段后才停止，连续治疗若干周期，就可以打破这种周期性发作，从而控制病情。

3. 丰富毫针刺法

朱琏先生的进针法主要有缓慢捻进法、快速刺入法和刺入捻进法。其中缓慢捻进法是朱琏先生独创，也是她进针手法的核心，适用于不同长短毫针和不同刺入角度。其操作的基本方法是：执针的上肢姿势，要平肘、举腕和抬手，用拇、示两指或拇、示、中三指的指头执住针柄，在针尖还没有接触皮肤时，要"指实"（手指捏紧针柄）执针，以免针具掉落。针尖接触皮肤时，要近、轻、稳，切忌盲目慌张；针尖接触皮肤后，要"指虚"（执针柄的手指稍微放松）执针，捻捻停停，停停捻捻，停时指实，捻时指虚，实虚交替运用，并稍加压力，逐渐把针捻进。缓慢捻进法一般分为皮肤、浅部和深部三层的操作过程，穿透皮肤后要行针捻转体察感觉，并带有适当刺激量，最后捻进到预定的深度行针，使每层都产生适当的针感。

进、退、捻、留、搓是朱琏先生总结的5种行针手法，她特别强调医者必须掌握其中的捻针技术，指实捻针快，角度大，捻动次数多，刺激强烈，针感较重；反之，指虚捻针慢，角度小，针感较轻。但在临床上也要根据患者当时的机能状态，灵活操作，且需要医者和患者密切配合，达到最佳效果。

4. 创新针灸技术

（1）首创"埋针"疗法 朱琏先生在治疗一例术后顽固性膈肌痉挛时，使用针灸可控制发作，但起针后不久又复发。经过思考后，她创制了一根"T"字型留针专用针，在该患者中脘、足三里等穴位进行埋针，留针2～3日，配合常规针灸，治疗约1月顽固性呃逆消失。自此之后，朱琏先生临床诊治顽固性疼痛、膈肌痉挛时均采用本法，疗效显著。目前，安全留针法已在国内外针灸临床上广泛使用。

（2）改进艾条灸法 艾条灸法是朱琏先生在临床实践中的另一大发明。朱琏先生早年坐列车出行时急性肠炎发作，想用灸法治疗但苦于没有艾绒，便将随身携带的香烟对准大肠俞、足三里熏烤，大便得下，腹痛即止，表明香烟卷灸具有与艾炷灸同样的疗效。后来她将艾绒制成艾卷，发明了艾卷灸法，并总结出两种分类方法：温和灸与雀啄灸，这便是后来临床上常用的艾条灸。

（3）重视指针点技术 指针点技术即用手代替或结合针灸进行治疗，尤其适用于惧怕针刺的患者、儿童、老弱及孕妇。指针随时随地都可进行，对于小范围的碰伤、烫伤（一、二度）和虫咬引起的疼痛，可在患部稍上处使用指针点按，可消除或减轻疼痛。若局部扭伤肿胀或皮下瘀血，也可用指针点按，促使肿胀与瘀血消除。有些患者在病危时，可先试用指针，观察其脉搏有无变化，以判断病情。特别是需要急救，手边又没有任何医具和药物的时候，可先用指针抢救。

四、留 章 杰

（一）医家简介

留章杰（1911—1990年），福建泉州人，我国著名针灸学家，福建省首批名老中医，澄江针灸学派创始人承淡安先生的亲传弟子之一。曾任泉州市人民医院中医针灸科主任，泉州市中医药研究所研究员，泉州市人民医院副院长等职务。兼任福建省中医学会第一届理事会理事，福建省针灸专业委员会副主任，晋江地区针灸研究会理事长，泉州气功科学研究会副理事长等职务。

留章杰出生于中医世家，1926 年随父留文固学习中医，1935 年参加中国针灸学研究社函授学习。1936 年毕业于承淡安主办的中国针灸讲习所，继承了承门学术体系和针刺手法。毕业回家乡后，大力推广针灸治病。泉州流行霍乱时，留章杰应用灸刺治疗了大量患者，多显疗效，奠定了其"以针为主，针药并施"的医疗基础。留章杰曾创办全国第一张针灸小报《针灸界》，主编《伤寒方临床阐述》，参编《泉州本草》《泉州医案医话》等著作。20 世纪 80 年代初，留老受福建省卫生厅委托，在泉州主办福建针灸进修班，传授数十年之学术经验，促进了泉州地区针灸事业的繁荣，为闽南地区针灸事业开拓发展做出巨大贡献。

（二）针灸特色

1. 无痛运针，三度进针

留老师承于承淡安先生，遵其"运针不痛，指力最重"思想，练就无痛运针技艺。留老认为，要做好运针不痛，首先要练指力，"运针不痛，惟在指力"，如果指力不足，行针时往往动作不协调引起患者不适，不能针到神到，自然不会有好的疗效。练习指力，则要靠医者的养气内功和手指的灵巧协调。留老指出，养气内功需具备 3 大要素——"形、息、意"：形即导引，息即呼吸吐纳，意即调心。其中，练意尤为关键。关于手指灵活协调性的练习，留老用较长、较细的毫针，以右手拇指、示指、中指捻持针柄，在粗草纸上钻捻。关于针刺手法的练习，留老认为要做到以下几点：①精神要集中在针尖上；②捻针时，腕部悬空，不可用力，手指做回旋式，手指只须略用少许向内推进之力；③进针要缓，不许针身弯曲；④退针要速，也要捻转而出；⑤每日至少习练 2 次，每次至少捻刺 30～50 孔。

留老经过长期的实践与总结，创立了"三度进针法"。一般选肌肉比较丰厚的穴位，初度进针至三分，浅插浅提一豆许，捻针提插均缓慢。如不得气进二度，二度再进针一豆许，提插较第一度深一豆许，捻转较速、较重，若得气即可行补泻手法，不必再深刺。如未得气则进三度，三度再进针一豆许，提插深度比二度深一豆许，捻转提插更强速，得气可去针。进针、候气、得气后行补泻法，气至方可行补泻法。"三度进针法"要点是行针时针体要直，不能左右动摇，医者需如《黄帝内经》所言："持针之道，坚者为宝，正指直刺，无刺左右，神在秋毫。"运针不痛使患者乐于接受针灸，三度进针目的在候气得气以疏通经络、平调阴阳。留老遵此以针灸治病，疗效彰然。

2. 善用直接灸

承淡安先生于 1936 年就指出，灸法一门，在我国几乎绝迹。留老在随承师于中国针灸讲习所学习时就注重灸法，并得到承老先生口授心传。《灵枢·官能》篇记载："针所不为，灸之所宜。"灸法某些独特的治疗作用是针刺不能替代的，《医学入门》也说，凡病"药之不及，针之不到，必须灸之"。因此留老一直坚持灸法，在重针轻灸的时代背景下，诚为可贵。留老阅读古今医籍，考艾之药性，晓其有逐冷温中，理气活血，除湿开郁，生肌，安胎，暖子宫，杀蛔虫，灸百病，通十二经，回垂绝之阳等诸多功效。且留老发现艾灸透入肌肉，传热也像针感，有浅、有深、有短、有长。同时艾灸时的灼热痛感，灸后即无。若是炭火，或火柴灼伤，当时不痛，过后还有相当久的遗痛。留老曾举王执中灸水分穴治水肿及窦材灸关元、气海三百壮治消渴的成功案例说明灸法的神效。

直接灸是留老临床中最常用的灸法，即以艾炷置于穴位上点火灸之，其言虽简，操作却不易。首先须选精制艾绒，留老惯用甘油或生油稍润穴位，用手搓实艾炷，大小如绿豆，外形如宝塔，上尖底平，置于穴位上。点燃尖头，第一壮将燃尽，以指压之，艾灰即成平面，勿拂净，第二壮又放在艾灰上续灸之，令勿稍斜，每壮皆如此，一般不做特殊处理，灸三五壮亦不化脓。其中用手制作艾炷是关键，要搓得大小、形状如上述，又结实不散，确实不易，无一番练习是达不到要求的，若艾炷过小、过大、过松都会影响疗效。留老认为，有灸疮始有效，不发灸疮则病不去。正如《针灸资生经》记载："凡着艾得疮发，所患即瘥，不得疮发，其病不愈。"如瘰疬是发生于颈部的慢性感染性疾患，因其结核累累如贯珠之状，故名瘰疬。留老认为此病多因痰浊留滞经络而成，直接灸能"直灸温通经络，攻逐留滞经络之痰浊而见效"。再如银屑病临床多见难愈，留老认为湿毒是主因，直接灸能逐湿毒而生新肌，提高临床疗效。

3. 重视经络，取穴精简

留老传承承师"取穴中肯，精简疏针"的观点，认为穴位最初即刺激点，刺激点宜少不宜多。其言：扎针取穴，贵在专精，每次扎针多至一二十个穴，患者满身是针，类似豪猪，不能做这样的"豪猪"医生。当好针灸医师要做到精、简、效三字，精指以经络学说和六经辨证为基础，精于取穴；简指穴少而准；效指疗效要高。因此，留老在近 60 年临床生涯中十分注重经络辨证。其以《素问·缪刺论》中"……先视其经脉。切而从之，审其虚实而调之"作为其最主要的指导思想之一，并结合自己的临床实践，对十二条经脉的证候及其辨证论治都有详细系统的阐述。如对手太阴肺经证候的辨证治疗，留老认为首先必须明白手太阴肺经经脉循行及其与脏腑的联系；其次要了解手太阴肺经的病候，并将该经病候虚实寒热辨清，并与他经证候进行鉴别。只有这样，才能如《灵枢·经脉》中所说："审其虚实而调之""……盛则泻之，虚则补之，热则疾之，寒则留之，陷下则灸之，不盛不虚以经取之"，从而达到治愈疾病之目的。

五、杨 甲 三

（一）医家简介

杨甲三（1919—2001 年），江苏武进人，北京中医药大学针灸学院终身教授，博士研究生导师，我国著名针灸学家。杨甲三教授是北京中医药大学针灸系首任系主任，曾任北京中医药大学学术委员会委员、学位评定委员会副主任；国家科学技术委员会医学专业组成员；卫生部医学科学委员会委员；中国针灸学会常务理事、荣誉理事；中国中医药学会理事；全国高等医药院校针灸教材编审委员会委员、腧穴组组长；中国国际针灸考试中心委员会委员会副主任委员；仲景国医大学名誉教授；中日友好医院专家委员会委员；香港中国针灸协会顾问等职。历任第三届全国人大代表，第五、六、七届全国政协委员，第五届全国政协会议主席团成员。

杨甲三教授 13 岁时拜常州名医吴秉森为师，系统学习《黄帝内经》《注解伤寒论》《金匮要略心典》《神农本草经》《难经集注》等经典著作以及《濒湖脉学》《药性赋》《医学三字经》等中医基础书籍，并跟随吴师临证实践。3 年后医业初成，杨甲三教授又跟随承淡安先生学习中医针灸，涉猎经络、腧穴、针灸手法、针灸临证诊治等。承淡安先生以复兴针灸医学为己任，他丰富的学识和"科学化"的思想对杨甲三教授产生了深刻的影响，以致其转变方向，将发展针灸学术作为自己的毕生追求。从无锡针灸传习班毕业后，杨甲三教授悬壶于江苏，其间还深得其岳父（常州名医华庆云先生）指点。20 世纪 50 年代任职于南京中医学院，1957 年调任北京中医学院，一直承担针灸基础与针灸临床教学工作，为北京中医学院的创建、发展以及针灸学科的建设做出了巨大贡献。

杨甲三教授是中央保健委员会成员，还曾先后赴印度尼西亚、斯里兰卡、朝鲜、罗马尼亚、菲律宾、法国为外国元首和领导人诊疗疾病，曾为印度尼西亚总统苏加诺治愈顽疾，荣膺印度尼西亚"四级好男儿"国家勋章，为中医针灸在国际上建立了良好的形象。多次受邀参加日本、法国、西班牙等国家的学术讲座及交流。主编的科教片《针灸取穴法》获卫生部乙级科技成果奖；《毫针单手进针法》一文被评为北京中医学院优秀论文。主要论著有《十四经、奇经八脉经络挂图》《针灸临床取穴图解》《杨甲三取穴经验》《腧穴学》《袖珍取穴图片解》。

（二）针灸特色

杨甲三教授精研腧穴定位及取穴方法，形成了"杨甲三取穴法"，在针灸界产生了广泛而深远的影响。杨甲三教授提出腧穴应由纵横两个方面的坐标定位，纵向定位通常是根据骨度分寸的取穴定位方法；横向定位规律被杨甲三教授精辟地总结为"三边""三间"。所谓"三边"是指骨边、筋边、肉边；所谓"三间"，是指骨间、筋间、肉间。此外还有筋骨间、筋肉间等。"三间""三边"恰好是附着于筋骨肉旁的一些缝隙、孔窍或凹陷的部位，故依据此规律取穴，能够很好地反映腧穴的本质，符合腧穴的本意及其经络气血流注出入特性。遵循"三间""三边"规律取穴，有易得气、易驱邪、组织损伤少、疼痛轻等特点。

《难经·七十八难》言："知为针者信其左，不知为针者信其右。"特别强调了左右手相互协调、共同使用的重要性。杨甲三教授认为双手进针法固然是遵循了古人经验的一种方法，但也存在着速度慢、费时费力等不足，他根据自己的研究及临床总结，形成了独特的毫针单手进针方法：将右手五指进行巧妙的分工，以拇指、示指捏持针柄（使用长针时捏持针身），环指、小指夹持针身，中指充当"弹努爪切"之功，从而使得左手完全被解放出来，可以持多针备用。其进针方式有4种：悬空下压式（简称空压式）、角度转变下压式（简称角度压式）、捻转下压式（简称捻压式）、连续压式。这4式进针法可根据腧穴所在部位的不同、临床补泻的操作需要等任意选用。空压式主要适用于皮部不需得气时，可用于人体大部分穴位及各种长度的毫针进针。角度压式主要适用于皮部需得气时，可用于全身所有穴位的进针，腹部诸穴尤宜之。捻压式适用于皮部需得气及捻转补泻时，右捻进针为泻法，左捻进针为补法。连续压式多用于头皮部皮肉非常浅薄的部位。除了毫针进针法，杨甲三教授还形成了自己的针刺补泻风格，宗《素问·宝命全形论》"经气已至，慎守勿失"及《标幽赋》"动退空歇，迎夺右而泻凉；推内进搓，随济左而补暖"之意，将补泻方法及刺激轻重精辟地总结为"搓紧固定加震动，推内搓左随补功；动退搓右迎提泻，刺激妙在强弱中"。意即在得气的基础上，拇指向前努出，针左转搓紧，以慎守经气而后推内为补法；进针在得气的基础上，拇指向后，针右转搓紧，以慎守经气，而后震动为泻法。将捻转搓紧与震动固定相结合，目的是慎守经气，使气至病所。

杨甲三教授在博采众家之长的基础上形成了自己的临床辨证思路，他以八纲为基础，兼顾其他，尤推崇仲景之六经辨证。杨甲三教授认为六经辨证以辨证与辨病相结合，辨病在于发现每一个病所特有的共同规律，辨证则是反映同一病在不同阶段、不同环境、不同个体等的特异性；辨病为横向比较与分析，须借助中西医手段首先确定，辨证是在辨病的基础上进行纵向比较与分析，通过对每一个疾病个体的深入分析，以确定当前"证"的特异性；辨证与辨病的有机结合体现了共性与个性的有机结合，即通过繁杂的临床症状、体征抓住其实质，而又不可为其繁杂所困扰。杨甲三教授深谙六经辨证之实质，临证时辨共性与个性相结合，探寻疾病发生发展的规律，强调从"辨病""辨兼证""辨体质""辨季节气候""辨病程"5个核心环节入手，从疾病的多方面详加分析，辨明证属，在此基础上选经配穴，遣方用药。选穴时，杨甲三教授主张将五输穴的主治作用与五脏病机统一起来，加以辨证运用。把"经脉所过，主治所及"的取穴治疗原则与五输穴所具有的特定主治作用结合起来，以经脉病证纵向定位，以五输穴的主治横向定位，形成"专病、专经、专穴、专法"的诊治方法。杨甲三教授还擅长使用头穴，强调头部腧穴在治疗脑病、头面五官疾病方面的作用，临床上凡遇脑病、头面五官病症，头部腧穴必用无疑，且收到了较为满意的疗效。杨甲三教授运用头部腧穴特别注意它们的主治规律，如精神神志疾病，多取前额发际以上的腧穴及顶部腧穴，如神庭、本神、四神聪等；风证多取风池、风府等颈项部腧穴；头顶部腧穴无论外感还是内伤杂病，均可应用。

杨甲三教授在长期的临床实践中积累了大量的经验，尤其在针药结合治疗老年病，如中风、糖尿病、帕金森病等方面，形成了独特的理论和方法。

1. 中风

杨甲三教授认为中风病的病位在脑，病因病机为肾阴不足，水不涵木，横逆克脾，化风上逆，循太阳经上头至脑，风阳伤筋，发为偏瘫。在治疗上采用分期辨证立法处方，即将中风一病分为急性期和恢复期两种治疗方案。

急性期用"清上补下法"，即清心肝之阳热于上为主，兼以调肝肾之阴于下。针灸取穴：头部，风池、风府、百会、前顶、后顶、通天；上肢，曲池、支沟、列缺、阳谷、八邪；下肢，足三里、三阴交、昆仑、照海、八风。针刺方法：双侧肢体同取，先针健侧，后取患侧。百会、前顶、后顶、通天用浅刺补法，风池、风府用泻法；曲池、阳谷、昆仑、八邪、八风用泻法；列缺、照海、足三里、三阴交、支沟用补法。其特点是重在泻火祛风，兼以补阴。杨甲三教授认为这类患者可用安宫牛黄丸治疗，但需增加祛风药；还喜用三化汤，即小承气汤加羌活，主治中风后大便不通者。

恢复期的治疗，以"补下清上法"，即以补肝肾之阴于下为主，兼以清心肝之阳于上。针灸取穴：头部取风池、风府、百会、前顶、后顶、通天；上肢，曲池、合谷、列缺、腕骨；下肢取足三里、悬钟、太冲、三阴交、昆仑。针刺方法：风池、风府用泻法，百会、前顶、后顶、通天用补法，列缺、腕骨、足三里、太冲、三阴交、悬钟用补法，曲池、合谷、昆仑用泻法。对于半身不遂等后遗症的中药治疗，杨甲三教授主要用六味地黄丸、四物汤、血府逐瘀汤加减。

其兼夹症的治疗，多在分期辨证的基础上灵活加减：

1) 夹痰湿者，加中脘、天枢、气海、章门等穴。

2) 兼阳虚者，加灸气海、关元、天窗、百会。

3) 兼阳亢者，加通里、解溪。

4) 肢端浮肿者，加偏历、足临泣。

5) 摇晃者，加二脑（脑空、脑户）、申脉。

6) 神志失常者，加二神（神庭、本神）。

7) 四肢拘急者，加曲池透曲泽，曲泉透阴谷。

8) 偏盲者，加承光、率谷透颅息、头临泣。

9) 面瘫重者，加牵正、颧髎、地仓。

10) 伴有肩周炎者，加肩四针（肩前，奇穴，位于腋前皱襞顶端与肩髃穴连线中点；肩髃；肩后，奇穴，位于腋后皱襞直上 1.5 寸；肩髎）。

2. 糖尿病

杨甲三教授对于糖尿病病因、病机及治疗的认识，可以基于中医消渴病，认为该病发病原因在于脾阴虚，脾阴不足势必引起胃阳燥亢，从而影响到机体肺肾等功能，出现津液运化升降失常导致"饮入于胃，游溢精气，上输于脾，脾气散精，上归于肺，通调水道，下输膀胱，水精四布，五经并行"等生理过程阻断或紊乱，出现口渴善饥等症；体内糖分不能正常吸收利用，反而通过小便排出体外，导致精微散失，脏腑组织失养，并发各种器官的病症，如并发脑病、心脏病、肾病、末梢神经病、眼底血管病、视网膜病以及并发皮肤瘙痒、皮肤感染等。

针对这一病变发展的内在规律，杨甲三教授在治疗中重点采取补脾阴、清胃燥之法，设计了一套养阴益气、健脾升清、泄胃润燥的治疗方法。在选穴上以背俞穴、募穴为主，涉及脾、胃、大肠、小肠、任脉、膀胱等经，取脾俞、胃脘下俞、合谷、腕骨、天枢、中脘、气海、百会、足三里、三阴交十穴，为治疗消渴的基本组方。脾俞为脾之背俞穴，有健脾升清之功能，可以调和脾脏功能。中脘为胃之募穴，又为腑会，可以和胃健脾，通调腑气。天枢为胃经腧穴，又为大肠之募穴，有调理升降、泄胃通肠之功。腕骨、合谷分别为小肠经、大肠经之原穴，原穴乃脏腑原气经过和留止的部位，针刺原穴可以扶正而祛邪，且腕骨乃治疗消渴之传统穴。气海穴为治疗气病之总穴，为先天元气汇聚之所，补气海以益气健脾升清。三阴交乃脾经之穴，又为足太阴、足厥阴、足少阴之会，补之可健脾养阴，兼调肝肾，与脾俞相合，以养阴益气，健脾升清。足三里乃胃经合穴，可清降胃热而润燥，且足三里又为人身之强壮穴，可以调理气血。百会穴可通治百病，穴居人之巅顶，取其升提之功。胃脘下俞又称胰俞，乃经外奇穴，为治疗消渴病的专用穴。

治疗中还可根据一些证候变化而随症加减配穴，如口渴甚可加鱼际，鱼际乃肺之荥穴，荥主身热，取之以清泄肺热；消谷易饥可加用内庭，内庭穴乃胃经之荥穴，取之重泄胃之燥热；视物模糊不清者可选配肝俞、太冲以养肝血，睛明、风池、光明等穴以明目；小便频数可加肾俞，或灸命门，以补肾固摄；小便不利，伴淋漓涩痛者可选用八髎、中极、小肠俞等穴清利下焦；伴浮肿者可用阴陵泉、复溜等穴利湿消肿；身痒者可用曲池、血海以清热凉血；中风偏瘫者可加大椎、风池祛风清热，加太冲和三阴交以调补下焦；胸闷胸痛、心悸者可选用内关、膻中以理气清心；失眠者则加用二神（神庭、本神）、神门以养心安神。

3. 帕金森病

帕金森病是一种多见于老年人的神经系统变性疾病，主要的临床表现为静止性震颤、运动迟缓、肌强直和姿势步态障碍。属中医颤证，其基本病机为脾肾虚损、肝失所养、虚风内动，痰瘀阻络、元神之府受损。病机为虚实夹杂。针灸门诊基本以早、中期帕金森病患者为多，临床表现以痰、瘀、内风等标实为主。治疗以息风、通络、醒神为主。杨甲三教授常选用风池、风府、脑空、玉枕、百会、前顶、后顶、通天、神庭、本神、印堂等头部的穴位以息风开窍、通络醒神；用太冲、合谷以养肝息风；用后溪、昆仑以调补肾气、疏通脑络；用三阴交以调补肝、脾、肾三脏。腹胀便秘也是帕金森病患者的常见症状之一，可用中脘、天枢_双、气海（杨教授称之为腹四门）以行气通腹。

六、田　从　豁

（一）医家简介

田从豁（1930—2023 年），河北滦南人，中国中医科学院广安门医院针灸科主任医师，教授，博士生导师，中国中医科学院中医药专家学术经验传承博士后合作导师，全国第二、五批老中医药专家学术经验继承工作指导老师，第二届"首都国医名师"，全国 500 名著名中医师带徒导师之一。曾任中医研究院针灸研究所研究室副主任，北京国际针灸培训中心副主任，中国针灸学会常务理事兼副秘书长，北京市针灸学会常务理事，中国中医研究院研究员，WHO 北京国际针灸培训中心副主任，北京针灸学会穴位贴敷分会高级顾问，西班牙、波兰、意大利、秘鲁等国针灸学会（协会）名誉理事，美国国际中医药研究院名誉院长等职。2017 年入选第五批国家级非物质文化遗产代表性项目传承人推荐名单。在国内外发表论文 70 余篇，出版《针灸医学验集》《中国灸法集粹》《针灸百病经验》《古代针灸医案释按》《前列腺疾病治疗绝技》等著作，其中《中国灸法集粹》获北京十省市优秀科技图书一等奖。

田老从事针灸医疗、科研、教学工作 60 余载，积累了丰富的临床经验。自 20 世纪 50 年代始，田老以针灸专家身份赴朝鲜、阿尔及利亚、法国、罗马尼亚、瑞士、波兰、日本、泰国、意大利、西班牙等国进行医疗、教学工作，并多次出席国际针灸会议作学术报告。田老勇于创新，博采众长，不断临床实践，理法同修，逐渐形成了独到的"形神并调"的学术思想。田老在临床中注重疾病所侵犯的部位和病变涉及的经脉脏腑，治疗注重对局部和整体功能的调节。田老对穴位贴敷疗法也有深入研究，曾主持研制"冬病夏治消喘膏"，在防治慢性气管炎和哮喘中，有预防复发的远期效果，在国内外首次推广"冬病夏治"的治疗理念，并于 1979 年获卫生部科技成果奖。

田老始终遵循 35 字的座右铭："治病救人，医德为先，勤求古训，博采众方；针药诸法，灵活选用，尊古而不泥古，要通常达变。"

（二）针灸特色

田从豁教授认为针灸治疗疾病的目的在于恢复机体平衡状态，即"以平为期"。而要达到平衡，临床辨证尤为重要，故辨病是治疗的基础，辨证要与辨病相结合。田从豁教授协调阴阳常运用任督二脉及腹部和背部腧穴，治疗神志病时常灵活运用背俞穴，如膀胱一侧线调脏腑之气血和二侧线调脏腑之神志病变；治疗一些疑难杂症或久治不愈的病症，常采用督脉腧穴兼夹脊穴；治疗脏腑疾病，常采用"脏腑互调"之法。治疗皮肤病多采用毫针局部围刺、点刺放血及火针点刺等治疗方法。

田从豁教授认为针灸手法的合理运用是提高疗效的关键。治疗神志病，田教授常采用膀胱经第一、第二侧线横刺透针方法，进针时呈15°～45°角倾斜进针1寸左右，针刺方向多为由下向上斜刺，同时调节两经；治疗肩、肘、膝等关节之骨痹疼痛，田教授常施以局部围刺，针尖朝向关节中心方向，以3～5针为宜；治疗颈椎、胸椎、腰椎痛痹时，田教授多选用病变椎体相对应的督脉穴位及其相对应的夹脊穴，在夹脊穴线针刺时用1寸或1.5寸毫针向内侧斜刺，或顺着督脉由下向上方向斜刺进针1寸左右。田教授治疗腑气不通证多采用1寸毫针施以平补平泻手法。治疗中风后遗症的失语多采用强刺激手法，先用毫针于舌下系带两旁针刺，进针后将针从浅层插至深层，再由深层提到浅层，提插幅度一般以8～13mm为宜，不留针。田教授常用大椎齐刺法治疗顽固性及复发性神经系统疾患，如在大椎上用不同长度的毫针沿督脉向下斜刺，分别于旁开0.5～1寸处再平行向下斜刺。此外，田教授认为针灸疗效的好坏不仅取决于辨证施治，还取决于押手和刺手的手法及功力：要借助腕臂之力，甚至运用全身之力于指端，才能使针体轻巧而无痛地刺入穴位。

在田从豁教授的带领下，田氏针灸流派在针灸学领域取得了较高的评价，其中田氏针灸形神并调法在治疗失眠、抑郁症、癫痫、哮喘、痹症等疾病中疗效显著。

1. 形神共调五部八法

田教授认为针灸治疗过程不单是一个简单的物理刺激过程，形神同调是其基本特征。田教授认为"形"是指中医四诊所获得的脏腑经脉、形体孔窍的形态结构，在针灸操作上具体指针尖到达的部位，包括皮、肉、脉、筋、骨。"神"在针灸临床上含义广泛，为人体生命活动的外在表现。田教授强调形、神之间有着密切的联系，二者相互依存，相互制约。田教授在针灸临床治疗时，通过调形，修复局部组织的病变；通过调神恢复脏腑经脉气血的协调。二法共用，形神并调，这是田教授多年积累形成的针灸学术精华。基于"形神共调"的治疗原则，田教授通过多年的针灸临床和内涵挖掘，总结出了"田氏针灸形神并调五部八法"的临床针刺方法学精髓，真正将"调神""调形"在理论和方法上进行了统一的论述。

田从豁教授"调神"法的原则为调制求衡，主要有"通督益神法""调五藏神法""培元固神法""阴阳平神法""理气畅神法""镇静安神法""益智宁神法"和"开窍醒神法"八法。基于此，田教授在针刺治疗时常会先取百会或大椎穴为第一针，用以守神及治神，可引导患者神情专注于所针之处，同时可以诱导患者入静，从而改变机体的功能状态，诱发循经传感，提高针灸疗效。调形则包括5个具体的解剖部位，由浅及深大致为"皮""脉""肉""筋"和"骨"等五部，以精确的腧穴部位层次为目标，应用行针手法调节。田教授指出"不破不立"是"调形"的关键要点，即针对不同部位的临床表现，先通过扪循找到病症反应点，依据形体不同部位的解剖特征和经络走行，在其周围灵活取穴，同时可采用与之相适应的刺灸法。

2. 芒针通调督脉针法

督脉为奇经八脉之一，阳脉之海，脉入髓海，下可达元气之本，上可至清阳之窍，外络肢节，内属脏腑，协调表里内外。督脉与多条经脉循行相关，手足三阳经与督脉会于大椎；带脉出于第二腰椎；阳维脉与督脉会于风府、哑门；阳跷脉通过足太阳经与风府相通，且诸阳经均交会于督脉，故在功能上督脉统摄诸阳。基于督脉这些特点，田老认为无论病在一身之阳还是一经之阳，均可选用督脉治疗。芒针通调督脉法便是田从豁教授基于此创立的，该法多用于中风、眩晕、顽固性面瘫与面肌痉挛、耳鸣耳聋、哮喘等诸多疾病，表现为阳经与阳气病变者，均可应用。

田教授所创立的"芒针通调督脉针法"是将特定规格的芒针沿大椎穴平稳透刺入命门穴，一针透多穴即可立竿见影。田教授针刺的特点是轻柔进针；针刺时，刺手为执笔势，押手持针柄，使针尖接触皮肤，利用刺手指力和腕力下压，押手配合，迅速刺过皮肤，然后沿脊柱后侧透刺，刺手挟持针身下部向下透刺，押手握住针柄掌握方向。芒针因针身过长常采用弯针刺法，押手握住针柄，使针身向左下方弯曲，形成近似"n"字形，刺手向下刺入的同时押手上下前后摆动，以控制针刺方向。随着针刺深入，针身体外部分逐渐变直，直到针尖到达应刺深度再施补泻手法。出针时要注意使针身保持一条直线，沿刺入方向反向拔出，不要弯曲或硬性拔出。

田教授选穴多为督脉背部腧穴，主取大椎、陶道等上部腧穴时，多由上向下透刺，该法操作时针刺方向、针尖到达部位等相对容易控制，危险性相对小，故临床上多用；而取命门、脊中等偏下部腧穴时，多由下向上透刺，因其危险性大，该法临床上使用较少。此外，田教授对针具也有要求，田教授所用芒针规格大致分为 125～175mm、380mm、500mm、1200mm，其中 500mm、1200mm 芒针为田老定制，直径为 1mm。临床根据病情选用不同芒针，一般病情重、病程长者选用较长芒针，病情轻、病程短者选用较短芒针。

3. 冬病夏治消喘膏

冬病夏治是在中医"上工治未病"和"春夏养阳"思想指导下的一种预防疾病、养生保健的方法，而冬病夏治消喘膏则属于穴位贴敷疗法范畴。穴药结合，既有物理刺激（温热、寒凉），也有药物吸收的化学刺激作用，不仅对防治哮喘有较好疗效，在预防过敏性鼻炎、脑卒中、风湿等方面效果也甚佳。

《张氏医通》记载："冷哮灸肺俞、膏肓、天突，有应有不应。夏季三伏中，用白芥子涂法，往往获效。方中白芥子一两，延胡索一两，甘遂细辛各半两，共为细末，入麝香半钱，杵匀，姜汁调涂肺俞、膏肓、百劳等穴，涂后麻瞀疼痛，均勿便去，候三炷香足，方可去之，十日后涂一次，如此三次。"田从豁教授受益于此，尝试应用于临床，发现疗效甚佳。积攒了一定的实践经验后，田从豁教授又对该方改进了药物用量、穴位组方，制成"冬病夏治哮喘膏"，即现在临床普遍使用的"冬病夏治三伏贴"。具体如下：炙白芥子、元胡各 21g，甘遂、细辛各 12g，上 4 药共研细末。每年三伏天使用，每次 1/3 药量，用生姜汁调成糊状，分别摊于直径约 3cm 的油纸上，贴于双侧肺俞、心俞、膈俞，然后用胶布固定，一般贴 4～6 小时取下，头伏、二伏、三伏各贴一次。穴位贴敷药物可以直接刺激穴位，激发经气，从而推动经络气血运行，调整脏腑功能，恢复机体内在平衡，以达"正气存内邪不可干"之效，而肺俞、心俞、膈俞三穴相配可调和气血，利于复杂疾患的治疗，故作为贴敷治疗哮喘的主穴。

七、于　致　顺

（一）医家简介

于致顺（1931 年生），辽宁大连人，黑龙江中医药大学教授，博士生导师，主任医师，黑龙江省第一代针灸学科带头人。全国名老中医药专家，享受国务院政府特殊津贴。曾任黑龙江中医药大学针灸系主任，黑龙江中医学院针灸研究所所长，黑龙江中医药大学附属第二医院针灸科主任医师，国务院学位委员会第三届学科评议组（中医学科）成员，黑龙江省学位委员会委员，中国针灸学会第一、二届理事，中国针灸学会腧穴研究会头穴研究组组长，中国针法灸法分会常务理事，东北针灸经络研究会理事，黑龙江省针灸学会副会长等职。

于致顺 1949 年毕业于大连医学院（现大连医科大学），1956～1959 年在天津中医研究班学习中医，1959 年就职于黑龙江中医学院（现黑龙江中医药大学）从事针灸医疗、教学、科研工作。于致顺教授从临床研究和基础实验两方面，对头穴进行了系统的研究，形成了于氏头穴分区法、丛刺法等特色技术，适用于多种临床疾病，尤其在针灸防治中风、脑瘫等神经、精神疾病方面获得了突破。于致顺教授先后公开发表学术论文 80 余篇，主编《头穴的基础与临床》《针灸配方概论》《腧穴学讲义》《简明时间针法》《针灸临床配方手册》等著作 8 部，参编《中国医学百科全书·针灸学》《高等医药院校试用教材·针灸学》等专著和教材。曾获卫生部突出贡献奖，黑龙江省突出贡献奖，黑龙江省中医药科技进步奖二等奖、三等奖，中国针灸学会科学技术奖，第四届世界针灸大会优秀论文奖和辽宁、黑龙江省科协优秀论文二等奖等。

（二）针灸特色

1972 年，于致顺教授开始采用头针治疗中风，取得了较好的效果。他在治疗过程中发现，既往头穴的分区、主治与临床实际不完全相符。头针疗法认为，运动区治疗对侧半身的运动障碍，感觉区治疗对侧的感觉障碍。但事实上右侧头穴不但可治疗左侧肢体的病症，也能治疗右侧肢体的病症；运动区不但可以治疗运动障碍，也可以治疗感觉障碍和其他障碍。因此，于致顺教授对头穴进行了系统的研究，认为头部腧穴（包括头针刺激区）与全身腧穴相同，可通过综合调整作用而达到防治疾病的效果。

1. 头针新理论——针场学说

于致顺教授认为十四经循行均可通达头部。刺激头穴，可以通过调节气血阴阳平衡治疗五脏六腑疾病，同时透经、透穴能起到一经带多经、一穴带多穴的整合作用，由此于致顺教授提出"针场"学说。该场可通过传导系统（经络或神经）作用于身体相应的部位。同时，针刺外周穴位所形成的场与主穴所形成的场相互作用可增强场的效应。

2. 于氏头穴分区

将头部划分成 7 个治疗区，即顶区、顶前区、额区、枕区、枕下区、项区及颞区，每一区有相应的部位、大脑皮质对应区及其治疗作用（表 5-1）。

表 5-1　于氏头穴分区及主治

治疗区	定位	主治
顶区	从百会至前顶（或前顶至百会）及其向左、右各 1 及 2 寸的平行线。其直下有中央前回、中央后回、旁中央小叶及顶上小叶、顶下小叶的一部分	主要用于运动障碍、感觉障碍（包括感觉减退、感觉过敏及各种疼痛）、大小便障碍，空间定位障碍及癫、狂、痫
顶前区	从前顶至囟会（或囟会至前顶）及其向左、右各 1 及 2 寸的平行线。其直下为额上回和额中回的后部	主要用于运动障碍、不自主运动、肌张力异常、自主神经功能异常（肢体浮肿、皮温变化）、木僵状态及书写不能等
额区	从囟会至神庭（或神庭至囟会）及其向左、右各 1 及 2 寸的平行线。其下为额叶的前部	主要用于精神症状，包括记忆力减退、表情淡漠迟钝、缺乏自制、注意力不集中、智力障碍、性格改变、欣快易怒等，以及时间、地点、人物定向力障碍、睡眠障碍、癫、狂、痫和其他神志变化
枕区	从强间至脑户及其向左右旁开各 1 寸的平行线。其直下为枕叶	主要用于视力障碍及眼病
枕下区	从脑户至风府及从玉枕（脑户旁开 1.3 寸）至天柱。其直下为小脑	主要用于小脑疾病引起的共济失调
项区	风府、风池及其两穴之间，共 5 穴。其直下为延髓	主要用于以吞咽困难、饮水反呛、声音嘶哑为主要症状的延髓麻痹，以及语言障碍
颞区	头维下方 0.5 分（向下刺 1.0~1.5 寸）、顶骨结节前下 0.5 寸（向下刺 1.0~1.5 寸）及其两者之间。其直下为额下回的后部、颞上回、颞中回、角回等	主要用于各种语言障碍、听力障碍、眩晕症等

3. 于氏头穴的配方原则

大脑皮质功能复杂，它不但有各自的功能定位，而且大脑内部、皮质之间有着复杂的联系及影响，以及全身各处功能有着密切的关系。因此，只用一种功能的名称命名腧穴或刺激区不够全面，与事实也不相符，而用传统穴名，或某穴透某穴命名则比较合适。因此，于致顺教授提出了头穴的配穴原则：①按传统的经络学说及头穴的传统主治作用配穴；②按皮质功能及其相互联系的体表配穴；③根据临床经验配穴。

4. 于氏头穴针刺操作方法

（1）进针方法 皮肤薄的地方沿皮刺。选用 26 号（直径 0.4mm）、1.5～2.0 寸的毫针，与皮肤呈 15°～30°角快速刺至骨膜，然后沿帽状腱膜下，刺入 1～1.5 寸。皮厚的部位，如项区用直刺的方法，但一定要掌握深度，一般项部皮肤至脊髓腔为 50mm，所以不得超过 40mm。

（2）丛刺 在一个治疗区内，同时刺 3～5 针。

（3）长留针 可留针 8～12 小时。其间可捻转 1～3 次，200 转/分，每次捻转 1 分钟。

5. 于氏头穴丛刺法的创新点

创新性提出了头穴七区划分法，实现了头穴选取从"点"或"线"到"面"的飞跃，便于记忆，容易掌握；改变了以往头穴重复针刺的弊端，减少了针刺次数，增强了针刺效应，提高了临床疗效；实现了中风急性期"禁针"到"可针"的突破，完成了针灸治疗中风从"后遗症期"到"急性期"的飞跃，体现了针灸治疗急症的理念。

6. 于氏头穴丛刺法治疗中风

于致顺教授研究、总结的头针刺法，被称作"于氏头穴丛刺法"。黑龙江中医药大学附属第二医院等 10 余家医院采用于氏头穴丛刺针法治疗中风病，取得了较好的疗效，产生了良好的经济效益和社会效应。有研究将 90 例脑梗死患者随机分为头穴丛刺组、常规透刺组和药物组，采用临床神经功能缺损程度评分标准进行疗效评价。研究表明，头穴丛刺法治疗急性脑梗死总有效率达 95%，明显优于药物对照组。通过对比头穴丛刺针法与普通针刺治疗急性脑梗死，发现头穴丛刺治疗组显效率为 74%，有效率为 95%，疗效优于普通针刺组。有研究采用认知功能评定（MMSE）、生活能力的评定（ADL）评价头穴丛刺针法治疗血管性痴呆患者的临床疗效。结果表明，32 例血管性痴呆患者治疗后认知功能、生活能力的评定积分明显优于治疗前，总有效率达 96.8%。认为头穴丛刺治疗血管性痴呆具有较好的临床疗效，是一种简单、方便、经济、有效的治疗方法。还有研究在常规药物治疗的基础上，将头穴透刺与西药对照组对比研究，治疗 14 日后，两组血浆内皮素测定、神经烯醇化酶、神经功能缺损评分均较治疗前明显降低，且透刺组与对照组比较有明显差异，提示头穴透刺可能通过调节脑出血患者的血管舒缩功能、减轻脑水肿来保护神经细胞，改善患者的神经功能。

（1）中风后运动障碍、感觉障碍 于致顺教授的研究表明头穴可用于治疗中风后遗症、急性脑梗死及急性脑出血，尤其是脑血管病引起的运动障碍、感觉障碍等症状。在百会，前顶至神庭、两侧到曲鬓的菱形区内针刺效果较好，还需辨证选取于氏头穴七区中的顶区、顶前区。

具体针刺操作方法：在选取的头穴刺激区，应用 0.40mm×50mm 毫针，针体与皮肤呈 15°进针，斜刺入帽状腱膜下，深度约 40mm，针后捻转，200 转/分，捻转 1 分钟，留针 6～8 小时。留针期间，每隔 30 分钟捻转 1 次，重复 2 次，然后每隔 2 小时捻转 1 次，直至出针，每日 1 次。

（2）中风后抑郁 是指中风后出现的，以心情低落、兴趣下降、思维行动迟缓、睡眠障碍等为特征的情感障碍，不仅影响患者肢体功能和言语功能的恢复，还会增加患者的残疾率和死亡率。于氏头穴丛刺法治疗该病能改善抑郁状态，促进神经功能恢复，提高生活质量。具体治疗方法为：取穴神庭透囟会，曲差和本神向上透刺。选用 0.30mm×40mm 毫针，各穴得气后均行提插捻转 3～5 分钟，每分钟捻转 200～300 转，留针 6～9 小时，其间每穴再行针 2 次。每周针刺 6 日，休息 1 日，连续治疗 4 周为 1 个疗程。

（3）中风后认知障碍 脑梗死引起的认知功能障碍（MCI）在临床中很常见，不仅会影响患者的日常生活活动能力，还会给患者及其家庭带来沉重的经济负担。每年有 10%～15% 的轻度 MCI 患者进展为痴呆，且 66.7% 的阿尔茨海默病患者由 MCI 转化而来。早期发现和诊断 MCI，并通过有效的干预措施来减少 MCI 的进展有着重要的临床意义。于氏头穴丛刺联合认知康复训练治疗轻度 MCI 取得了较好的疗效。

治疗方法为：取于氏顶区、顶前区及额区针刺，使用 0.35mm×40mm 毫针，向前、后透刺至帽状腱膜下，毫针与头皮呈 15°夹角进针 20mm，进针后快速捻转，平补平泻，留针 6～8 小时，每周 6 次，12 周为 1 个疗程。

（4）中风后吞咽障碍 吞咽障碍是中风患者发病数小时至数天常见的并发症，发病率约 27%～64%，且约 11%～50%的患者中风后半年以上仍存在吞咽障碍。中风后吞咽障碍还会导致一系列的并发症，如吸入性肺炎、反复咳嗽、营养不良、脱水、生活质量降低等。目前，现代医学对此没有特效治疗药物。于致顺教授将头穴丛刺法用于中风后吞咽障碍的治疗，经临床试验证实其可缩短吞咽口腔期、咽期时间，提高舌骨及吞咽相关肌群的运动能力，有效改善中风后吞咽障碍患者吞咽功能。

治疗方法为：取顶前区、顶区、项区，使用 0.35mm×40mm 毫针。顶前区、顶区刺入 5 针，采用头穴丛刺法，平刺入帽状腱膜下 0.8～1 寸，施以高频（200 转/分）捻转，嘱患者进行吞咽动作，待针刺得气后，长留针 8 小时，其间每隔 2 小时间断捻转一次，捻转时每个头穴区仅选择 1 个穴位进行捻转操作，下一次捻转时按顺序轮流选择该头穴区的其他穴位。项区针刺双风池及风池穴左右两穴，针刺方向均刺向咽喉部，嘱患者再次进行吞咽动作，捻转得气后，风池左右两穴连接电针治疗仪，选择连续波，频率 2Hz，电流强度根据患者耐受程度调整，持续 30 分钟，患者每日治疗 1 次。每周连续治疗 6 日，4 周为 1 个疗程。

八、魏 稼

（一）医家简介

魏稼（1933—2020 年），江西都昌人，江西中医药大学主任医师，教授，博士生导师，第一批全国老中医药专家学术经验继承工作指导老师，享受国务院政府特殊津贴，全国名老中医继承人导师，首届全国百名杰出青年中医之一。曾任卫生部医学科学委员会委员，国家中医药管理局全国高校针灸系列教材主审，中国针灸学会常务理事，中国针灸学会文献专业委员会理事长，全国中医药科技成果及中国国际针灸考试委员会委员，世界针灸联合会学术委员会委员，江西省针灸学会会长，江西省科研教学卫生三系列高级职称评委等职。魏老出版专著 10 余部，包括《各家针灸学说》《无创痛针灸学》《无创痛穴疗学》《针灸流派概论》《〈千金〉针灸临床类编》等。魏老在中国针灸界素有"神针魏"的美誉，他常教育后学者："习中医要有耐性和韧性，要有持久拼搏的精神，切不可朝秦暮楚，半途而废。那种三天打鱼，两天晒网，经常中断学习中医者，终将一事无成。而学针灸一定要有百折不挠、坚韧不拔的顽强意志，最好还要带点倔强劲、傻子气，要不受外部环境的任何干扰。不如此是难以到达成功彼岸的。"

（二）针灸特色

魏老从事中医针灸研究成绩斐然，科研成果丰盈，对中医针灸医学既重继承，也重发展，创立了"各家针灸学说"和"无创痛穴疗学"两门新兴学科：各家针灸学说几乎将古今著名医家的针灸学术成就与贡献囊括无遗；无创痛穴疗学瞄准学科前沿，将中医针灸与西医理疗熔为一炉，大量引进现代声、光、电、磁的新材料、新工具、新技术，从而成为一门交叉前沿学科。魏老还提出了"动穴与静穴理论"："动穴"是指动态型腧穴，是遍布体表，无具体名称、数量，无固定部位，且多呈游离状态的腧穴。阿是穴也有上述特征，但阿是穴只是动穴的一种，并不能涵盖；而静穴则多以文献记载理论为定位依据。魏稼教授在运用静穴失效或疗效不佳时，加用动穴施治，注重动静穴的结合，发挥动穴与静穴优势互补的作用。除此之外，魏稼教授打破原有的思维定势，创新采用艾灸治热症，用于临床屡奏奇功，一反千百年来热症忌灸之说。飞针术、刺营术也是魏教授两大突出成果。魏教授师承徐少廷的飞针法，并融入古代"凤凰展翅"与"饿马摇铃"补泻法的临床经验，形成了新的魏氏"飞针术"。魏稼教授还擅长刺营疗法，集众家之长，对刺营放血疗法提出了精辟的见解，并创立了综合刺营疗法。

1. 飞针术

飞针术是指通过手指搓捻针体或针身,然后手形张开如鸟飞状,以使毫针快速旋转进穴位内以调整气机的一种针刺方法。飞针术在我国中医针灸古籍中就有明确记载,如《医学入门》中有"以大指次指捻针,连搓三下,如手颤之状,谓之飞"的论述。其手法特点一是在于搓捻进针或运针,所谓飞,即飞速之意,形容进针、运针、出针迅速如飞。另一个特点在于搓捻进针或运针后手形张开如鸟飞状。这也是"飞针"区别于其他针法的根本所在。

魏稼教授飞针进针技术融合了搓捻之法及快速旋转弹入之势,以迅速刺入代替常规捻转进针之法。操作时以左手大指爪甲紧切穴位,使表皮麻木,减轻进针时疼痛,并固定穴位;再用右手拇、示二指持针柄上端,中指扶针体,将针尖着穴上,沿左手大拇指指甲,运用右手拇示二指的压力迅速刺入到预定深度。飞针法的特点主要是粗(针具直径0.71mm)、快(进针)、准(刺入迅速得气),最鲜明的特点便是快。众所周知,患者对针灸的畏惧心理就是惧怕针刺"透皮"时产生的疼痛感,而"飞针"进针法使针轻巧、快速地透过皮肤,可使透皮时不痛或少痛,患者能较好地配合治疗,大大提高了临床治疗的依从性。魏稼教授在临床使用飞针术时,还特别强调手法与调气补泻的重要性。其中魏稼教授特有的魏氏补泻法有魏氏"饿马摇铃"补法和魏氏"凤凰展翅"泻法:让针感达到一定强度,只需轻轻扶针柄摇摆50次,即魏氏"饿马摇铃"补法。而魏氏"凤凰展翅"泻法则需针感较强,加强其捻转速度,拇示二指一捻一放,反复4~8次,必要时朝一个方向捻转,放时五指张开,如飞鸟展翅之状。魏稼教授强调调气补泻是第一目的,须注重调气即调控针感,因疗效与得气密切相关,只有取得良好的针感,才能获得较好的效果。故魏稼教授认为慢性疾病可不必留针,而急性疾病则需长时间地留针,留针期间可行捻转手法维持针感。

2. 刺营术

刺络,又称放血疗法,而基于"刺营者出血"这一说法,魏教授认为以出血为目的的针刺疗法应称为刺营或营刺。魏稼教授很重视放血疗法,认为其有独特的疗效。魏稼教授遵循《黄帝内经》"火郁发之""结者散之"之旨,在徐少廷教授刺少商、老商(位于拇指尺侧缘,平爪甲根,指腹尺侧缘线与爪甲尺侧角连线之中点,在拇指外侧去爪甲一韭叶处取穴,左右计2穴)的临床经验指导下,创立出综合刺营放血的独特疗法。

刺营术包括丛刺三商穴、点刺咽喉患部和点刺耳轮三点,注重针刺手法和针刺深度。丛刺患部放血是持5寸长毫针对准咽窍红肿患部,用丛刺法在病灶部位轻浅地刺5~10下(即在患部做比较集中的点状丛刺),直刺0.1寸,微出血即可;三商是奇穴,位于拇指指甲根部,其桡侧缘为少商,尺侧缘为老商,之间为中商,三穴合称三商;点刺三商放血是医者用手从患者拇指根部捋至拇指末端,往返十数下,使拇指局部充盈血液,然后,左手握紧拇指根部,右手持三棱针用点刺法快速刺三穴,斜刺0.2寸,疾入疾出,约出血2ml即可,另一拇指穴位亦如此;点刺耳轮三点放血是医者先用手揉摩患者一侧耳轮数十下,使局部充盈血液,然后左手捏紧耳轮相应部位,右手持三棱针用点刺法快速点刺,直刺0.2寸,约出血2ml即可,另一耳轮三点同法。因手太阴肺经终于拇指,故刺拇指处的三商三穴比只刺少商单穴的宣泄热毒之力更强。而耳轮三点为咽喉病的反应点和治疗点,有着良好的抗炎退热作用,刺之能促进咽部急性炎症的迅速消退。如魏老治一重症急性扁桃体炎患者,扁桃体极度肿大,咽喉几乎闭塞,针药无效,魏老即于耳轮三点以三棱针点刺,并挤出少许血液,患者立感轻松,次日咽喉肿消大半,治疗5次痊愈,后魏老皆用此法治此病。

刺营术普遍适用于内外邪毒结聚,脏腑气血失调,经络闭阻不通所致的急慢性疾病,尤其适宜五官科疾患。魏稼教授根据《黄帝内经》之旨并结合自己的临床经验,认为对正处于暴饮、暴食、大饥、大渴、过度疲劳、情绪剧烈波动等情形的患者和患有严重心、肝、肾功能损害者,血小板减少者,下肢静脉曲张严重者,低血压者以及穴位在动脉上等情况皆应慎刺。若不慎误伤动脉出血后,应迅速用消毒棉球在局部加压止血;若刺后局部发生血肿,可用手挤压局部促使瘀血排出,或用火罐吸拔;仍难消退者,一日后可用热敷法促使消散。刺营法作为一种安全高效、实用廉价、无副作用、可操作性强的治疗方法，不仅继承了传统放血疗法之精髓，还为针灸学治疗咽喉急症开辟了新的途径。

九、张 家 维

（一）医家简介

张家维（1937—2017 年），广东阳江人，中共党员，广州中医药大学教授，博士生导师，主任医师，广东省名中医，第四批全国老中医药专家学术经验继承工作指导老师。曾任广州中医药大学第一附属医院针灸科主任，广州中医药大学针灸系主任，广州市针灸研究所所长，国务院学位委员会第四届学科评议组成员，全国高等中医药院校教材编审委员，全国中医药研究生教育指导委员会委员，中国针灸学会临床研究会理事，广东省针灸学会副会长等职。

张家维教授自幼受祖父张宗海（阳江市名老中医）的熏陶，初涉中医。1959 年考入广州中医学院，师从司徒铃教授，1965 年以优异的成绩毕业留校任教，长期从事针灸的临床、科研和教学工作，主持及参与完成国家自然科学基金资助项目 1 项、省级科研项目多项，培养了大批针灸专门人才。曾赴日本、英国、新加坡和中国台湾、香港等地讲学及医疗指导，促进了针灸学术交流和针灸技术的传播。主编《针灸基础学》《针灸临床精要》《岭南针灸经验集》等著作，参编全国针灸统编教材 2 部，参与编导《中国针灸学》系列录像教材 30 辑，发表学术论文百余篇。参与及主持完成了广东省科学技术委员会、广东省中医药管理局"电针对老年期痴呆动物模型学习记忆能力的影响"等多项科研项目。分别在 1997 年获国家中医药管理局中医药科技进步奖二等奖，1998 年获国家中医药管理局中医药科技进步奖三等奖。"针刺治疗 I 型变态反应疾病的临床观察与实验研究"获 1995 年国家中医药管理局科技进步奖三等奖、广东省中医药管理局科技进步奖一等奖。

（二）针灸特色

张家维教授从医执教 50 余载，师古不泥，传承创新，临床上重视针灸补泻手法和飞针术（快速旋转进针法），首创电梅花针治疗斑秃，用穴位药线埋植法治疗癫痫，飞针治疗儿童多动症、抽动症、小儿脑瘫、癫痫、男性不育症、中风后遗症、面肌痉挛等，均取得了较好疗效。

1."飞针"治疗小儿脑病

张家维教授善治小儿脑病，包括小儿癫痫、脑瘫、小儿抽动症等，在中医脑与脏腑经络理论的研究基础上，形成了自己治疗小儿脑病的特色。

张家维教授治疗脑病以调神为先，认为脑藏五脏六腑上注之精气，总统诸神，对五脏之神——神、魂、魄、意、志具有统帅作用，是协调、控制诸脏器，保持机体高度统一、有序的中枢。常用的腧穴包括：①百会、四神聪：张家维教授治疗脑系疾患的必用穴，既能开窍安神，又能益髓健脑。②本神、神庭：常用于改善记忆力、智力，治疗小儿抽动症、注意力不集中等。③定神穴、素髎：定神穴即为人中沟下三分之一与上三分之二的交点，人中为督脉、手足阳明之会，素髎现代多用于治疗呼吸系统疾病，张家维教授在临床中发现两穴较水沟对癫痫、抽搐、抽动有更好的镇惊，安神作用。④四腹聪：在脐周上下左右旁开 0.5 寸，张家维教授之经验穴，"脐为百风总窍"，临床上常用拔罐等方法祛风止泻止痛。多动、抽动症为风动之征，腹部为气街所在，故可用脐周的四腹聪，飞针斜刺入 0.5 寸，祛风制动。

在脑为髓海，统帅六神的理论指导下，张家维教授提出"肾脾主脑髓"说，特别强调脾肾两脏在治疗脑系疾病中的重要作用，常用太溪、命门、足三里、阴陵泉、血海等。张家维教授还认为，十二经脉皆通于髓海，治脑病取督脉、膀胱两经为主，临床常用风府、哑门、大椎、百会、神庭、定神穴、素髎、背俞穴等。

在针刺操作手法上，张家维教授采用"飞针"手法，速进针，能明显减轻痛感。"飞针"的操作方法：持针手用拇、示、中指指腹握持针柄，押手将消毒穴位旁皮肤绷紧，并固定针刺部位。进针时刺手的拇指内收，示、中指同时相应外展，此时针体便迅速转动，当针处于快速旋转并抵达穴位时，通过腕、指力将旋转的针弹入穴内。张家维教授治疗小儿脑病还强调较长时间的留针，一般留针 40 分钟，头针则可留针 4 小时以上，并可间歇行针保持刺激量，起到"三刺谷气至""已补而实，已泻而虚"的作用。在长留针的基础上，还提倡背俞穴埋线疗法，既可调整脏腑功能，又因膀胱经脉入络于脑，而善治脑疾。常用穴：厥阴俞透心俞；肝俞透胆俞；脾俞透胃俞；三焦俞透肾俞。以安神定惊、健脾祛痰、补肾益髓为主。

2."三级埋线法"治疗顽固性面瘫

顽固性面瘫，又称为难治性面瘫，是指排除中枢性疾病、肿瘤和外伤等因素引起的面神经损害而出现的特发性面瘫，病程达 2 个月以上，经治疗后仍未完全康复者。其临床主要症状有面肌瘫痪、蹙额皱眉受限、闭眼不全、鳄鱼泪综合征、鼻唇沟变浅和口角歪斜等。此病病程迁延，治疗时间长，恢复难度大，且影响患者面容和生活质量，容易产生焦虑、抑郁等负面情绪。

张家维教授认为该病迁延难愈，邪气羁留，日久入深，耗损气血，气血运行不畅，日久为瘀；津液滞留不行，停留为痰；痰瘀互结，闭阻经络，经筋失养，发为顽疾，病性多属虚实夹杂，可谓"因虚致瘀"，故治疗当以祛邪扶正为根本原则，以祛瘀通络生新为主，辅以补气养血扶正。张家维教授在传统针灸理论的基础上，中西互参，结合穴位埋线，推陈出新，针对不同分级的顽固性面瘫，分级论治，分别运用面部"三线九点埋线法""三角针埋线法""结扎埋线法"，配合常规穴位埋线，疏通局部经络，祛瘀生新，健脾益气，标本兼治，从而使气血充盛，经络通畅，经筋得养，则诸症自除。

张家维教授采用 House-Brackmann 标准（HB 分级）（表 5-2）首先对顽固性面瘫患者面神经功能进行分级评定，以量化患者面瘫症状的轻重。

表 5-2　House-Brackmann 面神经功能评定标准

分级	面神经功能	解释
Ⅰ级	正常	双侧额纹及鼻唇沟对称，抬眉对称，眼裂可完全闭合，无口角歪斜，鼓腮漏气
Ⅱ级	轻度障碍	表情基本自然，双侧额纹及鼻唇沟存在但不对称，眼裂可闭合但不完全，口角基本无歪斜，鼓腮基本不漏气
Ⅲ级	中度障碍	表情不自然，双侧额纹及鼻唇沟不对称，眼裂需用力闭合仍不完全，口角略歪斜，鼓腮仍漏气
Ⅳ级	中重度障碍	患侧额纹及鼻唇沟变浅，双侧不对称，眼裂闭合不完全，口角歪斜，鼓腮漏气
Ⅴ级	重度障碍	患侧额纹及鼻唇沟基本消失，双侧明显不对称，眼裂用力闭合仍不完全，口角歪斜明显，鼓腮漏气
Ⅵ级	完全性障碍	面部肌肉基本无运动

根据分级情况，选择不同的埋线术式：Ⅱ级、Ⅲ级患者，选用"三线九点埋线法"；Ⅳ级患者，选用"三角针埋线法"；Ⅴ级、Ⅵ级患者，选用"结扎埋线法"。

（1）三线九点埋线法

1）定位

三竖线：患侧瞳孔直下取 1 线，为"阳明 1 线"；目外眦直下 1 线，为"少阳线"；耳前直下 1 线，为"阳明 2 线"。

三横线：以患侧鼻翼外缘上点（约四白穴水平处）、水沟和地仓为定点，向后引沿面颊走行的水平线。

以上三竖线及三横线相交，即得 9 个埋线穴点，并编号："阳明 1 线"自上至下为 1、2、3 号点，"少阳线"自上至下为 4、5、6 号点，"阳明 2 线"自上至下为 7、8、9 号点，因此该穴位组合名为"张氏三线九点"。

2）操作：患者取仰卧位，面部做好穴位定点并常规消毒后，将 2cm 长的可吸收性外科缝线置入 7 号一次性注射针头约 1.5cm，右手持针，与皮肤表面呈 30°角迅速刺入皮下，然后缓慢刺入，深度约 2～3cm，待患者觉针下胀感明显时，即可退针，将线体埋在穴内。阳明 1 线及少阳线上的 6 个穴点向耳部方向透刺，阳明 2 线上的 3 个穴点向鼻部方向透刺。

（2）三角针埋线法

1）定位：在"张氏三线九点"组穴的基础上，选取"阳明 1 线"及"阳明 2 线"上的 1 与 7 号、2 与 8 号、3 与 9 号共 6 个穴点分别作为埋线操作的进针及出针点。

2）操作：患者取仰卧位，面部做好穴位定点，常规消毒铺巾后，以盐酸利多卡因注射液对 6 个穴点进行局部麻醉。采用型号为 ▲1/2 11×24 的三角针，将长约 30cm 的 3-0 号可吸收性外科缝线一端穿进三角针尾部，另一端用止血钳夹住。左手捏起 1-7 号两穴点之间的皮肤及肌肉，右手持持针器夹住三角针在 1 号穴点刺入皮下，穿过面部深层肌肉，从 7 号穴点穿出。用直剪紧贴 1、7 号穴点皮肤，将线体剪断，松开左手，按揉局部，使局部产生酸胀感，则线体完全纳入肌肉中。在 2-8 号及 3-9 号穴点进行上述操作后，以 95%乙醇浸泡的纱块外敷术口并无菌包扎 3～5 日。

（3）结扎埋线法

1）定位：主取颧髎、地仓和颊车 3 点，作为结扎埋线三角形的 3 个顶点。

2）操作：患者取仰卧位，面部做好穴位定点，常规消毒铺巾后，以盐酸利多卡因对穴位进行局部麻醉。用手术尖刀在颧髎穴表皮做一长约 0.3～0.5cm 的纵向切口，用弯止血钳插入切口，摇摆止血钳进行钝性分离及轻柔按摩，以局部产生酸胀感为度。采用型号为 ▲1/2 13×34 的三角针，将长约 60cm 的可吸收性外科缝线一端穿进三角针尾部，另一端用止血钳夹住。左手捏起颧髎与地仓两穴之间的皮肤及肌肉，右手持持针器夹住三角针从颧髎切口处入针，穿过面部深处肌肉，直至从地仓穿出。左手捏起地仓与颊车两穴之间的皮肤及肌肉，将三角针从地仓出口刺入，经过面部深处肌肉，直至从颊车穿出。左手捏起颊车与颧髎两穴之间的皮肤及肌肉，将三角针从颊车穴出口刺入，经过面部深处肌肉，直至从颧髎切口穿出。提拉线体两端，使埋置在面部的线体向颧髎收紧聚拢。将线体两端一起打结后，剪掉多余线体，用止血钳将线结埋入切口中，此时三穴皮肤局部会形成"酒窝"。用镊子进行切口对皮后，以 95%乙醇浸泡的纱块外敷术口并无菌包扎 5～7 日。

3）远近配穴：张老治疗顽固性面瘫主要采用分级埋线法，还辅以配穴进行穴位埋线。近端颞额组配穴：上攒竹（即攒竹上 1 寸）、阳白、上丝竹空（即丝竹空上 1 寸）、上太阳（即太阳上 1 寸）、太阳和下太阳（即太阳下 1 寸），并加远端肢体组配穴：中脘、建里、章门、脾俞、胃俞、足三里、丰隆和飞扬。

操作：皮肤常规消毒后，将 2cm 长的 3-0 可吸收性外科缝线置入 7 号注射针头，快速破皮后，缓慢进针后出针。上攒竹透攒竹、阳白透鱼腰、上丝竹空透丝竹空，入针时针头与皮肤呈 15°角；上太阳、太阳和下太阳，于太阳穴直刺，并以该穴为中点，上、下太阳穴作齐刺，入针时针头与皮肤呈 30°角进针。余穴位埋线同常规操作。

4）疗程：一般每 30 天治疗 1 次，3 次为 1 个疗程，治疗 1 个疗程后再次评定 HB 分级，拟行下一疗程方案。其间需根据患者面部线体吸收情况调整治疗间隔周期，若未完全吸收，可适当延长治疗周期至 45 日。

3. 挑针疗法

张家维教授在临床擅长使用挑针疗法治疗不育、甲状腺结节、偏头痛、肩周炎、前列腺炎、颈腰椎病、荨麻疹等疾病，疗效显著。挑针疗法，是使用特制针具在人体皮肤局部反应点或穴位迅速、轻微、连续地挑刺皮肤或挑断皮下纤维以治疗疾病的一种外治疗法，也称针挑疗法，或称挑刺、挑治。

张家维教授认为挑针疗法刺激部位浅，位于皮肉之间，当属《灵枢·官针》中的"半刺""络刺"范畴，具有针刺效应、刺血效应、按摩效应、肌肉剥离松解效应、机体组织损伤的后效应，通过调节内分泌功能、提高免疫机能、消除炎症、改善血流、刺激神经中枢等方面，从而治疗疾病。"病在内，形诸于外"，张家维教授认为在病变脏腑相对应的背俞穴或疾病对应腧穴可出现红晕、红色丘疹、白色斑点或色素沉着点等，这是挑治的最佳点。对于反应点不明显者，可用酒精擦拭相应部位，可出现红晕或红色反应点。如荨麻疹、湿疹等多在风门、肺俞、中府附近寻找反应点；头痛多在颈部夹脊穴及大杼附近寻找反应点；痛经多在腰眼、八髎附近寻找反应点；乳腺增生多在肝俞、胆俞附近寻找反应点等。张教授在临床上根据疾病特点选用经验效穴。如血瘀性头痛可选取四花穴（膈俞、胆俞），癫痫可选取大椎、身柱，甲状腺增生可选取天突、扶突，肾绞痛可选取手三里、京门。

挑针疗法在具体使用时有多种方法，张家维教授临床常用的有挑筋法、挑摆法、挑罐法、挑灸法等。①挑筋法是将钩状针针刺入一定深度后（约 0.2～0.3cm 处，皮下脂肪层或浅筋膜层），利用腕力将针体迅速向上提起，做左右摇摆的动作，把挑起的表皮挑断。挑开口后，即可再将针尖迅速上提，针柄下沉，重复 2～3 次，直至将纤维拉出，或有血珠流出时，则表明局部纤维已净。常用于肌肉丰厚处如背部，多用于治疗荨麻疹、湿疹、不育等疾病。②挑摆法是用钩状针针刺入皮肤（约真皮层），提起后做有节奏地不断摇摆，每分钟约 80～120 次，摇摆的幅度视身体各部分皮肤的松紧程度而定，皮肤松弛的摇摆幅度可大些，皮肤紧致的摇摆幅度要小一些，摆力分强、中、弱 3 种，视患者病情而施。每次摇摆 1～2 分钟不等，挑完出针按常规处理伤口。多用于皮肤松弛处及肌肉浅薄处，以防伤及血管及重要脏器，多用于治疗甲状腺良性结节、甲状腺功能亢进、单纯性甲状腺肿大及甲状腺增生等甲状腺疾病。③挑罐法是依据病情需要先挑针治疗，然后再以这一针口为中心，加拔一个火罐。当罐口内皮肤的充血程度和针口的出血量已经达到要求之后，即可用手指压下罐口周围的皮肤，让空气进入罐内，火罐便会自动脱落，常规消毒皮肤和针口，用纱布或止血贴覆盖伤口。多用于颈椎病、肩周炎、腰椎间盘突出症、偏头痛等疾病。④挑灸法是依据病情需要先挑针治疗，然后再在针口的表面上，放上一粒如绿豆大小的艾炷，点燃施灸，灸至患者痛甚时，即可压灭其火，不必烧尽其艾炷。应灸多少壮，则视病情而定。艾灸后常规消毒皮肤和针口，用纱布或止血贴覆盖伤口。多用于痛经、月经不调等疾病。

4. 电梅花针

张家维教授首创"围刺""电梅花针"治疗斑秃。对斑秃患者，在其脱发部位用局部围刺结合电梅花针叩刺法治疗。围刺的方法是：先在斑秃的中心处刺一针，再旁开 0.3 寸前后左右刺 4 针组成第一圈，再在距中心 0.5 寸的圆周刺 8 针组成第二圈……视斑秃的大小决定圈数的多少。围刺后接电针仪，用连续波，以患者能耐受为度，留针 30 分钟。出针后，将电针仪的一组输出电线接在梅花针的针身上，并固定电线于梅花针的针柄，轻叩斑秃局部至皮肤发红为度，再用生姜片涂擦斑秃局部。

十、纪　青　山

（一）医家简介

纪青山（1938 年生），吉林榆树人，教授，硕士研究生导师，长春中医药大学附属第一医院主任医师，吉林省名中医，国家名老中医，第四批全国老中医药专家学术经验继承工作指导老师，享受国务院政府特殊津贴。曾任吉林省针灸学会会长，长春市中医学会副理事长、针灸专业委员会主任，长春中医学院针灸骨伤系副主任，中国针灸学会委员，东北经络研究会副秘书长，吉林省针灸学会顾问等职。发表学术论文 60 余篇，出版了《针灸学》《针灸推拿学》《中医灸疗集要》等教材，以及《足疗治百病》等 20 部著作。纪青山教授参加"接经通髓法治疗外伤性截瘫""多道电针机的研制""循经感传和可见的经络现象的研究""经络腧穴智能模型的研制"等多项科研课题研究，1988 年"经络腧穴智能模型"的研制获卫生部乙级成果、国家科技进步奖三等奖，获

"振兴吉林"二等功。

纪青山教授积累了丰富的专业理论知识和教学经验，他认为临床中应中西医并重，互相取长补短。西医诊断是治疗疾病的前提，他提倡在西医诊断明确，中医辨证清晰的情况下施针治疗。此外，纪青山教授逐渐形成了一些学术思想，如郄募配穴治疗急症胃痛；多针浅刺法治疗面神经麻痹、皮肤瘙痒等疾病、三才针法治疗呃逆、通督之法治疗腰椎间盘突出、疏泄厥阴之脉治疗外吹乳痈、从脾肾论治小儿遗尿疾病等。纪青山教授的学术思想丰富了中医学的宝库，对针灸临床应用也具有一定的指导意义。如今纪青山教授年过八旬，仍坚持在一线工作，每日坚持出诊，治愈患者不计其数，被称为"关东神针"。

（二）针灸特色

纪青山教授认为针灸治疗疾病不仅要注重辨证论治，还要注重辨证和辨病相结合，辨病和辨经相结合。纪教授在临床上注重四诊合参，选穴谨慎，遵循"主穴源于病，配穴出于证"的选穴原则。对于肩周炎、网球肘、腕关节挫伤、梨状肌综合征、膝骨关节炎、腱鞘炎等疾病，纪青山教授遵循"以痛为腧"的原则，选取局部阿是穴，并在压痛点所过的经络上远道取穴，远近配穴以达通络止痛之功；对于疾病初起、面瘫和荨麻疹等疾病，纪教授多在患部行多针浅刺疗法；对于脊柱等疾病，纪青山教授提倡使用"通督法"治疗，重视夹脊穴的运用。因夹脊穴与督脉位置接近，气血相通，用之可激发经气而通督脉，再者针刺夹脊穴可直达病所，对于由于脊柱因素引起的关节、韧带及肌肉问题，针刺夹脊穴可刺激多裂肌和回旋肌，从而恢复二者稳定脊柱的功能；对于外吹乳痈等乳房类疾病，纪教授认为本病与肝脏相关，应运用疏泄厥阴之法，选取期门、内关、少府、行间、肩井等穴，并在乳房周围围刺以疏通局部经络气血；而对于急症胃痛等疾病，则采用郄募配穴法，纪教授认为脾胃病应分而论治，急症胃痛多因胃失和降，故治疗应通降胃气，以复和顺。郄穴主治本经痛证，募穴主治相应脏腑急性病症，故急症胃痛，纪老多选用胃经之郄穴梁丘、胃经之募穴中脘相配，二穴合用，可调理胃腑之气机，通腑止痛。

纪青山教授提出"经络平衡"的理论，认为在治疗过程中应通过对比查体或现代诊疗手段，如肌电图等，来确定机体的状态。针刺前应详细检查健侧与患侧，对比分析，从而确定诊疗方案，针刺时常采取左病右治、上病下治等方法。如周围性面神经麻痹，纪青山教授在施治时，早期多针刺患侧，因患侧神经传导受损；但对于病程后期的患者，纪教授也会在健侧针刺，因面瘫后期患者患侧的传导时间较健侧反而短，故要减少对患侧的刺激。此外，对于针刺手法，纪青山教授认为面瘫早期应以刺激患侧，且以浅刺为主防止针刺过深而引邪深入；而在后期则需针刺健侧防止倒错现象的发生。

1. 多针浅刺法

多针浅刺法是在古代扬刺、直针刺、远道刺、浮刺、半刺的基础上，结合现代医学的神经、体液理论发展而来的针法。其临床适用范围广泛，且具有操作简便、安全、疼痛性小等特点。多针浅刺法是纪青山教授在临床中常用的针刺方法。"多针"是指纪教授在临床上使用的针数较一般针刺的针数多，常用针 20~30 根，又指针刺部位较多，面积较大，使用的穴位多等。"浅刺"也有几层含义：一是指针刺的深度浅，一般不超过 0.5 寸，破皮即止；二是指针刺的手法轻浅；三是指对于皮肤肌肉的浅薄部位，无法进行深刺，只能进行浅刺。多针浅刺法临床可广泛用于多种疾病的治疗，对面神经麻痹、偏头痛、面肌痉挛、膝骨关节炎、腰肌劳损、颈型高血压、原发性失眠、变应性鼻炎、中风后遗症、乳腺增生、原发性痛经等疾病的疗效甚好。

纪青山教授认为病邪是由皮部开始逐渐入侵的，而内在病邪也会通过皮部表现出来。在疾病初起时，不宜为求针感而针刺过深，以免使病邪入里而加重病情。由于皮部与脏腑具有络属对应关系，浅表部位的刺激在疏通经络的同时，还可调整脏腑气机，以达到内外同治的效用。纪青山教授在临床上多用多针浅刺法治疗周围性面瘫和面肌痉挛，疗效明显。他认为面瘫之病多伤于荣卫，而面部肌肉浅薄，不宜深刺。现代研究也表明多针浅刺法对局部的刺激能够有效地改善相应部位的血液流动状况。

2. 三才法

纪青山教授认为三焦是一个有机的统一体，三焦总领人体的气化活动，是气升降出入运动的通道，三焦各部发生病变，都可相互影响。因此，呃逆虽为胃气上逆动膈，病在中焦，但从整体来看，也与上焦、下焦息息相关。纪青山教授在针灸选穴时也尤其注重天地人三才思想，兼顾上中下三焦。常用穴位以涌泉、百会、膻中为主，辅以太冲、内关、足三里。百会位于巅顶，诸阳气皆汇于此；涌泉居于人之最低处，禀地气最全，可引气下行；膻中居于胸中，取之能泻有余之气，解郁宽胸。三穴同取，布局合理，共调人体之气机。佐以太冲、内关、足三里，则联络上、中、下三焦，六穴合用共奏降逆止呕之功。

3. 通督法

通督之法并非单指督脉，也包括与督脉相关的经脉及与之相关的腧穴。纪青山教授认为督脉统领全身阳气，总督一身之阳经，全身阳经与督脉交于大椎。阳气是推动人体生长发育的动力，人体的气血津液皆由阳气所化，若阳气不足会导致疾病的发生发展，因此纪青山教授常将"通督法"应用于腰椎间盘突出症、失眠等多种疾病的治疗中，疗效显著。

纪青山教授使用"通督法"多选用四神聪，因四神聪居于头顶，为髓海所居之处，针刺四神聪可调神定志、通络止痛。纪教授在诊治过程中常根据病情不同而采取不同的针刺方向及手法，充分发挥四神聪的作用。在治疗神志类疾病时，纪青山教授针刺四神聪朝向百会方向，不仅能安神定志，通过对头部巅顶前、后、左、右4个方向的共同刺激还能激发百会调节百脉的作用，从而达到安神定志、调和阴阳的目的；而在治疗疼痛类疾病时，多采用针尖均朝头枕部方向刺入（约与督脉平行），可刺激顶枕部神经的感受器，调整神经纤维活动，进而达到镇痛的效果。

十一、高　维　滨

（一）医家简介

高维滨（1944年生），黑龙江哈尔滨人，黑龙江中医药大学附属第二医院主任医师、教授、博士研究生导师。1970年毕业于黑龙江中医学院（现黑龙江中医药大学）中医系，曾任黑龙江中医药大学附属第二医院神经内科（针灸科）主任。享受国务院特殊津贴，为全国老中医药专家学术经验继承工作指导老师，荣获国家级名老中医药专家、黑龙江省优秀中青年专家、黑龙江省名中医称号。高维滨教授曾任首届中国中西医结合学会神经科专业委员会委员，同时兼任黑龙江省中医学会理事及神经病专业委员会副主任委员，黑龙江省中西医结合学会神经病专业委员会副主任委员，黑龙江省针灸学会常务理事、高级顾问，国家规划教材《经络腧穴学》副主编、国际针灸考试中心命题专家等职。先后荣获2004年度国家科技进步奖二等奖，黑龙江省科技进步奖二等奖3次及三等奖1次。出版著作多部，其中独著9部，主编5部，副主编2部；在国内外医学刊物发表高质量学术论文40余篇。培养师带徒8名，硕士91名，博士23名，带教留学生1000余人次。

高教授从事医疗、教学和科研工作50年余，运用中西结合的诊疗思维，精研现代药理，结合中医辨证分析，对神经内科的重症肌无力、多发性硬化症、运动神经元病等疑难病的治疗，采取针刺与中药结合治疗，效果显著。主张运用现代科学技术方法来研究针刺方法，取穴依据腧穴解剖结构及神经肌肉起止点。高教授临证选穴处方时辨病与辨证相结合，近取为主，远取为辅，创新腧穴，取穴少而精，掌握发病及治疗机制，尤其治疗延髓麻痹这一医学难题，临床疗效卓越。高教授主张辨病分析，医理大道至简、举一反三，异病同治，不断地探索总结中医针刺治疗神经系统疾病的有效方法，极大地推动了中医药事业的进步。

自1993年起，高教授便着手假性延髓麻痹的立项研究，经过4年的努力，于1997年获黑龙江省科技进步奖二等奖，同年再立项，开始研究真性延髓麻痹，于2000年再次获得黑龙江省科技进步奖二等奖。2004 年，高维滨教授领衔的"针刺项颈部腧穴治疗真性延髓麻痹的临床应用研究"获国家科技进步奖二等奖。获奖后，高教授接受记者的采访，自豪地说："中医学科研课题的获奖，再一次证明了中医学的博大精深，只要我们深入研究中医学必将为世界人民的健康做出应有的贡献。"

（二）针灸特色

高教授在多年临床实践中，探索针刺治疗神经病的方法和规律。依据发病及治疗机制对疑难病通过创新腧穴及针刺方法，总结出独具中医特色的"针刺十绝"，专门治疗目前西药、手术、中药都疗效不显著的疾病，是中医传统医术与现代科技理论相结合的成果。包括项针治疗延髓麻痹、项针治疗喉肌麻痹、电针加滞动法治疗眼肌麻痹、电针治疗神经源性排尿障碍、夹脊电场疗法治疗不完全性脊髓型截瘫和排尿障碍、夹脊电针治疗颈椎病、腰椎病及脊柱相关性神经病、电项针疗法治疗多种脑项部疾病、电针拮抗法治疗中风后偏瘫、电针治疗面神经麻痹和夹脊电针治疗呃逆。

高教授提出的项针疗法是利用针刺颈项部腧穴来治疗头项部疾病的一种特定部位针法，尤其对中西医药物治疗无效的延髓麻痹具有良好的疗效。项针疗法所采用腧穴绝大多数均为高维滨教授自行创立，高教授所著《神经疾病现代中医治疗》和《针刺七绝》中均有详细记载。他总结了"供血""吞咽 $_1$""吞咽 $_2$""治呛""治反流""提咽""发音"等新穴，根据神经解剖确定腧穴位置，又根据作用与功效命名，例如供血穴，在风池穴下 2cm，平下口唇处，其下解剖为第 2、3 颈椎椎体间椎动脉前，采用电针治疗可增加椎动脉的血流，改善脑供血，故此命名；治呛穴位于舌骨及甲状软骨上切迹之间，针刺入后经皮肤，甲状舌骨正中韧带，舌骨会厌韧带达会厌，此穴针刺后不留针，旋即取出，治疗效果显著，可治愈患者饮水呛咳的症状，故命名为"治呛"；吞咽 $_1$ 穴位于舌骨与喉结之间，正中线旁开 0.5cm，其下为咽中缩肌，内有喉上神经内支；吞咽 $_2$ 穴定位平颈唇沟，胸锁乳突肌后缘，针刺经皮肤后可达咽上缩肌；发音穴位于喉结下正中线旁开 0.5cm，甲状软骨与环状软骨之间，该穴平第 5、6 颈椎间，其解剖结构为环甲肌、咽下缩肌，内有喉上神经外支。吞咽 $_1$、吞咽 $_2$、发音 3 个穴位相互配合，刺激咽上缩肌、咽中缩肌、咽下缩肌，使咽腔缩小，由上向下收缩，将食物团块挤入食管。提咽穴位于乳突前缘，耳垂下缘凹陷中，针刺时针尖向前下方直刺 1~1.5cm，通过针刺茎突咽肌（咽提肌），上提咽及喉，舌根后压，会厌封闭喉口，梨状隐窝开放，食物团块能够越过咽喉进入食管；治反流穴位于发音穴后 1cm，环状软骨后缘，环咽肌处，其解剖结构深层为环咽肌，由喉返神经支配，针刺时环咽肌收缩可以抑制食物反流，同时促进患者发音。这些新穴在黑龙江中医药大学附属第二医院针灸科临床应用广泛，治愈了不计其数脑血管病伴饮水呛咳、吞咽困难、声音嘶哑的患者，帮助延髓麻痹患者早日拔除胃管，提高其生活质量。

在针刺治疗神经系统疾病临床实践中，高教授还发现腧穴针刺后通以脉冲电刺激代替行针疗效远远优于普通针刺，外界电流刺激增加了对神经的刺激，故治疗神经系统疾病针刺疗效优于其他系统疾病，针刺时根据患者机体功能状态，采用电针不同的频率和电流量刺激针刺腧穴，使得气更强，增强针刺的治疗作用，调整患者机体功能，使机体恢复到平衡状态。电针有不同波形，根据不同疾病选取不同波形，例如治疗脑功能疾病时可选用疏波，提高大脑皮质兴奋性；治疗疼痛性疾病时可选用密波，刺激量大可缓解疼痛。电针疗法操作过程简便规范，可重复性强，安全性高，代替传统手法操作，疗效提高。

1. 项针疗法治疗延髓麻痹

高教授认为，治疗延髓麻痹需要明确病变过程中各种矛盾的主次关系，即所谓的"标本兼治"。对于假性延髓麻痹，依据"近部取穴"的原则，高维滨教授选取颈项部腧穴进行针刺，并在早期临床研究时发现针刺风池、翳明、廉泉、外金津玉液可以缓解吞咽困难和构音障碍，但仍有部分延髓麻痹患者疗效欠佳。因此，治疗该病首先应改善病变部位脑组织血液循环，恢复受损的神经功能，这是治疗延髓麻痹的"本";再重新建立吞咽反射和构音功能,这是治疗延髓麻痹的"标"。"治本"腧穴为风池、供血、翳明,无论真性及假性延髓麻痹,主穴均选取"治本"腧穴;"治标"腧穴为廉泉、外金津玉液、吞咽、发音。前者可以增加梗死区的血供,后者可以改善和恢复吞咽及发音功能。以上穴位对假性延髓麻痹有效,但对于真性延髓麻痹的治疗,原有的穴位疗效不显著。高维滨教授又对真性延髓麻痹进行临床研究,他观察到真性延髓麻痹病变部位在咽腔吞咽期,而假性延髓麻痹病变部位在口腔吞咽期,治疗假性延髓麻痹的穴位解决不了咽腔吞咽期的吞咽功能,于是又提出了治呛、提咽、治反流3个新穴。随后进行了临床观察试验,证明了有效率,突破了真性延髓麻痹不能治愈的瓶颈。延髓麻痹标本兼治,体现了高维滨教授对病变本质的深刻认识和对神经肌肉解剖知识的灵活运用能力。

高教授在治疗中除了项针外也重视头针的应用,治疗延髓麻痹的头针取双侧运动区上 1/5 区、中 2/5 区、下 2/5 区,由上到下首尾连接透刺;并在双侧运动区下 1/5 处(即口咽部代表区)加刺一针,以增强口咽部代表区中枢对周围神经和咽部肌肉的调控,以提高疗效。头针治疗结束后,再行咽部穴针刺,针刺舌中穴(舌体上面正中处)时向下刺入舌体约 1mm 后出针,反复针刺 5~6 次;廉泉,针尖向舌根方向针刺 30mm,外金津玉液,针尖向舌根方向刺入 20~30mm,治呛穴直刺 3~5mm,吞咽 1 和发音穴均沿皮向外平刺 5mm;治反流,针刺时针体与皮肤呈 70°角向内斜刺 5mm,增音穴(发音穴下 1cm)直刺 3mm,以上穴位各捻转 10~15s 即出针,不留针。在头针和项针联合治疗延髓麻痹中,高维滨教授将头针治疗定义为"本",项针治疗定义为"标"。延髓麻痹病变部位在脑,临床症状表现在咽喉,但是延髓麻痹出现吞咽困难、构音障碍等症状都是因为大脑皮质及脑干病变导致,因果关系明确,所以头针在延髓麻痹治疗中占有重要的地位。在临床中根据病变的本质和临床表现灵活辨证论治"根本",体现了高维滨教授深厚的学术功底和辨证论治思维。

高维滨教授发现治疗延髓麻痹时,单纯项针针刺效果不好,需配合电流刺激效果才最佳,依据项颈部解剖学、生理学、病理学特点,结合项部腧穴通以脉冲电流,形成了新针法,称为电项针疗法。电针波形的选择、刺激强度大小、治疗时间长短均对预后起着至关重要的作用。根据病变位置特点,在头针和项针上选择不同的脉冲电流进行电针刺激。电流通过组织时会产生电场,密波产生的电场强,促使神经组织再生,并缓解延髓麻痹导致的吞咽和发音障碍。高维滨教授在双侧运动区下 1/5 针刺得气后,接入电针仪(密波,50Hz),由于运动区下 1/5 为口腔、舌、咽等主司吞咽功能的器官在大脑皮质的功能反射区,通过密波电流刺激该区可以促进吞咽障碍恢复,进而提高吞咽功能。疏波频率低于 5Hz,其对运动和感觉神经均有兴奋作用,能促进病变肌肉收缩并提高其肌张力和肌力,且能调节血管的舒缩功能,从而促进血液循环,常用于治疗脊柱关节病变、软瘫、脑及周围血管缺血性病变。针刺风池和供血后,接入电针仪,将每根导线的正、负极分别连接同侧风池、供血穴,选用疏波,以电流量达到颈部肌肉做轻微运动、头略前后摆动、患者可耐受为宜。因项颈部有丰富的血管走行,应用疏波可调节颈部血管的舒缩功能,加快颈部血管内血流速度,共同促进脑部血液循环。

2. 电眼针配合滞动针法

高维滨教授将传统腧穴理论与神经解剖学知识相结合,根据眼部疾病的特点,创新眶内腧穴(上明、内明、下明、外明、提睑),同时改进足太阳膀胱经之起始穴——睛明,赋予其新的含义。滞动针法又称滞针动法,是根据眼肌麻痹的疾病特点,将传统针灸疗法中的滞针与弩法、提按法相结合而成的复式针法。目前,电针疗法广泛用于临床各类疾病,但是基于安全性考虑,鲜有人将电针疗法与眶内、外腧穴针刺结合,应用到眼病的治疗。高维滨教授将电针疗法运用到眼病的治疗中是其另一学术特色。高教授对电眼针疗法和滞动针法的探索始于眼外肌麻痹的治疗。由于病因、损伤部位的不同,临床疗效存在差异。电眼针疗法和滞动针法对动眼、外展、滑车神经损害所致的周围性眼外肌麻痹疗效较好,对核性、核间性眼外肌麻痹疗效相对较差;对炎性反应、缺血所致的周围性眼外肌麻痹及创伤所致的动眼神经麻痹疗效较好,而对脑出血、颅内肿瘤手术引起者次之。高教授在治疗眼肌麻痹案时，观察到某些伴有视力障碍的患者，其视力亦明显好转，在深入学习眼部解剖学、眼科学后，高教授也开展了电针治疗视力障碍的临床研究，疗效显著，逐步确立了电针治疗视力障碍的思路。

对于眼外肌麻痹，高教授认为精准判定病变眼肌和眼球运动神经，同时结合辅助检查定位定性诊断是关键，在此基础上设立针刺取穴组方。如严重的动眼神经麻痹，往往是内直肌麻痹症状较为明显，上、下直肌或上斜肌的麻痹症状被遮掩，故应精准判定病变眼肌。临证时，注重眼外肌协同肌之间的相互配合。外展神经麻痹（外直肌麻痹）主取瞳子髎、外明，如伴下视障碍可配下明、内明。动眼神经麻痹（内直肌麻痹）主取攒竹透睛明、睛明、提睑，如伴上视障碍（上直肌麻痹）可配上明、球后，上直肌与下斜肌互为协同肌，可增强疗效；伴下视障碍（下直肌麻痹）可配下明、内明，下直肌和上斜肌互为协同肌，可增强疗效；伴上外视障碍（下斜肌麻痹）可配球后、上明。滑车神经麻痹（上斜肌麻痹）主取内明、下明。针刺外明时，嘱患者充分内视，暴露出外直肌的针刺位置，与外直肌呈 30°～45°角向外斜刺，进针后慢速轻柔单向顺时针捻转形成滞针，针尖顶住针刺点，慢速弩动针身，使针身呈弧形带动患侧眼球被动性向目外眦方向水平转动，同时嘱患者配合施术者随针身同时转动眼球，至最大限度时停留 1～2 秒，然后活动眼球回到原眼位。针刺睛明时，嘱患者充分外视，暴露出目内眦针刺的空间，针尖向内以 15°～30°角缓慢斜刺，针尖达到眼内直肌的附着点，慢速轻柔单向顺时针捻转形成滞针，拉动肌肉带动患侧眼球向目内眦方向水平转动。以上操作每次行针拉动 20 次，5～10 分钟行针 1 次，重复 3～5 次后起针。高教授认为慢速捻转能使肌纤维缠住针身，利于带动眼球运动，而快速捻转则难以达到效果，故提倡慢速捻转手法。上明、下明、球后和内明附近血管丰富，不宜滞针提按，故一般施缓慢捻转手法，或用密波电针代替。对于各种原因所致的视力障碍性疾病，针刺内明、上明、下明、球后四穴后，上明与球后、内明与下明分别连接电针仪，连续波（密波，频率 50Hz），电流强度以患者能耐受为度，每次留针 30 分钟。每 10 分钟询问患者眼部电针麻酥感有无减弱，若减弱则适当增大电流强度；若电针麻酥感增强，依患者感受适当调低电流强度，刺激强度均须以患者能耐受为度。由于以上四穴局部血管丰富，易出血，而密波电针不引起针尖跳动，不易导致出血，故常以密波为主。对于各种眼病，皆取风池、供血以辅之。风池针尖微向下，向喉结方向刺入 2cm；供血针尖向对侧口角斜刺约 2cm。得气后同侧风池、供血连接电针仪，连续波（疏波，频率 2Hz），电流强度以患者可耐受为度，每次留针 30 分钟。电针风池、供血可在疏波的作用下使项部肌肉出现节律性跳动，同时刺激感觉纤维使肌肉收缩，挤压血管内的血液，加快椎-基底动脉和颈内动脉血流速度，改善脑血液循环，增强眼区血液供应。

第二节　特色针灸疗法

一、朱汉章针刀疗法

（一）医家简介

朱汉章（1949—2006 年），江苏沭阳人，教授，博士生导师，针刀医学创始人。曾任北京中医药大学针刀医学中心主任，中国中医研究院（现中国中医科学院）长城医院院长，针刀培训学校校长，中国协和医科大学基础医学院客座教授，世界中医药学会联合会第一届针刀专业委员会会长，中华中医药学会针刀医学分会主任委员，第一届中华全国中医学会外科学会小针刀疗法专业委员会主任委员，中国传统医学手法研究会副理事长等职。

朱汉章教授于 1976 年发明小针刀疗法。该疗法 1984 年经江苏省卫生厅鉴定为一种新疗法，并同意向全国推广应用。2003 年国家中医药管理局举行了大型鉴定会，将"针刀疗法"鉴定为一门新的医学学科，并正式命名为"针刀医学"。2004 年由教育部组织的四位院士参加的鉴定会，确认针刀医学在理论、技术、器械等方面具有原创性，特别是在临床治疗方面达到了国际领先水平。2006 年香山科学会议以"针刀医学发展与中医现代化"为论题召开第 272 次会议。"小针刀疗法"获得第三十七届尤里卡世界发明博览会金奖，朱汉章教授获"军官"勋章。朱汉章教授先后主编出版了《小针刀疗法》《针刀医学原理》《针刀医学解剖讲义》《针刀医学手法讲义》等一系列医学专著，其中《针刀医学》《针刀医学系列》列入高等中医药院校教材；发明的新型手术针刀、"针刀系列手术器械"获得国家实用新型专利，"系列闭合性手术针刀"获得国家发明专利。朱汉章教授主持了多项科研课题，其中"针刀松解法的基础研究"被列入国家"973计划"中医理论基础研究专项（2005CB523300）；"小针刀综合疗法治疗慢性软组织疾患的研究"获得江苏省淮阴市 1984 年度科学技术进步奖二等奖；"针刀医学（小针刀疗法）"获得 2003 年国家科技进步奖二等奖；"针刀治疗骨性关节炎的临床实验研究"获得 2005 年国家科技进步奖二等奖。

朱汉章教授毕生致力于针刀医学的研究、推广、教学，为针刀医学的创立和发展做出了不可磨灭的贡献。据不完全统计，目前全国针刀从业人员已超过 10 万。全国 28 个省市自治区和国外 15个国家和地区相继成立了针刀医学会。针刀医学已广泛用于骨伤科、外科、内科、妇科、儿科和整形外科等临床各科疾病的治疗。针刀医学诊疗技术已列入国家的公费医疗、医疗保险项目和农医合作，足见针刀医学已是目前医疗体系中重要的组成部分。

（二）创新理论和特色技术

朱汉章教授的针灸临床特色在于针刀疗法，该法为朱汉章教授首创，是在中医基本理论指导下，吸收现代西医及自然科学成果，加以创造形成的医学新学科，具备完整的理论和诊疗体系。

1. 针刀医学基本理论

（1）闭合性手术的理论 闭合性手术的理论集针灸学和外科手术理论于一体，以针的形式进入人体，在人体内发挥针灸针与手术刀的双重作用，创伤小，恢复快。针刀医学从 8 个方面建立了闭合性手术的基本理论与方法，因手术是盲视施行的，难度更大，对解剖知识有很高的要求，包括：①精细解剖定位，即掌握机体的局部精细结构，以保证在盲视状态下精确地对准病变组织施术。②立体解剖定位，即掌握机体的立体结构层次，以确保针刀在手术中沿着一条安全的手术路径进入体内。③动态解剖定位，即掌握非标准体位下的解剖结构，以确保因肢体畸形或处于强迫体位下的患者能够被正确定位。④体表定位，即描述体表与内在解剖结构相对应的点或线有关的表面解剖位置。

根据闭合性手术的要求，结合针刀器械的特点，朱汉章教授提出了独特的操作规程，包括：①闭合性手术进针刀四步规程：定点、定向、加压分离、刺入。②闭合性手术有 11 种不同的手术入路，主要包括一般手术入路、骨性标志手术入路、手法推开手术入路、闭合性截骨手术入路、按组织层次手术入路等。③闭合性手术方法共有 23 种，基本方法是切开、剥离、松解、铲削等。

（2）慢性软组织损伤的新理论 针刀医学系统地提出了慢性软组织损伤的概念、范围，针对慢性软组织损伤类疾病，对其病因病理有了新认识：

1）重新界定软组织的范围。针刀医学认为软组织包括人体除了唯一的硬组织（骨组织）之外的所有组织，因为它们具有相似的力学特性，其损伤的病理变化过程也有相同规律。

2）明确慢性软组织损伤的概念。其内涵是软组织受到各种损伤以后，在治疗和自我修复的过程中产生新的致病因素，导致新的慢性软组织损伤类疾病的发生，外延式慢性软组织损伤是一种迁延难愈的慢性疾病，涉及内外妇儿各科疑难杂症。

3）提出软组织损伤的各种形式。认为软组织损伤的形式包括暴力性损伤、积累性损伤、情绪性损伤、疲劳性损伤、侵害性损伤、自重性损伤、手术性损伤、病损性损伤、环境性损伤、功能性损伤十大类。

4）提出软组织损伤的病理变化过程。损伤→生物物理学变化（骨折移位、骨错缝、筋出槽）→

力学状态改变→软组织器官受到破坏→引起挤压、牵拉、松弛→大量细胞破裂坏死、组织渗出成为体内异物→刺激周围组织引起疼痛产生生物化学变化（缓激肽类、5-羟色胺类等化学物质含量的变化）→人体通过神经反射系统、体液调节系统作用→产生生理病理过程的变化（被破坏的机体组织要修复、被扰乱的生理功能要恢复）→病区有关组织由于保护机制处于警觉状态而制动→产生瘢痕、粘连、挛缩、堵塞→形成新的病理因素。

5）认为慢性软组织损伤疾病的根本病因是人体的动态平衡失调。人体的组织、器官，在特定的时间和空间范围内，能够自由地活动表明动态平衡，反之为动态平衡失调。造成动态平衡失调的基本病理因素有粘连、挛缩、瘢痕和堵塞。

6）人体内脏受到各种形式的损伤之后，通过自我修复，最后因粘连、挛缩、瘢痕、堵塞，形成新的病理因素，并导致内脏实体的动态平衡失调和流体的动态平衡失调。因此，内脏的慢性损伤性疾病与运动系统的慢性软组织损伤性疾病的本质是一样的。

（3）骨质增生新的病因病理 针刀医学认为骨质增生的根本病因是人体内力学状态的异常变化——人体内力平衡失调。其基本内容是：①力学因素在人体生命活动中的重要作用和力学因素失调对生命活动的影响。②人体对体内外力学状态变化的适应和调节。③人体对软组织力学状态异常变化做出的对抗性调节导致骨质增生。④这种适应性改变的三个阶段是硬化、钙化和骨化。

这一认识阐明了骨质增生不是人体退行性变所致，确认力学因素失常是导致骨质增生的根本原因。这是针刀医学治疗骨质增生的重要依据。

（4）脊柱区带病因学 脊柱区带是以脊柱为中轴线的背部，上至枕骨上项线，下至尾骨，在颈部旁开1.5cm，在胸、腰、骶部旁开3cm的区域。脊柱区带内的软组织极容易劳损，根据慢性软组织损伤的病因病理理论可知，在损伤后的自我修复过程中形成新的病理因素，即粘连、瘢痕、挛缩、堵塞，这四大病理因素在适当的深度和部位极有可能卡压、牵拉区带内的神经末梢，造成神经末梢功能障碍，这些功能障碍通过与内脏自主神经相连接的通道，直接影响内脏器官的功能。影响自主神经功能的实质是自主神经电流的变化。如果这四大病理因素发生在某一脏器的电生理线路上，使电生理线路上的电流发生变化，将直接影响内脏的功能。脊柱骨性组织由于某种原因引起位置发生移动（用针刀医学影像学的方法读片），如果椎体位置发生变化，必然牵拉或挤压脊柱周围的自主神经节，引起自主神经的功能障碍，导致有关脏器的疾病。

2. 针刀的治疗原则和方法

（1）针刀治疗原则 针刀医学治疗方法包括四部分：针刀为主、手法为辅、药物配合、器械辅助。在明确诊断的前提下，首先用针刀祛除主要致病因素。有些疾病要配合针刀医学独特的手法以彻底消除致病因素，适当应用少量药物以达到吸收闭合性手术所引起的组织渗出和防止出血、促进微循环恢复和预防感染等目的，既能保证治疗的安全性又能提高疗效，缩短疗程。

（2）针刀治疗步骤

1）针刀进针

定点：在确定病变部位和解剖结构后，确定最佳的进针点，在进针点用紫药水作记号，并常规消毒，覆盖上无菌小洞巾。

定向：使刀口线与大血管、神经及肌肉纤维走向平行，将刀口压在进针点上。然后根据手术入路的要求确定针体与进针平面的角度。

加压分离：以右手拇指和示指捏住针柄，其余三指托住针体稍加压力但不刺破皮肤，进针点处形成一个长形凹陷，刀口线和重要血管神经及肌肉纤维走向平行。这样，神经血管就会被分离在刀刃两侧。

刺入：继续加压至产生坚硬感，说明刀口下皮肤已被推挤到接近骨质表面，稍一加压即可穿过皮肤。此时进针点处凹陷基本消失，神经血管膨起在针体两侧。此时可根据需要施行针刀手术治疗。

2）针刀内手法：用23种针刀闭合性手术方法祛除致病因素，如分解粘连、调节力学平衡等。

3）针刀外手法：为了达到治疗目的，针刀医学手法以现代医学的解剖学、病理学、生理学和生物力学为基础，形成了一套自成体系的手法。

4）药物配合：适当应用少量药物以吸收闭合性手术所引起的组织渗出和防止出血、改善微循环和预防感染等。

5）器械辅助：配以辅助器械以保证针刀治疗达到最高疗效。如治疗颈椎病需用颈椎病牵引器，术后佩戴颈托；治疗驼背应用驼背治疗床；治疗小儿"O"型腿应用"O"型腿固定支架等。

6）针刀医学护理技术：对接受治疗的患者的体位、活动状态、活动范围、活动姿势等有精确的要求，以保证疗效和安全，如脊柱部位术后需适当卧床等。

（3）针刀操作技术 朱汉章教授将针刀在临床上的应用操作方法总结为八种：

1）纵行疏通剥离法：粘连结疤发生于肌腱韧带附着点时，将刀口线和肌肉韧带走行方向平行刺入患处，当刀口接触骨面时，按刀口线方向疏剥，按附着点的宽窄，分几条线疏剥，不可横行剥离。

2）横行剥离法：当肌肉与韧带和骨发生粘连，将刀口线和肌肉或韧带走行方向平行刺入患处，当刀口接触骨面时，作和肌肉或韧带走行方向垂直铲剥，将肌肉或韧带从骨面上铲起，当觉得针下有松动感时，即出针。

3）切开剥离法：当几种软组织互相粘连结疤，如肌肉与韧带，韧带与韧带互相结疤粘连时，将刀口线和肌肉或韧带走行方向平行刺入患处，将互相间的粘连或瘢痕切开。

4）铲磨削平法：当骨刺长于关节边缘或骨干，并且骨刺较大。将刀口线和骨刺竖轴线垂直刺入，刀口接触骨刺后，将骨刺尖部或锐边削去磨平。

5）瘢痕刮除法：瘢痕如在腱鞘壁或肌肉的附着点处和肌腹处，可用针刀将其刮除。先沿软组织的纵轴切开数条口，然后在切开处反复疏剥二三次，刀下有柔韧感时，说明瘢痕已碎，出针。

6）骨痂凿开法：当骨干骨折畸形愈合，影响功能者，可用针刀穿凿数孔，将其手法折断再行复位，较小骨痂，将针刀刀口线和患骨纵轴垂直刺入骨痂，在骨折间隙或两骨间隙穿凿二三针即可分离，较大骨痂用同法穿凿七八针后，再行手法折断。

7）通透剥离法：当某处有范围较大的粘连板结，无法进行逐点剥离，在板结处可取数点进针，进针点都选在肌肉和肌肉，或其他软组织相邻的间隙处。当针接触骨面时，除软组织在骨上的附着点之外，都将软组织从骨面铲起，并尽可能将软组织互相之间的粘连疏剥开来，并将结疤切开。

8）切割肌纤维法：当某处因为部分肌肉纤维紧张或痉挛，引起顽固性疼痛、功能障碍时，将刀口线和肌纤维垂直刺入，切断少量的紧张或痉挛的肌纤维，往往使症状立解。此法可广泛应用于四肢腰背痛的治疗中。

（4）针刀治疗技术

1）针刀松解法：主要针对慢性软组织损伤类疾病。可以通过各种剥离法、切开法和瘢痕刮除法来剥离粘连、松解挛缩、刮除瘢痕、疏通堵塞。

2）体表瘢痕清除法：体表条索状瘢痕挛缩的本质是瘢痕内真皮组织的纵向内应力过度增高，其载体是瘢痕内的真皮组织纤维。用针刀在挛缩的瘢痕条索侧方2cm处进针刀，使刀刃垂直于瘢痕挛缩的纵轴做全层直线切开松解，每针相距1mm进行松解，不可刺开表皮。其治疗作用是：使瘢痕疙瘩的硬度降低，破坏瘢痕疙瘩内的血液循环，减缓其生长速度，形成瘢痕疙瘩内的裂隙，便于人体内异物的代谢。

3）体内管腔增生堵塞清除法：应用旋转刃针刀或导管式针刀，将其刺入堵塞的管腔内，通过刀头的旋转刃或螺旋刃来疏通堵塞。主要应用于体内血管或其他管道的堵塞。

4）体表肿瘤、赘疣摘除法：用针刀在赘生物与正常组织交界处进行切割和铲剥，直至赘生物脱落或松动。主要用于体表赘生物的治疗。

5）肢体畸形矫正法：对于软组织粘连、挛缩引起的畸形如小儿肌性斜颈、关节强直等，可用针刀将粘连剥离、将挛缩松解，最后借助辅助器械矫正畸形。对于骨折畸形愈合等问题，可用针刀闭合性截骨术造成骨折，再利用辅助器械固定使其恢复正常形态。

6）关节骨折复位固定法：在 X 线透视下，用针刀撬拨或推顶骨片使骨折块复位。复位以后在骨折片上选择 3 点，用 3 把针刀将骨折片牢牢钉住，再用纱布将针刀固定；利用三角形的稳定性原理，选 3 点固定可治疗关节内骨折，且能避免愈合后关节强直。

7）颈腰椎椎管狭窄恢复法：主要用于颈腰椎椎骨移位造成的椎管相对狭窄。颈腰椎椎骨移位可造成椎管相对狭窄，从而压迫脊髓；也可造成椎动脉迂曲，影响大脑供血。行针刀椎周软组织松解术，术后手法将椎骨复位，解除脊髓和椎动脉的压迫。

8）骨痂和关节骨性融合凿开法：用"一点三孔"法进行针刀治疗，即用 Ⅱ 型针刀从骨折畸形愈合处进针刀，刀锋达骨面时与骨折线平行，针体与骨面垂直，对骨痂进行叩击凿至对侧骨皮质，然后退针回原位，改向一侧倾斜 30°凿穿第二孔洞至骨皮质，同法凿穿第三孔洞后，进行折骨。由于骨折畸形愈合处已被凿穿 3 孔，其强度大大降低，在此基础上更便于将骨折断。

9）脊柱区带治疗法：对于内外妇儿科杂病，可用此法。椎骨有移位者，用针刀刺入患椎棘突的背面使针刀与棘突背面平行，再以术者无名指为支点切开病变的棘间韧带，保证针刀不刺进椎管内。在患椎两侧使刀刃与人体纵轴平行，针体与冠状面呈 45°角，当刀锋刺达椎弓背侧到达骨面时，向外移动 0.1～0.3cm 并使刀口线和后关节间隙平行，切开关节囊。若椎骨无移位，用触诊方法寻找脊柱区带内的阳性反应点（压痛、结节、条索等），用针刀进行针对性治疗。既无椎骨移位又无脊柱区带内阳性反应点，则施行电生理线路调节法。

10）类风湿性疾患治疗法：用针刀将关节囊切开数点，并用手法过度屈伸这些关节，使囊内的渗出液彻底排出，关节内的压力就会迅速减弱，关节疼痛症状随之减轻；将关节周围变性的软组织，按软组织松解法进行松解；调节电生理线路，选择各个与关节相关的位点，用针刀纵向剥离，同时应用大量维生素 C，加强关节内代谢，消除炎性反应。

3. 针刀治疗腱鞘炎

腱鞘炎是指手指或者其他部位肌腱的腱鞘部，因外伤或者摩擦、化学刺激等导致的无菌性炎症，会出现腱鞘充血、肿胀、增生，导致肌腱在活动过程中出现疼痛、功能障碍。功能障碍主要包括关节的屈伸障碍，最常见的如手指肌腱的腱鞘出现硬结、疼痛，屈伸时出现弹响等。包括桡骨茎突部狭窄性腱鞘炎、屈指肌腱腱鞘炎、腕背伸肌腱腱鞘炎等。

朱汉章教授认为该病治疗的核心要点在于松解腱鞘，经过临床实践，总结出了一套安全且行之有效的方法：

（1）定点 在压痛点的肌腱最高点处定点，若有的弹响指局部压痛不明显者，可指压患处，让患者的手指做屈伸动作，仔细体会增粗的肌腱滑过腱鞘狭窄部位时的感觉，就能确定腱鞘狭窄的位置，在此位置的肌腱最高点处定点。

（2）消毒 碘酒消毒后酒精脱碘。

（3）局麻 取 2%的利多卡因注射液，用注射用水或生理盐水稀释 1 倍，为了防止术后肿痛等反应，配以小量地塞米松或醋酸曲安奈德注射液 0.1ml。

（4）针刀操作方法 垂直进针刀，刀口线与肌腱平行，刺入过程中听到第一声清脆的声音就是针刀突破腱鞘的声音，此时要停止进针，防止损伤肌腱。之后再将针刀退至腱鞘之上、皮肤之下，稍向上或向下移动后再刺入，避免与上次刺入的位置重复，针刀可以在腱鞘之上、皮肤之下上下移动达 0.4cm 左右。用 0.8mm 或 1.0mm 的针刀反复刺入 3 次即可，0.6mm 的针刀可以反复刺入 5 次。治疗后让患者轻微活动患指，症状基本消失者，则此次治疗完毕；治疗后症状改善不明显者，说明病变部位较大，可在初次定点的上下 0.3～0.4cm 处各定一点，用同样的方法进行治疗，如果治疗到位的话，大部分患者的症状会消失，少数患者仍有症状，此时也不能再进行治疗了，需恢复一段时间后再进行治疗，以防损伤过大，过犹不及。术后针孔处贴创可贴。1 周之后，如有症状再治疗 1 次。

此种治疗方法仅对腱鞘进行松解，不损伤肌腱和骨膜，故安全性高，术后反应小，恢复快。

而且操作简单，易掌握，效果也非常理想，其治疗方法适合所有腱鞘炎。使用时应注意以下几个事项：

1）定点要准，基本上以压痛点为准，有些压痛点不明显者，需仔细触摸，认真感觉以确定腱鞘最高点，由此最高点处进针刀。

2）听到第一声清脆的声音后停止进针刀，防止损伤肌腱。如果听不到声音，但阻力很大，有可能没有扎到腱鞘最高点上，而是扎在腱鞘边缘接近骨面处，需提到腱鞘之上，稍移动位置后再刺入。

3）应告诉患者术后 24 小时不能接触水，患指尽量不要活动，24 小时之后多活动患指，而且要过伸和过屈，也可以干一些力所能及的家务活，但决不能让患指过累，否则影响疗效。

4）如果经上述方法治疗后效果不明显者，可能是肌腱与腱鞘或骨面粘连较重，以桡骨茎突狭窄性腱鞘炎为多，需要用针刀穿过腱鞘后，向肌腱边缘移动，再将肌腱和腱鞘之间进行切开并横向剥离。针刀治疗完毕后，医生一手握住患侧腕部，另一手拇指与其他四指握住患者拇指进行对抗牵引，并使患者腕部及拇指向尺侧屈曲，待患者有疼痛时，趁其不注意，让患者拇指突然快速达到最大屈曲位（可以由患者健侧拇指最大屈曲位的位置来确定），剩余的部分粘连就能得到全部松解，病变较重者会听到粘连部位被撕开的声音。

二、张心曙腕踝针

（一）医家简介

张心曙（1923—2014 年），浙江宁波奉化人，曾任第二军医大学附属长海医院教授，上海市医学会精神医学专科分会委员，日本现代中国医疗协会理事长。1949 年毕业于上海第二军医大学，毕业后留校分配到长海医院内科工作，1954 年任上海长海医院神经科医生。张心曙长期致力于精神系统疾病研究，60 年代初期接触了电刺激疗法治疗癔症性疾病后有所感悟，并在中医经络学说的启发下，将西医电刺激疗法和传统针刺疗法有机结合，自 1966 年起经过反复实践，张心曙于 1972 年首创腕踝针疗法，即在腕踝部 6 个针刺点做皮下浅刺的全新针刺疗法，并于 1975 年正式定名。1978 年荣获全国科学大会奖，1985 年正式被编入全国高等医药院校教材《针法灸法学》。张心曙教授在之后的 30 余年里仍继续探索，不断完善操作方法，收集总结了大量临床案例，出版《腕踝针》《实用腕踝针疗法》等专著。张老已于 2014 年驾鹤西去，享年 91 岁，但他勇于创新，孜孜求索的科学精神却激励着后辈，将其开创的腕踝针事业不断发扬光大，张老为针灸事业发展所做出的杰出贡献值得医界同仁尊敬。

（二）创新理论和特色技术

张心曙主修专业为精神病学，未曾系统学过中医，对传统的针刺疗法认识有限，也未曾有过实践。1966 年，在一次偶然的机会下张心曙接触了 1 例电刺激疗法治疗癔症性肢瘫的病案，通过电休克机强电流通电于患肢约 1s，一次治疗就成功缓解瘫痪症状。张心曙对此病例深感体会，但此疗法刺激过强，一般患者无法忍受，而且癔症性肢瘫较为少见，但中风偏瘫及关节疼痛多见，若能改变这种疗法，使之适用于这类患者，则治疗面能更加广泛。因此，他从生物进化论及中医经络学说着手，设定了腕踝部的 6 个针刺点与身体 6 个分区相对应的方案，经 10 余年的临床验证，终于取得成功。腕踝针疗法无需辨证治疗，只需要确认患者症状和体征的针刺点，就能解决诸多疾病。与常规针刺疗法相比，具有针刺安全、操作方便、止痛迅速等优势。腕踝针已广泛应用于临床，并在科研与教学领域不断取得进展。

1. 腕踝针疗法与传统针刺的异同

腕踝针疗法以经络学说中标本根结理论、十二皮部等为指导，通过针刺腕踝部特定部位调整相应经脉及脏腑功能，从而起到扶正祛邪的治疗作用。腕踝针选取的 6 个针刺点与十二经脉的本部、根部相对应。十二皮部是十二经脉功能活动反映于体表的相应部位，也是络脉之气散布所在。腕踝针以人体前后正中线为轴，将人体两侧由前向后依次划分为 6 个纵区，同时以横膈为界，将身体分为上下两半，针刺时按病症所在区选取相应的针刺点，上病取上，下病取下。此外，腕踝针具有进针皮下表浅的特点，与《黄帝内经》记载浮刺、络刺、半刺、扬刺、直针刺等刺法相似；同时，在进针后强调避免患者出现酸麻胀痛等感觉，这与传统针灸学中要求的针感截然不同。现代医学研究发现，腕踝针疗法可以兴奋游离神经末梢、毛囊感受器、各种特殊结构的环层小体等，通过 C 类神经纤维将兴奋传至大脑，经大脑整合后给病变部位发出良性信息，从而产生疗效。目前，对于腕踝针的应用愈发广泛，临床上常用于治疗失眠、疼痛、运动损伤、精神神经系统等疾病以及术后镇痛等，取得了良好的疗效。

2. 腕踝针体表分区定位

腕踝针的特点之一就是身体的分区，它以前后正中线为标线，将身体两侧由前向后划分为 6 个纵行区。其中，1 区主要沿前中线及其两侧，在头面部自前中线至以眼眶外缘为垂直线之间的区域，包括：前额、眼、鼻、唇、前牙、舌、咽喉、扁桃体、颏；颈部沿气管、食管；胸部自前中线至胸骨缘，包括：胸肋关节、食管、气管、乳房近胸骨缘、心区右侧部分；腹部自前中线至腹直肌缘区域，包括：胃、胆囊、脐部、膀胱、子宫、会阴部。因身体主要内脏器官大多集中在 1 区，故此区症状最多，而仅有症状而无法定位的疾患如睡眠、精神障碍也多选用此区。2 区位于 1 区两旁。主要包括：颞前部、面颊、后牙、颌下、甲状腺；胸部沿锁骨中线向下区域，包括：锁骨上窝、上胸部、乳中部、前胸、肺、肝、侧腹部。3 区位于 2 区外缘，主要包括：沿耳廓前缘、腮腺和腋前缘垂直向下的狭窄区域、乳房近腋前缘部分。4 区位于前后面交界，主要包括自头顶经耳垂向下至颈，肩部沿斜方肌缘，胸腹部自腋窝至髂前上棘的胸侧壁及腹侧部区域。5 区位于后正中线两旁，与 2 区相对，主要包括：颞后部、颈后外侧靠斜方肌缘，肩胛冈上窝及肩胛中线垂直向下区域的背与腰。6 区沿后中线及其两侧，与 1 区相对，主要包括：枕、颈后部、颈椎棘突至斜方肌缘、胸椎棘突至肩胛骨内缘、腰椎与骶正中嵴至尾骨的两侧、肛门。此外，又以横膈为界划一条环绕身体的水平线称横线，将身体 6 个纵区分成上下两半，横线以上记为上 6 区，以下记为下 6 区。当四肢内侧面向前时，以四肢与躯体的缝线为中线，上下肢的分区与躯体相当。

腕踝针的体表分区与传统经络学说中十二皮部区域大致相同。十二皮部是十二经脉及其所属络脏腑的外在相应区域，居于人体最外层，与经络气血相通，是人体卫气散布之处，起到保卫机体、抵御外邪和反映病候、协助诊断的作用。《素问·皮部论》："络盛则入客于经，凡十二经络脉者，皮之部也。皮者，脉之部也。邪客于皮，则腠理开，开则邪入客于络脉。络脉满则注于经脉。"因此，腕踝针疗法通过刺激相应的区域，属远道取穴的轻浅刺法，可调整相应经络和脏腑功能，达到沟通表里、激发卫气、畅通气血、调节脏腑、协调阴阳的治疗功效。现代医学研究表明，皮下的纤维组织网络系统位于皮肤下，覆盖整个体表。毫针行于皮下，刺激交感神经，并且有双向调节作用，兴奋大脑皮质响应区，从而起到治疗效果。

3. 腕踝针刺法特色

腕踝针中针刺法对病症的准确分区及针刺点选择定位是获得疗效的前提。针刺法分为四个步骤，即进针、调针、留针和拔针，若针刺操作不合要求也不能达到疗效的最佳状态。针刺法要求如下：①针沿皮下浅刺；②除针刺破皮时可有轻微刺痛外，针入皮下要求不出现酸、麻、胀、痛等感觉；③针入后原有疼痛及压痛症状完全或基本消失；④留针期间肢体活动不受影响。这样的针刺方法特殊性有多方面要求。针入皮下要求不出现"得气"感，是腕踝针疗法中最为鲜明的特色之一。《中国针灸学》中将"得气"定义为"针刺后患者有酸、麻、胀、重等感觉"，同时医者指下也常有一种"沉紧感"。"得气"古又称"气至"，为历代医家所重视，其相关记载不胜枚举，如《灵枢·九针十二原》中"刺之要，气至而有效"，《灵枢·终始》载邪气来时针下"紧而疾"，谷气来时针下"徐而和"，《标幽赋》称其为"轻滑慢而未来，沉涩紧而已至……气之至也，如鱼吞钩饵之浮沉；气未至也，如闲处幽堂之深邃"。明清以后，医者将患者针刺时所感受的"酸、麻、胀、痛"总结为"得气"。可见"得气"内容包括两个方面，一是从患者角度出发的针下酸麻胀痛感；另一方面是从医者指下沉紧的针感。腕踝针治疗中无"得气"感旨在强调针刺时患者不能出现酸、麻、胀、痛等任何不适感，而仍要求施针者进针顺畅无紧涩感。同时，腕踝针操作注重调针以及针刺深度与方向，均是为了达到"气至病所"提高针刺疗效。

在选取进针点常规消毒后，医者押手固定在进针点，拉紧皮肤，刺手一手拇指在下，食、中指在上夹持针柄，为使针刺入皮下尽可能表浅，针尖刺入角度为30°，将持针手的小指抵于皮肤表面，要保持针体正直，使针尖更易透过皮层。右手拇指端快速轻旋针柄，食指和中指保持不动，此操作可减轻破皮时疼痛感。若针垂倒不能贴近皮肤且形成角度，则表示针刺入过深进入肌层，需将针稍退待达到针能放平的要求后再刺入。待针刺过皮层后，将针循纵轴沿皮下表浅缓慢推进，医者操作得当时可感"针游于巷"的针下畅通感，且表面皮肤不随针刺深入出现皱纹，不必捻转进针。当在针刺点 1 或 6 施针治疗时，由于此处腕踝部上端较下端粗，为保证针刺行于皮下，需使针刺入方向与腕踝内缘平行，不然易刺入肌层。针具主要选用 0.25mm×0.40mm 毫针，针刺深度一般为 38mm，有的病人可能在未刺入到此长度时症状已消失；若症状尚无变化，将针推进至 40mm，症状可能即消失。所以针刺深度也因人而异，并非固定不变。

对如疼痛、麻木、压痛等症状，一次治疗常能立竿见影，达到症状完全消失或显效。若治疗后症状未能改变，除疾病本身因素外，常与针刺点选取有误、针刺时体位不正、针刺过深等因素有关，有时仅轻微差别均可影响疗效。因此，针刺的各步骤都要注意。若为针刺方法有误，针入后患者出现酸、麻、胀、痛等感觉，需将针尖退至皮下，酌情纠正后再进针，此法称调针。大多疾病症状在留针过程中才会缓慢改善，故在调针结束后可用胶布固定针柄，使针的刺激效应持续保持。留针时间常规为半小时，但也需根据病情，如病人症状严重，病程较长，或处于疾病急性期，可适当延长留针时间至 1～2 小时，但最长不超过 24 小时，以免长时留针刺激发生组织排斥反应而结疤，影响后续治疗的灵敏度。

4. 腕踝针针刺位置与方向

腕踝针中针刺点是指针刺入皮肤的点，并非治疗作用点，当针沿皮下刺入，对神经末梢刺激面呈线状，比垂直刺入范围更大，故往往疗效也较佳，无需行针刺激即能奏效。针刺点位置一般不变，但需避开血管、伤口、瘢痕等，若针要朝离心方向刺时，针刺点的位置要朝向心端适当上移，有时与原来点的位置相距甚远，只要不偏离针刺点纵轴，不向旁移位，并不影响疗效，故针刺点不是穴位，不像穴位要有固定位置，此为两者主要区别。

腕踝部针刺点各 6 个，编号与身体分区同名，以肌腱和骨缘做定位标志。腕部 6 个针刺点大致排列在腕横纹以上约二横指环腕一圈处，各点分别记作：上 1、上 2、上 3、上 4、上 5、上 6，其中上 1、上 2、上 3 在掌面，上 4 在掌背面交界的桡骨缘上，上 5、上 6 在腕背。踝部 6 个针刺点大致排列在内踝和外踝以上约三横指环踝一圈处。各点分别记作：下 1、下 2、下 3、下 4、下 5、下 6，其中下 1、下 2、下 3 在踝的内侧面，下 4 在内外侧面交界，下 5、下 6 在外侧面（表 5-3）。

腕踝针也曾出现了针刺方向问题。起初，针刺均朝向心端，后张老遇一患者整个上肢感觉麻木，当针朝向心端刺入后，针刺点平面以上感觉渐恢复，而手掌感觉仍麻木，当再用针在朝指端方向刺入时手掌麻木才消失。以后遇到病症部位在腕或踝以下时，发现针也要向指（趾）端刺才显效，提示针刺作用有时与方向有关。

表 5-3　身体各区针刺点定位及主治

针刺点	定位	主治
上 1	腕横纹上 2 寸，小指侧的尺骨缘与尺侧腕屈肌腱间的凹陷处	前额痛、眼睑肌痉挛、结膜炎、眼球胀痛、视力障碍、鼻塞、流涕、三叉神经痛、面瘫、前牙痛、舌痛、苔厚、流涎、咽痛、扁桃体炎、感冒、胸前闷、频咳、心悸、恶心、呕吐、呃逆、厌食、失语、胸肋关节痛、一侧或全身感觉麻木、全身皮肤瘙痒、寒战、潮热、多汗或无汗、睡眠障碍、精神障碍或全身不能定位等病症

针刺点	定位	主治
上2	腕横纹上2寸，掌长肌腱和桡侧腕屈肌腱中间	颞前痛、后牙痛、颌下淋巴结痛、乳腺炎、乳房痛、胸痛、哮喘、掌侧指端麻痛等
上3	腕横纹上2寸，桡骨缘和桡动脉中间	耳前痛、腮腺肿痛、胸前侧壁痛等
上4	腕背横纹上2寸，拇指侧的桡骨内外两缘中间	头顶痛、耳痛、耳鸣、幻听、颞颌关节痛、肩关节前侧痛、胸侧壁痛、肘关节痛、拇指关节痛等
上5	腕背横纹上2寸，桡骨和尺骨两侧骨缘中间	头昏、头痛、眩晕、颈背痛、晕厥、肩部酸痛、肩关节痛、上肢感觉与运动障碍、腕关节痛、手背及指关节痛等
上6	腕背横纹上2寸，距小指侧的尺骨缘1cm	颈、胸椎及椎旁痛、后头痛、肩关节后侧痛、小指关节痛、小指侧手背冻疮等
下1	内踝尖上2寸，靠跟腱内缘	胃区痛、胆囊部痛、脐周痛、下腹痛、遗尿、尿频、尿潴留、尿失禁、痛经、白带多、阴痒、膝窝内侧痛、腓肠肌内侧肌痛、足跟痛等
下2	内踝尖上2寸，靠胫骨内缘	肝区痛、侧腹痛、腹股沟淋巴结痛、大腿内侧痛、膝内侧痛、内踝关节痛等
下3	内踝尖上2寸，距胫骨前嵴向内1cm	髌骨内侧部位痛、内侧楔骨疼痛等
下4	外踝尖上2寸，胫骨前嵴与腓骨前缘中间	侧腰痛、大腿前侧肌酸痛、膝关节痛、下肢感觉及运动障碍、足背痛、趾关节痛等
下5	外踝尖上2寸，靠腓骨后缘，骨缘和腓骨长肌腱间浅沟处	腰背痛、臀中点痛、腿外侧痛、外踝关节痛等
下6	外踝尖上2寸，靠跟腱外缘	腰椎及椎旁痛、沿坐骨神经痛、尾骶部痛、痔痛、便秘、膝窝外侧痛、脚前掌痛等

三、陈日新热敏灸疗法

（一）医家简介

陈日新（1956年生），江西南昌人，江西中医药大学首席教授，主任中医师，博士研究生导师，博士后合作导师，全国名中医，全国老中医药专家学术经验继承工作指导老师，全国中医药高校教学名师，全国优秀教师，全国卫生系统先进工作者，全国优秀科技工作者，全国创新争先奖状获得者，江西省突出贡献人才。国家中医药管理局热敏灸重点研究室主任，中国针灸学会副会长，中国针灸学会灸养专业委员会主任委员，世界中医药学会热敏灸专业委员会会长，江西省针灸学会会长，江西省热敏灸学会会长，享受国务院政府特殊津贴。热敏灸技术发明人，热敏灸小镇创始人，热敏灸机器人首创者。

陈日新教授崇尚中医经典，善于从经典医籍中汲取养分，在继承《黄帝内经》腧穴敏化理论的基础上创立了辨敏定位，消敏定量的热敏灸新技术，显著提高了临床灸疗疗效。目前，陈日新教授所创的"热敏灸疗法"已在全国27个省推广应用，分别中标"十一五"国家科技支撑计划，国家自然科学基金课题国家"973计划"项目子课题、江西省重大科研攻关项目、国家中医药管理局、江西省卫生厅、江西省教育厅等科研项目。荣获国家科技进步奖二等奖、江西省科技进步奖一等奖及二等奖、教育部科技进步奖二等奖、世界中医药学会联合会中医药国际贡献奖二等奖、中国针灸学会科学技术一等奖等多个奖项。陈日新教授出版灸疗学专著《热敏灸学》《腧穴热敏化艾灸新疗法》《热敏灸实用读本》等11部，其中英文版热敏灸专著2部，日文版热敏灸专著3部。发表热敏灸相关论文200余篇，其中SCI收录31篇。

（二）针灸特色

1. "腧穴敏化"学术思想

1988 年，陈日新教授在施灸过程中发现当悬灸某些腧穴时仅仅出现表面、局部的热感，而悬灸某些特定位点时会产生一些奇特的灸疗传导现象，比如透热、扩热等。随着认识的深入，陈日新发现机体发生疾病时体表腧穴会随之发生敏化，腧穴敏化类型多种多样。

陈日新教授认为，腧穴具有状态之别，即静息与敏化两种功能状态，敏化态腧穴是疾病在体表的反应部位，也是针灸治疗疾病的最佳部位。敏化腧穴伴随疾病的出现而出现，并随病情的好转而减轻或消失，具有"开/关"（敏化态/静息态）特性，腧穴处在"开"状态时受到外界刺激会呈现"应"的特殊反应，从而产生"小刺激大反应"的治疗效果。进而他将艾灸热敏腧穴会出现的热敏现象进行归纳整理，把这些特殊感觉称为热敏灸感，主要表现为以下 6 种特殊感觉：①透热，即灸热从施灸点皮肤表面直接向深部组织穿透，甚至直达胸腹腔脏器；②扩热，即灸热以施灸点为中心向周围扩散；③传热，即灸热从施灸点开始循经脉路线向远部传导，甚至到达病所；④局部不热（或微热）远部热，即施灸部位不热（或微热），而远离施灸部位处感觉甚热；⑤表面不热（或微热）深部热，即施灸部位的皮肤不热（或微热），而皮肤下深部组织甚至胸腹腔脏器感觉甚热；⑥产生其他非热感觉，即施灸（悬灸）部位或远离施灸部位产生酸、胀、压、重、痛、麻、冷等非热感觉。

2. "辨敏取穴"施灸学术思想

陈日新教授基于临床，细致观察灸疗热敏现象，探索总结了三大灸疗临床规律：①人体在疾病状态下，体表腧穴发生热敏具有普遍性（腧穴热敏现象的出现率为 70% 以上，显著高于健康人群的 10%）。②艾灸热敏腧穴激发得气具有高效性，通过对膝关节骨性关节炎、慢性支气管炎、支气管哮喘、非溃疡性消化不良、肠易激综合征和痛经等 14 种病症，540 例患者艾灸热敏腧穴激发得气研究，结果显示，艾灸热敏腧穴的得气出现率达 94.0%，而艾灸非热敏腧穴的得气出现率仅约 23.5%，显示艾灸热敏腧穴能够高效激发得气、气至病所、提高灸疗疗效。③热敏腧穴在疾病过程中具有动态变化的特征。既然热敏腧穴与传统腧穴不完全重合，那么热敏腧穴和传统腧穴是什么关系呢？陈日新教授结合热敏临床规律，再次研读《内经》领悟腧穴内涵，提出腧穴新概念：即热敏腧穴是呈现出腧穴的动态变化特征、有状态之别的体表特殊功能位点。其精准定位要采用《内经》中动态的、个体化的二步定位法。具体的操作流程为：首先根据辨证取穴确定所选腧穴大致范围，然后择敏选穴，即采用《内经》粗定位与细定位相结合的二步定位法择优选取最佳热敏腧穴作为施灸部位。

3. 个体化"消敏灸量"学术思想

灸量是指每次艾灸的有效作用剂量，是保证灸疗临床疗效的关键之一。传统悬灸疗法常以艾灸 10～15 分钟、以皮肤出现红晕为度。陈日新教授通过 20 余年的灸疗临床研究发现，不同疾病、疾病的不同状态下所需灸量是个体化的剂量。陈日新教授在长期的灸疗临床中观察到，对热敏腧穴施灸，随着施灸时间的延长，热敏灸感会逐渐减弱至消失。热敏灸感消失时热敏腧穴已消敏，转变为与邻近原来非热敏态部位一致的状态。如果此时对该腧穴继续保持原来的热强度施灸，皮肤即产生灼痛感。

陈日新教授发现从热敏灸感产生到消失的时间这个参数指标具有以下特征：①与疾病状态高度相关，会随着疾病的缓解而缩短；②与疗效高度相关，热敏灸感消失后继续在该腧穴施灸，疗效无明显增加，而在热敏灸感消失前就提前结束施灸，疗效的潜力没有充分发挥；③以"热敏灸感消失时间"即热敏灸感的持续时间作为个体化施灸时间，疗效最好。患者在施灸过程中能够明确感知热敏灸感的存在，并可以根据其存在与否实时调控施灸时间，临床可操作性强。因此，陈教授以灸感的产生与消失规律为基础，提出了"消敏定量"的灸量新标准，符合患者个体化需求，明显提高了临床疗效。

4. "无虚不作敏"施灸学术思想

陈日新教授以《黄帝内经》经典理论为指导，博采众家之长，回溯疾病本质，针对过敏性疾病提出"无虚不作敏"的学术观点，为过敏性疾病的临床治疗开辟了内源性抗过敏新途径。

陈日新教授认为尽管过敏性疾病有虚有实，但其发病关键主要在于机体正虚。过敏性皮肤病是由于肌表卫阳不足，风邪深入肌肤导致的皮肤过敏反应。如《诸病源候论》曰："人皮肤虚，为风邪所折，则起隐疹。"又曰："风瘙痒者，是体虚受风，风入腠理，与血气相搏，而俱往来于皮肤之间。"陈日新教授根据《素问·至真要大论》"寒者热之""劳者温之""损者温之"等治则，提出了"虚不远温"的治疗大法，即过敏性疾病常常通过温宣、温散、温通、温补、温化等方法起到宣肺息敏、散寒解表、化痰祛瘀、补虚扶正的作用，减轻过敏症状、缓解病情、减少复发或促使疾病向愈。早在《黄帝内经》就有灸法改善卫虚汗出、气虚脉陷、阴阳皆虚等多种正气不足状态的记载。陈日新教授治疗过敏性疾病首选灸法以温之，一方面灸法可扶正，另一方面能透伏邪，达到扶正息敏的目的。

5. 热敏灸操作特点

热敏灸操作前要调定灸态，它包括环境、患者和医生三方面因素。概括来说就是静、松、匀、守四个字。即环境安静、心神宁静，同时要求放松身心，呼吸匀而慢，并且患者要集中注意力体会施灸部位的感觉，医者必须集中注意力在热敏化腧穴上施灸。

热敏灸操作要领可用"十六字技术要诀"来概括：探感定位，辨敏施灸，量因人异，敏消量足。

探感定位。热敏灸在腧穴选取上和传统选穴不同，是以感觉法确定最佳施灸部位，粗定位先确定腧穴的大致位置，便于医者针对性地在某一个或几个局部区域对热敏腧穴进行细定位，即准确定位。然后对准上述热敏腧穴高发区域进行悬灸探查（距离皮肤 3cm 左右处），使患者局部感觉温热而无灼痛感，只要出现其中的一种或一种以上的上述灸感就表明该部位已发生热敏化，即为热敏腧穴的准确位置。

辨敏施灸。不同热敏灸感携带了不同的艾灸信息，尽管表明这些腧穴都是热敏腧穴，但有首选与后选、主选与次选之分。临床中一般按以下原则，择优选取热敏腧穴进行治疗，即以出现灸感经过或直达病变部位的、出现非热觉灸感的、出现较强灸感的热敏腧穴为首选热敏腧穴。

量因人异。在施行热敏灸疗法时，每穴的施灸时间不是固定不变的，而是因人因病因穴而不同，是以个体化的热敏灸感消失为度的施灸时间。不同热敏腧穴施灸时从热敏灸感产生至热敏灸感消失所需要的时间是不同的，从 10 分钟至 200 分钟不等。

最后敏消量足。每次给予艾热刺激的量最终取决于热敏化态腧穴的消敏或脱敏量，达到这个剂量灸疗疗效明显提高，这时腧穴的热敏态转化为消敏态（即非热敏态）。这个艾灸剂量就是这个热敏腧穴的最佳充足剂量。

6. 热敏灸优势病种

经过 35 年的临床研究表明，热敏灸对肌肉骨关节系统疾病（膝骨关节炎、肌筋膜疼痛综合征、颈椎病、腰椎间盘突出症、肩周炎、网球肘等）、呼吸系统疾病（感冒、慢性支气管炎、支气管哮喘、过敏性鼻炎等）、消化系统疾病（消化性溃疡、非溃疡性消化不良、肠易激综合征、功能性便秘等）、神经系统疾病（偏头痛、面神经麻痹、三叉神经痛、面肌痉挛、枕神经痛、疱疹后神经痛、缺血性中风、失眠等）、妇科疾病（原发性痛经、慢性盆腔炎症、排卵障碍不孕等）、男性疾病（勃起功能障碍、慢性前列腺炎等）、外科皮肤性疾病（荨麻疹、湿疹、带状疱疹等）等系统疾病具有临床疗效优势。

热敏灸研究，仅仅是发现了中医灸法秘密的冰山一角，灸法疗效已显著提高。陈日新作为系统化、科学化推动灸疗学科发展的领军人才，一直在不断地为世界带来更多的惊喜。临床应用、产业发展、灸养服务，在陈日新及其团队的不懈努力下热敏灸的前景让人无限期待，热敏灸灸疗的魅力也正在被世界所看到。

四、冀来喜新九针疗法

（一）医家简介

冀来喜（1964 年生），山西忻州人，全国名中医，师氏新九针传承人。中共党员，研究生学历，医学博士，二级教授，博士生导师，享受国务院政府特殊津贴。山西中医药大学原副校长、党委委员。1986 年本科毕业后在太原市人民医院中医科任医师，1988 年 9 月至 1991 年 7 月在南京中医学院针灸学专业攻读硕士学位，毕业后到山西中医学院从事针灸学的临床、教学、科研等工作，1995 年 9 月至 1998 年 7 月在天津中医学院针灸学专业攻读博士学位。1999 年 11 月至 2010 年 6 月任山西省针灸研究所所长、山西中医学院第三中医院院长，2010 年 1 月任山西中医学院副院长，2017 年任山西中医药大学副校长。

冀来喜教授是师怀堂新九针学术流派第二代传承人，擅长"新九针"疗法，独创新九针芒针"秩边透水道"针法直达病所，对于慢性前列腺炎的治疗取得良好疗效，现已广泛应用于泌尿生殖系统疾病。提倡"埋线疗法"，一直致力于腧穴处方的规范化工作，注重"根据病情需要选择治疗手段"，倡导临床治病"以效为宗"，形成"针药结合、中西医融汇"特色、具有山西省地域特色的以"新九针"疗法为主的多种针灸技术综合运用的治疗方法。主编、副主编、参编国家级规划教材 6 部，如《针灸学》《针灸治疗学》等；主编出版专著 6 部，如《新九针实用技术》《九针治疗疼痛性疾病》《九针治杂病》《针灸适宜病种优势技术组合治疗》《实用新九针治疗学》等，主讲新九针电视教学视频，将新九针内容从文字上升为直观的影像资料，发表论文 200 余篇，SCI 源刊 7 篇。主持科技部"十一五"支撑计划课题 1 项，参与 1 项；参与科技部"十二五"支撑计划课题 1 项；主持国家自然科学基金面上项目 5 项。获山西省科技进步奖二、三等奖各 1 项，山西省教学成果奖二等奖 1 项，山西省高校科技进步奖一、二等奖各 1 项。

（二）学术特色与临证医案

1. 传承发展，创新技术

冀来喜教授继承师氏"新九针"学说，并通过临床不断验证，灵活思辨创新，形成了以"新九针"疗法为主的优势技术组合疗法。联合磁圆梅针疗法激发经气、火针疗法温阳通经、埋线疗法祛顽疗瘤、芒针"秩边透水道"针法直达病所的优势。其中"秩边透水道"针法来源于《黄帝内经》。《灵枢·九针十二原》描述"九针"时曰："……八曰长针，长七寸……，锋利身薄，可以取远痹。"《灵枢·癫狂》载："内闭不得溲，刺足少阴、太阳与骶上以长针。"此处"内闭不得溲"当属癃闭证，本句意为针刺治疗癃闭证，应在骶上用长针深刺。临床也有人使用秩边透水道治疗慢性前列腺炎的有效针法。冀来喜教授经过多年实验研究和临床研究，形成了独特的"秩边透水道"针法。通过此针法，在治疗疑难杂病方面取得了较好疗效。尤其在治疗男性非细菌性前列腺炎、女性月经不调、宫腔内疾病及外科的术后尿潴留等疾病，效果显著。

（1）前列腺疾病　是成年男性常见多发病，几乎占泌尿外科的 60% 左右，因腺体长期充血，腺小管和腺体功能低下等原因，可出现尿频、尿痛、小便淋漓不尽等症状，其病缠绵、顽固难治。西医除了手术切除外别无他法，中医除了滋阴补肾，利尿通淋外亦别无良策，由此可见，前列腺病可谓是当今一大疑难疾病。冀来喜教授将芒针、毫针相结合治疗本病，收效明显。操作方法及步骤如下：

1）芒针：以秩边透水道为主穴。针法：患者取俯卧位，针身与躯体矢状面呈 20°夹角（该角度恰能使针经坐骨大孔而深入，此方向进针后恰位于水道穴），进针点在髂后上棘内缘与股骨大转子内缘连线上 2/5 与下 3/5 交界处，针尖直对水道穴，平均进针深度 115mm 左右（6 寸左右）。针后轻捻徐入 4～6 寸，令针感传至会阴部或睾丸或小腹部为度，施捻转泻法 1 分钟，留针 30 分钟，每周 3～6 次，连续 30 次为 1 个疗程。

2）毫针：湿热下注加关元、阴陵泉、丰隆；气滞血瘀加气海、太冲、血海、三阴交；肝肾阴亏加肾俞、肝俞、太溪、太冲；肾阳不足加肾俞、命门、关元、气海。针法：使局部有酸、麻、胀为度。每次选3～4穴，留针30分钟。

（2）月经不调　表现为月经周期、经色、经量、经质异常，包括月经先期、后期、先后不定期。中医认为月经病和脾、肝、肾功能有关。冀来喜教授治疗本病时，芒针取穴、针法同上，而后根据月经不调辨证选穴进行毫针针刺，月经先期取关元、血海；月经后期取气海、三阴交；月经先后无定期关元、三阴交、肝俞等穴，留针30分钟。

此外，采用针灸优势技术组合治疗周围性面神经麻痹时，冀教授常配合使用梅花针、镵针、针刀、锋勾针、毫针等多种针具，发挥各针具之所长，整体综合调治，弥补毫针之不足：梅花针叩刺局部经络腧穴，起到通经络、调气血的作用，改善局部血液循环，恢复肌肉功能；镵针纵向划割患侧颊黏膜可促进气血运行、改善局部代谢，在疾病初期即能控制其进展。

2. 针药并用，以效为宗

冀来喜教授在临床治疗中，不拘泥于针法，为达到良好疗效，常常针灸与中西药并用，对周围性面神经麻痹、痛经、顽固性便秘、慢性前列腺炎等疾病卓有心得和经验。治疗周围性面神经麻痹中西医结合，针药并用，主张早期及时静脉输液，消除面神经水肿，如有合并中耳炎、乳突炎应早期合用抗感染及抗病毒药，必要时给予地塞米松针10mg冲击治疗3～5日。中药以银翘散加钩藤方加减为主。同时在针刺操作时，冀来喜教授注重"治神""守神"，诊治过程中力求给患者营造安静环境，针刺时自己也全神贯注、目无外视、心无内慕，以求佳效。

3. 腧穴处方，专病专方

冀来喜教授一直致力于腧穴处方的规范化工作，通过文献筛查，实验研究及临床验证等，提出了腧穴"胃病方""肠病方""降脂方""降压方"等，力求为针灸临床提供规范取穴、用穴的治疗处方。

其中"胃病方"由足三里、中脘、内关三穴组成。从针灸理论来看，足三里是足阳明胃经的合穴；中脘属任脉，为胃之募穴和腑之会穴；内关属手厥阴心包经，为八脉交会穴，通阴维脉。针灸处方的组成原则乃局部取穴、循经远道取穴、辨证取穴，而中脘恰居胃脘部乃局部取穴，足三里属循经远取，内关为辨证取穴，三者配合形成胃病方。用于治疗各类胃炎、胃溃疡、腹部胀痛、消化不良、胃肠动力不足等胃肠疾病。常采用火针、毫针、艾灸、埋线联合治疗，已在临床应用中治好无数患者，实乃天下奇珍，目前，"胃病方"的研究成果达国际先进水平，为祖国医学"针灸处方学"的形成提供了可靠的临床及实验依据，奠定山西针灸在该领域中的领先地位。"降脂方"由曲池、中脘、丰隆穴组成，冀来喜教授发现针刺上述穴位有逆转高脂血症的作用，故命名。针刺腧穴"降脂方"能使大鼠血清甘油三酯（TC）、总胆固醇（TG）及低密度脂蛋白胆固醇（LDL-C）降低，高密度脂蛋白胆固醇（HDL-C）升高，说明此方有良好的逆转高脂血症的作用。针刺腧穴"降脂方"能明显降低肝脏中 β-羟-β-甲戊二酸单酰辅酶 A（HMG-CoA）表达以降低胆固醇合成，升高低密度脂蛋白受体（LDL-R）能直接降低血中 LDL-C、升高胆固醇 7α-羟化酶（CYP7A1）可促进胆固醇合成胆汁酸，以减少体内胆固醇含量。这应是针刺腧穴"降脂方"逆转高脂血症的作用机制之一。

五、符仲华—浮针疗法

（一）医家简介

符仲华（1965 年生），江苏人，南京大学生理与疼痛医学博士，南京军区总医院博士后，北京中医药大学浮针研究所所长，浮针疗法发明人，气血新论创立者。兼任世界中医药学会联合会浮针专业委员会会长，中国针灸学会浮针专业委员会（筹）主任委员，南京中医药大学硕士生导师、董事会董事，广州中医药大学博士生导师，北京中医药大学中医临床特聘专家，广东省中医院符仲华浮针医学名中医药专家传承工作室指导老师、《中国针灸》杂志编委、加拿大浮针医学会名誉会长、美国大纽约浮针医学会名誉会长等职务。主要研究方向为慢性疼痛的临床机制研究和传统针灸的现代转型，发明专利9项，主编著作12部，发表论文73篇。出版《浮针疗法》《浮针疗法速治软组织伤痛》《浮针疗法治疗疼痛手册》《浮针医学纲要》《浮针医学概要》《Under the Skin：A Manual of Fu's Subcutaneous Needling（FSN）Acupuncture》《气血新论：基于浮针医学的中西汇通》《气血操的理论和实践》等专著近十部。获得多方位整序脉冲电磁治疗仪、新型浮针、电脉冲橡胶治疗罐、浮针器具等国家发明专利4项，以及多方位整序脉冲电磁治疗仪、压痛测定器等实用新型专利多项。

（二）创新理论和特色技术

1. 浮针疗法

浮针疗法是符仲华博士于1996年首创的一种侵入性物理治疗方法，是利用一次性针具在引起局限性病痛的患肌（在神经系统正常的情况下，放松时依旧处于紧张状态的肌肉）周围或邻近四肢进行的皮下针刺疗法。因其针刺时不像传统针刺一样深入肌层，而是只平行在皮下疏松结缔组织，像浮在皮肤表面一样，故取名"浮针"。浮针疗法是在传统针灸学《黄帝内经》的"直针刺"和现代针灸学腕踝针等基础上发展而来。浮针疗法源自传统，又有所发展。其机理常用现代医学理论解释，主要是通过"刺皮下、拽筋膜、松肌肉，通血流"，改善局部组织的缺血环境，改善细胞的内环境，从而达到改变传统医学认为的"不通则痛""不荣则痛"的状态，促进局部组织的新陈代谢，快速修复损伤的组织。与传统针灸相比，浮针疗法的操作方式、临床疗效和诊断方法都有其独特特点。

（1）操作特点　首先，浮针疗法在患肌周边或邻近四肢进针。传统针灸依赖于经络腧穴、补泻手法等理论，浮针疗法则是着眼于患肌所在部位，与传统针灸理论有所区别。

其次，与传统针灸"以痛为腧"的理论及阿是穴疗法作用点在疼痛局部不同，浮针疗法是作用在患肌周围或邻近四肢，针尖并不到达病所，有时甚至可以相隔较远，如腰臀部的病痛可在小腿或大腿进针。这也是浮针疗法机制研究的难点和重点所在。

第三，传统针刺疗法多深达肌层，且所行之提插捻转手法刺激皮肤、皮下组织和肌肉等多个层次；而浮针只针对皮下组织这一层次，这是二者最大的区别。

第四，传统针灸评价临床疗效的一个重要标准为"得气"，而浮针疗法则相反，要求避免患者有酸、麻、重、胀、沉等得气感，医生持针的手应有松软无阻力的感觉。

第五，传统针灸，留针时长多在15～30分钟左右，很少超过60分钟。而因为浮针针具的特殊性，可以较长时间留置软管于皮下，且留管过程中患者没有不适感，甚至不会注意到软管的存在。

最后，浮针疗法与其他所有非药物侵入性疗法的一个重要特点，就是必须有扫散动作，有无扫散，或扫散动作完成是否规范，常常直接影响疗效。

（2）疗效特点　经过多年的临床实践观察，浮针疗法具有以下特点：①取效快捷。浮针在治疗疼痛时，进针完毕或扫散完毕即可见效。对于一些急性疼痛，其取效程度甚至快于麻醉。②相对于传统针灸用很多穴位治疗疾病，浮针进针点少，因而刺痛也相对少，用少量进针点就可以缓解多处病痛。③因为不深入肌肉且只有1～2个进针点，对于站立或者其他特殊位置时才有的病痛，浮针可以在站立或者特殊位置时进行治疗，且可以边操作边活动病变关节和肢体。④浮针疗法留管期间，患者可以自由活动，不需要像传统针灸疗法一样在治疗床或治疗椅上留针，所以治疗场所的空间利用率较高。

（3）诊断特点　浮针疗法不但是治疗工具，在熟练的医生手上，也可作为诊断工具。当诊断的依据，如临床症状、体征和理化检查不足时，或现有证据不足以形成证据链时，浮针疗法往往可以施展妙用。如当医者不能完全确定某位患者的眩晕是否是由于颈部患肌造成的。这时，可先在颈椎患肌（多为胸锁乳突肌和斜角肌）治疗，根据眩晕是否当场有变化便可以诊断。在治疗过程中，浮针疗法还可以重新审视、诊断很多软组织病痛。若没有明显原因，可先行治疗。若治疗结果一如往常，则诊断更加明确，若治疗3～5次后，病痛依然明显，便需重新审视诊断。例如：腰背肌筋膜炎疼痛，如果当时效果欠佳，可进一步行实验室检查；若治疗当时有效，但治疗后半天复发，通过3次治疗，总体没有改善，则需考虑是否有其他病因，如慢性感染、慢性免疫性疾病等。

目前浮针疗法主要适应证为疼痛性疾病，大部分痛证可针到痛止。浮针疗法治疗四肢部位的软组织伤痛，如腱鞘炎、肌腱炎、网球肘、滑囊炎、关节炎等，由于这些病痛病理变化简单，范围局限，治疗次数不多，镇痛效果极佳。对躯干部位的病痛，如急性腰扭伤、慢性腰椎退行性病变、腰椎间盘突出症、颈椎病、癌痛、强直性脊柱炎、带状疱疹后遗神经痛，无论是即时疗效还是远期疗效，均可获佳效。最初认为浮针疗法针刺部位浅，主要适用于软组织伤痛等病变部位轻浅的病症，对于内脏病变引起的疼痛一直未采用浮针治疗。临床试用浮针疗法治疗内脏痛，如泌尿系结石、癌性疼痛、胃脘痛效果甚佳。治疗头面部疼痛和非疼痛性疾病如颞颌关节炎、副鼻窦炎、三叉神经痛、颈源性头痛等也获得了迅捷的疗效。实际上，由患肌导致的许多非疼痛性疾病症状，浮针疗效也甚佳，例如部分失眠、哮喘发作、干咳久咳、习惯性便秘、漏尿等。

2. 再灌注活动

再灌注活动从浮针操作过程中的辅助手法延伸而来，在浮针操作过程中常配合应用，是浮针医学的重要组成部分。再灌注手法可以分为被动再灌注和主动再灌注，前者由医者主导实施或患者健康肢体帮助实施，后者由患者肌肉自主实现有节律的舒张和收缩。用力使患肌向心收缩或离心收缩，使得患肌局部或周边的动脉压力增加，然后迅速舒张患肌，这样使得患肌血流的速度较平常大幅增加，流经范围也扩大，使患肌主动或者被动地收缩，有利于使处于缺血状态的患肌修复。

再灌注活动是浮针治疗扫散过程中的一个重要补充，使血液进入缺血部位的形态不再是缓缓流动，而是波浪式前进，加大了灌注的动力与范围。再灌注活动的操作要求，总结为以下几点：

（1）幅度大 当确定患肌后，根据患肌的解剖功能活动，引导患者做到最大幅度（等张收缩）或者最大强度（等长收缩），医生仅给予患者反作用力。

（2）速度慢 完成一个再灌注活动时间建议在10s左右，速度快容易损伤，且达不到再灌注的效果。

（3）次数少 多做同一组动作容易引起肌肉新的损伤，从而出现酸胀疼痛等情况，造成医源性疼痛。因此，同一组再灌注活动，以不超过3次为宜。

（4）间隔长 再灌注活动过于频繁，也易造成医源性疼痛。为使相关肌肉得到充分休息，两组再灌注活动之间的间隔需至少半小时。

（5）变化多 方向不同，即会影响不同的肌纤维。因此，对于顽固性的病痛，不能局限一个动作，要针对性地变化。

附　录

附录1　头针穴名国际标准化方案

头针穴名	部位	主治
MS1 额中线	在头前部,从督脉神庭穴向下引一直线,长1寸(3cm)	头痛,头晕,目赤肿痛,癫痫
MS2 额旁1线(胸腔区)	在头前部,从膀胱经眉冲穴向下引一直线,长1寸(3cm)	鼻病,精神类疾病
MS3 额旁2线(胃区、肝胆区)	在头前部,从胆经头临泣穴向下引一直线,长1寸(3cm)	急、慢性胃炎,胃、十二指肠溃疡、肝胆疾病等
MS4 额旁3线(生殖区、肠区)	在头前部,从胃经头维穴内侧0.75寸起向下引一直线,长1寸(3cm)	功能性子宫出血,尿频、尿急,阳痿,遗精,子宫脱垂等
MS5 顶中线	在头顶部,即从督脉百会穴至前顶穴之段	头痛,眩晕,中风失语,昏厥,癫狂,痫症
MS6 顶颞前斜线(运动区)	在头顶部、头侧部,从头部经外穴前神聪至颞部胆经悬厘引一斜线,并将其分为五等分段	上1/5段,治疗对侧下肢瘫痪;中2/5段,治疗对侧上肢瘫痪;下2/5段,治疗对侧面神经瘫痪、运动性失语、流口水、发音障碍等
MS7 顶颞后斜线(感觉区)	在头顶部、头侧部。顶颞前斜线之后1寸,与其平行的线。从督脉百会穴至颞部胆经曲鬓穴引一斜线,将全线分为五等分段	上1/5段,治疗对侧腰腿痛、麻木、感觉异常及后头痛、颈项痛和头鸣;中2/5段,治疗对侧上肢疼痛、麻木、感觉异常。下2/5段,治疗对侧头面麻木疼痛
MS8 顶旁1线	在头顶部,督脉旁1.5寸(4.5cm),从膀胱经通天穴向后引一直线,长1.5寸(4.5cm)	头痛,头晕,耳鸣,视物不明
MS9 顶旁2线	在头顶部,督脉旁开2.25寸(6.75cm)。由胆经正营穴向后引一直线,长1.5寸(至承灵穴)	头痛,偏头痛,眩晕
MS10 颞前线	在头的颞部,从胆经颔厌穴至悬厘穴连一直线	偏正头痛,目外眦痛,耳鸣,痫症
MS11 颞后线	在头的颞部,从胆经的率谷穴向下至曲鬓穴连一直线	头痛,偏头痛,眩晕,小儿惊风,鬓发部疼痛
MS12 枕上正中线	在后头部,即督脉强间穴至脑户穴之段,长1.5寸(4.5cm)	头痛,头晕,目眩,颈项强痛,癫狂,痫症
MS13 枕上旁线(视区)	在后头部,由枕外粗隆督脉脑户穴旁开0.5寸(1.5cm)起,向上引一直线	皮质性视力障碍,白内障等
MS14 枕下旁线(平衡区)	在后头部,枕外粗隆即督脉脑户穴外侧1.17寸(3.5cm)向下引一垂直线,长1.33寸(4cm)	治疗小脑损害引起的平衡障碍,头项痛,眩晕

附录 2 耳穴名称与定位（GB/T 13734—2008）

部位	名称及代码	定位
耳轮部	耳中 HX_1	在耳轮脚处，即耳轮 1 区
	直肠 HX_2	在耳轮脚棘前上方的耳轮处，即耳轮 2 区
	尿道 HX_3	在直肠上方的耳轮处，即耳轮 3 区
	外生殖器 HX_4	在对耳轮下脚前方的耳轮处，即耳轮 4 区
	肛门 HX_5	在三角窝前方的耳轮处，即耳轮 5 区
	耳尖前 HX_6	在耳郭向前对折上部尖端的前部，即耳轮 6 区
	耳尖 $HX_{6,7i}$	在耳郭向前对折的上部尖端处，即耳轮 6、7 区交界处
	耳尖后 HX_7	在耳郭向前对折上部尖端的后部，即耳轮 7 区
	结节 HX_8	在耳轮结节处，即耳轮 8 区
	轮 1 HX_9	在耳轮结节下方的耳轮处，即耳轮 9 区
	轮 2 HX_{10}	在轮 1 区下方的耳轮处，即耳轮 10 区
	轮 3 HX_{11}	在轮 2 区下方的耳轮处，即耳轮 11 区
	轮 4 HX_{12}	在轮 3 区下方的耳轮处，即耳轮 12 区
耳舟部	指 SF_1	在耳舟上方处，即耳舟 1 区
	腕 SF_2	在指区的下方处，即耳舟 2 区
	风溪 $SF_{1,2i}$	在耳轮结节前方，指区与腕区之间，即耳舟 1、2 区交界处
	肘 SF_3	在腕区的下方处，即耳舟 3 区
	肩 $SF_{4,5}$	在肘区的下方处，即耳舟 4、5 区
	锁骨 SF_6	在肩前的下方处，即耳舟 6 区
对耳轮部	跟 AH_1	在对耳轮上脚前上部，即对耳轮 1 区
	趾 AH_2	在耳尖下方的对耳轮上脚后上部，即对耳轮 2 区
	踝 AH_3	在趾、跟区下方处，即对耳轮 3 区
	膝 AH_4	在对耳轮上脚中 1/3 处，即对耳轮 4 区
	髋 AH_5	在对耳轮上脚下 1/3 处，即对耳轮 5 区
	坐骨神经 AH_6	在对耳轮下脚的前 2/3 处，即对耳轮 6 区
	交感 AH_{6a}	在对耳轮下脚前端与耳轮内缘交界处，即对耳轮 6 区前端
	臀 AH_7	在对耳轮下脚的后 1/3 处，即对耳轮 7 区
	腹 AH_8	在对耳轮体前部上 2/5 处，即对耳轮 8 区
	腰骶椎 AH_9	在腹区后方，即对耳轮 9 区
	胸 AH_{10}	在对耳轮体前部中 2/5 处，即对耳轮 10 区
	胸椎 AH_{11}	在胸区后方，即对耳轮 11 区
	颈 AH_{12}	在对耳轮体前部下 1/5 处，即对耳轮 12 区
	颈椎 AH_{13}	在颈区后方，即对耳轮 13 区
三角窝部	角窝上 TF_1	在三角窝前 1/3 的上部，即三角窝 1 区
	内生殖器 TF_2	在三角窝前 1/3 的下部，即三角窝 2 区
	角窝中 TF_3	在三角窝中 1/3 部，即三角窝 3 区
	神门 TF_4	在三角窝后 1/3 的上部，即三角窝 4 区
	盆腔 TF_5	在三角窝后 1/3 的下部，即三角窝 5 区

部位	名称及代码	定位
耳屏部	上屏 TG_1	在耳屏外侧面上 1/2 处，即耳屏 1 区
	下屏 TG_2	在耳屏外侧面下 1/2 处，即耳屏 2 区
	外耳 TG_{1U}	在耳屏上切迹前方近耳轮部，即耳屏 1 区上缘处
	屏尖 TG_{1P}	在耳屏游离缘上部尖端，即耳屏 1 区后缘处
	外鼻 $TG_{1,2i}$	在耳屏外侧面中部，即 1、2 区之间
	肾上腺 TG_{2P}	在耳屏游离缘下部尖端，即耳屏 2 区后缘处
	咽喉 TG_3	在耳屏内侧面上 1/2 处，即耳屏 3 区
	内鼻 TG_4	在耳屏内侧面下 1/2 处，即耳屏 4 区
	屏间前 TG_{2i}	在屏间切迹前方对耳屏最下部，即耳屏 2 区下缘处
对耳屏部	额 AT_1	在对耳屏外侧面的前部，对耳屏 1 区
	屏间后 AT_{1b}	在屏间切迹后方对耳屏前下部，即对耳屏 1 区下缘处
	颞 AT_2	在对耳屏外侧面的中部，即对耳屏 2 区
	枕 AT_3	在对耳屏外侧面，即对耳屏 4 区
	皮质下 AT_4	在对耳屏内侧面，即对耳屏 4 区
	对屏尖 $AT_{1,2,4i}$	在对耳屏游离缘尖端，即对耳屏 1、2、4 区交点处
	缘中 $AT_{2,3,4i}$	在对耳屏游离缘上，对耳屏尖与轮屏切迹之中点处，即对耳屏 2、3、4 区交点处
	脑干 $AT_{3,4i}$	在轮屏切迹处，即对耳屏 3、4 区之间
耳中部	口 CO_1	在耳轮脚下方前 1/3 处，即耳甲 1 区
	食管 CO_2	在耳轮脚下方中 1/3 处，即耳甲 2 区
	贲门 CO_3	在耳轮脚下方后 1/3 处，即耳甲 3 区
	胃 CO_4	在耳轮脚消失处，即耳甲 4 区
	十二指肠 CO_5	在耳轮脚及部分耳轮与 AB 线之间的后 1/3 处，即耳甲 5 区
	小肠 CO_6	在耳轮脚及部分耳轮与 AB 线之间的中 1/3 处，即耳甲 6 区
	大肠 CO_7	在耳轮脚及部分耳轮与 AB 线之间的前 1/3 处，即耳甲 7 区
	阑尾 $CO_{6,7i}$	在小肠区与大肠区之间，即耳甲 6、7 区交界处
	艇角 CO_8	在对耳轮下脚下方前部，即耳甲 8 区
	膀胱 CO_9	在对耳轮下脚下方中部，即耳甲 9 区
	肾 CO_{10}	在对耳轮下脚下方后部，即耳甲 10 区
	输尿管 $CO_{9,10i}$	在肾区与膀胱区之间，即耳甲 9、10 区交界处
	胰胆 CO_{11}	在耳甲艇的后上部，即耳甲 11 区
	肝 CO_{12}	在耳甲艇的后下部，即耳甲 12 区
	艇中 $CO_{6,10i}$	在小肠区与肾区之间，即耳甲 6、10 区交界处
	脾 CO_{13}	在 BD 线下方，耳甲腔的后上部，即耳甲 13 区
	心 CO_{15}	在耳甲腔正中凹陷处，即耳甲 15 区
	气管 CO_{16}	在心区与外耳门之间，即耳甲 16 区
	肺 CO_{14}	在心、气管区周围处，即耳甲 14 区
	三焦 CO_{17}	在外耳门后下，肺与内分泌区之间，即耳甲 17 区
	内分泌 CO_{18}	在耳屏间切迹内，耳甲腔的底部，即耳甲 18 区

续表

部位	名称及代码	定位
耳垂部	牙 LO_1	在耳垂正面前上部，即耳垂 1 区
	舌 LO_2	在耳垂正面中上部，即耳垂 2 区
	颌 LO_3	在耳垂正后面上部，即耳垂 3 区
	垂前 LO_4	在耳垂正面前中部，即耳垂 4 区
	眼 LO_5	在耳垂正面中央部，即耳垂 5 区
	内耳 LO_6	在耳垂正面后中部，即耳垂 6 区
	面颊 $LO_{5,6i}$	在耳垂正面眼区与内尔区之间，即耳垂 5、6 区交界处
	扁桃体 $LO_{7,8,9}$	在耳垂正面下部，即耳垂 7、8、9 区
耳背部	耳背心 P_1	在耳背上部，即耳背 1 区
	耳背肺 P_2	在耳背中内部，即耳背 2 区
	耳背脾 P_3	在耳背中央部，即耳背 3 区
	耳背肝 P_4	在耳背中外部，即耳背 4 区
	耳背肾 P_5	在耳背下部，即耳背 5 区
	耳背沟 P_S	在对耳轮沟和对耳轮上、下脚沟处
耳根部	上耳根 R_1	在耳郭与头部相连的最上处
	耳迷根 R_2	在耳轮脚后沟的耳根处
	下耳根 R_3	在耳郭与头部相连的最下处